耳鼻咽喉疾病
标准化治疗进展

● 主编　杨洪涛　孙俊凯　尹　君　王慧丽
　　　　王亚楠　路长春　王　涛

上海科学技术文献出版社

Shanghai Scientific and Technological Literature Press

图书在版编目（CIP）数据

耳鼻咽喉疾病标准化治疗进展 / 杨洪涛等主编 .--
上海：上海科学技术文献出版社,2024
　　ISBN 978-7-5439-9090-6

　　Ⅰ.①耳…　Ⅱ.①杨…　Ⅲ.①耳鼻咽喉病－诊疗
Ⅳ.①R76

中国国家版本馆CIP数据核字（2024）第110414号

组稿编辑：张　树
责任编辑：王　珺
封面设计：宗　宁

耳鼻咽喉疾病标准化治疗进展
ERBIYANHOU JIBING BIAOZHUNHUA ZHILIAO JINZHAN

主　　编：杨洪涛　孙俊凯　尹　君　王慧丽
　　　　　王亚楠　路长春　王　涛
出版发行：上海科学技术文献出版社
地　　址：上海市长乐路746号
邮政编码：200040
经　　销：全国新华书店
印　　刷：山东麦德森文化传媒有限公司
开　　本：787mm×1092mm　1/16
印　　张：21.5
字　　数：550 千字
版　　次：2024年6月第1版　2024年6月第1次印刷
书　　号：ISBN 978-7-5439-9090-6
定　　价：200.00 元

前言
FOREWORD

耳鼻咽喉解剖结构细小、毗邻结构复杂，所以耳鼻咽喉疾病大多起病隐匿，初始症状轻微，以至于患者通常认为这些症状是小毛病，不用治疗即可痊愈，这导致许多疾病无法得到及时治疗，小问题逐渐演变成大问题，甚至有可能牵连全身器官，造成不可逆的损伤。再加上某些疾病缺乏典型表现，即便是临床医师也很难做出判断，使疾病存在误诊、漏诊的可能。这不但给患者本人带来了身体与精神的伤害，而且造成了医疗资源的浪费。有鉴于此，早期正确地诊断与治疗疾病尤为重要，而这也是大多数耳鼻咽喉科从业者的奋斗目标。

为了实现这个目标，耳鼻咽喉科从业者进行了不懈的探索。时至今日，耳鼻咽喉科在医学领域取得了令人瞩目的成就，相关疾病的诊断率和治愈率均有较大的提升。因此，我们特地组织了具有丰富临床经验的耳鼻咽喉科工作者编写了《耳鼻咽喉疾病标准化治疗进展》一书。

本书编者立足临床实际，参考了国内外相关文献，将科学的临床思维与繁杂的医学知识融为一体。内容编写上，本书从耳鼻咽喉科常见疾病的基础知识入手，对多种疾病的病因、发病机制、临床表现进行了阐述，突出了疾病的诊断要点，并提出了详细的治病策略，能够帮助临床医师快速掌握耳鼻咽喉疾病的应对之法。本书结构清晰、层次分明，文笔通俗易懂、讲解深入浅出，适合作为各级医院耳鼻咽喉科医师的参考用书。

由于编者写作水平有限，加之时间仓促，书中难免有疏漏之处，恳切地期望广大读者提出宝贵的意见，以期再版时修正。

《耳鼻咽喉疾病标准化治疗进展》编委会
2024 年 2 月

目 录

CONTENTS

第一章　耳鼻咽喉的解剖和生理

第一节　耳的解剖和生理

一、耳的应用解剖

耳分为外耳、中耳和内耳三部分（图 1-1），其中外耳道骨部、中耳、内耳和内耳道都包含在颞骨内。

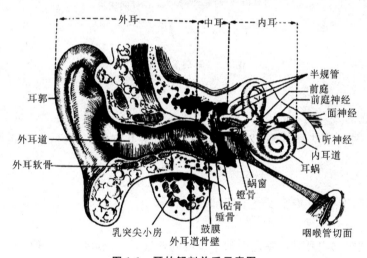

图 1-1　耳的解剖关系示意图

颞骨的位置：颞骨左、右各一，位于颅的两侧，为颅底部和侧壁的一部分，其上、前、后分别与顶骨、蝶骨和枕骨相接，参与构成颅中窝与颅后窝。以耳道为中心将其分为五部分，即鳞部、鼓部、乳突部、岩部和茎突（图 1-2）。

（一）外耳

1.耳郭

与头颅呈 30°夹角，分前面（外面）和后面（内面）（图 1-3）。其除耳垂外，其余均为软骨组成，外覆软骨膜和皮肤。

1

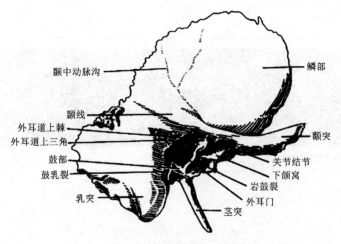

图 1-2　颞骨外侧面(右)

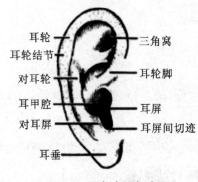

图 1-3　耳郭表面标志

2.外耳道

起自耳甲腔底的外耳门,向内止于鼓膜,长 2.5～3.5 cm,由占其外 1/3 的软骨部和占其内 2/3 的骨部组成。外耳道略呈 S 形弯曲。软骨部皮肤富有皮脂腺、耵聍腺和毛囊,是疖肿好发部位。

(二)中耳

中耳包括鼓室、咽鼓管、鼓窦及乳突四部分。

1.鼓室

鼓室为位于鼓膜与内耳外侧壁之间的不规则的含气腔。以鼓膜紧张部的上、下缘为界,将鼓室分为三部分:上鼓室、中鼓室和下鼓室。

鼓室腔内有听骨、肌肉及韧带等。腔内为黏膜所覆盖。

(1)鼓室壁。鼓室有内、外、前、后、顶、底六个壁(图 1-4)。

外壁:主要由膜部(鼓膜)及骨部(上鼓室外侧壁)构成。

鼓膜:介于鼓室与外耳道之间,半透明、椭圆形。高约 9 mm,宽约 8 mm,厚约 0.1 mm。与外耳道底呈 45°～50°角。鼓膜分为松弛部与紧张部两部分(图 1-5)。

临床上将鼓膜沿锤骨柄做一假想直线,另经鼓膜脐部做一与其垂直相交的直线,将鼓膜分为四个象限:前上、前下、后上、后下(图 1-6)。

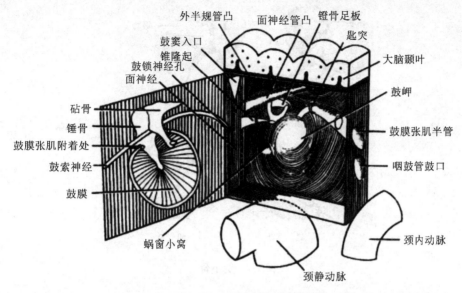

图 1-4 鼓室六壁模式图(右)

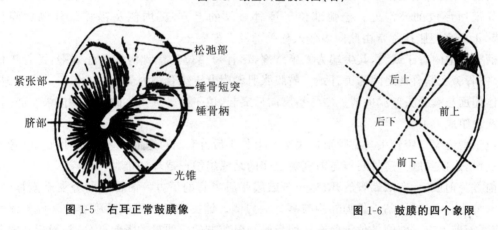

图 1-5 右耳正常鼓膜像   **图 1-6 鼓膜的四个象限**

内壁:即内耳的外壁。有多个突起及小凹,鼓岬为内壁中央较大膨突,是耳蜗的底周所在处,前庭窗位于鼓岬的后上方,蜗窗(又名圆窗)位于鼓岬的后下方,面神经水平部骨管凸位于前庭窗上方,它的后上方有外(水平)半规管凸,匙突位于前庭窗之前稍上方。

前壁:也称颈动脉壁,前下部以极薄的骨板与颈内动脉相隔。上有鼓膜张肌半管的开口,下有咽鼓管的鼓室口。

后壁:又称乳突壁,上部有鼓窦入口,是上鼓室和鼓窦相通之处,其底部为砧骨窝,容纳砧骨短脚,是临床中耳手术时判定面神经水平段与垂直段相交处重要标志。面神经垂直段经此壁。后壁下内方相当于前庭窗高度的一小锥状隆起名锥隆起,镫骨肌腱由此出发。

上壁:又名鼓室盖,由颞骨岩部的前面构成,将鼓室与颅中窝分开。

下壁:为分隔鼓室与颈静脉球的一薄骨板。

(2)鼓室内容:具体如下。

听骨为人体中最小的一组小骨,包括锤骨、砧骨、镫骨(图 1-7)。三者相连成听骨链,介于鼓膜和前庭窗之间,将鼓膜感受到的声波传入内耳。

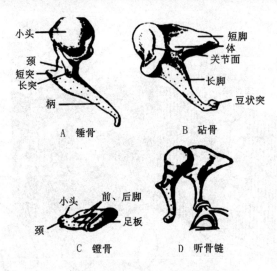

图 1-7　听小骨

鼓膜向前下倾斜,呈圆锥状。鼓膜分为两部分。紧张部位于下方,占据鼓膜大部。鼓环附着于骨性外耳道所形成的鼓沟处。松弛部位于锤骨短脚的上方,其内侧及锤骨颈外侧之间为Prussak囊,上鼓室胆脂瘤常常由此向内侵入松弛部及上鼓室。

锤骨柄牢固地附着于鼓膜,其尖端为鼓膜脐部,锤骨短突位于锤骨柄的上外侧端,锤骨头位于上鼓室,锤骨头和锤骨柄之间为锤骨颈。鼓膜张肌腱附着于锤骨颈内侧。

砧骨体前面与锤骨头形成关节。砧骨短脚向后突起,位于砧骨窝内。砧骨长脚向鼓室腔内,豆状突与镫骨组成关节。

镫骨位于前庭窗。镫骨头与砧骨形成关节。镫骨头后方和后弓之间附着有镫骨肌。镫骨底板龛于前庭窗,连接前庭。镫骨底板与前庭窗之间的结缔组织形成环韧带。

鼓室前方为前鼓室,有咽鼓管的开口,位于鼓膜张肌半管的下方。面神经的分支鼓索神经,从鼓室后壁分出后,走行于砧骨长脚外侧与锤骨柄内侧。匙突为鼓膜张肌腱附着处。位于锤骨颈内侧、前庭窗前上方。鼓岬是位于前庭窗前下和圆窗前方的较明显的隆起部分,相当于耳蜗基底转的位置,蜗轴指向前外方。圆窗位于圆窗龛内,前庭窗的下方。圆窗膜位于圆窗龛顶,很难直接看到。鼓室后壁为深在隐窝,面神经穿行于其中将其分为内侧的鼓室窦和外侧的面隐窝。面隐窝的外界为骨性鼓沟,内界为面神经。磨除面隐窝后就可以开放后鼓室,进行完璧式鼓室成型术。鼓室窦位于面神经内侧。齿突是鼓室天盖垂直向下的一个骨性突起,形似齿状,尖端恰好指向锤骨头前方。齿突将上鼓室分为后部及上鼓室前腔,即管上隐窝。胆脂瘤常侵及此隐窝。在上鼓室前腔内有面神经膝状神经节。鼓窦开口称为鼓窦入口,上鼓室后方为鼓窦。鼓窦连接上鼓室与乳突的气房。它位于上鼓室后方,颅中窝脑板下方以及迷路外侧。因鼓窦位置恒定,并且鼓窦外侧并无重要的结构,所以鼓窦作为乳突切除术开始阶段最重要的解剖标志之一。外半规管隆凸则作为定位面神经的最重要的解剖标志之一。

2.咽鼓管

咽鼓管是沟通鼓室与鼻咽的管道,成人全长约 35 mm。外 1/3 为骨部,内 2/3 为软骨部。其鼓室口位于鼓室前壁上部,其内侧端的咽口位于鼻咽侧壁,适在下鼻甲后端的后上方。成人咽鼓管鼓室口高于咽口 2.0～2.5 cm,小儿咽鼓管接近水平,管腔较短、接近成人的一半,且内径较宽(图 1-8)。

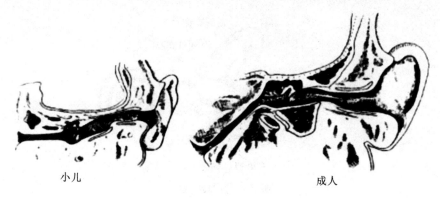

小儿   成人

图 1-8　成人和婴幼儿的咽鼓管比较

3.鼓窦

鼓窦为鼓室后上方的含气腔,前通上鼓室,后下通乳突气房,上方以鼓窦盖与颅中窝相隔。

4.乳突

乳突位于颞骨的后下,为人类所独有。由于乳突内的乳突小房与鼓室密切相关,故熟悉乳突小房的有关结构与毗邻关系,在临床应用上是很有意义的。乳突气房按气化程度,可分为以下三型。

(1)气化型(蜂窝型):小房发育完全,全骨由互相交通的小房以及与鼓窦相通的小房构成,骨皮质薄,在乳突炎症时,易引起早期外侧皮质穿孔,形成骨膜下脓肿。据对中国人的观察,此型占75.4%,两侧对称者占65%。

(2)板障型:本型与颅骨的其他部分一样,可以分为内、外两板及介于两者间的骨松质(板障层)。仅见有乳突窦而无乳突小房,骨质厚,乳突炎症时,不易出现乳突局部症状。

(3)硬化型(坚质型、象牙型):乳突大部分由致密骨质构成,可有数个小而少的乳突小房,为慢性炎症感染的结果。此病变妨碍了板障的吸收与以后小房的形成,其结果是小房系统完全缺如或不发育。乳突窦虽有,但常较小,这种几乎没有小房的乳突通常硬如象牙。据对中国人的观察,此型占9.71%,两侧均为硬化型者占3.88%。

乳突小房的气化,一般在2岁左右似为海绵样骨,在5~6岁时才形成气化蜂窝与海绵骨的气化型,一般认为气化定型要在10~15岁,女性比男性早。

(三)内耳

内耳又称迷路,埋藏于颞骨岩部。依其解剖和功能分为前庭、半规管、耳蜗三部分;从组织学上又分为骨迷路和膜迷路。膜迷路含有内淋巴,膜迷路与骨迷路之间充满外淋巴液,内、外淋巴液互不相通。

1.骨迷路

见图 1-9,图 1-10。

(1)前庭。位于耳蜗和半规管之间,略呈椭圆形。其前下与耳蜗前庭阶相通;后上有三个骨半规管的五个开口。外壁即鼓室内壁的一部分,有前庭窗和蜗窗。内壁正对内耳道构成内耳道底。

(2)骨半规管。位于前庭的后上方,为三个约呈2/3环形的骨管,互相呈直角。分别称外(水平)半规管、上(垂直)半规管、后(垂直)半规管。每个半规管的一端膨大称为壶腹。上、后半规管的单脚合成总脚。当头前倾30°时,外半规管平面与地面平行。

5

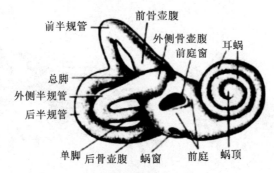

图 1-9　骨迷路(右)

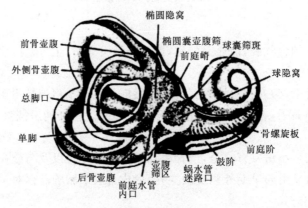

图 1-10　前庭

（3）耳蜗。位于前庭的前部,形似蜗牛壳。主要由中央的蜗轴和周围的骨蜗管组成。骨蜗管旋绕蜗轴 2.5～2.75 周,底周相当于鼓岬。从蜗轴伸出的骨螺旋板在蜗管中同样旋绕,有基底膜自骨螺旋板连续至骨蜗管外壁,骨蜗管即被完整地分为上、下两腔。上腔又由前庭膜分为两腔,故骨蜗管内共有三个管腔:上方为前庭阶,自前庭开始;中间为膜蜗管,又名中阶,系膜迷路;下方名鼓阶,起自蜗窗(图 1-11)。

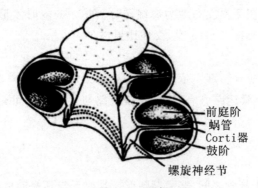

图 1-11　耳蜗

2.膜迷路

膜迷路由椭圆囊、球囊、膜半规管及膜蜗管组成,各部相互连通。见图 1-12。

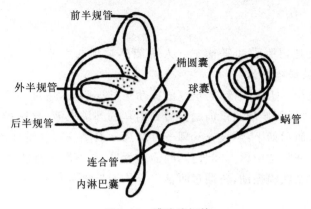

图 1-12　膜迷路蜗管

（1）椭圆囊：位于前庭后上部，囊底与前壁有椭圆囊斑，感受位觉。后壁有五个孔，与三个膜半规管相通。

（2）球囊：位于前庭前下方。内前壁有球囊斑，感受位觉。

（3）膜半规管：在膜壶腹内有壶腹嵴，上有高度分化的感觉上皮。

（4）膜蜗管：为耳蜗内螺旋形的膜质管道，又名中阶。横切面为三角形，有上、下、外三壁：上壁——前庭膜；外壁——螺旋韧带；下壁——螺旋缘＋基底膜。基底膜上有螺旋器，又名 Corti 器，由内、外毛细胞、支柱细胞和盖膜等组成，是听觉感受器的主要部分（图 1-13，图 1-14）。

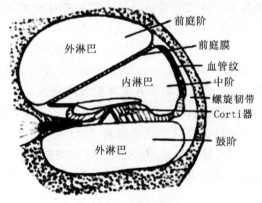

图 1-13　耳蜗横切断

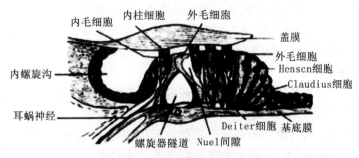

图 1-14　螺旋器示意图

7

二、耳的生理学

耳的主要生理功能是司听觉和平衡觉。人耳能感觉到的声波频率在 20～20 000 Hz，以 1 000～3 000 Hz 的声波最敏感。

声音传入内耳的途径。①空气传导：空气的振动被耳郭收集，通过外耳道达鼓膜，引起鼓膜以及听骨链振动，镫骨底板的振动通过前庭窗传到内耳的外淋巴液，此途径称空气传导，也简称气导。声音的传导过程简示如下：声波→耳郭→外耳道→鼓膜→听骨链→前庭窗→耳蜗淋巴液振动→螺旋器→听神经→听觉中枢。②骨传导：简称骨导，是指声波通过颅骨传到内耳使淋巴液发生相应的振动而引起基底膜振动，再通过听神经等传至听觉中枢。

(一)外耳的生理

外耳包括耳郭和外耳道。外耳主要功能是将自由声场的声波传播到鼓膜。外耳对空气介质传播来的声音有两个方面的影响：其一是对某些频率段的声波有增压作用，其二是有助于声源定位。此外，外耳道尚可保护中耳结构免受损伤。

1.对声波的增压作用

头颅犹如声场中的一个障碍物。头颅可通过对声波的反射作用而产生声压增益效应，反射波在头的声源侧集聚而产生更强的声场，该现象称障碍效应。声压增益的大小既与头围和波长的比值有关，也与声波入射方位角有关。

耳郭不仅可收集声波到外耳道，它还对声压有增益效应。Shaw 的实验表明，耳甲可使频谱峰压点在 5.5 kHz 的纯音提高 10 dB 的增益。耳郭边缘部亦对较宽频谱范围的声波有 1～3 dB 的增益效应。

外耳道是声波传导的通道，其一端为鼓膜所封闭。根据物理学原理，一端封闭的圆柱形管腔对波长为其管长 4 倍的声波起最佳共振作用。人的外耳道长约 2.5 cm，其共振频率的波长为 10 cm，按空气中声速每秒 340 m 计算，人的外耳道共振频率应为 3.4 kHz，由于外耳道的内侧端为具有弹性的鼓膜封闭，并非坚硬的界面；外耳道实为呈 S 形的弯曲管道，而非圆柱形直管；加之耳郭的共振效应以及头颅和耳甲等部位对声波的反射、绕射等效应，因此外耳道的实际共振频率尚需进行修正。Wiener 和 Ross 实验结果表明，人的外耳道共振频率峰值在 2.5 kHz。Shaw 的实验支持该结论，同时还发现，外耳道共振频率峰值增益效应可达 11～12 dB。

2.对声源的定位作用

在人类，声源定位最重要的线索是声波到达两耳时的强度差和时间差。头颅可通过障碍效应和阴影效应(指波长与头颅大小相比相对较短的声波，从头颅侧方到达一耳时，该声波在头颅区域范围内被阻断，导致对侧耳声压减小的现象)而产生耳间强度差，协助声源定位。耳郭尚可通过对耳后声源的阻挡和耳前声源的集音而有助于声源定位。

(二)中耳的生理

中耳的主要功能是将外耳道内空气中的声能传递到耳蜗的淋巴液。这种由气体到液体的声能转换是通过鼓膜与听骨链的振动来偶联的。声波从一种介质传递到另一种介质时透射的能量取决于这两种介质声阻抗的比值。当两种介质的声阻抗相等时，这两种介质之间的声能传递最有效，两种介质声阻抗相差越大，则声能传递效能越差。水的声阻抗大大高于空气的声阻抗。空气与内耳淋巴液的声阻抗相差约 3 800 倍，当声波由空气传到淋巴液时约有 99.9% 的声能被反射而损失了，仅约 0.1% 的声能可透射传入淋巴液中，故在空气-液体界面的传递中，约损失了

30 dB的声能。中耳的主要功能则是通过阻抗匹配作用,使液体之高声阻抗与空气之低声阻抗得到匹配,从而可将空气中的声波振动能量高效地传入内耳淋巴液体中去。这种功能是通过鼓膜和听骨链作为声波变压增益装置来完成的。

1.鼓膜的生理功能

(1)鼓膜的振动形式。鼓膜的振动频率一般与声波一致,但其振动形式则因声音的频率不同而有差异。Helmholtz(1863)最早提出弧形鼓膜具有杠杆作用的假说。他认为鼓膜某些部位的振动幅度大于锤骨柄的振动幅度,类似杠杆作用,而使到达鼓膜的声压传至听骨链时被放大。然而,Békésy(1960)应用电容声探头直接研究人尸体鼓膜振动时观察到,当频率低于2 400 Hz的声波作用于鼓膜时,整个鼓膜以鼓沟上缘切线(锤骨前突与外侧突的连线)为转轴而呈门式振动。鼓膜不同部位的振幅大小不同,以锤骨柄下方近鼓环处振幅最大。Torndorf 和 Khanna(1970)采用激光全息摄影干涉仪技术观察猫的鼓膜振动模式,发现在低频声(比如<1 kHz)刺激时,鼓膜呈杠杆式振动;而在高频率时,鼓膜振动形式比较复杂,鼓膜呈分区段式振动,有相当面积区域的鼓膜振动未能被传送到锤骨柄。

(2)鼓膜的增压效应。声波作用于鼓膜,通过听骨链之镫骨足板作用于前庭窗。根据水力学原理,若不考虑微量机械摩擦损耗,则作用于鼓膜上的总压力应与作用于前庭窗上的总压力相等。由于鼓膜的面积大大超过镫骨足板的面积,故作用于镫骨足板(前庭窗)单位面积上的压力大大超过作用于鼓膜上的压力。根据 Békésy 的测量,人的鼓膜面积约为 85 mm^2。由于鼓膜周边嵌附于鼓沟内,其有效振动面积约为其实际面积的 2/3,即鼓膜的有效振动面积约为 55 mm^2。而镫骨足板面积约为 3.2 mm^2,55:3.2 等于17倍,即作用于鼓膜的声压传至前庭窗膜时,单位面积压力增加了 17 倍。也就是说,在不考虑弧形鼓膜杠杆作用的前提下,鼓膜通过水力学原理可使传至前庭窗的声压提高 17 倍。此外,由于鼓膜振幅与锤骨柄振幅之比为 2:1,有谓鼓膜的弧形杠杆作用可使声压提高 1 倍。

(3)鼓膜-听骨链的单窗传导效应。声波传播至前庭窗和蜗窗之间的相位差(时差)对能否有效刺激内耳 Corti 器有很大的影响。Wever 等(1950)动物实验观察到,前庭窗和蜗窗膜位移为反相(即前庭窗向内位移而蜗窗膜向外凸出)时,可使耳蜗听觉敏感度提高。因此,通过完整的鼓膜听骨链传音系统可保证声波对前庭窗的单窗传音功能。

2.听骨链的生理

听骨链构成鼓膜与前庭窗之间的机械联系装置,其主要的生理功能是作为一个杠杆系统,将声波由鼓膜传至内耳,实现有效的阻抗匹配。

(1)听骨链的杠杆作用。三个听小骨以特殊方式连接形成一弯形的杠杆系统。听骨链的运动轴相当于向前通过锤骨颈部前韧带、向后通过砧骨短突之间的连线上。以听骨链的运动轴心为支点,可将锤骨柄与砧骨长突视为杠杆的两臂,在运动轴心的两侧,听小骨的质量大致相等。但该杠杆两臂的长度不相等,锤骨柄与砧骨长突之比为 1.3:1。因此,当声波传至前庭窗时,借助听骨链杠杆作用可增加 1.3 倍。由此也可说明,听骨链杠杆力学机制对声压的增益作用尚有限,故在鼓室成形术中,应重视水力学机制在声压增益中的重要作用,即重视鼓膜面积与镫骨足板面积之比的作用。

(2)听骨链的运动形式。鼓膜的振动传至锤骨柄的尖端时,当锤骨柄向内移的瞬间,锤骨头与砧骨体因其在转轴上的位置而向外转;砧骨长突及镫骨因位于转轴的下方,故其运动方向与锤骨柄一致而向内移。Békésy(1951)在人尸体上观察到,在中等强度声压作用时,镫骨足板沿其后脚的垂直轴(短轴)振动,故足板的前部振幅大于后部,呈类似活塞样运动,可有效地推动前庭阶中的外淋巴来回振动。当声强接近于痛阈时,镫骨足板沿其前后轴(长轴)呈摇摆式转动,此时,外淋巴液只在前庭窗附近振动,因而避免了强声引起的基底膜过度位移所造成的内耳损伤,然而,Guinan 和 Peake(1967)观察猫的镫骨足板运动形式,发现在一般声强范围(甚至在 130 dBSPL)的低频纯音刺激,镫骨呈活塞式运动而无明显的沿轴枢式摇动。这种轴枢式摇动仅发生在声强极大时。

3.中耳的增压效应

由上述可知,当外耳道内的声波由鼓膜经听骨链传至前庭窗时,中耳结构通过阻抗匹配作用,在三个阶段产生增压作用,即圆锥形鼓膜的弧形杠杆作用、鼓膜有效振动面积与镫骨足板之比的水力学机制作用,以及听骨链的杠杆作用。鼓膜有效振动面积与镫骨足板面积之比约17∶1,听骨链杠杆系统中锤骨柄与砧骨长突的长度之比为 1.3∶1,故不包括鼓膜杠杆作用在内的中耳增压效率为17×1.3＝22.1倍,相当于27 dB。若计入弧形鼓膜的杠杆作用,则整个中耳增压效率约为 30 dB。因此,整个中耳的增压作用基本上补偿了声波从空气传入内耳淋巴液时,因两种介质之间阻抗不同所造成的 30 dB 的能量衰减。此外,中耳结构也具有共振特性。研究发现,听骨链对 500～2 000 Hz 的声波有较大的共振作用,呈带通功能。

由此可见,通过中耳、外耳道及耳郭对声波的共振作用以及中耳的转换功能,使中耳及外耳的传音结构正好对语言频率的声波有最大的增益和传导效能。

4.中耳病变对中耳传音增益功能的影响

中耳不同结构和不同程度的病变皆可影响中耳的阻抗匹配作用,甚至影响中耳经前庭窗的单窗传音功能,从而降低中耳的传音增益效能。

(1)鼓膜穿孔对纯音听阈的影响。Payne 和 Githler(1951)的研究显示了猫耳鼓膜穿孔面积与部位对不同频率纯音听阈的影响。

(2)听骨链中断对纯音听阈的影响。Wever 和 Lawrence(1954)通过记录耳蜗微音电位,观察听骨链功能丧失时,在三种不同情况下对中耳传音功能的影响。

第一种情况:声波直接作用前庭窗导致约 30 dB 的听力损失。

第二种情况:将鼓膜和听骨链全部除去,此时平均听力损失约45 dB。此乃由于声波同时作用于两窗而造成两窗间声波相位差消失所致。

第三种情况:听骨链中断而鼓膜完整,此时最大听力损失可达 60 dB。这种单纯听骨链中断造成的 60 dB 的听力损失。除30 dB 的中耳增压效益丧失和 15 dB 的两窗声压抵消作用外,尚有额外15 dB 的听力损失是由于鼓膜对声压的衰减作用。

(3)中耳传音系统机械特性改变对纯音听阈的影响。凡能使中耳传音系统质量增加的疾病,可使高频区的听力损失明显。能使中耳传音系统劲度增加的疾病,可导致低频区的听力损失明显。值得强调的是,中耳传音结构的病变并非都表现为气导听阈提高。中耳传音结构病变所致中耳共振特性的改变亦可影响骨导听阈。如临床耳硬化患者出现以在 2 kHz 处骨导下降 15 dB 为特征的 Carhart 切迹,此乃中耳传音结构共振特性的改变所致。

5.中耳肌肉的生理

中耳肌肉有二:鼓膜张肌和镫骨肌。从解剖学角度来看,两者收缩时作用力的方向相拮抗:鼓膜张肌收缩时向前向内,使鼓膜向内运动;而镫骨肌收缩时向后向外,使镫骨足板以后缘为支点,前部向外跷起而离开前庭窗。

在受外界声或其他种类刺激时,可诱发中耳肌肉的反射性收缩,由声刺激引起的该反射活动称为中耳肌肉的声反射。后者习惯上在人体常仅指镫骨肌反射。鼓膜张肌的声反射阈一般比镫骨肌反射阈高15～20 dB。

(1)镫骨肌反射的反射弧。分为同侧声反射弧和对侧声反射弧两条径路。

同侧声反射弧:声刺激经中耳达耳蜗,耳蜗毛细胞兴奋性信号经由螺旋神经节双极细胞(1级神经元)的中枢突传至耳蜗腹核(2级神经元),耳蜗腹核神经元轴突部分经斜方体至同侧面神经运动核的内侧部、部分经斜方体至同侧内上橄榄核再传至同侧面神经运动核内侧部,面神经运动核神经元的轴突形成面神经,分出镫骨肌支支配同侧镫骨肌。

对侧声反射弧:第1、2级神经元传导路径与同侧反射弧相同,同侧耳蜗腹核神经元轴突,经同侧内上橄榄核至对侧面神经运动核,再经对侧面神经及镫骨肌支支配对侧的镫骨肌。因此,声刺激一侧耳可引起双侧耳的声反射。

(2)镫骨肌反射阈值。在语言频率范围,正常人健康耳的镫骨肌反射阈值为70～80 dB SL(感觉级),而且同侧耳镫骨肌反射阈值平均比对侧耳低 5 dB。此外,双耳给声比单耳给声刺激诱发声反射的反射阈值低。在有重振的感音性聋患者中,声反射阈提高的幅度比听阈上升的幅度要小,即诱发声反射所需的声音强度感觉级比正常人要小,故根据听阈与反射阈值之间的差值可以判断有无重振及其程度。Metz 及 Jespen 等认为两者阈值差小于60 dB者,表示有重振现象(Metz 重振试验)。此外,耳蜗以上部位病变者,其声反射阈值提高,有时声反射丧失。

在耳科正常人及感音性聋患者,500～1 000 Hz持续强声所引起的镫骨肌反射,在刺激开始后的 10 秒内收缩强度无明显衰减。而蜗后病变的耳聋患者因有病理性适应现象,镫骨肌收缩的强度衰减很快,衰减到开始收缩时的幅值的一半所需的时间称半衰期。Anderson 报道,蜗后病变者的镫骨肌反射半衰期在6秒以内。故镫骨肌反射的强度与持续时间对听神经病变的早期诊断有一定价值。

(3)耳内肌反射性收缩的意义。耳内肌反射在听觉方面的意义尚未完全了解。耳内肌声反射被认为可通过对声强的衰减作用而保护内耳结构免受损伤。然而,由于声反射有一定的潜伏期,且具有破坏内耳结构的强声多为爆炸声或间歇期极短的脉冲声波,故声反射对内耳的保护作用尚有争议。但耳内肌声反射在持续性低频强声环境中对内耳有一定的保护功能。

6.咽鼓管的生理

咽鼓管作为在正常情况下连接鼓室和咽部的唯一通道,它的主要功能有四个。

(1)保持中耳内外压力平衡的作用。当鼓室内气压与外界大气压保持平衡时,有利于鼓膜及中耳听骨链的振动,维持正常听力。调节鼓膜两侧气压平衡的功能由咽鼓管完成。咽鼓管骨部管腔为开放性的;而软骨部具有弹性,在一般情况下处于闭合状态。当吞咽、打哈欠,以及偶尔在咀嚼与打喷嚏时,通过腭帆张肌、腭帆提肌及咽鼓管咽肌的收缩作用瞬间开放。其中腭帆张肌起主要的作用。当鼓室内气压大于外界气压时,气体通过咽鼓管向外排出比较容易;而外界气压大于鼓室内压时,气体的进入则比较困难。不同条件下咽鼓管开放所需的压力有异。

(2)引流中耳分泌物的作用。鼓室黏膜及咽鼓管黏膜之杯状细胞与黏液腺所产生的黏液,可借咽鼓管黏膜上皮的纤毛运动,而被不断地向鼻咽部排出。

(3)防止逆行性感染的作用。正常人咽鼓管平时处于闭合状态,仅在吞咽的瞬间才开放,来自鼻腔的温暖、洁净、潮湿的空气在鼻咽与口咽隔离的瞬间经过一个无菌区——咽鼓管再进入中耳。咽鼓管软骨部黏膜较厚,黏膜下层中有疏松结缔组织,使黏膜表面产生皱襞,后者具有活瓣

11

作用,加上黏膜上皮的纤毛运动,可防止鼻咽部的液体、异物等进入鼓室。

(4)阻声和消声作用。在正常情况下,咽鼓管的闭合状态可阻隔说话、呼吸、心搏等自体声响的声波经鼻咽腔、咽鼓管而直接传入鼓室。在咽鼓管异常开放的患者,咽鼓管在说话时不能处于关闭状态,这种阻隔作用消失,声波经异常开放的咽鼓管直接传入中耳腔,产生自听过响症状。此外,呼吸时引起的空气流动尚可通过开放的咽鼓管自由进入中耳腔而产生一种呼吸声,这种呼吸声还可掩蔽经外耳道传导的外界声响。

此外,正常的咽鼓管还可能有消声作用。由于咽鼓管外 1/3 段(咽鼓管骨部)通常处于开放状态,呈逐渐向内(向软骨部)变窄的漏斗形,且表面被覆部分呈皱襞状的黏膜,这些解剖结构特征在某种程度上类似于吸声结构。咽鼓管鼓室段的上述结构特征有利于吸收因圆窗膜及鼓膜振动所引起的鼓室内的声波。

(三)耳蜗的听觉生理

1.耳蜗的功能结构特点

(1)耳蜗形如蜗壳,人体耳蜗由一条骨性的蜗管围绕一锥形的蜗轴盘绕所构成。若将骨性蜗管以非螺旋模式绘出,则可较容易地了解前庭阶、中阶(膜性蜗管)和鼓阶这三个管腔的关系(图 1-15)。膜性蜗管是一条充满内淋巴的盲管;而前庭阶和鼓阶内充满外淋巴,两者可以在蜗顶处通过蜗孔相互交通。

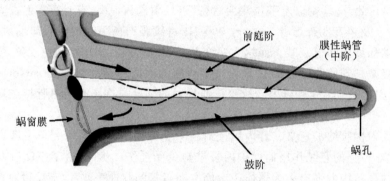

图 1-15 耳蜗模式图

(2)声波的感受器官:Corti 器位于基底膜上。Corti 器外毛细胞的纤毛顶端嵌入盖膜之中,而内毛细胞的纤毛与盖膜没有直接的接触。

(3)基底膜的内侧端:附着于骨螺旋板的鼓唇,而盖膜之内侧端附着于骨螺旋板的前庭唇,故二者振动时的运动轴不同。

(4)人的基底膜长度约为 31.5 mm,但其宽度则自耳蜗底周至耳蜗顶周逐渐增宽。在近镫骨处基底膜的宽度约 0.04 mm,至蜗孔处宽度约达 0.5 mm。

(5)毛细胞的长度自耳蜗底周至耳蜗顶周逐渐变长。因此,Corti 器的质量可随毛细胞长度的增加而增加。

2.耳蜗力学

当声音作用于鼓膜上时,声波的机械振动通过听小骨传递到前庭窗,这种振动随即引起耳蜗外淋巴液及耳蜗隔膜的振动。耳蜗隔膜是指耳蜗中将前庭阶与鼓阶分开的结构,由前庭膜和基底膜构成其边界,其间有 Corti 器及黏性液体(主要为内淋巴)。上述由前庭窗传入内耳的声波所引起的耳蜗外淋巴液及耳蜗隔部的振动使耳蜗液体向圆窗位移,它导致在基底膜产生一个位移波,这种位移波由耳蜗底部向顶部运行。

(1)行波学说。Békésy(1942,1943,1960)在人和豚鼠尸体上进行了一系列的实验后提出行波学说。他根据实验绘出耳蜗隔部行波形式的振动图,当某种频率的声波刺激耳蜗时,耳蜗隔膜随声波的刺激以行波的形式振动。行波起始于镫骨处并向着耳蜗顶部的方向传导,行波的振幅在行波向耳蜗顶部移行的过程中逐渐增大,振幅在相应频率区达最大后,随之迅速衰减。行波的速度在行波向耳蜗顶部移行的过程中逐渐减慢,故行波的相位随着传导距离的增加而改变,其波长亦逐渐减小,但在耳蜗隔部上任何点的振动频率都与刺激声波的频率相同。

Békésy 的实验结果可从如下实验来进一步说明:将耳蜗骨壁沿其顶部长轴磨开一定的长度,可观察在不同频率声波刺激时,该段耳蜗隔部相应的振动波形和行波的包络。从 Békésy 的实验结果可得出如下结论:①声音刺激镫骨引起基底膜位移产生行波。②行波自耳蜗底端向耳蜗顶端传播。③声波振动随行波自耳蜗底部向耳蜗顶部传播时,基底膜振动的幅度逐渐增大,当在相应频率区到达最大振幅点后,振幅随即迅速衰减。④高频声在耳蜗内传播的距离较短,仅引起耳蜗底部基底膜的振动;而低频声沿基底膜向耳蜗顶部传播,其最大振幅峰值接近耳蜗顶端。

(2)基底膜振动的非线性特征。Békésy 的行波学说被 Johnstone 和 Bovle(1967)、Johnstone 和 Taylor(1970)、Johnstone(1970),以及 Wilson 和 Johnstone(1975)等学者所证实。然而这些学者采用 Mossbauer 技术和电容性波导探测技术观测到的基底膜行波振动的波峰较陡和窄,其调谐曲线较陡窄和尖锐。Rhode(1971,1978)的实验进一步表明,基底膜调谐曲线的锐度与动物耳蜗的生理状态有关,在生理状态下,基底膜表现出某种程度的带通滤波器的特性,基底膜振动呈非线性,对声音刺激更敏感。在基底膜 18 kHz 共振点,18 kHz 频率声波刺激产生的基底膜振动幅度最大,20 dB SPL 刺激声可获一个峰形高而尖锐的基底膜振幅曲线;当刺激声为 80 dB SPL 时,高而锐的峰形消失,基底膜振幅曲线变成较宽、峰较低且圆钝的曲线。上述实验可以用调谐曲线的形式表达。

3.毛细胞转导

(1)耳蜗的精细运动形式。剪切运动:Ter Kuile(1900)提出 Corti 器网状层与盖膜相对运动的概念。当由声音刺激而产生耳蜗隔部上下振动时,盖膜和基底膜分别以骨螺旋板前唇和鼓唇为轴上下位移。这样,盖膜和网状层之间产生一种相对的辐射状位移,亦即剪切运动。盖膜与网状层之间的剪切运动可引起外毛细胞静纤毛弯曲。而内毛细胞的静纤毛则可随着盖膜与网状层之间的淋巴液的液流而弯曲。毛细胞纤毛的弯曲可引起毛细胞兴奋,从而诱发机械-电的换能过程。

剪切运动的类型:上面介绍的产生于盖膜和网状层之间的侧向(基底膜横轴方向)的相对位移称辐射(横向)剪切。此外,还有一种沿基底膜纵轴方向的位移产生纵向剪切。

(2)毛细胞转导模型。Davis(1965)提出解释耳蜗毛细胞功能的电阻调制及电池理论。该理论将耳蜗中阶的蜗内电位(EP)作为直流电源,即电池;毛细胞顶部表皮板相当于可变电阻。当基底膜振动时,产生于盖膜与网状层之间的剪切运动使毛细胞静纤毛弯曲或偏转,改变毛细胞顶端的膜电阻而调制进入毛细胞的电流,后者产生感受器电位。

许多研究结果已为该理论提供了进一步的实验证据。已知蜗内电位约为+80 mV(Bekesy,1952)。Russell 和 Sellick(1978)报道,哺乳动物耳蜗内毛细胞胞内静息电位为-40 mV。Dallos 等(1982)以及 Cody 和 Russel(1987)报道,外毛细胞胞内静息电位为-70 mV。因此,在毛细胞顶端的跨膜电位差120~150 mV。这个电位差可被视为电源或电池。

(3)毛细胞转导过程 Dallos(1973)总结了 Corti 器毛细胞转导过程(图 1-16)。

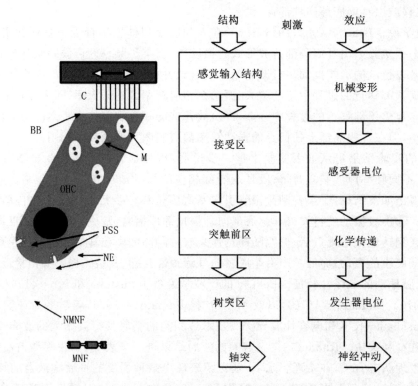

图 1-16　Dallos 耳蜗毛细胞转导过程示意图

Spoendlin(1968)和 Pickles 等(1984)报道,毛细胞静纤毛之间存在有横向的交联结构(cross link)。Pickles(1984)根据静纤毛之间的这种结构特征以及其他研究进展提出毛细胞转导机制的假说。该假说认为,位于短静纤毛顶端与长静纤毛之间的横向交联结构可检测剪切运动,当静纤毛向长静纤毛方向弯曲时,位于短静纤毛顶部的横向交联结构被牵引向长静纤毛方向伸展,膜离子通道开启;而当长静纤毛向短静纤毛方向弯曲时,静纤毛之间的横向交联结构松弛而关闭膜离子通道。

从上述内容可归纳毛细胞转导过程如下:正的蜗内电位和负的毛细胞胞内静息电位共同构成跨过毛细胞顶部膜的电压梯度,耳蜗隔部的运动引起毛细胞静纤毛弯曲,后者通过牵引静纤毛之间的横向连接而使静纤毛离子通道开放,离子(主要是 K^+ 离子)顺着电压梯度进入毛细胞,引起毛细胞去极化,后者引起毛细胞释放化学递质而兴奋听神经纤维。近年来单离毛细胞膜离子通道的研究进展已揭示,钙离子参与毛细胞部分 K^+ 离子通道的调控,以及毛细胞神经递质的释放过程。

4.听神经的生理功能

听神经的主要功能是将耳蜗毛细胞机-电转换的信息向听觉系统各级中枢传递。

(1)单根听神经纤维对纯音的反应。在没有其他刺激时,听神经纤维对一个纯音的刺激总是表现为兴奋性的反应,从不出现抑制反应。当听神经纤维的特性频率或最佳频率为高频时,典型的调谐曲线由一个频率非常敏感的锐而窄的尖峰和一个频谱较宽的尾部组成,故单根听神经纤维具有带通滤波的特性。而且不同的听神经纤维有不同的特性频率。

(2)单根听神经纤维对短声的反应。短声持续时间短,频谱能量较宽。听神经纤维对短声的反应亦显示其频率选择性。

（3）单根听神经纤维对复杂声的反应。双音压制：如前所述，听神经纤维对单个纯音的刺激仅表现为兴奋性反应，没有抑制性反应。然而，一个纯音的存在可影响听神经纤维对另一个纯音刺激的反应。如果恰当安排某两种纯音的频率和强度，则第二种纯音能抑制或压制听神经纤维对第一种纯音的刺激反应，该现象被称为双音压制。"双音压制"一词仅用于在耳蜗内出现上述现象，因为它并非由抑制性突触所介导。

掩蔽：掩蔽指一种刺激可降低受刺激对象对另一种刺激的反应的现象。当环境中存在其他声音刺激时，人体就对某一特定的听力降低，这就是声学上的掩蔽现象。

5.耳声发射

耳科学领域近20年来重大的研究进展之一是对耳声发射现象的探讨。Gold（1948）曾提出耳蜗能产生声能的假设。而Kemp（1978）则首次从外耳道检测到由耳蜗产生的声信号。凡起源于耳蜗并可在外耳道记录到的声能皆称耳声发射。根据刺激声的有无可将耳声发射分为自发性耳声发射和诱发性耳声发射。诱发性耳声发射按刺激声的种类可进一步分为瞬态诱发性耳声发射（transiently evoked OAE，TEOAE）、刺激频率性耳声发射（stimulus-fre quency OAE，SFOAE）以及畸变产物耳声发射（distortion production OAEs，DPOAEs）。SOAEs指在不给声刺激的情况下，外耳道内记录到的单频或多频、窄带频谱、极似纯音的稳态声信号。在听力正常人群50%～70%可测得SOAEs（Bright和Glattke，1986；Strickland等，1985）。TEOAE指由短声或短音等短时程刺激声诱发的OAE。由于TEOAE具有5～10毫秒的潜伏期，Zwicker（1983）称之为延迟性诱发性耳声发射（delayed evoked otoacoustic emissions，DEOAEs）。又因TEOAE早先被Kemp报道，且被Kemp称为"回声"（echoes），故有人称TEOAE为"Kemp回声"（Kemp echoes）。SFOAE是指由单个低强度的持续性纯音刺激所诱发，在外耳道记录到频率与刺激频率相同的耳声发射信号。而DPOAEs是由两个不同频率但相互间呈一定频比关系的持续性纯音刺激所诱发的、频率与刺激频率不同的耳声发射信号，其频率与这两个刺激音的频率呈数学表达关系。其中，DPOAE2f1-f2（f1，f2分别指二个刺激声的频率，且f2＞f1）振幅最大，目前研究得比较多，它已被较广泛地应用于动物实验和临床检查，来了解耳蜗功能状态。

耳声发射的产生机制尚未阐明。许多实验结果表明，OAEs起源于耳蜗，与耳蜗外毛细胞的功能状态密切相关。OAEs的产生可能是一个主动的耗能过程，是耳蜗主动力学过程的一个现象。

6.耳蜗生物电现象

除细胞内电位以外，在耳蜗尚可以引导出如下四种电位：①蜗内电位。②耳蜗微音电位。③和电位。④听神经动作电位。此四种耳蜗生物电位除蜗内电位以外，后三种皆由声波刺激所引起。

（1）蜗内电位。Békésy（1952）首先从蜗管内淋巴记录到＋50～＋80 mV的静息电位（以前庭阶的外淋巴为参考视作零电位）。该电位即蜗内电位，又称蜗内直流电位。

实验证明，蜗内电位是由血管纹细胞的主动分泌过程所形成，它有赖于血管纹细胞的钠-钾泵的作用。它是毛细胞跨膜电位差的组成成分，在毛细胞转导过程中有重要的意义。哺乳类动物蜗内电位对缺氧敏感。

（2）耳蜗微音电位。基底膜振动经Corti器盖膜和表皮板之间的剪切运动，导致毛细胞纤毛交替性弯曲与复位，调制毛细胞顶部膜电阻呈交替性下降和增加，产生交流性质的毛细胞感受器电位,这就是耳蜗微音电位。耳蜗微音电位响应速度极快,潜伏期小于 0.1 ms,无不应期,在人和动物语言频率范围内可重复刺激声的频率。

(3)和电位。和电位(summating potential,SP)也是感受器电位。它是在中等或较强声波刺激时,由毛细胞产生的一种直流性质的电位变化(Davis,1965)。和电位包括正 SP(positive summating potential,+SP)以及负 SP(negative summating potential,-SP)两种成分。声刺激强度较低时+SP 较明显,随着刺激强度增加,-SP 渐占优势。Davis 等(1958)认为外毛细胞受声音刺激后产生+SP,而-SP 由内毛细胞产生,与耳蜗隔部的不对称性有关。实验和临床研究表明,膜迷路积水的情况下,-SP 的幅值相对增加。

(4)听神经动作电位。听神经动作电位(action potential,AP)是耳蜗对声音刺激所发生的一系列反应中的最后一个反应。是耳蜗换能后所产生的电信号,它的作用是向中枢传递声音信息。从听神经干,或从耳蜗附近(如蜗窗电极)引导出的电位是许多听神经纤维同步排放的电能,通过容积导体传导到电极部位的电位变化,称听神经复合动作电位(compound whole-nerve action potential,CAP)。它是一个先负后正的双相脉冲波。由短声刺激时,可获得听神经纤维同步排放较好的 CAP。典型的 CAP 由 2 个或 2 个以上的负相波峰组成,它们分别被称为 N1、N2、N3……。CAP 对缺氧、代谢抑制剂等药物比较敏感。由于 CAP 容易引导记录,它早已被广泛地应用于动物实验并被列为临床听力学检查内容之一。

(孙俊凯)

第二节 鼻的解剖和生理

一、鼻及鼻窦的应用解剖

鼻分为外鼻、鼻腔和鼻窦三部分。在鼻腔的上方、上后方和两旁由左右成对的四对鼻窦环绕。鼻和鼻窦共同占据大部分面颅和一小部分脑颅(图 1-17)。

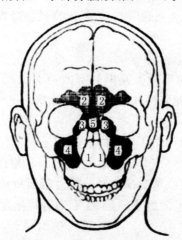

图 1-17　鼻在颅面骨中的位置
1.鼻腔;2.额窦;3.筛窦;4.上颌窦;5.蝶窦

鼻腔和鼻窦以及各鼻窦之间、鼻窦与眼眶、颅前窝和颅中窝之间仅由一层菲薄的骨板相隔，故鼻腔或鼻窦病变可波及眼眶或颅内，反之亦然。

（一）外鼻的应用解剖

外鼻呈锥体形，上窄下宽，有骨和软骨构成支架，外覆皮肤及软组织，鼻尖、鼻翼和鼻前庭有较多汗腺及皮脂腺，是疖肿和痤疮好发部位（图1-18）。

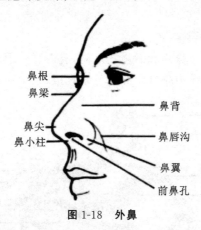

图1-18 外鼻

外鼻血管丰富，动脉来自面动脉，外鼻的静脉分别经内眦静脉、面静脉而汇入颈内静脉（图1-19）。

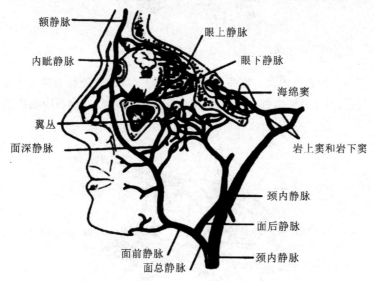

图1-19 外鼻静脉与眼静脉及海绵窦的关系

鼻面部的静脉可经内眦静脉和眼上、眼下静脉而与海绵窦相通，静脉管内又无瓣膜，血液可上下流通，故当鼻面部感染或疖肿时，若治疗不当或用力挤压，则可引起海绵窦栓塞或其他颅内并发症。

（二）鼻腔的应用解剖

鼻腔由鼻中隔分为左右各一，每侧鼻腔为一前后开放的狭长腔隙，顶部较窄，底部较宽，前起于前鼻孔，后止于后鼻孔。每侧鼻腔分为鼻前庭和固有鼻腔两部分。

17

1.鼻前庭

鼻前庭为介于前鼻孔和固有鼻腔之间的一个小空腔,位于鼻腔最前段,起于鼻前孔,止于皮肤与黏膜交接处的鼻阈。

鼻阈为鼻前庭的内界和最狭窄处,对鼻的呼吸功能有重要的影响。

鼻前庭皮肤富于皮脂腺和汗腺,并生有鼻毛,在男性更为丰富,且较粗硬,较易发生疖肿,疼痛较剧。

2.固有鼻腔

固有鼻腔常简称为鼻腔,位于鼻阈和后鼻孔之间,有内、外、顶、底四壁。

(1)内壁:即鼻中隔,主要由鼻中隔软骨和筛骨垂直板(正中板)组成(图1-20)。

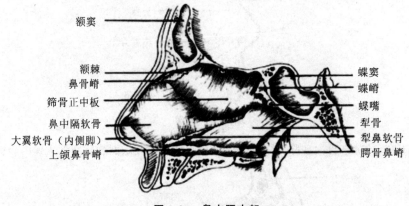

图1-20 鼻中隔支架

在鼻中隔最前下部分的黏膜内血管汇集成丛称为利特尔区。此处黏膜常发生上皮化生,并呈现小血管扩张和表皮脱落,因此最易出血,大多数鼻出血皆发源于此,故亦称鼻中隔易出血区(图1-21)。

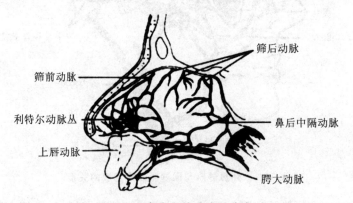

图1-21 鼻中隔的动脉隔动脉

(2)外侧壁:外侧壁是鼻解剖结构中最为复杂的区域,也是最具生理意义和病理意义的部位,亦即鼻窦炎发病的关键之处,其结构极不平整。有突出于鼻腔的三个骨片,表面覆盖黏膜,呈梯形排列,分别为上鼻甲、中鼻甲、下鼻甲。各鼻甲的外下方均有一裂隙样空间,称为鼻道,共有上、中、下三个鼻道,各鼻甲与鼻中隔之间的共同狭窄腔称为总鼻道(图1-22,图1-23)。

上鼻甲及上鼻道:上鼻甲属筛骨,位于鼻腔外侧壁后上方,为各鼻甲中最小者,有时仅为一黏膜皱襞。上鼻甲后上方有一凹陷称蝶筛隐窝,蝶窦开口于此。

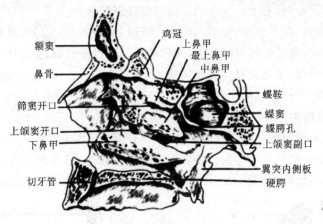

图 1-22 骨性鼻腔外侧壁

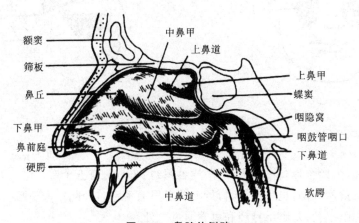

图 1-23 鼻腔外侧壁

中鼻甲及中鼻道:中鼻甲也属筛骨结构。前段垂直向下,后段的游离缘渐外卷,几乎与鼻腔底平行。中鼻甲是重要的解剖标志,手术操作时应严格保持在中鼻甲的外侧进行,可防止损伤筛板。中鼻道位于中鼻甲之外侧,约占鼻腔外侧面的 2/3。其外侧壁解剖结构复杂,是内窥镜鼻窦手术进路中最为重要的区域,也是前、中组筛窦的内侧壁。

中鼻道外侧壁上有两个隆起,后上者为筛泡,在筛泡前下方有一弧形嵴状隆起,名筛沟,也是筛骨的一部分。在筛泡和钩突之间有一半月形裂隙,名半月裂孔。

半月裂孔向前下和外上延伸并逐渐扩大形成的漏斗状沟槽,称筛漏斗。额窦、前组筛窦、上颌窦开口均开口于筛漏斗。

窦口鼻道复合体:是指以筛漏斗为中心的附近区域,包括筛漏斗、钩突、筛泡、半月裂孔、中鼻甲、中鼻道、前组和后组筛房、额窦开口及上颌窦自然开口等一系列结构。

功能性内窥镜鼻窦外科(FESS)将窦口鼻道复合体作为一个整体来对待,认为是治疗鼻窦炎的症结所在。FESS 之原则是通过小范围或局限的手术,恢复鼻窦窦口正常的通气引流及鼻腔、鼻窦黏膜的功能,从而解决广泛的鼻窦病变。

下鼻甲及下鼻道:下鼻甲最大,前端距前鼻孔约 2 cm,后端距咽鼓管咽口 1.0～1.5 cm,故下鼻甲肿大或肥大时,鼻塞甚剧,可引起耳部症状。下鼻道前上方有鼻泪管开口。下鼻道外侧壁前段近下鼻甲附着处骨质较薄,是上颌窦穿刺冲洗的最佳进针位置。

(3)顶壁。呈穹隆状,甚为狭小,分为三段。①前段:倾斜上升,为额骨鼻部及鼻骨的背侧面。②中段:是分隔颅前窝与鼻腔的筛骨水平板,又称筛板。筛板薄而脆,受创伤时易发生骨折,为鼻部手术的危险区。③后段:主要由蝶窦前壁构成。

(4)底壁。即硬腭,与口腔相隔。

(三)鼻窦的应用解剖

鼻窦是鼻腔周围颅骨中的一些含气空腔,一般两侧对称,共有四对,分别为上颌窦、筛窦、额窦和蝶窦;依照窦口引流的位置和方向以及各个鼻窦的位置,又将鼻窦分为前、后两组。前组鼻窦包括上颌窦、前组筛窦、额窦,窦口均位于中鼻道。后组鼻窦包括后组筛窦和蝶窦(图 1-24)。

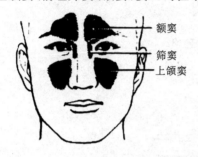
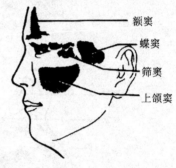

图 1-24　鼻窦的面部投影

1.上颌窦

出生时就存在,为四个鼻窦中最大者,平均容积约 13 mL,有五个壁。

(1)前壁:中央薄而凹陷,也称尖牙窝,行上颌窦根治手术时经此凿入窦腔。在尖牙窝上方眶下缘之下有一孔称眶下孔,是眶下神经和血管通过之处。

(2)后壁:与翼腭窝及颞下窝毗邻,上颌窦肿瘤破坏此壁时,可侵犯翼肌,导致下颌骨运动受限,引起张嘴困难。

(3)内壁:即中鼻道和下鼻道外侧壁的大部分,仅在接近鼻腔底处骨质较厚,越向上越薄,在下鼻甲附着处最薄,是经下鼻道进行上颌窦穿刺的良好部位。上颌窦自然开口位于上颌窦内侧壁前上方。

(4)上壁:为眼眶的底部。

(5)底壁:相当于上颌骨牙槽突,此壁与上列第二尖牙及第一、二磨牙根部有密切关系,这些牙齿的根部通常与窦腔仅由一层菲薄骨质相隔,有时直接埋藏于窦内黏膜之下,故牙根感染容易侵入窦内,引起牙源性上颌窦炎。

2.额窦

额窦位于额骨内,在筛窦的前上方,左右各一,形态不对称,出生时额窦尚未形成。

3.筛窦

位于鼻腔外上方筛骨内,是鼻腔外侧壁上部与眼眶之间、蝶窦之前、前颅底之下的蜂窝状气房结构,为四组鼻窦中解剖关系最复杂、变异最多、与毗邻器官联系最密切的解剖结构。

4.蝶窦

位于蝶骨体内,居鼻腔最上后方。

二、鼻及鼻窦的生理学

(一)鼻的生理学

1.外鼻的生理

外鼻位于颅面的中央,其形状因种族的不同而有一定的差异。外鼻的外形和轮廓及其与面部各结构或器官之间的匀称关系对人的容貌有着十分重要的影响,鼻翼的活动有助于调整面部表情和鼻阻力。

2.鼻腔的生理

鼻腔的主要功能为呼吸、嗅觉与共鸣,另有反射、腺体分泌、免疫、吸收和排泄泪液等功能。

(1)呼吸功能。呼吸是鼻腔的主要功能。鼻腔为呼吸道的首要门户和通道,吸入的空气在鼻内可以形成正常鼻阻力,有助于吸气时形成胸腔气压,使肺泡扩张以增加气体交换面积;对吸入的空气起到调节湿度和温度的作用;鼻前庭的鼻毛对空气中较粗大的粉尘颗粒及细菌有阻挡和过滤作用。

(2)嗅觉功能。空气中含有气味的微粒刺激嗅区黏膜的嗅细胞,产生神经冲动,经嗅神经传导到嗅觉中枢产生嗅觉。嗅觉可以影响食欲、促进消化;不良嗅物质的刺激使人屏住呼吸,对机体有保护作用。

(3)发声共鸣功能。鼻腔在发声时起共鸣作用,鼻音为语音形成的一部分。

(4)鼻的反射功能。鼻腔内神经分布丰富,当鼻黏膜受到机械性、物理性或化学性刺激时,可引起广泛的心血管和呼吸方面的反应。反应的程度从打喷嚏到呼吸、心跳停止。

(5)其他。鼻黏膜腺体分泌功能、鼻黏膜的免疫功能、鼻黏膜的吸收功能、排泄泪液功能等。

(二)鼻窦的生理学

增加呼吸区黏膜面积,进一步加强对吸入空气的加温加湿作用。四组鼻窦均通过其开口和鼻腔相通,与鼻腔呼吸区黏膜相延续,进一步增强了鼻腔对吸入空气的加温加湿作用。

对声音的共鸣作用。鼻窦是头颅上鼻腔周围含气的空腔,有鼻窦开口与鼻腔直接相通,间接与咽腔和喉腔相通,当喉部发音时可起到共鸣腔的作用。

减轻头颅重量及增加头部在水中的浮力,维持平衡作用。因四组含气的鼻窦在颅骨内占据一定的空间,减轻了头颅的重量,也增加了头部在水中的浮力。

缓冲外来冲击力,保护重要器官的作用。当颅面部受到外力冲击时,因鼻窦内是个空腔,可以起到缓冲腔的作用,对其深部的重要器官起到保护作用。

(杨洪涛)

第三节 咽的解剖和生理

一、咽的应用解剖

咽起于颅底,达 C_6,长约 12 cm,前后扁平,上宽下窄,略呈漏斗状,是呼吸和消化的共同通道。前方与鼻腔、口腔和喉相通;后面与椎前筋膜相邻,下端与食管入口相接(图1-25)。

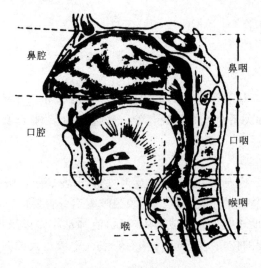

图 1-25　咽的分段解剖

(一)咽的分部

1.鼻咽

软腭游离缘平面以上的咽部称鼻咽,也称上咽。其顶壁由蝶骨体及枕骨底构成,穹隆状,顶后交界有腺样体,前方为鼻腔后壁,下方接口咽部,两侧壁有咽鼓管咽口,该管与中耳相通,咽鼓管周围有淋巴组织称咽鼓管扁桃体,咽鼓管咽口的后上方为咽隐窝,是鼻咽癌的好发部位(图 1-26)。

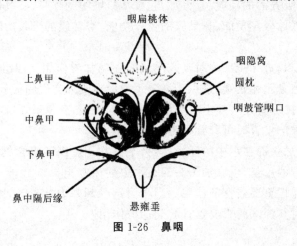

图 1-26　鼻咽

2.口咽

位于鼻咽以下,软腭游离缘平面以下与会厌上缘平面之间的部分一般称咽部。其前方经咽峡与口腔相通,其两侧有腭舌弓和腭咽弓围成的扁桃体窝,其内有(腭)扁桃体;两侧腭咽弓后有纵行条索状的淋巴组织称咽侧索;咽后壁散在的淋巴组织颗粒称淋巴滤泡;口腔顶盖称腭,由硬腭、软腭组成,口腔下方是舌和口底部,舌后1/3 为舌根,其后部的淋巴组织称舌根扁桃体(图 1-27)。

3.喉咽

会厌上缘平面以下部分,也称下咽。前方通喉腔,下端连接食管。在会厌前方、舌会厌外侧襞和会厌正中襞之间,左右各一称会厌谷,是异物易存留处。两侧杓会厌襞的外下方有梨状窝。两侧梨状窝之间,环状软骨板之后称环后隙,其下方即食管入口(图 1-28)。

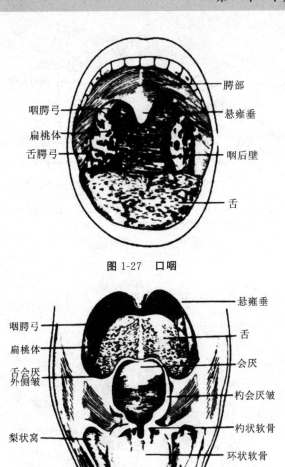

图 1-27　口咽

图 1-28　喉咽

　　临床常见误咽鱼刺等异物的患者,咽部异物容易存留在扁桃体、舌根部、会厌谷及梨状窝等处。该病好发于老年人、儿童、醉酒者以及进食时注意力分散者。

(二)咽壁的构造

1.咽壁的分层

咽壁是肌行管壁,由内到外由黏膜层、纤维层、肌肉层、外膜层(也称筋膜层)组成。

2.筋膜间隙

咽筋膜与邻近筋膜之间的疏松组织间隙。较重要的有咽后间隙和咽旁间隙。这些间隙的存在有利吞咽时咽腔的运动,并可协调头颈部的活动(图 1-29)。

　　(1)咽后间隙。咽后间隙位于椎前筋膜和颊咽筋膜之间,上起颅底、下达纵隔,两侧仅以薄层筋膜与咽旁间隙相隔,中线处被咽缝将其分为左、右两部分。婴幼儿期在间隙内有较多淋巴结,成人时仅极少量残留。当鼻及咽部炎症时可引起该处淋巴结感染,形成咽后脓肿,常见于 1 岁以下婴儿。

　　(2)咽旁间隙。又称咽侧间隙或咽上颌间隙。位于咽后间隙的两侧,左右各一,底向上,尖向下形如锥体,上为颅底,下达舌骨大角处。内侧为颊咽筋膜及咽缩肌;外侧为下颌骨升支、翼内肌和腮腺;后侧为颈椎前筋膜。茎突及其附着的肌肉将此间隙分为前、后两间隙。

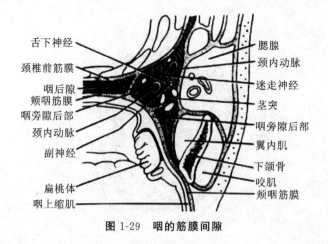

图 1-29　咽的筋膜间隙

(三)咽的淋巴组织

咽的淋巴组织非常丰富,构成内、外淋巴环(图 1-30)。

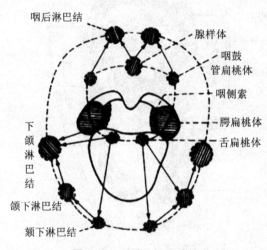

图 1-30　咽淋巴环示意图

1.咽淋巴内环

由(腭)扁桃体、腺样体、舌扁桃体、咽鼓管扁桃体、咽侧索及咽后壁淋巴滤泡等组成。

(1)腺样体:腺样体又称增殖体或咽扁桃体,位于鼻咽顶壁与后壁交界处,形似半个包皮的橘子。6～7 岁最大,10 岁后渐萎缩。

(2)腭扁桃体:习称扁桃体。位于口咽两侧腭舌弓与腭咽弓围成的三角形扁桃体窝内。为咽淋巴组织中最大者,3～5 岁时淋巴组织增生,腭扁桃体可呈生理性肥大,中年以后逐渐萎缩。

2.咽淋巴外环

咽淋巴内环的淋巴流向颈部淋巴结,这些淋巴结间又互相交通,自成一环,称外环。主要由咽后壁淋巴结、颌下和颏下淋巴结等组成。

二、咽的生理功能

咽是呼吸和消化的共同通道。常见的生理功能如下。

（一）呼吸功能

正常呼吸时空气经由鼻咽、口咽、喉咽、气管、支气管进到肺。

（二）吞咽功能

吞咽动作是一种由许多肌肉参与的反射性协同运动。吞咽过程分口腔期、咽腔期和食管期三期。

（三）言语形成

咽腔为共鸣腔之一。

（四）防御和保护功能

主要通过咽的吞咽、呕吐反射来完成。

（五）调节中耳的气压功能

咽鼓管咽口的开放，与咽肌的运动，尤其是吞咽运动密切相关。

（六）扁桃体的免疫功能

扁桃体生发中心含有各种吞噬细胞，并且扁桃体可产生多种具有天然免疫力的细胞。

（尹 君）

第四节 喉的解剖和生理

一、喉的应用解剖

喉位于颈前正中，舌骨下方。在成人，其上端为会厌上缘，相当于 C_3 上缘，下端为环状软骨下缘，相当于 C_6 下缘。儿童及女性的喉平面位置较男性略高。喉是由软骨为支架，间以肌肉、韧带、纤维结缔组织和黏膜等构成一个锥形管腔状器官。从外到内，由皮肤、皮下组织、筋膜及肌肉覆盖。其两侧是颈部的大血管神经束和甲状腺侧叶（图 1-31）。

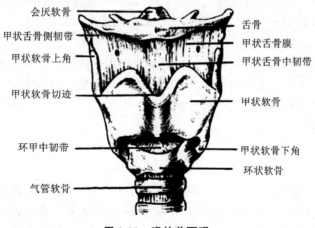

会厌软骨　舌骨
甲状舌骨侧韧带　甲状舌骨膜
甲状软骨上角　甲状舌骨中韧带
甲状软骨切迹　甲状软骨
环甲中韧带　甲状软骨下角
甲状软骨下角
环状软骨
气管软骨

图 1-31 喉的前面观

（一）喉软骨

喉的支架由 3 块单一软骨——会厌软骨、甲状软骨、环状软骨，以及 3 块成对软骨——杓状软骨、楔状软骨与小角软骨构成（图 1-32）。

25

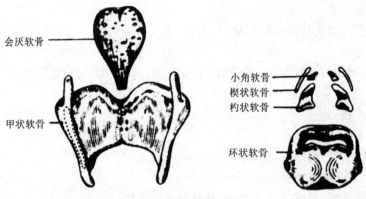

图 1-32　喉软骨

1.会厌软骨

位于喉的上部，形状扁平如叶，上端游离呈弧形，下端为茎，儿童时会厌如卷叶状，质较软，成年后近于平坦，质较硬。吞咽时会厌会盖住喉口，防止食物进入喉腔和气管。分为舌面和喉面，两侧为舌会厌谷。舌面组织疏松，炎症时肿胀明显。

2.甲状软骨

喉部最大的一块软骨，由左右对称呈四边形的甲状软骨板在前方正中呈一定角度融合而成，和环状软骨一起构成喉支架的主要部分。

喉结：在男性甲状软骨前缘的角度较小，近似直角，上端向前突出，形成喉结，为成年男性的特征之一。在女性这一角度近于钝角，所以喉结不明显。甲状软骨上缘正中呈一"V"形凹陷，被称之为甲状软骨切迹，是辨别颈中线及颈部手术的一个重要标志。甲状软骨板后缘的上、下各一角状突起，分别称为甲状软骨上角和下角。两侧的下角和环状软骨形成环甲关节。

3.环状软骨

形状如环，位于甲状软骨之下，第一气管环之上。分前、后两部：前部较窄，称环状软骨弓；后部较宽，称环状软骨板。为喉气管中唯一完整的环形软骨，对保持喉气管的通畅很重要。如果创伤(包括手术创伤或气管切开过高)常可损伤环状软骨而致喉狭窄。

4.杓状软骨

形似三角锥形，位于环状软骨板的上缘其底部和环状软骨连接成环杓关节，其沿环状软骨板上缘滑动和旋转时，可使声带张开或闭合。底部前端有声带突为声带附着处。底部外侧肌突环杓后肌附着于其后部，环杓侧肌附着于前外侧面。

5.楔状与小角软骨

较小，无临床意义。

（二）喉韧带与膜

喉体各软骨之所以能构成喉的支架结构是因为各软骨之间有纤维韧带组织连接，称喉韧带和膜。包括甲状会厌韧带、舌骨会厌韧带、环甲关节韧带、环杓后韧带、舌会厌韧带、环气管韧带、甲状舌骨膜、环甲膜和喉弹性膜。

1.舌骨会厌韧带

舌骨会厌韧带是会厌舌面、舌骨体与舌骨大角之间的纤维带组织。会厌、舌骨会厌韧带和甲状舌骨膜的中间部分构成会厌前隙，其内为脂肪组织。

2.舌会厌韧带

舌会厌韧带是会厌软骨舌面中都与舌根之间的韧带。

3.甲状会厌韧带

甲状会厌韧带是连接会厌软骨茎和甲状软骨切迹后下方的韧带。

4.环杓后韧带

环杓后韧带是环杓关节后面的韧带。

5.环甲关节韧带

环甲关节韧带是位于环甲关节外表面的韧带。

6.环气管韧带

环气管韧带是连接环状软骨与第一气管环上缘之间的韧带。

7.甲状舌骨膜

甲状舌骨膜为弹性纤维组织构成,位于舌骨与甲状软骨之间。喉上神经内支及喉上动、静脉自甲状舌骨膜的两侧穿过。

8.环甲膜

环甲膜是位于环状软骨弓上缘和甲状软骨下缘之间的纤维组织,中间部分增厚,称环甲中韧带,是环甲膜切开术入喉之处。

9.喉弹性膜

喉弹性膜为一宽阔的弹性纤维组织,被喉室分为上、下两部。上部称方形膜,下部称弹性圆锥。

对于需要紧急抢救的危重的喉阻塞患者,来不及做气管切开时可先行环甲膜切开术,在甲状软骨和环状软骨之间做一长 3～4 cm 的横行皮肤切口,分离颈前肌,在环甲膜处做约 1 cm 长横切口,立即用刀柄或血管钳撑开,使空气进入,随即插入橡皮管或塑料管并加以固定。在呼吸困难缓解后,再做常规气管切开术。环甲膜处插管固定时间不宜超过 24 小时,以防损伤环状软骨导致术后喉狭窄。

(三)喉肌

分为喉外肌和喉内肌两组。

1.喉外肌

喉外肌是将喉与周围结构相连的肌肉,与喉的上、下运动及固定有关。按功能不同分为两群。

(1)升喉肌群。甲状舌骨肌、下颌舌骨肌、二腹肌、茎突舌骨肌。

(2)降喉肌群。胸骨甲状肌、胸骨舌骨肌、肩胛舌骨肌、中咽缩肌、下咽缩肌。

2.喉内肌

喉内肌位于喉的内部(环甲肌除外),主要与声带运动有关。喉内肌按其功能分为五组。

(1)声带外展肌。环杓后肌其收缩时使杓状软骨向外上,使声带外展、声门变大。

(2)声带内收肌。环杓侧肌和杓肌其收缩时声带内收、声门闭合。

(3)声带紧张肌。环甲肌可使声带紧张度增加。

(4)声带松弛肌。甲杓肌收缩时使声带松弛,兼有声带内收、关闭声门的作用。

(5)使会厌活动肌。杓会厌肌及甲状会厌肌前者使喉入口关闭,后者使喉入口开放。

(四)喉黏膜

喉黏膜由上皮层及固有层组成,上皮有复层鳞状上皮和纤毛柱状上皮。喉弹性膜是固有层的一部分。会厌喉面、声带表面等处的黏膜附着甚紧。会厌舌面、声门下区、杓会厌壁处的黏膜则有疏松的黏膜下层。炎症时易发生肿胀或水肿。

(五)喉腔

喉腔内部以声带为界分为声门上区、声门区、声门下区(图1-33)。

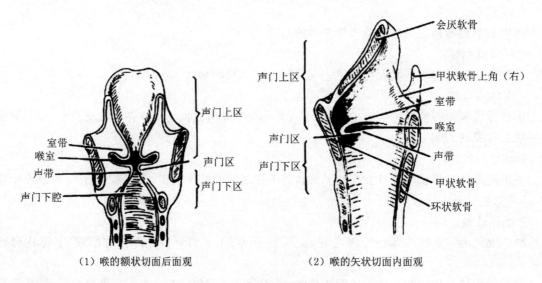

(1)喉的额状切面后面观　　　　(2)喉的矢状切面内面观

图1-33　喉腔的分区上角(右)

1.声门上区

是声带以上的部分。

(1)上界:喉入口。

(2)声门上区内有:①喉前庭。②室带。③喉室,喉室内有喉室小囊。

2.声门区

两侧声带、前联合、后联合、声门裂。

3.声门下区

声门下区是声带以下的喉腔部分和气管相连。尚有声门旁隙:前外界是甲状软骨,内下界是弹性圆锥,后界为梨状窝黏膜。

(六)喉的血管

1.动脉

(1)喉上动脉、环甲动脉。来自甲状腺上动脉,前者供应喉上部的血运,后者供应环甲膜周围的血运。

(2)喉下动脉。甲状腺下动脉的分支,供应喉下部的血运。

2.静脉

和同名动脉伴行,分别汇入甲状腺上、中、下静脉,最终汇入颈内静脉。

(七)喉的淋巴

喉淋巴分成两个高度分隔的系统——浅层淋巴系统和深层淋巴系统。

1.浅层淋巴系统

浅层淋巴系统是喉的黏膜内系统,左右相互交通。

2.深层淋巴系统

深层淋巴系统是喉的黏膜下系统,左右相互不交通。声门区几乎没有深层淋巴系统,其将声门上区淋巴系统和声门下区淋巴系统分隔开。因此喉的深层淋巴系统分为四个互相分隔的区域:左声门上、左声门下、右声门上和右声门下。

(1)声门上区。淋巴组织最丰富,淋巴管稠密而粗大。引流入颈深上淋巴结、颈深中淋巴结、颈深下淋巴结或副神经链。

(2)声门区。几乎无深层淋巴系统,故声带癌的转移率极低。

(3)声门下区。较声门上区稀少,淋巴管也较纤细。引流入颈深中淋巴结、颈深下淋巴结群。因其可汇入两侧颈深淋巴结群,故声门下癌可向对侧转移。

(八)喉的神经

喉的神经有喉上神经和喉返神经,均来自迷走神经(图 1-34)。

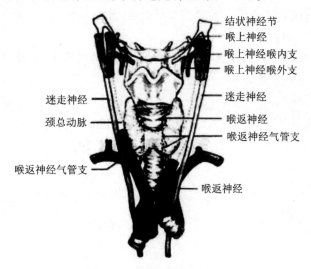

图 1-34　喉的神经(正面观)

1.喉上神经

喉上神经在舌骨大角平面分为内、外两支。

(1)外支:主要为运动神经,支配环甲肌。

(2)内支:主要为感觉神经,分布在声门以上区域的黏膜。

2.喉返神经

喉的主要运动神经。支配除环甲肌以外各肌肉的运动。系迷走神经进入胸腔后分出,右侧绕锁骨下动脉返折上行,路径短,左侧绕主动脉弓后上行,路径长。故临床上左喉返神经较对侧易受损,左声带麻痹多见。

小儿喉部的解剖特点与成人不同,小儿喉部的主要特点如下。

(1)小儿喉部黏膜下组织较疏松。炎症时易发生肿胀。

(2)小儿喉腔尤其是声门区较小。急性喉炎时易发生喉阻塞,引起呼吸困难。

(3)小儿喉的位置较成人高。3 个月婴儿,其环状软骨只相当于 C_4 下缘水平;6 岁时降至

C_5。气管切开时应防止误伤。

（4）小儿喉软骨尚未钙化。急性喉炎时，易发生喉梗阻。

二、喉的生理功能

喉既是发声器官，也是呼吸道的门户，主要生理功能如下。

（一）呼吸功能

喉是呼吸道的重要组成部分，声门裂又是呼吸道最狭窄处。正常情况下中枢神经系统通过喉神经来控制声带运动，调节声门裂的大小。

（二）发音功能

发音的主要部位是声带，中枢神经系统通过喉神经来控制声带运动，肺内呼出气体振动声带，经咽、口、鼻的共鸣，舌、软腭、牙齿、颊、唇的运动，发出不同的声音和语言。

（三）保护功能

吞咽时，会厌向后下盖住喉入口，两侧室带、声带内收，使食物不进入喉腔，对下呼吸道有保护作用。偶有少量食物或分泌物进入喉腔或下呼吸道，就会引起剧烈的反射性咳嗽，将其咳出。

（四）屏气功能

当机体在咳嗽、排便、举重物、分娩时，需要声带内收，声门紧闭，屏住气息，增加胸腹腔压力才能完成。

（尹　君）

第二章　耳鼻咽喉疾病的常见症状

第一节　耳部疾病的常见症状

一、耳痛

耳痛为一常见症状,一般有跳痛、压迫性胀痛、针刺样痛、刀割样痛、撕裂痛、牵拉痛等。疼痛可以呈阵发性、间歇性或持续性。依据病因分类如下。

(一)原发性耳痛

1.外耳

耳软骨膜炎、耳郭冻伤、外耳道异物、外耳道疖、外伤、急性弥漫性外耳道炎、坏死性外耳道炎等。

2.中耳

鼓膜外伤、大疱性鼓膜炎、急性化脓性中耳炎、损伤性中耳炎、中耳癌等。

(二)继发性耳痛

1.耳周淋巴结炎、颈部转移瘤等

耳周淋巴结炎、颈部转移瘤等刺激耳大、枕小神经引起耳痛。

2.颞下颌关节及其附近组织疾病

如颞下颌关节炎、腮腺炎等,通过耳颞神经引起耳痛。

3.口腔和鼻部疾病

如鼻-鼻旁窦炎、上颌窦肿瘤、龋齿、牙周炎、舌前 2/3 溃疡和肿瘤、口底肿瘤等,均可通过三叉神经耳颞支引起反射性耳痛。

4.咽部疾病

如扁桃体术后、咽部肿瘤、咽部脓肿、咽部溃疡等,舌咽神经受累,传至鼓室丛引起反射性耳痛。

5.喉部疾病

如喉结核、喉癌、喉软骨膜炎等,通过喉上神经、迷走神经耳支引起反射性耳痛。

(三)神经性耳痛

较常见的为膝神经节病毒感染引起耳带状疱疹,如病毒性神经炎,受累神经的走行部位发生剧烈疼痛,其次舌咽神经痛发作时也常伴有耳痛。

二、耳鸣

耳鸣是指患者耳内或头内有声音的主观感觉,但其体外环境中并无相应声源,是听觉功能紊乱所致的一种常见症状。是一种在没有外界声、电刺激条件下,人耳主观感受到的声音。耳鸣在听觉中枢的主要机制是听神经纤维与各级中枢神经元自发放电节律失常。

长期以来,耳鸣常被分为主观性耳鸣和客观性耳鸣两类,前者指耳鸣的声音仅能被患者自己感觉到,而不为检查者所听到;后者指患者和检查者都可听到耳鸣的声音,部分肌源性患者在鼻内镜下可观察到耳鸣和肌肉收缩一致。因耳鸣是患者的一种主观症状,并不单纯取决于耳鸣患者的病理生理状态,故"主观性耳鸣""客观性耳鸣"的分类法在临床上的使用价值有其局限性。按病变部位则可将耳鸣分为耳源性耳鸣和非耳源性耳鸣,前者由听觉系统内的病变引起,后者则由听觉系统以外的疾病如贫血、高血压等引起。按病因则可分为生理性耳鸣和病理性耳鸣,前者为在正常生理状态下,处于安静环境时听到身体内部器官、脏器维持其自然活动状态和血液流动时动脉受压所产生的脉动性声音或呼吸声、咽鼓管开放的声音等,后者则为外界机械性、感染性、噪声、慢性药物性等引起的耳鸣。

三、耳漏

耳漏又称耳溢液,外耳道有异常的液体积存或外流,是耳病常见症状。可根据耳漏的性质、色泽和气味、化验结果等进行分析,确定诊断。耳漏的性质随疾病的不同而异,同一疾病的不同阶段又可相互转化。

(一)浆液性

浆液性耳漏如外耳道湿疹、变应性中耳炎等,浆液性炎性渗出。

(二)黏液性

分泌性中耳炎时,黏液腺分泌亢进,渗出液中黏液成分增多,含有黏液素,可拉成细丝。

(三)脓性

耳疖、弥漫性外耳道炎、化脓性腮腺炎向外耳道破溃、化脓性中耳炎急性期。

(四)水样

清水样耳漏,多为脑脊液耳漏,或来自前庭外淋巴。先天性缺损、蜗窗或前庭窗破裂、颅底骨折可致。

(五)脂性

外耳道皮肤耵聍腺分泌量过多,呈油脂性,为正常生理现象。状如臭豆腐白色成团的为胆脂瘤。

(六)血性

血性耳漏见于鼓膜外伤、颞骨骨折、大疱性鼓膜炎、颈静脉球瘤、中耳癌等。

四、耳聋

一般将听力损失统称为耳聋。耳聋的病因与临床特征极其复杂,耳聋可能是一种独特的疾病,也可能是许多外耳、中耳、内耳疾病,以及邻近器官或全身疾病在听觉系统的表现、反映或症状。

耳聋可按病变的性质分为器质性聋、功能性聋及伪聋三类。按发病的时间特点可分为突发性聋、进行性聋和波动性聋。通常多按病变部位分为传导性聋、感音神经性聋与混合性聋三类。

(一)传导性聋

传导性聋的病变主要在外耳与中耳,由外耳道或中耳传音装置发生障碍影响声波传导所致。传导性聋的骨导听力基本属正常范围,可出现自听增强等症状。

(二)感音神经性聋

病变位于 Corti 器的毛细胞、听神经或各级听中枢,则对声音感受及神经冲动传导等发生障碍,因而引起感音神经性聋,并常有重振现象。病变位于听神经及其传导路径者称神经性聋(蜗后性聋),病变发生于大脑皮质听中枢者称中枢性聋。

(三)混合性聋

混合性聋是由于传音系统和感音神经系统均受损害,根据病变部位不同及侵犯程度不同,可以表现以传音为主或以感音为主的混合性聋。混合性聋发生于既有外耳和/或中耳病变,又有 Corti 器毛细胞或听神经病变而引起的同时具有传导性聋与感音神经性聋者,例如长期患慢性化脓性中耳炎者,既有因鼓膜穿孔、听小骨破坏所致的传导性聋,又可因长期毒素吸收、损伤耳蜗毛细胞而引起感音性聋。

(四)伪聋

伪聋又称诈聋,指的是听觉系统无病而自称失去听觉,对声音不做应答的表现。或者是听力仅有轻微损害,有意夸大其听力损失程度者。伪聋的动机很复杂,表现多样。客观听力检查法如声导抗、听觉诱发电位及耳声发射等能准确识别,但确诊前有必要与功能性聋鉴别。

(五)功能性聋

功能性聋又称精神性聋或癔症性聋,属非器质性聋。患者常有精神心理创伤史,表现为单侧或双侧听力突然严重丧失,无耳鸣或眩晕,可突然治愈或经暗示治疗而快速恢复。

五、共济失调

共济失调系指在肌张力正常情况下出现的运动协调障碍,即随意运动幅度及协调发生紊乱,以致不能维持躯体姿势与平衡。检查时,首先要排除肌肉瘫痪和视觉调节障碍所导致的共济失调。试验包括 Romberg 试验、轮替试验、指鼻试验、踏步试验、闭目行走试验等。临床上有以下几种。

(一)感觉性共济失调

感觉性共济失调指躯体、四肢有深部感觉障碍,不能向中枢传入信息反映躯体位置。其特征是睁眼时症状不明显,闭眼或在黑暗中加重,下肢症状明显。发生的病因有周围神经变性、后根病变、后束病变、脑干病变、脑血管病变、顶叶损害等。

(二)前庭性共济失调

前庭性共济失调指的是因前庭性障碍引起共济失调,患者出现站立不稳、眩晕、眼震、失去平衡,但无肢体运动障碍。其损害可能在内耳迷路、前庭核或中枢。

(三)小脑性共济失调

小脑性共济失调指小脑各传出、传入神经遭受破坏,出现平衡障碍,站立、步态不稳,肢体共济失调,出现辨距困难、轮替试验障碍、运动起止延迟和连续运动障碍,有小脑性眼震。

(四)混合性共济失调

混合性共济失调指的是几种原因引起的共济失调并存。

六、眩晕

眩晕是一种运动性或位置性幻觉,是指患者感到自身或外界静止的景物沿一定方向与平面旋转、摇摆或漂浮感,是空间定向感觉障碍,多在周围或中枢前庭系突然发生病变时产生,是临床上常见的症状之一。依发病部位将眩晕分为以下几种。

(一)中枢性眩晕

发病缓慢,多为左右摇晃、上下浮动感,呈进行性,持续时间较长,可达 10 天以上,发作与头位变化无关,一般不伴有耳鸣及听力减退,常有各种不同类型的眼震和其他中枢系统损害的症状,如听神经瘤、小脑肿瘤等。

(二)耳源性眩晕

常突然发病,感觉自身及周围景物旋转或摇摆,头位改变时加重,持续时间短,数十分钟到数小时不等,常伴耳鸣、听力减退,多有水平性眼震,常伴有恶心、呕吐等自主神经症状,有自行缓解和反复发作倾向,如梅尼埃病、迷路炎、耳毒性药物中毒等。

(三)全身疾病性眩晕

表现不一,有的为漂浮感,有的为麻木感,或感倾斜及直线晃动等,可见于高血压、严重贫血、心脏病、脑外伤后遗症、低血糖、神经官能症、颈源性眩晕、眼性眩晕等。

(王晓颖)

第二节　鼻部疾病的常见症状

一、鼻塞

鼻塞即经鼻通气不畅,鼻塞可分为完全或部分阻塞、交替性、体位性、间歇性、进行性加重和持续性。有单、双侧之分。

持续性鼻塞在新生儿需考虑先天性后鼻孔闭锁;儿童持续性鼻塞多为腺样体肥大所致,可出现所谓"腺样体面容",单侧多见于异物或肿瘤;极少数为鼻咽部畸胎瘤。成人见于鼻息肉、肥厚性鼻炎、鼻中隔偏曲等;单侧且进行性加重者多为鼻肿瘤,若伴有血性鼻涕者,应警惕恶性肿瘤的可能。交替性鼻塞见于急性鼻炎及慢性单纯性鼻炎。间歇性鼻塞多见于血管舒缩性鼻炎或变应性鼻炎。

全身性疾病如甲状腺功能减退、糖尿病等内分泌功能紊乱性疾病,全身血管舒缩失调及长期服用降压药等也可引起鼻塞。此类疾病的治疗应以治疗原发病为主。

二、鼻漏

鼻漏是指鼻分泌物过多从前、后鼻孔流出的现象。在正常情况下,鼻黏膜的腺体如浆液腺、黏液腺、杯状细胞和嗅腺都会产生少量黏液,以维持鼻腔黏膜纤毛运动,调节吸入空气的温度和湿度。当鼻部有病变时,分泌物的量和性质均可发生变化。

(一)水性鼻漏

水性鼻漏分泌物稀薄,呈透明清水样,为血管渗出液及黏液混合分泌物,多见于急性鼻炎早期、变应性鼻炎发作期。前者分泌物中含有脱落上皮细胞、黏蛋白、少数红细胞;后者则含有嗜酸性粒细胞和少量黏蛋白。脑脊液鼻漏亦呈水样,无黏性,检测含葡萄糖在 1.7 mmol/L 以上即可确诊。

(二)黏液性鼻漏

黏液性鼻漏呈半透明状,内含黏蛋白。常见于慢性鼻炎和慢性鼻-鼻旁窦炎。

(三)黏脓性鼻漏

黏脓性鼻漏为黏液和脓的混合物,由细菌感染引起,较黏稠,脱落的黏膜上皮细胞及浸润的多形核白细胞为其主要成分。常见于急性鼻炎恢复期、慢性鼻-鼻旁窦炎。若牙源性上颌窦炎常为恶臭黄绿色脓性鼻漏。

(四)血性鼻漏

血性鼻漏即鼻分泌物中含有血液,常见于鼻真菌感染、外伤、异物及鼻腔、鼻窦、鼻咽肿瘤等。如有血性鼻漏应做鼻腔、鼻窦检查,必要时做全身检查,以明确出血部位及原因。

三、鼻出血

鼻出血原因甚多,既可为鼻腔局部疾病所致,也可为全身疾病在鼻部的表现。鼻出血多为单侧,亦可为双侧,出血量多少不一,轻者可鼻涕中带血,重者可引起失血性休克,多次反复出血则可导致贫血。

(一)局部原因

1.外伤

外力碰撞、儿童挖鼻等可导致外伤性鼻出血,根据出血多少采取不同的处理方法,轻者只需简单压迫或鼻腔填塞即可止血,重者如损伤大动脉或外伤形成假性动脉瘤破裂,可出现致死性鼻出血。

2.鼻中隔偏曲

鼻中隔偏曲多发生在嵴或矩状突附近或偏曲的凸面,因该处黏膜较薄,易受寒冷空气的影响。黏膜较干燥,以致破裂出血。偶有偏曲的凹面因黏膜干燥出血。鼻中隔穿孔也常鼻出血。

3.肿瘤

良性肿瘤如血管瘤,恶性如鼻腔鳞癌、鼻咽癌等均可导致鼻出血。

4.鼻腔鼻旁窦炎症

干燥性鼻炎、萎缩性鼻炎、急性鼻炎、真菌性鼻旁窦炎等常为少量鼻出血的病因。鼻腔结核、麻风及梅毒等,可因有黏膜糜烂、溃疡、肉芽或形成鼻中隔穿孔等引起出血。

5.气候因素

在高原地区,因相对湿度过低,气候干燥,引起鼻黏膜干燥结痂所致反复发作性鼻出血。

6.异物

异物多见于儿童,多为一侧性鼻出血。某些动物性鼻腔异物,如水蛭等,则可反复引起大量出血。

(二)全身因素

1.急性发热性传染病

如上呼吸道感染、流行性感冒、麻疹、猩红热、伤寒及腮腺炎等。多因高热,鼻黏膜剧烈充血、肿胀,以致毛细血管破裂出血,故一般鼻出血发生在发热期,量较少,出血部位多在鼻腔前段。

2.血液疾病

(1)凝血功能异常:如血友病,大量应用抗凝药物、纤维蛋白形成障碍,异常蛋白血症及结缔组织病等。

(2)血小板量或质的异常:如血小板减少性紫癜、白血病、再生障碍性贫血等。这种鼻出血乃因毛细血管壁受到损害改变所致,故一般属于渗透性出血,多为双侧性,呈筛眼状多处渗血,持续不断,汇成片状,血块收缩不佳。

3.循环系统疾病

(1)动脉压过高:如高血压、动脉硬化症、肾炎等,其他如用力过猛、情绪剧烈波动、气压急剧变化,均可因一时性动脉压升高而发生鼻出血。出血前可有头痛、头晕等预兆。出血来势甚猛,但又可突然停止。常为一侧性。急、慢性肾炎虽可发生鼻出血,但以萎缩肾及发生尿毒症时为显著。

(2)静脉压增高:患慢性气管炎、肺气肿及肺源性心脏病者,当剧烈咳嗽或气喘发作时,鼻腔静脉曲张亦为鼻出血常见原因。出血部位多位于下鼻道后方的鼻咽静脉丛。其他如二尖瓣狭窄、纵隔肿瘤及上腔静脉高压患者亦常发生鼻出血。

4.维生素缺乏

(1)维生素 C 缺乏:维生素 C 缺乏可使血管壁的细胞间质胶原蛋白减少,血管脆性和通透性增加,因而易致出血。

(2)维生素 B_2 及维生素 P 缺乏:亦可引起鼻出血。

(3)维生素 K 缺乏:维生素 K 与凝血酶原形成有关,若缺乏维生素 K 则凝血酶原时间延长,易发生鼻出血。

5.肝脾疾病及风湿病

肝脾疾病及风湿病均可引起鼻出血,其中尤以肝硬化发生鼻出血者最常见。风湿热引起鼻出血者多见于小儿。

6.化学品及药物中毒

磷、汞、砷、苯等中毒,可破坏造血系统的功能,引起鼻出血,长期服用水杨酸类药物,可致血内凝血酶原减少,以致手术后创面渗血。

7.内分泌失调

在月经前数天及月经期内,血中雌激素含量减少,鼻黏膜血管扩张,因此有少数妇女于月经期出现鼻出血。

8.遗传性出血性毛细血管扩张症

患者在鼻中隔前方、手指尖、鼻尖和舌尖等处,有小动脉及小静脉扩张现象,易反复发生鼻出血,常有家族性易出血史。

临床上有部分患者找不到鼻出血的确切病因,而鼻出血控制后不再出血,此类鼻出血称为特发性鼻出血。

四、嗅觉障碍

嗅觉是具有气味的微粒即嗅素随吸入气流进入鼻腔,接触嗅区黏膜,刺激嗅细胞产生神经冲动,经嗅神经、嗅球、嗅束传至皮质中枢所产生的感觉功能。人嗅觉通路的任何部位发生病变都会影响嗅觉功能,产生嗅觉障碍。

常见的嗅觉障碍有 3 种:嗅敏感度降低,也称为嗅觉减退或丧失;嗅觉过敏;嗅觉倒错。

(一)嗅觉减退或丧失

一般可分为呼吸性和感觉性两种。

1.呼吸性嗅觉减退或丧失

呼吸性嗅觉减退或丧失又可分为阻塞性和非阻塞性两种。前者如鼻甲肥大、鼻孔闭锁、鼻息肉、鼻肿瘤等原因,使携带嗅素的气流受阻,达不到嗅区所致;后者是鼻腔虽无阻塞但呼吸气流方向改变,不经嗅区所致;如气管切开或全喉切除术后等。此类情况在体格检查时容易找到原因。

2.感觉性嗅觉减退或消失

感觉性嗅觉减退或消失又可分为末梢性和中枢性两种。前者包括嗅黏膜嗅区神经末梢病变,如萎缩性鼻炎、中毒性嗅神经炎、有害气体损伤、老年性退变等。此类患者多有嗅觉同一反应,即用很强烈的气味可引起嗅觉,但患者不能分辨,认为是同一种气味。中枢性又称颅内型,多为颅底骨折、嗅沟脑膜瘤、基底脑膜炎、脑脓肿、脑血管疾病等所致。

(二)嗅觉过敏

患者对气味的敏感性增强,轻微的气味即感到极为强烈,难以忍受,甚至引起头痛、呕吐等,多为嗅神经炎、嗅神经退化的早期表现。此外,神经衰弱,妇女妊娠、月经时也可以出现嗅觉过敏。

(三)嗅觉倒错

甲种气味被嗅成乙种气味,香味被嗅成臭味时,称为嗅觉倒错。无气味感觉有气味时,称为幻嗅。常见于神经官能症、癫痫、神经分裂症,以及内分泌失调者。

五、鼻源性头痛

鼻源性头痛即由于鼻病所引起的头痛,一般分为感染性和非感染性。

(一)感染性鼻源性头痛

感染性鼻源性头痛常见于急性鼻-鼻旁窦炎,其头痛常有一定的部位和时间,如急性额窦炎晨起即额部头痛、逐渐加重,午后转轻;而急性上颌窦炎则晨起轻,午后眶下部疼痛加重;在低头弯腰、引起鼻黏膜充血时则头痛加重;而在鼻黏膜使用血管收缩药和表面麻醉药后,头痛可以减轻。

(二)非感染性鼻源性头痛

非感染性鼻源性头痛见于萎缩性鼻炎、鼻中隔偏曲及鼻腔鼻窦肿瘤等。

鼻源性头痛的特点为多具有鼻部症状,如鼻塞、流涕等;当去除鼻部因素,如使用表面麻醉药对鼻中隔骨棘接触下鼻甲黏膜进行麻醉时,头痛可以缓解。

(杨洪涛)

第三节 咽部疾病的常见症状

咽症状主要由咽及其邻近器官的疾病引起,也可能是全身性疾病的局部表现。主要有咽痛、咽感觉异常、吞咽困难、声音异常及饮食反流等。

一、咽痛

咽痛是最常见的症状之一,可由咽部疾病或其邻近器官疾病引起,也可以是全身疾病的伴随症状。咽黏膜和淋巴组织的急、慢性炎症,咽部溃疡,咽部创伤(异物、擦伤、烫伤),特异性感染(结核、白喉),恶性肿瘤,茎突过长,以及某些全身疾病(白血病、单核细胞增多症)等,均可有咽痛,但疼痛的程度有差别。剧烈疼痛者多见于急性炎症、咽间隙化脓性感染、喉咽癌等。疼痛可放射到耳部,并因疼痛而不愿咽下食物。

在临床上可见到两种情况:自发性咽痛和继发性咽痛。前者在咽部平静状态无任何动作时出现,常局限于咽部某一部分,多由咽部疾病引起;后者由咽部各种活动如吞咽、进食或压舌板等器械的刺激引起。举凡咽部黏膜和淋巴组织的急、慢性炎症,咽部创伤、溃疡、异物,特异性感染(结核、白喉),恶性肿瘤,茎突过长,颈动脉鞘炎,颈部纤维组织炎,咽肌风湿性病变,以及某些全身性疾病(白血病、艾滋病)等,均有不同程度咽痛。

二、咽感觉异常

咽感觉异常是指喉咽部有异物、堵塞、贴附感、瘙痒、干燥等感觉异常症状,常见于咽及周围组织的器质性病变,如慢性炎症、咽角化症、扁桃体肥大、悬雍垂过长、茎突过长、肿瘤、反流性食管炎、会厌囊肿等(图2-1);功能性因素,多与恐惧、焦虑等精神因素有关,也可因内分泌功能紊乱引起。

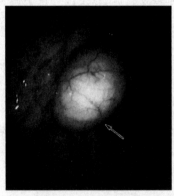

图 2-1 会厌囊肿

三、吞咽困难

吞咽困难是指正常吞咽功能发生障碍。吞咽困难的程度,轻者感觉吞咽不畅,进硬食发噎,饮食正常;中度只能进半流食;重者只能进流食,或完全阻塞滴水不入。引起吞咽困难的原因大致分为以下 3 种类型。

(一)功能障碍性

有剧烈咽痛如急性化脓性扁桃体炎、扁桃体周脓肿、咽后脓肿、急性会厌炎、会厌脓肿的患者,因疼痛不敢吞咽往往伴有吞咽困难,其程度亦随疼痛的轻重而异。某些先天性畸形如后鼻孔闭锁、腭裂等,出生后即有吞咽困难。

(二)梗阻性

咽部或食管狭窄、肿瘤或异物,妨碍食物下行,尤以固体食物难以咽下,流质饮食尚能通过。食管内梗阻如先天性食管蹼、先天性食管狭窄、食管瘢痕狭窄、食管异物、环后癌、食管癌、食管下咽憩室、食管腔外压迫如颈椎骨质增生、甲状腺瘤、巨大咽旁肿瘤、颈部广泛淋巴结转移瘤、纵隔肿瘤等。

(三)神经麻痹性

因中枢性病变或周围性神经炎所致咽肌瘫痪,引起吞咽困难,进食液体时更为明显。如两侧锥体束病变、假性延髓性麻痹、锥体外系损害、脑炎、脊髓灰质炎、脊髓空洞症、脑出血、脑栓塞等。

儿童突然发生吞咽困难,应考虑食管异物。中年以上患者发生吞咽困难,并逐渐加重,应先考虑食管癌。曾有吞服腐蚀剂病史或有食管异物创伤史,可能为瘢痕性狭窄,因情绪激动而诱发吞咽困难,并反复发作,应考虑贲门失弛缓症。出现伴发症状亦有诊断意义,如吞咽困难伴发呃逆,应考虑食管末段病变,如癌、膈疝或贲门失弛缓症。如先有嘶哑,后有吞咽困难,可能喉部病变累及喉返神经及下咽部。如有饮水呛咳,应考虑气管食管瘘。吞咽后反流,引起咳嗽,可能由于贲门失弛缓症或下咽食管憩室食物反流。

四、声音异常

咽腔是发声的共鸣腔,腭与舌是协助发声的重要器官,与声音的清晰度和音质音色密切相关。如有缺陷和病变时,所发声音含混不清(语言清晰度极差)或音质特色和原来不一样(音色改变),或是在睡眠状态下发出不应有的音响(打鼾),统称为声音异常。

口齿不清与音色改变。唇齿舌腭有缺陷时,对某些语音发声困难或不能,导致口齿不清。腭裂、软腭瘫痪等患者,发声时不能闭合鼻咽,出现开放性鼻音;而腺样体肥大、后鼻孔息肉、肥厚性鼻炎、鼻咽部肿瘤等病因使共鸣腔阻塞时,则出现闭塞性鼻音。咽腔内有占位性病变(脓肿或肿瘤),发音缺乏共鸣,说话时如口内含物,吐字不清,幼儿哭声有如鸭鸣。

五、饮食反流

当饮食不能顺利通过咽部进入食管而反流到口腔、鼻咽和鼻腔时,称之为饮食反流。见于以下疾病。

(一)咽
咽肌瘫痪、咽后脓肿、扁桃体周脓肿、腭裂、喉咽部肿瘤等。

(二)食管
食管畸形、食管憩室、食管狭窄、食管扩张症、反流性食管炎等。

(三)胃
胃肠神经官能症、胃炎、胃癌、胃扩张。

（四）其他

如内分泌失调、大脑功能失调、甲状腺功能减退、原发性慢性肾上腺皮质功能减退、营养缺乏症、酸碱平衡失调等亦可导致胃肠功能紊乱,也会引起反流。

（王慧丽）

第四节　喉部疾病的常见症状

一、呼吸困难

呼吸运动受呼吸中枢调节,保持正常的呼吸功能主要依靠有节律的呼吸运动、呼吸道通畅、完好的肺血循环和肺泡气体交换功能。以上任何环节障碍都可引起呼吸困难。过度运动及过度疲劳时可出现生理性呼吸困难,咽喉、气管、支气管及小支气管阻塞,缺氧、酸碱失衡、肺病变及下呼吸道分泌物潴留,均可引起呼吸困难。

二、声嘶

声音嘶哑是喉疾病最常见症状之一,轻者仅有音调变低、变粗,重者发音嘶哑,只能发耳语,甚至完全失声。应注意声音嘶哑发生的时间、程度、性质、间歇性或持续性,有无诱因、继续加重等。声嘶的主要原因如下。

（一）喉疾病

1.喉先天性畸形

如先天性喉蹼、喉气囊肿、喉软骨畸形等。

2.喉炎性疾病

如急、慢性喉炎,喉结核,喉梅毒。咽白喉常有发声无力,假膜形成、黏膜肿胀,则声嘶加重。

3.声带息肉、声带小结、声带囊肿

声带息肉、声带小结、声带囊肿为引起声嘶的常见疾病,声嘶的程度与其生长的位置、大小有关,一般呈渐进性声嘶,转为持续性。

4.肿瘤

如乳头状瘤、纤维瘤、血管瘤、喉癌等。良性肿瘤如乳头状瘤、喉纤维瘤等可出现缓慢进行性声嘶,而喉癌等恶性肿瘤声嘶短期内进行性加重。

5.喉代谢性疾病

如喉淀粉样变。

6.外伤

各种原因喉外伤影响到声带或环杓关节活动。

（二）声带运动神经受损

迷走神经走行较长,外伤、手术、肿瘤侵犯在离开颈静脉孔至分出喉返神经之前的任何部位,都可能引起周围性喉麻痹;脑出血、脑梗死、颅内肿瘤等可引起中枢性喉麻痹。

（三）癔症性声嘶

癔症性声嘶哑多为突发性，可自耳语、发声困难以至完全失声。声带正常，在发声时不能向中线靠拢，呈长三角形声门裂。但患者哭笑、咳嗽声正常而响亮。声嘶恢复快，易再发。封闭等暗示治疗有效。

三、吞咽困难

中枢神经系统及咽部神经丛支配下的咽喉参与和协调吞咽活动，任何一个环节发生疾病，均可导致吞咽困难。由口腔、咽部或喉部疾病引起的吞咽困难主要由吞咽疼痛或机械性的障碍造成，在口腔咽喉疾病中又以咽部疾病引起的吞咽困难为主。口腔疾病主要为妨碍吞咽动作的病变，如血管神经性水肿、舌部肿瘤浸润、第三磨牙萌出等。引起吞咽困难的喉部疾病如下。

（一）感染

（1）急性会厌炎或会厌脓肿等急性炎症。

（2）浸润型、溃疡型喉结核侵及会厌、杓状会厌襞、杓状软骨时，可引起吞咽疼痛和困难。

（3）喉软骨膜炎、喉水肿等由于杓状软骨、梨状隐窝肿胀和疼痛，引起吞咽功能障碍。

（二）喉肿瘤

晚期喉肿瘤侵及咽喉、同侧梨状隐窝、杓状会厌襞等处，发生溃烂并发感染时，常出现吞咽困难。喉癌、环后区癌侵及食管口时，则吞咽困难更为严重。

（三）喉神经麻痹

如喉神经受损，进食时失去保护性反射作用，食物和唾液常误咽入气管，发生呛咳，出现吞咽困难，常并发吸入性肺炎。

四、喉痛

喉痛为一常见症状。喉痛的程度因喉病变的性质、进程、范围及个人的耐受程度而异。轻者仅发生在说话、吞咽或咳嗽时。较重的喉痛，可以是持续性的、剧烈的疼痛，患者常可拒绝饮食，唾液自口中流出，甚至可引起营养不良及水和电解质的平衡紊乱等。喉痛的性质有钝痛、隐痛、牵拉痛、针刺样痛、刀割样痛、撕裂样痛或搏动样痛。喉痛可以单独发生，也可以伴有其他症状，如呛咳、吞咽障碍、呼吸困难、声音嘶哑、喉鸣等。引起喉痛的常见喉疾病如下。

（一）喉急性炎症

如急性喉炎、急性会厌炎、喉黏膜溃疡、喉软骨膜炎、喉脓肿等，均可引起喉部较剧烈的疼痛。喉急性炎症有时可伴有局部触痛，吞咽动作时喉部移动，使疼痛加重，并可放射至耳部。

（二）喉慢性炎症

喉非特异性炎症，一般无疼痛，有时仅有轻度干痛、胀痛，而且常在用嗓过多时加重。喉部特异性感染以喉结核较特殊，疼痛剧烈，合并放射性耳痛。慢性喉炎的患者常觉喉部微痛不适，伴有干燥感。

（三）喉肿瘤

喉良性肿瘤和早期恶性肿瘤多无疼痛，肿瘤晚期或肿瘤溃烂合并感染时可出现疼痛。

（四）喉外伤

喉外伤包括喉异物伤、严重挫伤、喉软骨骨折和黏膜撕裂，放射治疗（简称放疗）后亦可引起喉痛。长期鼻饲管刺激，在环状软骨和杓状软骨后面可发生压迫性溃疡。喉内麻醉插管时间过久或插管太粗,压迫喉内黏膜,可形成溃疡,同样直接前连合喉镜和气管镜检查损伤喉内黏膜等,均可引起喉痛,吞咽时加重,并反射至耳部。

(五)喉关节病变

如环杓关节炎,常伴发于全身类风湿关节炎、痛风等。

五、喉鸣

喉鸣是气道狭窄的表现。吸入性喉鸣是指狭窄在从鼻腔到声门上区;呼出性喉鸣是指狭窄在声带之下,由气管、支气管所产生;双重喉鸣是吸气、呼气均出现喉鸣者,狭窄在声带区或在其下部。喉鸣者常伴有不同程度的吸气性阻塞、呼气性阻塞或呼吸均有阻塞的症状。喉部可触及振动感,可出现呼吸困难、缺氧、发绀等。

常见的喘鸣原因为喉畸形、外伤和理化性损伤所致的瘢痕狭窄及喉、气管异物,或是喉炎等特殊传染病,变态反应性喉水肿,喉良、恶性肿瘤,喉痉挛及声带麻痹也常引起喘鸣。

六、咯血与呕血

咯血是指喉部及以下的呼吸器官出血,经咳嗽动作从口腔排出。常见有喉部刺痒,咳出为鲜血或随痰咳出混有血迹,咯血量多时,呈泡沫状血自口或口和鼻喷出,若遇较大血块阻塞,可发生窒息。咳出物呈碱性,往往在数天后痰内仍有血迹。呕血则为上消化道的出血刺激胃部而引起的反射性恶心,血液经口腔呕出者。呕血前常出现上腹部不适、疼痛及恶心。呕血可为鲜红、暗红或咖啡色,混有食物残渣。大量快速的呕血可导致急性大失血而危及生命。

(一)咯血的常见病因

1.上呼吸道病变

口腔中有出血灶,舌根、扁桃体、鼻咽、鼻腔、鼻窦的出血,鼻部及鼻窦肿瘤、鼻腔鼻窦真菌感染等。

2.喉部病变

喉癌、喉乳头状瘤、喉结核、喉血管瘤、喉溃疡、喉梅毒及喉麻风。

3.气管支气管病变

气管炎、支气管炎、支气管扩张、气管肿瘤、气管内异物。

4.肺部病变

肺结核、肺癌、肺脓肿等。

(二)呕血的常见病因

食管癌、食管穿孔、食管炎、食管异物、食管溃疡、食管静脉曲张症、胃十二指肠溃疡、胃部肿瘤、小肠的病变、肝硬化、血液系统疾病、寄生虫病、尿毒症、某些急性传染病等。

(王慧丽)

第三章　耳鼻咽喉疾病的常规检查

第一节　耳部疾病的常规检查

一、一般检查方法

(一)视诊

1.观察耳郭的外形、大小、位置等

注意有无先天性耳畸形,如副耳郭、招风耳、小耳畸形等,有无耳郭缺损。

2.观察有无先天性耳前瘘管

耳前瘘管常位于耳轮脚前,可见瘘口;第一鳃裂瘘管,常与耳前瘘管相似,但多能发现另一瘘口,可位于耳郭、耳后、外耳道内、颈部等。

3.观察耳郭有无炎性表现

如耳郭红肿多为炎性表现或冻伤;有无局限性增厚、簇状疱疹、糜烂等。

4.观察耳郭有无瘢痕

如瘢痕瘤有无移位;耳后脓肿可将耳郭推向前方。

5.观察耳郭有无增生的赘生物、色素溃疡等

如基底细胞癌等。

6.观察耳郭后沟的变化,有无消失等

如耳后骨膜下脓肿。

7.外耳道口的变化

有无闭锁、狭窄;有无新生物、耵聍、胆脂瘤皮屑;有无红肿、水疱、糜烂等;有无毛囊疖肿;有无分泌物,并根据分泌物的性质大致推断外耳道及中耳的疾病,如外耳道癌、中耳癌等可有血性分泌物,清水样分泌物考虑脑脊液耳漏。

(二)触诊

可用单手拇指和示指触摸单侧耳郭,有无增厚、波动感、硬化等,局限性增厚波动感而无红肿可为浆液性软骨膜炎表现,又称耳郭假囊肿;红肿伴随波动感和触痛可为脓肿表现;单手或双手拇指按压触摸双侧乳突表面,观察有无压痛、皮下肿块等,有压痛可能有乳突炎的表现,外耳道

炎、中耳炎可能有乳突皮下淋巴结的肿大；耳后骨膜下脓肿可有隆起、触痛和波动感的表现；耳郭后下至前下皮下肿块要考虑腮腺肿瘤的可能；耳屏前按压后张口疼痛可为颞下颌关节炎的可能。

二、耳影像学检查

(一)X线检查

1.颞骨侧位片

许氏位或伦氏Ⅱ位。

2.颞骨轴位片

颞骨轴位片即梅氏位。

3.内耳道位片

内耳道经眶位。

4.其他投照体位

如颞骨后前斜位(斯氏位)、颞骨额枕位(汤氏位)等。

目前X线检查大多被CT检查所取代。

(二)CT检查

1.CT平扫

常规高分辨CT平扫。

2.必要时结合冠状位或矢状位重建

多平面重建(MPR)是最常用的临床技术。

3.其他

3D重建技术,如听骨链及岩骨最大密度投影(MIP)和表面遮蔽显像法(SSD)等技术,可将耳部骨结构放大,更容易观察病变的细微变化和立体影像。

(三)磁共振成像

1.2D或3D血管成像技术

可显示迷走血管与听神经之间的位置关系。

2.内耳3D水成像技术

可清晰显示神经、前庭耳蜗膜迷路和半规管的三维结构。

三、耳内镜检查

(一)电耳镜

电耳镜是自带光源的放大耳镜,开启光源,置入外耳道,能清晰地观察鼓膜的细微病变。置入外耳道的耳镜头部分可随耳道的大小调换,有一次性使用和反复使用的两种,反复使用者再次使用时须消毒,防止细菌或病毒传播。电耳镜携带方便,无须其他光源,尤其适用卧床患者、儿童等,使用前须清理外耳道耵聍。配备鼓气球的电耳镜还可观察鼓膜的运动状态。

(二)耳内镜

耳内镜有硬管耳内镜和纤维耳内镜两种,由镜头、镜体、光源接口三部分组成,硬管耳内镜头有0°、30°、70°三种视角;可配备摄像系统和显像系统,既可观察外耳道、鼓膜的细微形态变化,又可摄像留存资料,便于进行外耳道、鼓膜、鼓室病变的手术操作。纤维耳内镜对观察鼓室隐匿部位及耳蜗内部细微结构有较大的优势。

（三）咽鼓管镜

可用 30°的硬质耳内镜或纤维耳内镜从鼓膜穿孔部位进入鼓室观察咽鼓管鼓口区及周围的情况。咽鼓管软骨段观察则比较困难，也可从鼻咽部观察咽鼓管咽口情况，纤维耳内镜可经咽口进入咽鼓管内观察，配合咽鼓管内鼓气，可观察到软骨段黏膜变化情况。

四、前庭功能检查方法

前庭功能检查主要通过自发性或诱发性体征观察，提供前庭系统的功能状况，可为疾病的定位诊断和职业选择提供依据。而且由于前庭系统与眼、脊髓、小脑、自主神经等系统间存在广泛联系，涉及多个科室的相关疾病，因此，对疾病的鉴别诊断可提供有价值的帮助。检查内容应当包括自发性眼震、凝视性眼震、跟踪性眼震、视动性眼震、位置性眼震、前庭性眼震及平衡能力评估。

（一）眼震检查

眼震是临床各种前庭反应中最明显和重要的体征之一。眼震是一种不自主、无意识而多数为有节律的眼球往返震荡运动。眼震可分为自发性和诱发性两类，前庭系统受到病理性刺激所引起的眼震称为眼震，而眼震多属病态表现。在前庭器官接受冷热或旋转等生理刺激之后所诱发的眼震反应，称为诱发性眼震。

眼震检查通常在自然光线下采取肉眼观测法。检查者指端距患者双眼距离应为 30～60 cm，先引导患者直视，随后分别向左、右、上、下和左上、右上的斜角方向注视。注视角度应小于 45°，大于 45°可诱发眼肌极位性眼震或称末位性眼震。前庭性眼震的快相朝向一侧；无快慢相的摆动性眼震多见于先天性眼性疾病；小脑疾病的眼震亦可为钟摆样或水平型、旋转型眼震。斜型眼震和垂直型眼震、向左右注视都出现快相的分离型眼震，属于中枢性眼震。

眼震还可通过 Frenzel 眼镜或红外线视频眼罩来观察与记录。

眼震电图描记法是利用皮肤电极法来观察眼震，角膜相对于视网膜呈正电位，网膜相对于角膜呈负电位，两者构成一电位差轴，故当在眼球周围皮肤处各放置一对电极时，眼运动即可记录到周围电场发生电位变化，即为眼震电图。

（二）旋转检查

旋转试验属于生理性刺激，它使半规管感受角加速度刺激。旋转刺激是两侧迷路受刺激后的综合反应，不能对单侧迷路进行评估，且试验设备复杂、费用昂贵。

常用刺激方法有角加速度旋转试验和正弦谐波加速度试验。其临床意义在于：在角加速度旋转下出现眼震向一侧的优势偏向，当角加速度增大时，优势偏向减弱或消失的现象称为前庭重振。主要反映前庭反应的活动度不足，提示前庭周围性病变所致。前庭减振是指只有在高强度刺激下才出现的优势偏向现象，多见于中枢性病变如脑血管性病变、后颅底肿瘤等。

（三）平衡检查

前庭系统的主要功能是保持躯体肌肉张力，达到人体平衡，因此，前庭系统病变可使姿势与步态受影响。检查平衡功能的方法很多，包括静态平衡和动态平衡检查。

1.静态平衡

（1）闭目直立检查法：受试者直立，两脚并拢，两手手指互扣于胸前并向两侧拉紧，观察受试者睁眼及闭眼时躯干有无倾倒。平衡功能正常者无倾倒，为阴性。迷路或小脑病变者出现自发性倾倒。

(2)过指试验:检查者与受试者面对而坐,检查者双手置于前方,伸出双示指。请受试者抬高双手,然后以检查者的两示指为目标,用两示指同时分别碰触。测试时睁眼、闭目各做数次,然后判断结果。正常无论睁眼或闭眼双手能准确接触目标,无过指现象,迷路及小脑病变时出现过指现象。

2.动态平衡

动态平衡的基本原理是前庭神经系统经内侧纵束向头部投射影响眼肌运动,经前庭脊髓束向尾端投射维持躯干和下肢肌肉兴奋性。在缺乏视觉信息和足踝本体感觉信息输入的情况下,前庭反馈是主要的姿势摆动调制因素。

(1)踏步试验:在地面上画两个半径为 0.5～1.0 m 的同心圆圈,并按每 30°画一直线将圆圈分为 12 等份。受试者蒙上眼睛站立在圆心中,双臂向前平伸,然后以每分钟 80～110 步的平均速度原地踏步 100 次,每次踏步都要将大腿抬平。观察踏步时躯干有无摇晃不定、头和躯干的相对位置有无变化、两手臂的位置有无升降或偏斜。脚步移行的距离。

(2)行走试验:受试者蒙眼,向前和后退走 5～10 步,观察起步态,并计算起点与终点之间的偏差角。偏差角大于 90°者,表示两侧前庭功能有显著差异。

(四)前庭功能检查结果评定

前庭功能状态的评定目前还没有公认的、统一的方法。临床实践表明,各项前庭功能检查结果变异性很大,因此,在评定各项前庭功能检查结果时,要考虑各种因素对检查结果的影响,尤其要重视患者的临床表现。

1.前庭外周异常前庭功能检查特点

一侧半规管功能减弱提示该侧前庭功能减弱,或对侧前庭功能受激惹增强;优势偏向提示患者处于急性期,或前庭通路某部位存在异常(不能定位);有固视抑制现象。

2.前庭中枢性异常前庭功能检查特点

(1)出现睁眼凝视眼震、反向凝视眼震、向下凝视眼震。

(2)扫视跟踪、平稳跟踪等异常,视动性眼震异常。

(3)视觉抑制失败。

五、听力检查

临床听功能检查法分为两类:一类为主观测听法,包括秒表试验、音叉试验、各种纯音测听及言语测听等;另一类为客观测听法,包括非条件反射和条件反射测听、阻抗测听、电反应测听和耳声发射测试等。

(一)音叉试验

音叉试验是鉴别耳聋性质的常用方法之一。常用 C 调倍频程音叉,其振动频率分别为 128 Hz、256 Hz、512 Hz、1 024 Hz 和 2 048 Hz,其中以 256 Hz、512 Hz 的音叉最常用。常用的检查方法如下。

1.林纳试验

林纳试验(RT)又称气骨导对比试验,是比较同侧受试耳气导和骨导的检查方法。取 C_{256} 音叉,振动后置于受试耳乳突鼓窦区测试其骨导听力,待听不到声音时记录时间,并立即将音叉移置于外耳道口外侧 1 cm 处,测试其气导听力,待听不到声音时记录时间。

结果判断:气导(AC)比骨导(BC)时间长(AC＞BC),为 RT"＋",见于正常人或感音神经性聋者。骨导比气导时间长(BC＞AC),为 RT"－",或骨导、气导时间相等(BC＝AC),为 RT "±",均见于传导性聋者。

2.韦伯试验

韦伯试验(WT)又称骨导偏向试验,是比较两耳骨导听力强弱的方法。取 C$_{256}$ 或 C$_{512}$ 音叉。振动后置于前额或头顶正中,让受检者比较哪一侧耳听到的声音较响。记录时用"→"表示偏向侧,用"＝"表示无偏向。

结果判断:若两耳听力正常或两耳听力损害的性质和程度相同,为 WT＝;传导性聋时,患耳骨导比健耳强,为 WT→患耳;感音神经性聋时,健耳听到的声音较强,为 WT→健耳。

3.施瓦巴赫试验

施瓦巴赫试验(ST)又称骨导对比试验,为比较正常人与受检者骨导时间的方法。将振动的 C$_{256}$ 音叉交替置于受检者和检查者的乳突部鼓窦区进行测试,比较两者骨导时间的长短。

结果判断:正常者两者骨导时间相等,为 ST"±":若受检者骨导时间较正常人延长,为 ST "＋",为传导性聋;若受检者骨导时间较正常人短,则为 ST"－",为感音神经性聋。

4.盖莱试验

盖莱试验(GT)为检查鼓膜完整者镫骨有无固定的试验方法。将振动的 C$_{256}$ 音叉放在鼓窦区,同时以鼓气耳镜向外耳道交替加压和减压。

结果判断:若受检者能感觉到声音的强弱波动。即加压时骨导声音减低,减压时恢复,为 GT(＋),表明镫骨活动正常:若加压、减压时声音无变化,则为 GT(－),表示镫骨底板固定。

(二)纯音听阈测试

纯音是一种单一频率成分的声音;听阈是指在规定条件下,在特定给声条件测试中能察觉一半以上次数最小声压级的声音。它反映了受试者在安静环境下,通过耳机及骨导振子给声,能听到的各个频率最小声音的听力级。纯音听阈可记录在听力表上制成听力图。横轴表示频率,纵轴表示听力损失的分贝(dB)数。骨导与气导之间差异＞10 dB HL 且骨导在正常范围为传导性听力损失。气、骨导一致(或≤10 dB HL)且都在正常范围之外为感音神经性听力损失。骨导与气导之间差异大于 10 dB HL,但骨导在正常范围之外为混合性听力损失。

在纯音测试时有时需要掩蔽,其目的是为了去除非测试耳参与而得到真实的被检查耳阈值。掩蔽时机应根据测试耳的给声强度与耳间衰减的差值是否大于非测试耳的骨导阈值而定。通常采用 Hood 平台法,注意在测试时要避免掩蔽噪声强度太小(不能达到掩蔽的目的)和掩蔽噪声太大(传至测试耳产生过度掩蔽)。

(三)言语测听法

言语测听法是指用言语信号作为声刺激来检查受试者对言语的听阈和识别言语能力的测听方法。检查内容包括言语听阈和言语识别率。前者又包括言语察觉阈和言语识别阈。言语察觉阈指能察觉 50％测试言语信号的言语听力级;言语识别阈指能听懂 50％测试言语信号的言语听力级;言语识别率则为对测听材料中的言语信号能正确听清的百分率。把不同言语级的言语识别率绘成曲线,即成言语听力图。在蜗后(听神经)病变时,纯音听力虽较好,言语识别率却极低。解放军总医院耳鼻咽喉科研究所开发的标准化普通话(单音节、扬扬格词、短句及噪声下语句)言语测听材料,经大量的全国各方言区的多中心临床验证,已能满足临床上对言语测听的信度、效度和实用性的要求。

(四)声阻抗-导纳测试

声阻抗-导纳测试法是客观测试中耳传音系统和脑干听觉通路功能的方法。国际上已逐渐采用声导抗一词代替声阻抗-导纳之称。基本检查项目有鼓室导抗图、静态声顺值及镫骨肌声反射。

1.鼓室导抗图

鼓室导抗图测定在外耳道压力变化影响下鼓膜及听骨链对探测音顺应性的变化。

方法:将耳塞探头塞入受试耳外耳道内,压力高速增加至+1.96 kPa(+200 mmH$_2$O),鼓膜被向内压紧,声顺变小,然后将外耳道压力逐渐减低,鼓膜渐回原位而变松弛,声顺值增大,至外耳道与鼓室内压相等时,声顺最大。此后,外耳道变成负压,鼓膜又被向外吸紧,声顺变小。声顺随外耳道压力改变而发生的变化呈峰形曲线,即为鼓室导抗图或鼓室功能曲线。

(1)A 型:正常型,峰压点在 0 daPa 附近,±50 daPa 范围内,−100 daPa 被认为异常。声导抗峰值正常范围,成人 0.3~1.65 mL;儿童 0.35~1.4 mL。此图形见于具备以下 3 个条件者:完整的正常鼓膜,运动正常;有适当的中耳含气腔;正常的咽鼓管功能。

(2)Ad 型:声导纳增高型,振幅高于正常,峰点正常。见于鼓膜松弛或鼓膜愈合性穿孔、听骨链中断、合并鼓膜松弛及咽鼓管异常开放等中耳传音系统活动增高。

(3)As 型:声导纳降低型,鼓膜活动度降低,振幅低于正常。见于耳硬化症、听骨链鼓膜瘢痕粘连、听骨固定和鼓膜明显增厚等中耳传音系统活动受限。

(4)B 型:声导抗无变化型或平坦型,改变外耳道内气压时鼓膜及中耳系统不活动,劲度明显增高,鼓室内基本无气腔或气腔极小。图形曲线平坦无峰。见于鼓室积液及鼓膜粘连、鼓室极大肿物、鼓室内肉芽充填、中耳明显粘连,也见于鼓膜穿孔、耵聍栓塞、探头口接触外耳道壁时。

(5)C 型:鼓室负压型,峰点位于−100 daPa 以下,见于咽鼓管功能不良、鼓室负压。

2.静态声顺值

静态声顺值为外耳道与鼓室压力相等时的最大声顺,即鼓室导抗图峰顶与基线的差距。正常静态声顺值分布范围在 0.30~1.60,个体差异较大,受各种中耳疾病影响较多,不宜单独作为诊断指标。

3.镫骨肌声反射

一定强度(阈上 70~100 dB)的声刺激可引起双侧镫骨肌反射性收缩,从而增加听骨链和鼓膜的劲度而使中耳声顺发生变化。镫骨肌声反射测试可用来鉴别该反射通路上的各种病变,临床上可用于鼓室功能状态的客观检测、脑干病变的定位、听神经瘤诊断、非器质性耳聋的鉴别、面神经瘫痪的定位诊断与预后评价,以及听阈的客观估计等。Metz 重振试验和声反射衰减试验用于耳蜗性聋和蜗后性聋的鉴别。在选配助听器时,声反射阈还可作为确定合理增益和饱和声压级的参考。

(五)电反应测听法

电反应测听法(ERA)是利用现代电子技术记录声刺激诱发的听觉系统电位变化的方法。适用于婴幼儿及不能配合检查的成年人的听阈测定、功能性聋与器质性聋的鉴别、耳蜗及蜗后病变的鉴别、听神经瘤及某些中枢病变的定位诊断。常用的电反应测听法有耳蜗电图描记和听性脑干反应测试。

1.耳蜗电图

耳蜗电图是指记录声刺激后源自耳蜗及听神经的近场电位的方法,属短潜伏期诱发电位的范围。耳蜗电图可记录到 3 种电位。

(1)动作电位:为基底膜上所有单神经元动作电位的总和,主要由一组负波($N_1 \sim N_3$)组成。对短声引起的,来自全基底膜的神经动作电位称为全神经动作电位,而对具有频率特性刺激声所引起的电位,称为复合动作电位。

(2)耳蜗微音电位:主要产生于耳蜗基底回的外毛细胞。

(3)总和电位:为蜗内非线性的多成分电位的总和,因基底膜不对称活动而产生,故振幅与基底膜位移成正比。

耳蜗电图是临床听力测试法中唯一能了解单耳功能状态之方法,它不需要对非测试耳进行掩蔽以防止交叉听力的发生,可对患耳进行定性及定位诊断。但是,针电极的使用患者一般难以接受,外耳道鼓膜电极安放有一定难度,而电极安放良好与否对记录的结果有明显的影响。因此,在临床应用受到一定限制。

2.听性脑干反应

听性脑干反应(ABR)属于 AEP 的快反应范畴,是记录声刺激后潜伏期 10 毫秒之内的一系列神经源性电活动。ABR 在 1 毫秒至 10 毫秒潜伏期内依次出现Ⅰ、Ⅱ、Ⅲ、Ⅳ、Ⅴ、Ⅵ、Ⅶ个反应波,其中Ⅰ、Ⅲ、Ⅴ波最明显。一般认为:Ⅰ波来自听神经;Ⅱ波源自蜗核;Ⅲ波源自上橄榄复合体,Ⅳ波来自外侧丘系,Ⅴ波源自下丘,Ⅵ波源自内侧膝状体,Ⅶ波来自丘脑。

反应波形的辨认与解析如下。

(1)基本波形的认识:正常 ABR 表现为在刺激后 10 毫秒内出现 7 个正峰。在听阈测定时,Ⅴ波的识别极为重要,但在病变的定位诊断上,Ⅰ、Ⅲ、Ⅴ波的辨认也很重要,正常耳各波之间,时间间隔约为 1 毫秒。波形中,以Ⅴ波最稳定,且振幅最高,在正常人耳,即使在低于 5 dB 时,也可见Ⅴ波出现。

(2)波潜伏期及波间期:刺激声开始至波出现时间称为波潜伏期,各波之间的时间间隔为波间期。当刺激声强度降低时,波潜伏期延长,但早期电位受刺激声强度的影响比晚期电位为明显。

Ⅰ～Ⅴ波间期也称脑干传导时间或中枢性传递时间。由于刺激声强度降低,致Ⅰ波潜伏期延长比其后成分更为明显,故Ⅰ～Ⅲ波间期及Ⅰ～Ⅴ波间期缩短,但较不明显。波潜伏期及波间期,尤其是波间期是判断 ABR 正常与否之重要参数。

(3)耳间差:双耳波潜伏期、波间期、振幅比较,是判断正常与否的另一重要参数。波潜伏期、波间期的耳间差,如超过 0.4 毫秒则为异常。

听性脑干反应检测一般采用短声刺激,主要反映 3 000～4 000 Hz 的听力阈值,缺乏频率特异性。短纯音有一定的上升、下降时间,时程从数毫秒至数十毫秒不等,有较好的频率特异性,因此,短纯音就成为平衡诱发神经同步化反应和频率特异性的较好刺激声信号。短纯音 ABR 评估听阈具有客观性、频率特性、准确度高的特点,并且不受睡眠和镇静药物的影响。短纯音 ABR 主要用于婴幼儿早期听力损失的确诊与听阈评估、助听器验配的评估、伪聋的鉴定等。

3.耳声发射

Kemp 于 1978 年首次从外耳道检测到由耳蜗产生的声信号,将其定义为一种产生于耳蜗,经听骨链及鼓膜传导释放入外耳道的音频能量,称为耳声发射(OAE)。它反映了耳蜗内的主动机械活动。根据刺激声的有无可将耳声发射分为自发性耳声发射(SOAE)和诱发性耳声发射(EOAE)。诱发性耳声发射按刺激声的不同又可分为瞬态诱发性耳声发射(TEOAE)、刺激频率性耳声发射(SFOAE)及畸变产物耳声发射(DPOAE)。SOAE 指在不给声刺激的情况下,外耳道记录到的单频或多频、窄带频谱、极似纯音的稳态声信号,在听力正常人群 50%～70%可测得 SOAE。TEOAE 指由短声或短音等短进程刺激声诱发的 OAE。SFOAE 是指由单个低强度的持续性纯音刺激所诱发,在外耳道记录到频率与刺激频率相同的耳声发射信号。DPOAE 则是由两个不同频率但相互间呈一定频比关系的持续性纯音刺激所诱发的、频率与刺激频率不同的耳声发射信号,其频率与这两个刺激音的频率呈数学表达关系。耳声发射具有非线性(强度增长呈非线性)、锁相性(耳声发射的相位取决于声刺激信号的相位,并跟随刺激相位的变化而发生固定的相位变化)、可重复性、稳定性。耳声发射代表耳蜗内主动耗能的机械活动,是耳蜗主动力学过程的一个现象。

由于诱发性耳声发射检测具有客观、无创、简便、灵敏等优点,目前在临床上主要用于新生儿、婴幼儿的听力筛查、对耳蜗性聋做出早期定量诊断、鉴别耳蜗性聋和蜗后性聋等。

(王亚楠)

第二节　鼻部疾病的常规检查

一、一般检查法

(一)外鼻检查

检查鼻及鼻腔时,需按照一定的顺序仔细检查,以免遗漏。主要通过观看和触摸来完成。

注意观察外鼻有无畸形,属何种畸形,例如鼻翼有否塌陷,前鼻孔是否狭窄或闭锁,外鼻是否存在红、肿、皮肤增厚、变硬触痛或鼻翼翕动等。

(二)鼻前庭检查

注意观察鼻前庭皮肤有无红肿、糜烂、结痂或皲裂,观察有无新生物。

(三)鼻腔检查

鼻腔检查分两种,即前鼻镜检查法和后鼻镜检查法。

1.前鼻镜检查法

检查者将前鼻镜放入鼻前庭内,张开上下两叶,扩大前鼻孔,右手扶持受检者头部,随检查需要变动头位,依次检查鼻腔各部。先让受检者头位稍低(第一位置),由下至上顺序观察鼻底、下鼻道、下鼻甲、鼻中隔前下部,再让受检者头后仰 30°(第二位置),检查中鼻道、中鼻甲及嗅裂和鼻中隔中部,再让受检者头后仰至 60°(第三位置),观察鼻中隔上部、鼻丘、中鼻甲前上。注意观察黏膜颜色、有无肿胀;鼻道分泌物有无及其性状;鼻中隔有无偏曲及鼻腔有无新生物。正常鼻黏膜为淡红色,表面光滑湿润而有光泽。急性炎症时黏膜呈鲜红色,有黏性分泌物。慢性炎症时黏膜呈暗红色,下鼻甲前端有时呈桑葚状,分泌物为黏脓性,变应性鼻炎的黏膜苍白水肿或呈淡紫色,分泌物水样清稀。萎缩性鼻炎黏膜萎缩、干燥,失去正常光泽,被覆脓痂,中、下鼻甲缩小。中鼻道、嗅裂有脓性分泌物是鼻窦病变所致。

2.后鼻镜检查法

用以观察鼻中隔后缘,鼻后孔,中、下鼻甲后端及后鼻孔畸形等疾病的情况。并同时可观察鼻咽部及咽鼓管情况。

二、内镜检查

鼻内镜技术的发展使得鼻科领域产生了巨大的变革。鼻内镜包括 0°、30°、45°、70°等多种视角镜,镜管直径有用于成人的 4 mm 和用于儿童的 2.7 mm 内镜。

(一)操作步骤

(1)患者正坐或平卧位,头部固定。

(2)检查者站立于被检查者右前方,正对监视器。

(二)持镜方法

一般左手持镜,右手可同时进行活检等其他操作,持镜手法可根据个人的习惯采用不同方式,但以适于鼻内镜手术操作时的持镜方式为宜。

(三)检查步骤

内镜先从总鼻道沿鼻底平行向后缓缓推进,同时注意经过部位有无异常,穿过后鼻孔,进入鼻咽部,分别观察鼻咽顶后壁、侧壁、咽隐窝、隆突、咽鼓管咽口等;然后将内镜慢慢向外退出,镜头稍稍向上,观察蝶筛隐窝、中鼻道、鼻顶、嗅裂,最后退出时观察鼻中隔前端及鼻前庭。也可进镜后先观察鼻前庭、中隔前端、中鼻甲、钩突、中鼻道、嗅裂、蝶筛隐窝,最后检查鼻咽部。

三、嗅觉检查

(一)简单测试法

利用日常能产生气味的嗅素如乙醇、醋、樟脑、酱油等作为测嗅素,通常以水为对照物,通过检查受检者对各种测试物的鉴别,简单测试嗅觉功能。

(二)嗅阈检查

通过大样本统计得到多数人可嗅到的最低嗅素浓度,依据一定划分梯度将嗅素分为不同的浓度,通过受检者对每种嗅素的辨别能力测出其最低辨别阈,也可以 7×10 小方格绘出嗅谱图,使结果更为直观。

(三)嗅觉诱发电位测定

嗅觉诱发电位是检测嗅觉的一项客观而灵敏的电生理指标,可用于嗅觉减退、嗅觉倒错和婴幼儿、脑损伤患者的嗅觉水平的检查;用于术中监测嗅觉的变化,常用于颅前窝手术和某些涉及筛顶容易伤及嗅觉系统、引起嗅觉功能障碍的鼻部手术。术后应用嗅觉诱发性电位检查嗅觉水平,可以客观评价手术效果。嗅觉水平的下降可以是某些疾病发生的前兆,如帕金森病、阿尔茨海默病、多发性硬化、颞叶癫痫等疾病早期往往伴有嗅觉水平的下降,嗅觉诱发电位可用于该类疾病早期诊断的参考。

四、影像学检查法

(一)X 线平片

1.鼻骨正侧位

鼻骨正侧位用于诊断鼻骨有无骨折,观察鼻骨骨折的部位,有无错位等,该方法简便、费用低,但由于重叠过多,细微骨折容易漏诊。

2.鼻窦枕颏位和枕额位

鼻窦枕颏位(亦称 Water 位)和枕额位(亦称 Caldwell 位)主要显示额窦、筛窦和上颌窦,观察窦腔形态、大小、黏膜及窦壁骨质情况。目前鼻窦 X 线平片在临床上应用很少,基本上被 CT 检查所取代。

(二)CT 检查

常规采用薄层高分辨 CT 扫描,同时结合冠状位重建图像,必要时采用多平面重建(MPR),可显示病变鼻窦的位置、范围、解剖学致病因素、鼻腔鼻窦黏膜病变程度,观察有无骨质吸收或骨折,了解窦口-鼻道复合体是否通畅,还可根据某些 CT 特征对鼻旁窦炎性质进行确定,例如在密度增高的窦腔内出现钙化斑就是真菌性鼻旁窦炎的特征。鼻腔 CT 仿真内镜(CTVE)可清楚显示鼻腔解剖结构,尤其是窦口-鼻道复合体,还可显示鼻腔内占位性病变的范围及其与周围结构的关系,与鼻腔纤维内镜检查的结果有较高的一致性。

(三)MRI 检查

鼻腔鼻窦 MRI 检查能比 CT 更清晰地显示鼻部软组织疾病。如显示鼻腔鼻窦肿瘤及其对周围软组织的侵犯情况,能准确地判断肿瘤向颅内扩散的情况,观察鼻窦内软组织占位性病变的范围、程度及与周围肌肉、血管等组织的解剖关系。另外,MRI 还可用于导向活检,是帮助制订治疗计划和选择手术进路的重要依据。MRI 结合增强扫描通常可对良性肿瘤做出较为准确的鉴别诊断。缺点是 MRI 检查不能较好地显示解剖学骨性标志和变异,可结合 CT 三维重建,综合评估肿瘤分期。

(杨洪涛)

第三节　咽部疾病的常规检查

一、一般检查法

(一)咽部视诊

受检者正坐张口,平静呼吸。检查者用压舌板掀起唇颊,观察牙、牙龈、硬腭、舌及口底有无出血、溃疡及肿块,然后手持压舌板,轻轻压下舌前 2/3,观察口咽部形态;黏膜的色泽,有无充血、分泌物、假膜、溃疡、新生物等;软腭是否对称及其活动情况;咽后壁有无淋巴滤泡及咽侧索有无红肿;扁桃体的大小及腭舌弓、腭咽弓的情况,若用拉钩将腭舌弓拉开,则能更好看清扁桃体真实情况;用压舌板挤压腭舌弓,检查隐窝内有无干酪样物或脓液溢出。

(二)咽部触诊

受检者正坐,头微前倾,检查者立于受检者右侧,右手戴手套或指套,用示指自右口角伸入咽部检查。触诊适用于咽部肿块的诊断,确定病变的部位、大小、表面特征、硬度、活动度,检查有无波动,波动、压痛及与颈部的关系。触诊还可用于诊断茎突过长及确定小儿腺样体大小。但遇有咽部脓肿可疑者,触诊应慎用,以免脓肿破裂、误吸而窒息的危险。

(三)颈部触诊

由于咽部与颈部的关系密切,颈部淋巴结肿大常提示某些咽部疾病的存在,故应仔细检查颈部。检查时患者正坐,两臂下垂,头略低。检查者立于受检者身后,用两手指尖按顺序进行触诊,应两侧同时进行,以便对照。先从颏下及下颌下区淋巴结开始,然后沿胸锁乳突肌前缘至胸骨处,分别检查颈深淋巴结上群、中群和颈前淋巴结,最后检查颈后三角及锁骨上淋巴结。检查的内容包括有无肿胀和肿块,肿块的大小、硬度、活动度、有无压痛、肿块与周围有无粘连、是否有搏动感等。

(四)间接鼻咽镜检查

被检者正坐,张口适度,咽反射敏感者,检查前用丁卡因行表面麻醉。左手持压舌板,压下舌前 2/3,暴露咽后壁,右手持加温而不烫的鼻咽镜,镜面朝上,由口角伸入口内,置于软腭及咽后壁之间(图 3-1),勿触及周围组织,以免因咽反射而妨碍检查,调整镜面角度,可观察到软腭背面、鼻中隔后缘、后鼻孔、各鼻道及鼻甲后端,还有咽鼓管圆枕、咽鼓管咽口、咽隐窝及腺样体(图 3-2)。检查时应注意鼻咽黏膜有无充血、粗糙、出血、溃疡、隆起及有无新生物等。

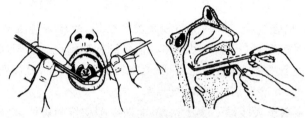

图 3-1　间接鼻咽镜检查法

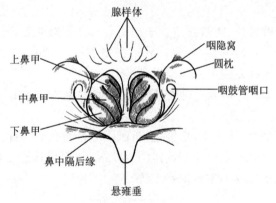

图 3-2　间接鼻咽镜下的正常镜像

(五)间接喉镜

间接喉镜是临床最常用和便捷的喉咽部检查方法。咽反射敏感、舌根高、会厌上抬差等患者,应用此检查喉咽部暴露欠佳。

二、内镜检查法

(一)硬管内镜检查

鼻内镜镜管较细,鼻腔黏膜经收缩麻醉后,将内镜经鼻底放入鼻咽部,转动镜管以观察鼻咽各部。经口内镜镜管较粗,经口越过软腭而置于口咽部,使镜管末端窗口向上观察鼻咽部。

(二)纤维(电子)内镜检查

纤维(电子)内镜是一种软性内镜,可弯曲,经鼻腔导入后,能随意变换角度而观察到鼻咽部全貌,准确度更高。检查前应清理干净鼻内分泌物,并以 1‰丁卡因行鼻腔及鼻咽黏膜表面麻醉。

三、影像学检查法

(一)X 线检查

X 线检查主要有侧位检查和颅底位检查,由于分辨率有限,基本被 CT 扫描所代替。

造影检查主要有喉咽部(梨状隐窝)造影,是梨状隐窝病变的首选检查方法。受检者吞服 150%～200%(W/V)双重造影钡悬浮液,分别摄充盈期,静止期正、侧位和左右斜位片,观察会厌谷、梨状隐窝和食管入口部形态。为更好地显示上述结构,还可做改良瓦尔萨尔瓦动作,即服钡后让受检者捏鼻闭口用力向外屏气,把口颊及咽部吹胀起来,摄取正、侧位片。CT 和 MRI 也能较好地显示其解剖结构,但显示功能情况不如造影。

(二)CT 扫描

CT 扫描包括平扫和增强扫描。鼻咽部与颅底关系密切,故检查鼻咽部要包括颅底,并选用软组织窗位和骨窗位同时观察,以了解颅底骨和其他骨结构的情况。因咽部结构都为软组织,病变与咽旁间隙和颈部大血管关系密切,因此,咽部检查均需增强扫描,对病变的定位、定性及与周围结构的关系有很大帮助,并能鉴别血管和淋巴结。

咽部 CT 扫描时必须嘱患者缓慢平静呼吸,不能做吞咽动作和讲话,以免产生伪影。

鼻咽、口咽、喉咽具体扫描方法如下。

1.鼻咽部 CT 扫描

(1)横断面扫描:患者仰卧位,听眦线垂直于扫描台面。先摄取头颈部侧位定位片,扫描范围自蝶骨体部至硬腭平面,层厚及层间距均为 5 mm,扫描条件为 130 kV,160 mA。欲了解颈部淋巴结情况,以 10 mm 层厚及间距向下扫描至舌骨平面。

增强扫描采用静脉注 80～100 mL 碘造影剂,注射速度为 2～3 mL/s,注入 50 mL 后开始连续扫描。

(2)冠状面扫描:患者仰卧,头下垂,后仰,使听眦线尽量与台面平行(可适当调整机架角度),扫描范围自翼板前缘至 C_1 前缘,层厚及层间距均为 5 mm。自多排螺旋 CT 广泛应用以来,冠状面扫描有逐渐被横断面扫描冠状面重建取代之势。

2.口咽部 CT 扫描

(1)横断面扫描:体位同鼻咽部扫描,扫描范围自硬腭至会厌软骨上缘,层厚及层间距均为 5 mm。欲了解淋巴结情况,以 10 mm 层厚及层间距向下扫描至 C_3 下缘。

(2)冠状面扫描:与鼻咽部相同。

3.喉咽部 CT 扫描

(1)横断面扫描:患者仰卧位,下颌上抬,先摄取头颈部侧位定位片,扫描平面与声带平行,如无法确定声带走行方向,扫描平面可与中部颈椎间隙保持一致;扫描范围自舌骨上会厌上缘至声门下区以下(即环状软骨下缘以下),相当于 C_3 上缘至 C_6 下缘;层厚、间隔均为 5 mm。

(2)冠状面扫描:可通过横断面扫描冠状面重建来获得冠状面图像。

(三)MRI 检查

磁共振成像(MRI)是 20 世纪 80 年代继 CT 后影像学又一次重大进展。它具有优良的组织分辨率及多方位的成像能力和各种成像序列,对咽部正常解剖及病变的显示比 CT 更清晰、更全面。MRI 图像可清晰显示鼻咽部的黏膜部分、深部结构,所以,MRI 既有利于浅表病变的检出,又有助于估计病变的浸润深度。脂肪在 T_1、T_2 加权图像上均呈高信号,鼻咽部咽旁间隙围以脂肪组织,它的消失或移位均提示病变的存在且可判断病变部位,这要比 CT 敏感得多。

咽部成像常选自旋回波序列进行扫描。线圈选择头部、颈部线圈。以横断面为基本方向,同时辅以矢状面或冠状面。咽部成像常选用自旋回波序列,T_1 加权像采用重复时间(TR)为 400～700 毫秒,回波时间(TE)为 15～30 毫秒,T_2 加权像 TR 为 2 000～4 000 毫秒,TE 为 60 毫秒、90 毫秒或 120 毫秒。层厚 3～5 mm,矩阵 256×256 或根据需要更高 FOV 18～44 cm。为减少呼吸运动伪影,扫描时要叮嘱患者避免吞咽动作,并根据扫描方位的不同在扫描范围上、下方或前方施加饱和带。增强扫描参数与平扫相同。

(四)核医学成像

咽部 PET-CT,可用于恶性肿瘤病变的分期。

(路长春)

第四节　喉部疾病的常规检查

一、喉常规检查

(一)喉专科检查

首先观察喉外部有无畸形、大小是否正常、位置是否在颈前正中部、两侧是否对称。应注意喉部有无肿胀、触痛、畸形及颈部有无肿大的淋巴结或皮下气肿等。触诊时用拇指、示指按住喉体向两侧推移,可触及正常喉关节的摩擦和移动感,如病变累及喉内关节,这种感觉往往消失。

(二)间接喉镜检查

间接喉镜检查是临床最常用、最简便的检查法。检查时让受检者正坐,上身稍前倾,头稍后仰,张口,将舌伸出。检查者先调整额镜对光,使焦点光线能照射到腭垂,然后用纱布包裹舌前部 1/3,避免下切牙损伤舌系带,以左手拇指(在上方)和中指(在下方)捏住舌前部,把舌拉向前下方,示指推开上唇,抵住上列牙齿,以便固定。再用右手按执笔姿势持间接喉镜,稍稍加热镜面,使不起雾,但切勿过热,以免烫伤黏膜。将喉镜伸入咽内,镜面朝向前下方,镜背紧贴腭垂前面,将软腭推向上方,避免接触咽后壁引起恶心。检查者可根据需要,略转动和调整镜面的角度及位置,首先检查舌根、舌扁桃体、会厌谷、喉咽后壁、喉咽侧壁、会厌舌面及游离缘、杓状软骨及两侧梨状隐窝等处。

然后嘱受检者发"一"的声音,使会厌上举,此时可观察到会厌喉面、杓状会厌襞、杓间区、室带与声带及其闭合情况。

二、喉内镜检查

(一)硬管内镜检查

经口越过软腭而置于口咽部,使镜管末端窗口向上观察鼻咽部,向下观察咽喉。

(二)电子(纤维)内镜检查

检查前清理干净鼻内分泌物,1%丁卡因鼻腔及鼻咽黏膜表面麻醉,然后自鼻腔进入;管径较粗或鼻腔狭窄者也可口服黏膜麻醉药,自口腔进入,通过变换角度清晰地观察到咽、喉部全貌。

(三)频闪喉镜检查

声音的基频通过喉麦克风、声频放大器、差频产生器最后传至弧光灯,弧光灯按同样的频率发射间断的光束,这样不管基频高低,闪光的频率始终与声带振动频率一致或保持一定的差值。这样使快速振动的声带运动显像成相对变慢的、可视的运动像或静止像,从而观察到声带的振动过程及规律。频闪喉镜能检查到黏膜的细小病变,有助于早期发现声带癌、声带息肉、声带小结、声带白斑、声带麻痹等。

三、嗓音声学检查

发声是喉的重要功能之一,喉疾病往往出现发声障碍。嗓音声学检测可分为两种:主观听觉检查和客观声学检查。

(一)主观嗓音声学检查

日本音声言语医学学会制定了 GRBAS 作为声音嘶哑的听觉评价,G 为嘶哑的综合程度;R 是粗糙型,当声带肿胀变软,双侧振动不均,如声带息肉容易出现此型;B 是气息型,声门闭合不全呼出气流较大,易出现此型,如声带麻痹可出现此型;A 是无力型,声带变薄、张力不足、松弛变软可出现此型,声带麻痹有时也为此型;S 是紧张型,当声带变硬,用力发声可出现此型,声带癌多呈此型。GRBAS 每一型又分为 4 度:0 为正常,1 为轻度,2 为中度,3 为重度。由于听觉评价属于主观评价,每个评价者的主观判断会有一定的差异,故要 3 人组成的专业人员独立地进行判断,取其平均值作为结果。

(二)客观嗓音声学检查

嗓音声学频谱仪采用电子仪器测量、分析各种参数,对嗓音客观地进行声学评价。

1.频率

频率是声带振动的固有频率,以 Hz 表示,即每秒钟声带振动的次数。频率参数中最有代表性的是基频(F_0)。F_0 受年龄和性别的影响较大,在实际应用中应根据不同的对照组正常值来做出判断。

2.音域

音域是指发最高和最低声之间的频率范围,因为最高声分为真声最高音和假声最高音,人的音域也分为真声音域和假声音域,音域值用八度或半音(2 个频率为 2 的 12 次方根的频率间的频程)作单位。

3.声强

声强是与嗓音的响度感觉有关的物理单位,用分贝(dB)表示。声门下压力越大,推动声带振动的幅度越大,产生的声强也越大。

4.共振峰

嗓音共振峰是由声带与口唇之间的共振腔产生,唇、齿、舌的位置可以控制共振腔的大小,共振峰所在的频率位置及共振峰中的泛音决定嗓音的音质和音色,故共振峰在嗓音声学检查中作用较大。

5.微扰

微扰分为频率微扰和振幅微扰,Jitter 代表着嗓音信号周期随时间出现的微小变异。有研究发现嗓音微扰与声带振动的规律、振幅、黏膜波、声门闭合状态呈正相关。

四、喉肌电图

喉肌电图检查是研究喉肌肉细胞和神经生物电活动,借以判断喉神经肌肉系统功能状态的一种检测手段,为临床喉及嗓音疾病中神经病变定位、损害程度诊断、术中神经监测及预后判断等提供科学依据。检查时将记录电极插入相应的喉内肌,用肌电图仪记录其自发电位和诱发电位,可定性和半定量诊断神经肌肉的受损程度,从而判断声带活动障碍是单纯由于关节活动障碍、肌肉受累等机械性原因所致,还是由于喉神经损伤所致,抑或两者同时存在。

五、影像学检查

影像学检查在喉部疾病的诊断中有重要作用,目前采用的方法有常规 X 线检查、CT 和 MRI 检查。

(一)常规 X 线检查

常用的有喉正侧位片,主要用于诊断喉部金属和动物骨异物。

(二)CT 检查

CT 检查包括横断面扫描、增强扫描及三维重建。喉外伤时通过平扫和三维重建技术可显示有无喉软骨骨折、错位,喉腔内有无黏膜撕脱、黏膜下血肿及外伤后喉腔阻塞的情况。显示各种良、恶性肿瘤时,通过平扫、增强和三维重建技术可以确定肿瘤累及范围,有无声门旁结构侵犯;区别颈部淋巴结和颈部原发肿块的前因后果关系。

(三)MRI 检查

MRI 对软组织的显示优于 CT,对喉软骨的显示不如 CT。因此,目前 MRI 对喉部检查的主要作用是确定病变的范围,特别是显示肿瘤边界及肿瘤向上、下方的延伸情况、喉内肌肉系统原发和微小的早期肿瘤侵犯情况及与周围组织的关系、颈部淋巴结转移情况等,均优于 CT 成像。主要用于在内镜下不能发现的喉癌、在正常黏膜下生长的喉内肿瘤。对肿瘤的分期及预后估计至关重要。

(路长春)

第四章 耳部疾病

第一节 耳郭化脓性软骨膜炎

耳郭化脓性软骨膜炎是耳郭软骨膜和软骨的化脓性感染。耳郭感染化脓后,脓液积蓄在软骨膜与软骨之间,软骨因血液供应障碍而逐渐坏死,耳郭失去软骨支架及瘢痕挛缩致耳郭畸形(菜花耳)。

一、诊断

(一)病因

(1)耳郭外伤:多因裂伤、切割伤、钝挫伤、烧伤、冻伤、昆虫叮咬伤等继发感染,耳郭血肿、囊肿多次穿刺继发细菌感染。

(2)外耳道疖、耳郭及外耳道湿疹、接触性皮炎等继发细菌感染或感染扩散等。

(3)手术或针刺治疗等伤及耳郭软骨继发细菌感染,如中耳乳突手术做内耳或耳后切口伤及耳郭软骨;假性囊肿或血肿穿刺抽液时消毒不严;耳郭整形术后继发感染等。

(4)致病菌:铜绿假单胞菌最为常见,其次是金黄色葡萄球菌和变形杆菌。

(二)临床表现

(1)耳郭在炎症初期红肿、增厚、灼热、剧烈疼痛,可伴体温升高,全身不适。

(2)耳郭在中期化脓并脓肿形成,有波动感,可自行穿破,脓肿穿破后耳痛稍有缓解。

(3)后期软骨蚕食性坏死、失去支架、瘢痕挛缩,正常标志消失,形成耳郭萎缩畸形(菜花耳)。

(三)检查

脓液培养有铜绿假单胞菌或金黄色葡萄球菌、变形杆菌等。

(四)诊断依据

(1)耳郭有外伤,手术、耳针等继发感染史。

(2)耳郭发热、剧痛,体温上升,血中性粒细胞增多。

(3)耳郭红肿,触痛明显。脓肿形成有波动感。脓肿破溃,则形成脓瘘管。

(4)耳淋巴结肿大压痛。

(5)脓液培养致病菌多为铜绿假单胞菌或金黄色葡萄球菌。

(6)若感染不能控制,软骨坏死,耳郭瘢痕挛缩变形(菜花耳)。

二、治疗

(1)早期脓肿尚未形成时,应用大量敏感抗生素静脉滴注,积极控制感染(如头孢他啶1~2 g静脉滴注,每天2~3次;或马斯平1~2 g静脉滴注,每天2次;或西普乐100~200 mL静脉滴注,每天2次;或拜复乐0.2~0.4 g静脉滴注,每天1次;或头孢曲松1~2 g静脉滴注,每天1~2次等),或按细菌药物敏感试验选用抗生素全身应用。

(2)脓肿切开引流,彻底清除坏死软骨及肉芽组织,如已形成脓肿,宜在全麻下手术治疗。方法是沿耳轮内侧的舟状窝行半圆行切开,切口应超出红肿的皮肤,充分暴露脓腔,直至见到正常软骨,清除脓液,刮除肉芽组织,切除坏死软骨。若能保留耳轮软骨,可避免日后耳郭畸形,若保存部分软骨,可保留部分耳郭形态。但要彻底切除坏死软骨,避免炎症不能控制需再次手术。以灭菌生理盐水及敏感抗生素溶液反复冲洗术腔后,将皮肤复位,无菌包扎,适当加压,勿留有无效腔,不予缝合。术后每天用敏感抗生素冲洗术腔换药,至局部和全身症状消退后,将皮肤贴回创面,对位缝合。若局部仍继续红肿,多需再次手术。

(3)耳郭畸形:炎症彻底治愈,可行瘢痕松解、耳郭整形手术。

三、预防

耳郭外伤,应及时处理,彻底清创,预防感染。行耳针治疗、耳郭手术时,均应严密消毒,切勿伤及软骨。

(孙俊凯)

第二节　耳　郭　外　伤

耳郭显露于头部,容易遭受各种损伤,多为机械性损伤,如挫伤、切割伤、撕裂伤。

一、耳郭挫伤

(一)临床表现

轻者仅表现为局部皮肤擦伤、肿胀、皮下有瘀斑。重者皮下及软骨膜下小血管破裂,血液聚集形成血肿,局部呈紫红色丘状隆起或圆形肿胀,但无急性炎症现象,触之柔软有波动感。小的血肿可有自行吸收,血肿机化有时可使耳郭局部增厚变形。血肿较大则因耳郭皮下组织少,血液循环差,难自行吸收。此外,耳郭软骨无内在营养血管,其营养主要来自软骨膜,如血肿导致大面积软骨膜与骨剥离,可引起软骨坏死,易继续感染造成耳郭畸形。

(二)治疗

血肿早期(24小时内)可先用冰敷耳郭,减少血液继续渗出。如渗出较多,应在严格消毒下用粗针头抽出积血,予加压包扎,同时给予抗生素防止感染。

二、耳郭撕裂伤

(一)临床表现

常由利刃锐器切割或交通、工伤事故所造成。可伤及耳郭部分或全部。轻者仅为一裂口,重者可造成耳郭撕裂缺损,甚至全部断离,此种创伤还常伴有颌面、颅脑及其他部位的损伤。

(二)治疗

注意身体其他部位合并伤,特别是颅脑、胸、腹等,以免耽误重要器官损伤的诊治。在全身情况允许的条件下,争取尽早清创缝合。创面应彻底冲洗,严格消毒,注意清除异物。切割伤一般伤口整齐,可直接用小针细线缝合,缝合针距不要过密,缝线不可穿透软骨。撕裂、挤压伤伤口形状复杂,常伴有组织缺损,清创时应尽可能保留原有组织,确无活力的组织及破碎软骨,应修整去除。缺损较少时,可将两侧拉拢缝合;缺损较大者应尽可能对位缝合,将畸形留待以后处理。伤口缝合后,以消毒敷料轻松包扎,避免压迫,同时应用足量抗生素预防感染,24小时后换药观察伤口,如术后感染,应提前拆线引流。耳郭创伤一般可不放引流。

三、化脓性耳郭软骨膜炎

(一)病因

化脓性耳郭软骨膜炎多因耳外伤,手术伤或邻近组织感染扩散所致,铜绿假单胞菌为最多见的致病菌。感染化脓后,脓液积聚于软骨膜与软骨之间,软骨因血供障碍而逐渐坏死,终影响外貌及耳郭生理功能。本病如发生于中耳乳突手术,行耳内切口的多见,而却少见于耳后切口而主动切除部分耳甲腔软骨者,估计与术后选用抗生素有关。

(二)临床表现

先有耳郭灼热感及肿痛感,继而红肿加重,范围增大,疼痛剧烈,坐立不安。整个耳郭除耳垂外均可迅速波及,触痛明显。若有脓肿形成,触之有波动感。

(三)治疗

早期脓肿未形成时,应用大量对致病菌敏感的抗生素,以控制感染,用4％～5％醋酸铝液或鱼石脂软膏外涂促进局部炎症消退。脓肿形成后,宜在全身麻醉下沿耳轮内侧的舟状窝作弧形切开,充分暴露脓腔,清除脓液,刮除肉芽组织,切除坏死软骨。如能保存耳轮部位的软骨,可避免日后耳郭畸形,术中用敏感的抗生素溶液彻底冲洗术腔,将皮肤创面对位缝素,置放多层纱布,适当加压包扎。若坏死软骨已剔净,创口将无脓液流出,逐渐愈合。

(孙俊凯)

第三节 鼓 膜 外 伤

一、病因

(一)直接外伤

如外耳道异物或取异物时的外伤、挖耳、冲洗外耳道耵聍时用力过猛,使用抽吸法取外耳道脏物时负压过低,矿渣溅入外耳道或误滴腐蚀剂等。颞骨骨折累及鼓膜者,也可引起鼓膜外伤穿孔。

(二)间接外伤

多发生于空气压力急剧改变之时,如炮震、爆炸、掌击耳部均可使鼓膜破裂。Casler 进行实验研究发现,当鼓膜受到 $2.25\ kg/cm^2$ 的压力时,可使其破裂,在 $6.75\ kg/cm^2$ 的压力下,将使 50% 成人的鼓膜发乍穿孔。咽鼓管吹张或擤鼻时用力过猛、分娩时用力屏气、跳水时耳部先着水面也能使鼓膜受伤破裂。

二、临床表现

(一)症状

1.出血

单纯鼓膜创伤一般出血不多,片刻即止,外耳道有或无鲜血流出。如并有外耳道皮肤裂伤或颞骨骨折、颅底骨折脑脊液漏,则血样液量较多。血液也可经咽鼓管流入鼻咽部而从口中吐出。

2.耳聋

耳聋程度与鼓膜破裂大小,有无并发听骨链损伤、有无并发内耳损伤等有关。直接外伤引起的单纯鼓膜破裂,听力损失较轻;间接外伤(如爆炸)常招致内耳受损而呈混合性聋,多因爆炸时的巨响使听觉分析器产生超限抑制所致,如迷路同时受震荡,则可发生严重耳聋。

3.耳鸣

程度不一,持续时间不一,偶伴短暂眩晕。

4.耳痛

各种原因引起的鼓膜破裂,伤时或伤后常感耳痛,但一般不剧烈。如并有外耳道皮肤损伤或感染,疼痛会较明显。

(二)检查

1.外耳道

耳镜检查发现外耳道或鼓膜上有血痂或瘀斑。有部分鼓膜外伤后的出血是直接流入中耳腔较多,而在外耳道未见血迹,因而需仔细检查,必要时可应用耳内镜检查。

2.鼓膜

穿孔大小、形态、有无并发污染等与造成损伤的原因很有关系。一般说来,鼓膜穿孔后短期内就诊,可见穿孔多呈裂孔状、三角形、类圆形和不规则形等,可见创伤特征性体征,即穿孔边缘锐利、卷曲、周边附有血痂或穿孔边缘鼓膜有表层下出血等(图 4-1)。

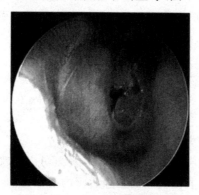

图 4-1 外伤性鼓膜穿孔

(三)治疗

应用抗生素预防感染,外耳道乙醇擦拭消毒,耳道口放置消毒棉球,保持耳道内清洁干燥。预防上呼吸道感染,嘱患者勿用力擤鼻涕。如无继发感染,局部禁止滴入任何滴耳液。小的穿孔如无感染一般可自行愈合;较大穿孔可在显微镜下无菌操作将翻入鼓室内的鼓膜残缘复位,表面贴无菌纸片可促进鼓膜愈合。穿孔不愈合者可择期行鼓膜修补术。

(孙俊凯)

第四节 颞 骨 骨 折

一、颞骨的解剖

颞骨位于头颅两侧,为颅骨底部和侧壁的一部分,其上方与顶骨,前方与蝶骨及颧骨,后方与枕骨相接,参与组成颅中窝和颅后窝,故与大脑、小脑紧密相邻。颞骨为一复合骨块,由鳞部、鼓部、乳突部、岩部和茎突所组成。外耳道骨部、中耳、内耳和内耳道均包含在颞骨内。

(一)鳞部

外面光滑略外凸(图 4-2),有颞肌附着,内面为大脑面(图 4-3)有大脑沟回的压迹与脑膜中动脉沟。颞线之下,有外耳道上棘,它向深部的投影,由浅而深依次可遇鼓窦、外半规管、后半规管和内淋巴囊。棘之后方为道上三角区,此处骨面有许多小血管穿过的小孔,故又称筛区。

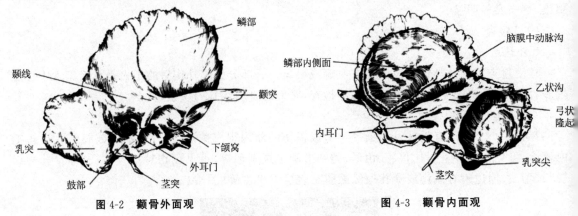

图 4-2 颞骨外面观　　　　　图 4-3 颞骨内面观

(二)鼓部

鼓部位于鳞部之下,岩部之外,乳突部之前,前上方以鳞鼓裂和鳞部相连,后方以鼓乳裂和乳突部毗邻,内侧以岩鼓裂和岩部相连。岩鼓裂位于下颌窝中,在鼓室前壁,内有鼓索神经穿出,并有颌内动脉的鼓室支进入鼓室。

(三)乳突部

乳突部位于鳞部后下方,乳突尖内侧有一沟,名乳突切迹,二腹肌后腹附着于此;切迹的内侧有一浅沟,有枕动脉经过乳突。乳突内侧面为颅后窝的前下方,有一弯曲的深沟,称乙状沟,乙状窦位于其中。乳突气房发育良好者,乙状窦骨板较薄且位置偏后,其与外耳道后壁之间的距离较大;乳突气房发育较差者,则乙状窦骨质坚实,位置前移,其与外耳道后壁的距离较小,或甚为接近。后者在乳突手术时易损伤乙状窦而引起严重出血,妨碍手术进行;或可发生气栓,导致生命危险。

(四)岩部

岩部位于颅底,嵌于枕骨和蝶骨之间,内藏听觉和平衡器官。

二、纵行骨折

纵行骨折最多见,占颞骨骨折的70%~80%。暴力作用于颞顶区,骨折线多由骨性外耳道顶后部越过鳞部,撕裂鼓膜,横贯鼓室盖,沿鼓膜张肌管向内,抵达膝状神经节,或沿颈动脉管向前抵达棘孔,向着斜坡,严重者可从破裂孔经蝶骨底延至对侧。骨折经过处可引起砧骨长突、锤骨颈、镫骨足弓和底板发生骨折。又因鼓室盖骨折,脑膜和鼓膜破裂,可发生脑脊液耳漏(图4-4)。

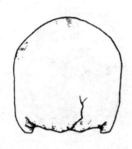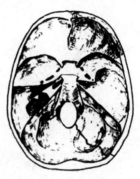

图4-4　纵行颞骨骨折

(一)临床表现

1.全身症状

颞骨骨折时常合并有不同程度的颅脑外伤(脑挫伤、脑水肿、颅内出血)等神经系统症状。

2.出血

外耳道后上骨折,耳后软组织水肿、皮下淤血,鼓膜破裂和鼓室损伤者,血液自外耳道流出。

3.听力下降

骨折与岩部长轴垂直,主要伤及中耳,极少伤及迷路,故听力下降较轻,多为传音性聋,偶有全聋,一般无耳鸣,若有以低频为主。

4.脑脊液漏

外耳道和/或鼻孔流粉红色或清水样液体,如凝固后不呈痂状,提示脑脊液耳鼻漏可能。

5.周围性面瘫

发生率较低,见于20%~25%的病例。一般损伤较轻,预后好。

(二)诊断

X线颅底摄片不易发现纵形骨折,故X线片阴性不能排除骨折。一般说来,凡颅脑外伤合并有脑脊液耳漏者提示有岩骨骨折。CT扫描则可反映颞骨骨折的走向,也可发现颅内血肿积气等。漏出液葡萄糖定量试验、核素扫描(ECT)可协助明确诊断。

(三)治疗原则

急性期多合并不同程度的颅内损伤,脑水肿和出血,应及早抢救,如扩创缝合、清除颅内血肿和异物、纠正休克,脱水,控制感染、纠正水电解质和酸碱平衡紊乱。所以早期处理耳部损伤并非主要,临床上常由神经外科先处理,耳鼻喉科的处理应在病情许可后再酌情处理并发症,如治疗脑脊液耳漏、面瘫和听觉障碍等。耳道出血或脑脊液漏一般禁用堵塞,忌擤鼻、喷嚏,也不宜进行腰穿。

三、横行骨折

较纵形者少见,占颞骨骨折的 15％～20％。暴力作用于枕乳部,骨折线由颅后窝伸向颅中窝,越过骨迷路呈多发性骨折(图 4-5)。常见的是从枕大孔、颈静脉孔、前庭、内听道,向前到达或接近破裂孔。可分两类:①外骨折,经全段内听道、耳蜗到面神经管;②内骨折,横越内听道,损伤前庭、耳蜗和面神经。

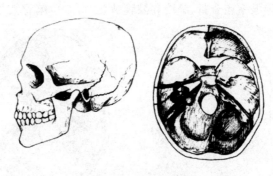

图 4-5　横形颞骨骨折

(一)临床表现

(1)全身症状(同纵行骨折)。

(2)出血:因骨折较少伤及鼓膜和外耳道软组织,外耳道很少出血,血鼓室常见积血多于 1～2 周内消退。

(3)听力下降:骨折易伤及内耳的前庭及内耳道,耳蜗和半规管也可累及,但较少伤及中耳,听力损失较严重,呈重度感音性聋;耳鸣严重,多为持续高频耳鸣。

(4)眩晕:有严重的眩晕和自发性眼震,症状可持续 2～3 周,后期前庭功能检查可表现为功能消失。

(5)面瘫:周围性面瘫可见于约 50％的病例。多为面神经水平段至内耳道段直接损伤所致,常为永久性面瘫。

(6)脑脊液漏:脑脊液可经咽鼓管流入鼻腔。

(二)诊断和治疗原则

基本上同纵形骨折。

四、混合骨折

混合骨折更少见,约见于 5％的病例,即多发性骨折,外耳、中耳、内耳均有损伤。

五、外伤性脑脊液耳漏

脑脊液通过颅骨外伤、缺损流入颞骨的气化空间,再经外耳道或咽鼓管流出体外者称为脑脊液耳漏。多见于颞骨骨折和手术后,先天性自发者少见。

(一)临床表现

间歇或持续性地经外耳道向外流脑脊液,如鼓膜或外耳道没有裂孔,脑脊液便可经鼓室、咽鼓管而流入鼻咽部或由鼻孔流出,则为脑脊液耳鼻漏。如脑脊液流出过多,可出现头痛和水电解质紊乱。由于逆行感染,可反复发生化脓性脑膜炎。为了与其他漏出液体鉴别,可将收集的液体进行化验,检测糖和蛋白的含量。为确定漏孔位置,可行椎管内荧光造影,或用同位素进行扫描检查。

(二)治疗原则

早期患者应采用头高位或半坐位。颅脑外伤或迷路后手术并发者,应在药物控制感染下进行脱水治疗,观察7~10天,一般多能自愈。如保守治疗无效的应采用手术治疗。

颞骨骨折引起者,应在急性期过后,病情稳定后采用颞部进路开颅探查,首先将硬脑膜从颅中窝底分离向上,在岩锥表面及其前面寻找骨折线;裂隙小者可用小骨片或骨蜡封闭,裂隙大者用颞肌块充填,然后取颞肌筋膜覆盖在断裂面上,脑膜破裂者用丝线缝合。

迷路或迷路后进路手术引起者,应将乳突腔重新打开,找出漏孔进行修补。脑膜缺损较大无法修补时,可采用大块颞肌筋膜或大腿阔筋膜覆盖于脑膜和乳突腔骨面上,凿取附近的骨片覆盖在筋膜上。另外应堵塞鼓窦入口(鼓室未打开)或咽鼓管鼓口(鼓室已打开)。术后继续脱水和使用抗生素。

(孙俊凯)

第五节　外 耳 疾 病

一、外耳湿疹

湿疹是一种常见的皮肤病,主要特征为瘙痒、多形性皮疹,易反复发作。皮肤上可出现弥漫性潮红、红斑、丘疹、水疱、糜烂、渗液、结痂及鳞屑等损害,消退后一般无永久性痕迹,少数可有色素沉着。湿疹性反应与化脓性炎症反应不同,组织学上表现为淋巴细胞而非多形核白细胞浸润,有浆液性渗出、水疱形成等。

外耳湿疹是指发生在耳郭、外耳道及其周围皮肤的多形性皮疹,小儿多见,一般可分为急性、亚急性和慢性三类。

(一)病因

湿疹的病因和发病机制目前尚不十分清楚,可能与变态反应、精神因素、神经功能障碍、内分泌失调、代谢障碍、消化不良等有关。毛织品、鱼虾、牛奶、肠寄生虫及病灶感染等是可能的变应原,潮湿、高温可为诱因。慢性中耳炎的脓液、患者的泪液或汗液刺激耳部皮肤可引起本病。外耳湿疹也可为面部和头皮湿疹的一部分。高温和化学药物刺激等职业因素也可致病。

(二)临床表现

1.急性湿疹

局部剧痒,常伴有烧灼感,婴幼儿因不能诉说,可表现有各种止痒动作,烦躁不安,不能熟睡。

如出现继发感染,则感疼痛、体温升高。病损如累及外耳道深部皮肤及鼓膜表面,则可有耳鸣和轻度传导性聋。检查可见外耳皮肤红肿,散在红斑、粟粒状小丘疹及半透明的小水疱。水疱抓破后,即出现红色糜烂面,并流出淡黄色水样分泌物,分泌物干燥凝固后形成痂皮,黏附于糜烂面上。急性湿疹一般经2~3周可治愈,但愈后容易复发。

2.亚急性湿疹

亚急性湿疹常因急性湿疹久治未愈迁延所致。局部瘙痒,但症状比急性湿疹轻,红肿和渗液不剧,可出现鳞屑和结痂。

3.慢性湿疹

慢性湿疹常因急性、亚急性湿疹反复发作或久治不愈发展而来。表现为外耳道皮肤增厚、粗糙、表皮皲裂、苔藓样变、脱屑及色素沉着等。自觉剧痒,常有反复的急性发作。

(三)治疗

1.一般治疗

(1)让家属及患者正确了解湿疹的知识,积极主动配合治疗,细心寻找病因,予以排除。

(2)对病因不明者,注意调整饮食,吃清淡食物,保持胃肠道功能正常,忌饮酒,避免进食具有较强变应原性的食物,如鱼虾、蟹等,改变或停用奶制品。

(3)避免搔抓,忌用热水、肥皂等清洗,禁用刺激性药物。

(4)急性、亚急性期间暂缓预防注射和接种牛痘。

2.局部治疗

局部治疗以"湿以湿治、干以干治"为原则,分以下3种情况进行处理。

(1)比较干燥、无渗出液者:可涂用1%~2%甲紫糊剂、10%氧化锌软膏、抗生素可的松软膏等,保护创面,以便结痂脱落愈合。干痂较多时,先用3%过氧化氢溶液清洗。皮肤增厚者可试涂敷3%水杨酸软膏,以期皮肤变薄,或用局部浅层X线照射,可收到满意效果。

(2)渗出液较少者:先涂擦2%甲紫液,干燥后涂布甲紫糊剂或氧化锌糊剂。

(3)渗出液较多者:用3%过氧化氢溶液或炉甘石洗剂清洗渗出液及痂皮,再用3%硼酸溶液或5%醋酸铝溶液湿敷,待渗出液减少后,再用上述药物治疗。

3.全身治疗

(1)继发感染时,全身和局部应用抗生素。

(2)服用抗过敏药物,如仙特明或氯雷他定(开瑞坦)片或糖浆、严重者可用地塞米松等糖皮质激素。

(3)渗液特别多时,可静脉注射10%葡萄糖酸钙,补充维生素C。

二、耳郭化脓性软骨膜炎

耳郭化脓性软骨膜炎是指耳郭软骨膜的急性化脓性炎症,软骨因血供障碍而逐渐坏死。病情发展比较迅速,可致耳郭畸形,应积极诊治。

(一)病因

常见的病因如下。

1.耳郭外伤后继发感染

耳郭外伤后继发感染如裂伤、切割伤、钝挫伤、昆虫叮咬伤、冻伤及烧伤等继发感染,耳郭血肿的继发感染亦可导致本病。

2.外耳及邻近组织感染的扩散

外耳及邻近组织感染的扩散如外耳道疖、外耳道炎及外耳湿疹、皮炎的继发感染扩散等。

3.手术

中耳乳突手术作耳内或耳后切口,修补鼓膜取耳屏软骨膜时经创口感染;或耳郭假性囊肿、血肿穿刺抽液时消毒不严;耳郭整形术后继发感染等。

铜绿假单胞菌及金黄色葡萄球菌为主要致病菌。脓肿形成后,脓液聚积于软骨膜和软骨之间,继之软骨缺血坏死,耳郭支架破坏而致耳郭畸形。

(二)临床表现

常有明确的病因。起病初觉耳郭胀痛及灼热感。检查时可见耳郭红肿、增厚、坚实,弹性消失,触痛明显。继之红肿加重,持续性剧烈疼痛不断加剧,患者烦躁,坐卧不安,喜用手护耳部唯恐被触及,可伴有体温升高、食欲减退等全身中毒症状。耳郭表面呈暗红色,有脓肿形成者可见局限性隆起,触之有波动感,皮肤溃破后,溃破处有脓液溢出。

(三)诊断

根据病史和临床表现,诊断不难。

(四)鉴别诊断

1.复发性多软骨炎

该病无感染病灶,可反复发作,但从不形成脓肿,可有全身其他部位的软骨炎。

2.耳郭假性囊肿

耳郭局限性隆起,但不充血,疼痛不明显。

(五)治疗

(1)早期脓肿尚未形成时,全身应用大剂量抗生素,以控制感染,局部可用鱼石脂软膏外敷或漂白粉硼酸溶液湿敷,促进局部炎症消退。

(2)脓肿已形成者,应立即在全身麻醉下行手术治疗。方法是:沿耳轮内侧的舟状窝作弧形切口,切口应超出红肿的皮肤,充分暴露脓腔,剥离耳郭皮瓣,直至见到正常软骨,清除脓液,作细菌培养及药物敏感试验,刮除肉芽组织,切除坏死软骨。如能保存耳轮部位的软骨,可避免日后耳郭畸形,保存部分软骨,则可保留部分耳郭形态。但不能因此而姑息,以致炎症不能控制而需再次手术。术中可用抗生素溶液冲洗术腔,置有多个细孔的小管于术腔内,将皮肤贴回创面,对位缝合,管口自切口最上和最下端伸出,适当加压包扎。术后第2天自管上端用抗生素溶液每天冲洗2～3次,至局部和全身症状消退后,可拔出小管,加压包扎,此时多可愈合。如局部仍有红肿,疼痛较剧,多因术中清除病灶不充分,需再次手术。经上述治疗后,临床上仍有部分患者最后遗留耳郭畸形,应引起注意。

(六)预防

(1)耳部手术和局部治疗时应严格消毒,遵循无菌操作原则。

(2)对耳郭的各种外伤,均要彻底清创,严防继发感染。

(3)积极治疗外耳感染性疾病。

三、耳郭假性囊肿

耳郭假性囊肿又名耳郭非化脓性软骨膜炎、耳郭浆液性软骨膜炎、耳郭软骨间积液等,系指耳郭外侧面的囊肿样隆起,内含浆液性渗出物。发病年龄以 30～50 岁者居多,男性多于女性,多发生于一侧耳郭。

（一）病因

耳郭假性囊肿是一种软骨内的无菌性浆液性渗出性炎症。病因尚不明了，可能与局部受到某些机械性刺激，如无意碰撞、挤压等，而引起局部微循环障碍、组织间出现反应性渗出液积聚有关。

（二）病理

积液在软骨内，而非软骨膜与软骨之间。囊肿的组织层依次为皮肤、皮下组织、软骨膜及与其紧密相连的软骨层。软骨层的厚薄依囊肿大小而定，囊小壁厚者可见连续完整的软骨，囊大壁薄者软骨不完整，裂处为纤维组织所替代，此种情况为囊肿增大时软骨被吸收所致。囊腔内侧壁的软骨层较厚，故隆起多见于耳郭外侧面。软骨层的内侧面被覆一层浆液纤维素，其表面无上皮细胞结构，故不是真性囊肿。

（三）临床表现

耳郭前面出现局限性隆起，常在无意中发现，由小渐大，无痛感或仅感微痛，囊肿较大时可有胀感、灼热、发痒等不适。囊肿多位于舟状窝、三角窝。初期仅为局部增厚，积液较多时隆起明显，可波及耳甲腔。囊肿边界清楚，有弹性及波动感，但无压痛，表面皮肤色泽正常。穿刺抽吸时可吸出淡黄色清亮液体，其中蛋白质丰富，无红细胞和炎性细胞，细菌培养：无细菌生长。

（四）诊断

根据病史和临床表现，诊断不难，但应注意与耳郭其他囊肿和血肿相鉴别。

（五）治疗

治疗的目的是刺激囊壁，促其纤维化，防止液体再生，使囊壁粘连愈合。

（1）早期仅表现为增厚，无明显积液者，可用超短波、氦-氖激光或冷冻等物理疗法，以控制渗出，促进吸收。

（2）穿刺抽液加压包扎法：有积液者，用空针抽尽局部积液，注入2%碘酊少许，加压包扎。由于耳郭外侧面不平，一般包扎不易奏效，故可先用棉球或细纱条依耳郭形状压迫局部后，再用纱布、绷带包扎；或用石膏模压迫之。穿刺应在严格无菌操作下进行，术后预防感染。

（3）高渗液囊腔注入法：抽尽积液后注入15%高渗盐水或50%高渗葡萄糖液0.5～1.0 mL，不加压包扎，24小时抽出注入液体，至抽出液呈红色，即不再注药，否则可重复注射。前述治疗无效时，可于抽液后注入氟尿嘧啶。然后用石膏模加压包扎，多可治愈。

（4）手术疗法：经上述治疗无效者，可在局麻或全身麻醉下，在隆起最突出处切开积液腔，吸尽积液，然后充分搔刮囊腔，可放置或不放置引流条，加压包扎。

四、外耳道异物

（一）种类及病因

外耳道异物种类繁多，可分为动物性（如昆虫、水蛭等）、植物性（如豆类、谷、麦粒等）及非生物性（如小玩具、铁屑、石子、纱条等）3类。儿童多见，因小儿喜将小物塞于耳内。成人亦可发生，多为挖耳时将火柴头或木棒断入耳内；也可于外伤或作业时异物侵入。治疗外耳道或中耳疾病时若不注意，可将纱条、棉花等遗留于外耳道内。夏季露宿或野外作业务农时昆虫可飞入或爬入外耳道内。

(二)临床表现

依异物的大小、形状、位置、种类不同而异。

1.小而无刺激性的异物

可长期存留而无任何症状,较大的异物则可引起耳痛、耳鸣、听力下降、反射性咳嗽等。

2.活昆虫等动物性异物

可在外耳道内爬行骚动,引起剧烈耳痛和耳鸣;植物性异物遇水膨胀后,可引起植物性炎症和刺激或压迫外耳道,引起胀痛。

3.异物位置

异物位置越深,症状一般越明显,靠近鼓膜的异物可压迫鼓膜,发生耳鸣、眩晕,甚至引起鼓膜及中耳损伤。

(三)诊断

外耳道异物的诊断并不困难,但位于外耳道底部深处的小异物容易被忽略;或因异物留存时间过长,并发中耳、外耳道炎症;或局部分泌物较多,或被耵聍包裹,易与上述疾病混淆,应予注意。

(四)治疗

取出异物的方法应根据异物的大小、形状、性质、位置、是否并发感染及患者的年龄而定。

(1)圆形光滑的异物:可用异物钩或小刮匙等器械顺空隙越过异物而将其钩出(图 4-6),操作中特别是小儿术中不配合时,切勿用镊子夹取,以防将异物推入深处,嵌在峡部或损伤鼓膜。

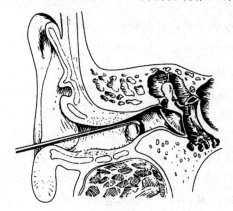

图 4-6 外耳道异物钩出法

(2)异物细小时可用冲洗法洗出。冲洗法禁忌证:①合并中耳炎,鼓膜有穿孔者;②鼓膜被异物损伤穿孔或合并中耳异物者;③植物性异物(如豆类)遇水易膨胀者;④尖锐多角的异物;⑤石灰等遇水起化学反应者。

(3)活昆虫等动物性异物:可先滴入甘油或食物油将其淹毙,或用2%丁卡因、70%乙醇或对皮肤无毒性的杀虫剂等滴入,使其麻醉瘫痪后用镊子取出或冲洗排出。对飞虫也可试行用亮光诱出。

(4)已经泡胀的植物性异物:应先用 95%乙醇滴入,使其脱水,缩小后再行取出。易碎的异物也可分次取出。

(5)不合作的幼儿:可在全身麻醉下取出异物。异物过大或嵌入较深,难以从外耳道取出时,或同时合并中耳异物时,可作耳内或耳后切口,取出异物。

（6）外耳道有继发感染者：应先行抗感染治疗，待炎症消退后再取异物，或取出后积极治疗外耳道炎。

（7）异物取出过程中：如外耳道损伤出血，可用碘仿纱条压迫止血，次日取出，涂以抗生素软膏，预防感染。

五、耵聍栓塞

外耳道软骨部皮肤具有耵聍腺，其淡黄色黏稠的分泌物称耵聍，俗称耳屎。耵聍在空气中干燥后呈薄片状；有的耵聍状如黏稠的油脂，俗称"油耳"。耵聍具有保护外耳道皮肤和黏附外物（如尘埃、小虫等）的作用，平时借助咀嚼、张口等运动，耵聍多自行排出。若耵聍逐渐凝聚成团，阻塞于外耳道内，即称耵聍栓塞。

（一）病因

造成耵聍栓塞的原因如下。

1.耵聍分泌过多

因外耳道炎、湿疹、在灰尘较多的空气中工作、挖耳等使局部受到刺激，致耵聍分泌过多。

2.耵聍排出受阻

外耳道狭窄、瘢痕、肿瘤、异物存留等均可阻碍耵聍排出。经常挖耳，可将耵聍推向外耳道深部，下颌关节运动障碍或耵聍被水浸渍等均影响耵聍的正常排出。

（二）症状和检查

依耵聍栓塞的程度及所在位置而有不同的症状。外耳道未完全阻塞者，多无症状。完全阻塞者可使听力减退。若耵聍压迫鼓膜可引起眩晕、耳鸣及听力减退。若耵聍压迫外耳道后壁皮肤，可因刺激迷走神经耳支而引起反射性咳嗽；若遇水膨胀时可致听力骤降，应与特发性突聋鉴别。此外，耵聍尚可诱发外耳道皮肤糜烂、肿胀、肉芽形成等。检查可见外耳道为黄色、棕褐色或黑色块状物所堵塞，或质软如泥，或质硬如石，多与外耳道紧密相贴，不易活动。

（三）诊断和鉴别诊断

外耳道耵聍栓塞通过耳镜检查一般不难诊断，但需与外耳道胆脂瘤和外耳道表皮栓相鉴别。外耳道胆脂瘤是外耳道损伤后，或皮肤的炎症使生发层的基底细胞生长旺盛，角化上皮细胞加速脱落，且排除受影响，在外耳道内堆积过多形成胆脂瘤。外耳道表皮栓是外耳道内阻塞性角化物的聚集。

（四）治疗

（1）较小或成片状者，可用镊子取出。

（2）耵聍钩取出法：将耵聍钩沿外耳道后、上壁与耵聍栓之间轻轻伸至外耳道深部，注意不要过深，以防损伤鼓膜，然后轻轻转动耵聍钩钩住耵聍栓，将其钩出。

（3）外耳道冲洗法：采用上述方法取出困难者可用此法。冲洗前需先将耵聍膨化，用 5% ～ 10% 碳酸氢钠溶液滴耳，每 0.5 ～ 1.0 小时 1 次，3～4 天后待其全部或部分膨化，再冲洗。如合并外耳道感染，或急、慢性化脓性中耳炎，或有外耳道狭窄者，忌用冲洗法。

（4）抽吸法：对于水渍、感染或应用药物软化后的耵聍均可采用此法。特别是对于外耳道狭窄者更为适宜，吸引器压力不宜太大，抽吸应在明视下进行。

（5）合并感染者应先控制感染，待感染控制后再取出耵聍。

六、外耳道疖

外耳道疖发生于外耳道软骨部,是外耳道皮肤急性局限性化脓性病变,又称局限性外耳道炎。多为单发,亦可多发,是耳科常见的疾病之一,夏秋季多见。

(一)病因

外耳道疖为外耳道软骨部皮肤毛囊或皮脂腺被葡萄球菌等细菌感染所致。骨部的外耳道皮肤无毛囊及腺体,故不会发生疖肿。疖肿的发生与下列因素有关。

(1)挖耳时引起外耳道皮肤损伤、糜烂、导致感染。

(2)游泳或外耳道冲洗时,外耳道进水使表皮软化,易致细菌侵入。

(3)中耳长期流脓及外耳道湿疹等也可诱发本病。

(4)全身因素,如糖尿病、慢性肾炎、内分泌紊乱、慢性便秘、营养不良等疾病使全身及局部抵抗力下降,诱发本病。

(二)症状及检查

(1)以剧烈耳痛为主,可放射至同侧头部。张口、咀嚼、打呵欠时疼痛加剧,乃因下颌关节运动时,外耳道软骨部皮肤张力增加所致。如疖肿堵塞外耳道则可影响听力。婴幼儿外耳道疖肿表现为不明原因的哭闹不安、伴体温升高,患儿不愿卧于患侧,触碰患耳时哭闹不止。

(2)检查可见外耳道软骨部皮肤呈局限性红肿,触痛明显,按压耳屏或牵拉耳郭时疼痛明显加重,此点可与急性中耳炎的耳痛鉴别。疖肿成熟后,局部变软,尖端显露黄白色脓点,自行溃破后流出带血的黏稠脓液,脓之特点为量少、稠厚、无黏液,故与中耳炎不同。此外,患者耳前、耳后或耳下淋巴结可肿大并有压痛。

(三)诊断和鉴别诊断

根据症状和检查所见,外耳道疖肿不难诊断。但当疖肿位于外耳道前下壁者,耳屏前下方可出现肿胀,易误诊为腮腺炎。疖肿位于外耳道后壁者,耳后软组织可出现红肿,此时,耳郭外突,耳后沟消失,易误诊为急性乳突炎,应注意鉴别。

(四)治疗

1.局部治疗

外耳道疖的局部治疗很重要,在病程的不同阶段,采取不同的治疗方法。

疖肿未成熟时,用细棉条沾 10% 鱼石脂甘油置于疖肿处,每天更换 1～2 次,可促使炎症吸收,并可加用局部热敷,红外线照射,氦-氖激光照射等可促使炎症局限或疖肿成熟。

疖肿已成熟而未破时可用细棉签蘸 30%～50% 硝酸银或纯石炭酸烧灼脓头,使其溃破;或顺外耳道长轴方向切开排脓,切开后置橡皮条引流。注意切勿在外耳道内做横行切口,以免日后形成外耳道狭窄。疖肿未成熟而作切开,可使炎症扩散,应避免之。疖肿自行溃破,则将脓液拭净,周围皮肤用 75% 酒精清洁后,置抗生素棉条。

2.全身治疗

疼痛较剧时给予镇痛剂;症状较重者,口服或注射抗生素药物。因外耳道疖大多数是金黄色葡萄球菌感染,青霉素类或大环内酯类抗生素应为首选。若已做细菌培养和药物敏感性试验,则根据实验结果首选敏感的抗生素。

(五)预防

纠正挖耳习惯,耳痒者可用 4% 硼酸酒精或 1% 水杨酸酒精擦耳。游泳、洗头或淋浴后应及

71

时将外耳道拭干。医师在检查外耳道时应避免意外损伤,对反复发作的顽固病例,应排除糖尿病等疾病。

七、弥漫性外耳道炎

弥漫性外耳道炎乃外耳道皮肤及皮下组织的广泛性感染性炎症,是耳科较为常见的疾病,此病的发病与气温和湿度有密切关系,在热带与亚热带更为常见,因而又被称为"热带耳",临床上分为急性和慢性两类。

(一)病因

弥漫性外耳道炎为细菌或病毒感染所致,其诱因与下列因素有关。

1.水液浸渍

游泳或冲洗外耳道后,若耳内未拭干净,皮肤受浸渍,破损,易招致感染。

2.温度和湿度变化

温度上升和湿度增加常可导致耵聍的化学性质变化和耵聍腺管堵塞,从而降低了它的防御能力。

3.外伤

挖耳时不慎损伤外耳道皮肤,或异物擦伤皮肤,可造成细菌进入表皮层甚至真皮层,引起感染。

4.耵聍缺乏

因正常人外耳道的耵聍呈微酸性,具有抗感染作用,耵聍缺乏时,外耳道即失去其抗菌的"酸性外衣",故易致病。

5.分泌物的刺激

急、慢性化脓性中耳炎之脓性分泌物的刺激,常致外耳道皮肤抵抗力降低。

6.变态反应

外耳道在变态反应基础上,继发感染。如外耳湿疹患者易并发外耳道炎。

7.分泌物的氢离子指数

正常外耳道皮脂腺分泌物呈弱酸性,pH 在 5.0～7.8,若外耳道进水或使用不恰当的滴耳剂时,则变为碱性,抗感染能力减弱,易导致炎症。

8.解剖构造

外耳道深浅和宽窄与炎症的发生也有关系,例如,因外生骨疣而使外耳道变窄者,其深部碎屑难以排除或清除,易遭受感染。

9.全身性疾病

全身性疾病如糖尿病、内分泌紊乱、慢性便秘和贫血等也易诱发本病。常见的致病菌为金黄色葡萄球菌,其他有溶血性链球菌、铜绿假单胞菌、变形杆菌等,真菌感染亦可发生。

(二)症状及检查

1.急性弥漫性外耳道炎

急性弥漫性外耳道炎为外耳道皮肤的弥漫性急性感染。其症状与疖肿相似,发病初期耳内有灼热感,轻微疼痛,随着病情发展,疼痛逐渐加剧,甚至坐卧不宁,咀嚼或说话时加重。根据病情轻重不同,局部体征亦不一致。轻者仅见外耳道皮肤轻度充血,肿胀,表面覆以具有臭味而黏稠的分泌物或碎屑。重者外耳道肿胀明显,可致外耳道狭窄及闭塞,皮肤溃烂,分泌物呈浆液性,耳郭周围也可发生水肿。有时耳周围淋巴结肿大,有压痛,鼓膜可充血。

2.慢性弥漫性外耳道炎

耳内有痒感及不适感,外耳道皮肤增厚,管腔变狭。外耳道深处常积聚脱落上皮碎屑,并具有臭味的灰褐色分泌物。病期较长者,因软组织增厚可发生外耳道狭窄而致听力减退,鼓膜光泽消失、增厚、标志不清,甚或有小肉芽肿形成。

(三)诊断和鉴别诊断

一般情况下,根据症状和体征,急、慢性外耳道炎的诊断并不难,但有时需与下列疾病相鉴别。

1.化脓性中耳炎

急性化脓性中耳炎听力减退明显,可有全身症状;早期有剧烈耳痛,流脓后耳痛缓解;检查可见鼓膜红肿或穿孔,脓液为黏脓性。当急、慢性化脓性中耳炎的脓液刺激引起急、慢性外耳道炎,中耳炎所致的鼓膜松弛部被干痂覆盖时,需将脓液或干痂清除干净,再根据上述特征仔细鉴别,必要时可暂给予局部用药,嘱患者要随诊。

2.急、慢性外耳道湿疹

大量水样分泌物和外耳道奇痒是急性湿疹的主要特征,一般无耳痛,检查时见外耳道肿胀,有丘疹或水疱。慢性外耳道湿疹时局部奇痒,并有脱屑,可有外耳道潮湿,清理后见鼓膜完整。

3.外耳道疖肿

症状与急性外耳道炎相似,但外耳道红肿或脓肿局限。

(四)治疗

1.急性弥漫性外耳道炎

可全身应用抗生素控制感染,服用止痛剂,禁止在局部作过多过重的机械性摩擦,以免损伤外耳道皮肤。外耳道红肿时,局部可敷用浸有 10％鱼石脂甘油的棉条。外耳道肿胀渗液较甚者,可用浸有 5％～8％醋酸铝棉条敷于外耳道。

2.慢性弥漫性外耳道炎

可用醋酸尿素曲安西龙软膏涂布,用药前先清除分泌物或痂皮,全身辅以维生素 A 治疗;积极治疗感染病灶如化脓性中耳炎;加强全身某些有关疾病的诊治如贫血、维生素缺乏症、内分泌紊乱及糖尿病等。因本病而导致外耳道狭窄及闭锁,影响耵聍排出及听力者,可在炎症痊愈后行外耳道成形术。

八、坏死性外耳道炎

坏死性外耳道炎是指外耳道皮肤和骨质的进行性坏死性炎性疾病,并有向周围组织扩散的趋势,又称恶性外耳道炎,但并非恶性肿瘤。临床上并不多见,通常发生在老年糖尿病或机体免疫力低下的患者,偶见于患有营养不良和贫血的儿童。男女发病率相近,多为单侧。

(一)病因

尚未明确,可能的病因如下。

1.机体的免疫力低下

老年人,HIV 携带者,某些恶性肿瘤、器官移植后长期应用免疫抑制剂类药物的患者,机体的免疫力低下,易导致外耳道非常住细菌感染,且感染不易控制而向外耳道周围蔓延,从而引起坏死性外耳道炎。

2.糖尿病

糖尿病患者代谢异常,合成的免疫球蛋白减少,机体对致病菌的抵抗力减低,易致严重感染的发生。另有报道糖尿病患者中耵聍物理性状发生改变,表现为低酸和溶酶菌素积聚减少,这种环境有利于细菌的生长。糖尿病引起的血管管腔狭窄、阻塞,微循环障碍在发病过程中也起重要作用。

3.外耳道外伤

外耳道外伤后合并感染可引发本病,也有医源性外伤引发本病的报道。

4.营养不良和贫血

营养不良和贫血引起患者体内免疫球蛋白的合成减少,机体免疫系统对致病菌反应和杀伤力受到抑制,易致严重的感染。

致病菌主要为假单胞菌属,以铜绿假单胞菌最多见,约占90%。其他致病菌有葡萄球菌,肺炎链球菌等。曲霉菌感染也可致病。

(二)临床表现

起病较急,耳痛剧烈,较一般外耳道炎严重,夜间明显,可放射至颞部,有脓性或血性分泌物耳溢。检查时可发现外耳道皮肤红、肿、触痛,外耳道峡部底壁皮肤糜烂,肉芽增生,循此处用探针可探及坏死腔。耳郭、耳屏可肿胀,有明显触痛和牵拉痛。乳突区亦有肿胀和叩痛。鼓膜穿孔或坏死。经一般抗感染治疗常无明显效果。病变继续发展可侵犯乳突和颅底,或通过外耳道的骨、软骨裂隙或神经管累及软骨、骨组织、腮腺及邻近的大血管,导致颞骨、颅底骨髓炎,多发性神经麻痹,其中以面神经最多见。如病变不能控制,可因颅内感染和大出血死亡。

坏死性外耳道炎临床分期(Kraus)如下。

Ⅰ期:炎症局限于外耳道及乳突气房。

Ⅱ期:Ⅰ期加颅底骨质骨髓炎及脑神经麻痹。

Ⅲ期:Ⅱ期加炎症扩散至颅内。

(三)诊断

由于坏死性外耳道炎临床表现不具特异性,早期常易误诊为外耳道的普通炎症和疖肿,因此,对老年糖尿病患者的进行性加重的外耳道炎,经积极抗感染治疗无效者应怀疑此病。诊断时应注意详询病史,送脓液培养,作血糖、尿糖及有关血液检查。对外耳道峡部底壁的肉芽组织送病理检查,以便与恶性肿瘤相鉴别。颞骨、颅底X线断层拍片、CT、MRI等影像学检查有助于了解骨质及周围组织破坏情况,估计病变范围。

(四)治疗

1.积极治疗和控制糖尿病

请内分泌科医师早期介入并协助治疗。

2.清除局部病灶

早期施行根治性清创术十分重要,如发现面神经或颅底受侵犯,应行乳突根治术和颅底部分切除术。术中一般均不见明显脓腔,仅为蜂窝织炎和坏死性肉芽组织。手术应达到彻底清除病灶,防止炎症扩散的目的。病灶清除后用过氧化氢溶液充分冲洗术腔,放置引流条,术后用抗生素溶液等冲洗。

3.全身抗感染治疗

抗生素的应用应做到早期、大剂量、有足够的疗程,静脉给药,联合运用对致病菌敏感的药物。一般需持续给药 6 周以上,直至病灶完全吸收。但应注意抗生素的耳毒性和肾毒性。局部疼痛减轻和血糖得到控制是治疗有效的最早、最主要的表现。

4.全身支持疗法

加强营养,治疗贫血和营养不良,增强机体的抵抗力。另可进行高压氧治疗,解决组织缺氧,增强机体对病原菌的杀伤力。

(五)预后

坏死性外耳道炎是一种少见的致死性的感染性疾病。根据 Kraus 分期,Ⅰ期治疗效果好,Ⅱ、Ⅲ期预后差,患者最终大多死于严重的颅内感染。如果在疾病的早期能控制其发展,将能有效地避免严重的并发症的发生,因而早期诊断和治疗极为重要。

九、原发性外耳道胆脂瘤

原发于外耳道的胆脂瘤称外耳道胆脂瘤,又称外耳道栓塞性角化病;有人认为外耳道胆脂瘤和外耳道栓塞性角化病是两种不同的疾病,但未得到公认。亦有称之为表皮病或角化不良者。有人应用"原发性外耳道胆脂瘤"这一名称,以与继发于中耳的胆脂瘤相区别。继发性胆脂瘤常继发于因各种原因引起的外耳道狭窄或闭锁。

(一)病因

病因不明。有关学说如下。

(1)外耳道皮肤受到各种病变的长期刺激(如耵聍栓塞、炎症、异物、真菌感染等)而产生慢性充血,致使局部皮肤生发层中的基底细胞生长活跃,角化上皮细胞脱落异常增多,若其自洁功能障碍,便堆积于外耳道内,形成团块。久之其中心腐败、分解、变性,产生胆固醇结晶。

(2)因有人发现 20 岁以下的青年患者中,约有 50% 伴发支气管扩张症,25% 伴发慢性鼻旁窦炎,或这两种伴发病同时存在,故有呼吸道黏膜及外耳道皮肤先天性缺陷学说和耵聍腺分泌过多之说。后者认为支气管扩张症患者,因其位于支气管内之迷走神经传出末梢经常受到脓液刺激,以致耵聍腺反射性分泌增加。

此外尚有外耳道局限性骨膜炎及猩红热病因说等,但支持者甚少。结扎蒙古沙鼠外耳道可引发外耳道胆脂瘤。

(3)原发于外耳道之先天性原发性胆脂瘤。

(二)临床表现

本病并不罕见,多发生于成年人,男女发病率相等。可侵犯双耳,但单侧者多见。

症状与胆脂瘤大小及是否合并感染有关。无继发感染的小胆脂瘤可无明显症状;胆脂瘤较大,可出现耳内闭塞感,耳鸣,听力下降(堵塞外耳道管径 2/3 以上时)。一旦发生继发感染则有耳痛,可放射至头部,剧烈者夜不成眠;耳内流脓或脓血,具臭味。

检查见外耳道深部为白色或黄色胆脂瘤堵塞,其表面被无数层鳞片状物质包裹。外耳道皮肤红肿,可有肉芽。胆脂瘤清除后可见外耳道骨质遭破坏、吸收、骨段明显扩大,软骨段一般无明显改变。鼓膜完整,可充血、内陷。少数病例胆脂瘤经外耳道后壁侵犯乳突,不同程度地破坏乳突骨质,严重者并发中耳胆脂瘤;面神经乳突段,鼓索神经亦可因骨质破坏而直接裸露于病灶下方,并发面瘫病情严重者可并发颈侧脓肿和瘘管。

Holt 将本病分为 3 期。①外耳道无或轻度扩大,局限性小凹形成。②耳道明显扩大,局部囊袋形成。③侵及乳突和/或上鼓室。

(三)诊断

根据病史及局部检查,诊断一般不难,取胆脂瘤送病检可确诊。注意和原发于中耳的胆脂瘤、外耳道癌及坏死性外耳道炎鉴别,必要时作颞骨 CT 扫描,根据笔者观察,本病的乳突一般为气化型,病变侵犯乳突时,外耳道后壁的破坏部位大多在近软骨段的一端,上、中鼓室内无明显病变,除非外耳道胆脂瘤侵及中耳。

(四)治疗

不合并感染的胆脂瘤较易取出。合并感染时,由于外耳道肿胀,触痛明显,胆脂瘤嵌顿于扩大的外耳道深部,取出较为困难。此时应注意控制感染。但单纯的控制感染很难迅速奏效,只有将胆脂瘤全部或部分清除后,方能促使炎症完全吸收。

取出时宜用扁头探针将胆脂瘤与外耳道骨壁轻轻分离,先将较易取除的部分取出。当外耳道壁与胆脂瘤间出现较大空隙时,可用耵聍钩或杯状钳将其取出。并存的耵聍栓塞大而硬者,可用 3％硼酸甘油或 3％～5％碳酸氢钠溶液(合并感染时忌用)滴耳,使其软化后再取。感染严重、取出十分困难者可在全麻及手术显微镜下清除胆脂瘤和肉芽。同时全身应用抗生素控制感染。

术后应随诊观察,清除残余或再生的胆脂瘤。

十、鼓膜炎

鼓膜炎是指发生于鼓膜的急、慢性炎症,既可从外耳道和中耳的急性炎症蔓延而来,也可原发于鼓膜本身,波及其邻近的外耳道深部皮肤。在鼓膜的急性炎症中,较常见者有急性鼓膜炎和大疱性鼓膜炎;慢性肉芽性鼓膜炎为较多见的鼓膜慢性炎症。

由于急性鼓膜炎大多伴发于急性外耳道炎和急性中耳炎中,故在此不另做介绍。

(一)大疱性鼓膜炎

大疱性鼓膜炎又称出血性大疱性鼓膜炎,是一种可能由病毒感染引起的鼓膜原发性炎症。病理上,以鼓膜表皮层下方的局限性积液而形成的大疱为特征,鼓膜邻近的外耳道深部皮肤常受到波及。

1.病因

由于本病常发生于病毒性上呼吸道急性感染的流行期,故一般认为,本病可能系由病毒感染所致,如流感病毒,脊髓前角灰质炎病毒等,但此说至今尚未得到证实。

2.症状

本病冬季多发,常累及一耳,也可两耳相继发病。

(1)耳痛为本病之主要症状。耳痛往往突然发生,并迅速加重,这种耳深部疼痛为胀痛或刺痛感,持续性,一般均甚剧烈,可伴同侧头痛及颊部疼痛。大疱破裂后,耳痛可渐减轻。

(2)耳溢液:大疱破裂后,耳内可流出淡黄色或略带血性的浆液性分泌物,量一般不多,持续时间短暂。

(3)听力下降一般不重,为传导性。

(4)耳鸣及耳内闷胀感,耳痛发生前、后,可出现低调性耳鸣,或有耳内闷胀感,堵塞感等。

(5)眩晕不多见。

(6)可有低烧,乏力,全身不适感等。

3.检查

(1)外耳道深部皮肤充血,重者可延及整个外耳道皮肤。

(2)鼓膜松弛部充血,重者松弛部膨出。疱疹多位于鼓膜后上方,呈圆形或椭圆形,大小不一,数目不等,数个小疱疹可互相融合,最后变为单个大疱疹;疱疹呈淡黄色,或灰白色,若有新鲜出血,则显红色,积血陈旧时变为暗红或蓝色;疱疹壁薄而软,容易溃破。溃破后,局部呈暗红色,可有少量渗血,但鼓膜不会出现穿孔,1～2天后创面有薄痂覆盖,可迅速愈合,不留瘢痕。疱疹以外的鼓膜正常。

(3)疾病早期,乳突可有轻压痛。

4.诊断

根据耳深部剧痛及鼓膜表面典型的疱疹,即可做出诊断。应注意和急性化脓性中耳炎,特发性血鼓室,以及由各种病因引起的蓝鼓膜鉴别。

5.并发症

(1)单发性或多发性脑神经损害很少见,其中多为前庭蜗神经和/或面神经损害;发生于疾病早期,或继发于病后3周内。若听神经受累,则可出现轻度到中度的感音神经性聋,眩晕等,耳聋大多为可逆性。

(2)脑膜脑炎很少见。可与脑神经损害伴发,亦可单独出现。

(3)急性中耳炎,分泌性或化脓性中耳炎。但不常见。

6.治疗

(1)大疱未破者,可用尖针刺破之(注意消毒和无菌操作)。

(2)大疱已破,耳内尚有分泌物者,可用0.3%氧氟沙星(泰利必妥)滴耳。

(3)耳痛剧烈者,可用利多卡因(1%～2%)或苯唑卡因滴耳。

(4)为预防继发感染,可用抗生素口服。若为支原体感染,可用红霉素。

(二)慢性肉芽性鼓膜炎

慢性肉芽性鼓膜炎又称特发性慢性鼓膜炎,是以鼓膜表面的肉芽性损害为特点的鼓膜慢性炎性疾病。病变一般局限于鼓膜的表皮层,纤维层可受到波及,但未达内面的黏膜层。外耳道皮肤可出现病损,但骨膜正常。

1.病因

本病的确切病因未明,可能与以下因素有关。

(1)感染:因肉芽组织表面曾培养出数种致病菌,如葡萄球菌、假单胞菌、念珠菌等,故有学者认为,本病可能是在特发性鼓膜炎的基础上,继发了细菌或真菌感染。

(2)外伤:慢性炎症刺激如挖耳、慢性外耳道炎等。

(3)表皮抵抗力降低:当外耳道深部的湿度和温度升高时,外耳道深部的皮肤和鼓膜表面的表皮剥脱,在此基础上出现继发感染,以致肉芽组织增生。

2.临床表现

(1)耳内不适或痒感,一般不痛。

(2)耳内流脓,量不多,脓无臭气。

(3)听力常无明显改变,反复发作而久治不愈者,可出现轻度的传导性聋。

(4)鼓膜轻度充血、鼓膜表面和外耳道深部皮肤有微小颗粒状肉芽或表浅溃疡,成簇分布于一处或数处,或遍及全鼓膜,病损表面有少许脓液。肉芽可随鼓膜活动。

(5)颞骨高分辨率CT示鼓室及乳突正常。

3.诊断

根据病史及鼓膜像,诊断一般不难。如对本病缺乏认识,观察鼓膜不仔细,可误诊为慢性化脓性中耳炎。颞骨 CT 可资鉴别。

4.治疗

(1)局部以生理盐水清洗后,可用以下滴耳剂滴耳:0.3%氧氟沙星滴耳剂或利福平滴耳剂,或 3%硼酸酒精等。

(2)肉芽面用 10%～20%硝酸银或三氯醋酸烧灼。

(3)肉芽增生较剧者,于 2%丁卡因表面麻醉下刮除肉芽,然后以上述腐蚀剂烧灼之。

(4)个别顽固病例可给泼尼松 5～10 mg,3 次/天,或地塞米松 0.75 mg,3 次/天,共 3～5 天并用口服抗生素治疗。

十一、后天性外耳道狭窄与闭锁

后天性外耳道狭窄与后天性外耳道闭锁亦称继发性外耳道狭窄与闭锁,多由手术、外伤、骨折移位或炎症后瘢痕组织增生、挛缩所致。继发于各种肿瘤者暂不讨论。本病常发生于一侧,双耳受累者少见。

(一)临床表现

1.耳闭塞感,听力下降

耳闭塞感,听力下降见于重度狭窄或闭锁耳。

2.耳鸣

少见。

3.耳痛,耳内流脓

合并感染或合并化脓性中耳炎时出现。

4.耳部检查所见

外耳道狭窄或闭锁可发生于某一节段,也可侵及全外耳道。狭窄可轻可重。外耳道口狭窄或膜性闭锁大多起因于乳突手术或烧伤;继发于久治不愈之慢性外耳道炎通常侵及外耳道全程,狭窄严重者鼓膜全貌可被掩盖;异物或医源性外伤所致之膜性闭锁或狭窄大多位于峡部或峡部之内侧;错位骨折之病变局限于骨段,软骨段大都完好。

5.听力检查

纯音听力图示传导性听力损失或正常。

6.颞骨 CT 扫描

可显示狭窄或闭锁的位置、范围、外耳道骨壁有无断裂或移位或骨质增生,是否合并中耳炎等。

(二)治疗

轻度狭窄可不予处理。对重度狭窄或闭锁应行外耳道重建术,手术取耳内或耳后切口。暴露骨性外耳道口。磨去外耳道后壁或上壁部分骨质,扩大骨性外耳道管腔。对错位骨折尽可能复位,不能复位时可将堵塞管腔之骨质磨去。彻底切除瘢痕和增厚的皮下组织。创面以自体薄皮片覆盖。外耳道内填塞吸收性明胶海绵和碘仿纱条。

(孙俊凯)

第六节 先 天 性 聋

先天性聋是出生时就已存在的听力障碍。

一、临床分类

(一)按有无畸形分类

1.伴先天性耳畸形的先天性聋

(1)先天性外耳道闭锁是第一鳃沟发育障碍所致,常伴先天性耳郭畸形及中耳畸形,可因家族遗传或母体妊娠时感染及用药不当导致。

(2)先天性中耳畸形包括咽鼓管、鼓室、乳突气房系统及面神经之鼓室部的畸形,可单独发生亦可合并出现。常导致传音功能的异常。

(3)先天性内耳畸形:通常由于遗传因素,母体孕期感染风疹、麻疹、腮腺炎及服用致畸药物或接受射线等引起。根据部位可分为耳蜗畸形、前庭与半规管畸形、内耳道畸形、前庭导水管异常。

2.耳部结构正常的先天性聋

通常为由遗传因素或母体妊娠时使用耳毒性药物、外伤甚至感染等导致的感音神经性聋。

(二)按病因分类

1.遗传性聋

指由基因或染色体异常所致的耳聋,可能是来自父母一方或双方,也可能是新发突变,常有家族史,约占耳聋的50%。按遗传方式可分为常染色体隐性遗传、常染色体显性遗传、伴性染色体遗传和母系遗传(伴线粒体遗传)。临床可仅表现为听觉系统异常,不伴有其他器官和系统的病变。也可表现为伴有其他器官或系统的异常,如皮肤异常角化、色素异常缺失或过度沉着;眼视网膜的色素沉着、高度近视、斜视、夜盲等;发育畸形,如颅面部畸形,脊柱、四肢、手指、足趾的异常;甚至可能有心脏异常、泌尿系统异常或甲状腺异常肿大等。

2.非遗传性聋

妊娠早期母亲患风疹、腮腺炎、流感等病毒感染性疾病,或梅毒、糖尿病、肾炎、败血症、克汀病等全身疾病,或大量应用耳毒性药物均可使胎儿致聋。母子血液Rh因子相忌,分娩时产程过长、难产、产伤致胎儿缺氧窒息也可致聋。母体内分泌障碍(如呆小病)也会引起胎儿先天性中耳组织黏液水肿和听骨链畸形。

二、诊断要点

(一)全面的病史收集

通过专科检查明确患儿有无耳郭及外耳道畸形,仔细询问家族中至少三代人的耳聋病史,以及是否近亲结婚等。明确妊娠早期母亲是否患风疹、腮腺炎、流感等病毒感染性疾病,或梅毒、糖尿病、肾炎、败血症、克汀病等全身疾病,或大量应用耳毒性药物史,或分娩时产程过长、难产、产伤致胎儿缺氧窒息等致聋因素存在。

(二)听力学评价

主要是进行新生儿听力筛查,筛查主要有新生儿听力普遍筛查(UNHS)和目标人群筛查(TS)两种策略。我国在现阶段推荐的策略首先是普遍筛查;在尚不具备普遍筛查条件的单位,也可采用目标人群筛查,将具有听力损伤高危因素的新生儿及时转到有条件的单位筛查。

1.普遍筛查策略

(1)普遍筛查:产房和新生儿重症监护室的所有新生儿都应在出院前接受使用生理学测试方法的听力筛查。对未通过出院前"初筛"者,应在出生后 42 天内(新生儿重症监护室的婴幼儿可酌情稍延)进行"复筛"。

(2)3 个月内接受诊断:对所有未通过"复筛"的婴幼儿,应在 3 个月内开始相应的医学和听力学评价,争取尽早明确诊断。

(3)6 个月内接受干预:凡符合针对性听损失诊断的婴儿,应在 6 月龄内接受多项跨学科的干预服务。干预应建立在家庭经济能力,家长知情选择,文化、传统和信仰的基础上。一个具有家庭特色的聋儿康复计划应在接受转诊后的 45 天内启动。助听器应在确诊为针对性听损失后 1 个月内选配和使用。对佩戴助听器的婴幼儿应连续进行听力学监测,其间隔以不超过 3 个月较好。对接受早期干预的听力损失婴幼儿,应每 6 个月进行交往能力的评估。家长和康复工作者至少每 6 个月检查一次康复计划。

(4)跟踪和随访:凡以通过筛查,但具有听力损失和/或言语发育迟缓高危因素的婴幼儿,都要接受医学、听力学和交往技能的跟踪和随访。另外,具有迟发性、进行性或波动性听损伤相关指标的婴幼儿,以及听神经和/或脑干传导障碍[如听神经病(AN)]的婴幼儿亦应跟踪和随访。

2.目标人群筛查策略

结合我国目前的情况,在尚不具备普遍筛查条件的单位(如在比较偏远和贫困的地区),仍可采用目标人群筛查策略,将具有下列听力损害高危因素之一的新生儿及时转到上级单位筛查。高危因素:①耳聋家族史;②宫内感染(如:巨细胞病毒、风疹、弓形虫、梅毒等);③细菌性脑膜炎;④颅面部畸形(包括耳郭和外耳道畸形等);⑤极低体重儿(1 500 g);⑥高胆红素血症(达到换血标准);⑦机械通气 5 天以上;⑧母亲孕期使用过耳毒性药物;⑨阿普加评分 1 分钟0～4 分或5 分钟0～6 分;⑩有与感音神经性聋或传导性聋相关的综合征临床表现者;⑪长期住在监护病房;⑫呼吸窘迫综合征;⑬晶状体后纤维组织形成;⑭窒息;⑮胎粪吸入;⑯神经变性疾病;⑰染色体异常;⑱母亲滥用药物和乙醇;⑲母亲糖尿病;⑳母亲多次生育;㉑缺乏出生前监护。

3.听力筛查模式

根据我国当前的国情,以医院为基础,采用耳声发射筛查(OAE)、自动听性脑干反应(AABR)和行为观察法相结合的一种筛查模式。

OAE 可反映耳蜗(外毛细胞)的功能状态。OAE 筛查"通过",表示外周听力在刺激频率范围内正常。但 OAE 受到外耳道和中耳的影响较大,可出现假阳性。此外,在有些情况下(如听神经病等),耳蜗(外毛细胞)可正常,而内毛细胞和/或蜗后异常,则不能为 OAE 查出,造成假阴性。

AABR 测试反映了耳蜗、听神经和脑干听觉通路的功能,较 OAE 有信息范围广和可以量化听力损失的优点:受外耳道和中耳的影响较小;在排除了中耳和耳蜗(外毛细胞)病变后,对诊断听神经病和神经传导障碍特别有意义。所以,是 OAE 筛查很好的补充。同样,当作 AABR 遇到"不通过"的病例时,也需要用 OAE 来评估耳蜗(外毛细胞)的功能,以区别蜗性(外毛细胞)听力损失或听神经传导障碍(听神经病等)。因此,OAE 和 AABR 是一对听力筛查的好伙伴,两者结合,是现行筛查技术的最佳选择。鉴于绝大多数新生儿的听力损失是蜗性的,所以,在普通产科病房里首先用 OAE 筛查,对"不通过"的新生儿在29 天或 42 天用 OAE 复筛,以减少新生儿期由外耳道和中耳影响造成的假阳性。对不通过的新生儿,在 29 天或 42 天用 AABR 和 OAE 联合复筛。

(三)影像学检查

目前普遍采用高分辨颞骨薄层 CT 和 MRI 影像学的方法,高分辨率颞骨 CT 可了解内耳骨性结构,评估骨性解剖异常或畸形导致的听力障碍。MRI 检查可以反映听神经的发育情况,能发现 CT 易漏诊的耳蜗前庭神经异常。

(四)基因诊断

目前发现的遗传性聋致病基因近百个,可通过基因诊断描述耳聋家族各成员致病基因的携带情况,为临床咨询和产前诊断防止聋儿再出生提供准确的诊断依据。

三、治疗要点

(一)药物治疗

对于听力稳定的先天性聋目前尚无有效的药物治疗方法,先天性聋患者如果出现波动性、进行性的听力下降应尽早联合使用扩张内耳血管、营养神经的药物及糖皮质激素类药物,尽量保存残留听力。

(二)佩戴助听器

助听器验配一般需经过耳科医师或听力学专家详细检查后才能正确选用。一般而言,中度听力损失者使用助听器后获益最大,单侧耳聋一般不需要配用助听器。

(三)外科治疗

外耳道及中耳畸形一般为传导性听力障碍,以手术治疗为主,通过手术可建立正常的传音结构或安装助听器达到提高听力的要求。对于重度和极重度感音神经性聋患儿,经助听器训练不能获得应用听力者应视人工耳蜗植入治疗为首选。患有内耳畸形的患者需由专科医师评估能否置入人工耳蜗。

(四)听觉和言语训练

听觉训练是借助助听器或植入人工耳蜗后获得的听力,通过长期有计划的声响和言语刺激,逐步培养其聆听习惯,提高听觉察觉、听觉注意、听觉定位及识别、记忆等方面的能力。言语训练是依据听觉、视觉和触觉等互补功能,借助适宜的一起,以科学的教学法训练聋儿发声,读唇,进而理解并积累词汇,掌握语法规则,准确表达思想感情。通过听觉与言语训练,使残余听功能或人工听功能充分发挥作用,达到正常或接近正常的社会交流目的。

四、预后及预防

先天性聋治疗预后虽然不太理想,但注重防治一些致聋因素是可以减少发生的。

(1)广泛宣传杜绝近亲结婚,开展聋病婚前咨询,强化优生优育。

(2)孕期中应广泛进行卫生保健知识宣教,积极预防传染病和其他疾病,加强围生期管理。严格掌握耳毒药物的适应证和用药剂量。有计划地消灭引起先天性聋的流行病,如呆小症、梅毒和助产外伤等。

（3）大力推广新生儿听力筛查，早期发现婴幼儿耳聋，及早利用残余听力或通过助听设备进行言语训练，使患儿获得言语功能。做到聋而不哑，利于患儿今后的生活自理，提高生命质量。

（姜云成）

第七节 中 毒 性 聋

中毒性聋是某些药物对听觉感受器或听觉神经通路有毒性作用或者接触某些生物、化学物质引起内耳发生中毒性损害，造成听力损失和前庭功能障碍。中毒性聋是耳聋的主要病因之一，婴幼儿时期发生中毒性聋不易发觉，往往造成严重的听力损伤，影响言语功能的发育。

一、耳毒性药物或化学品种类

（一）抗生素
以氨基糖苷类抗生素为主，造成听力损失的发生率较高，包括链霉素、庆大霉素、妥布霉素、卡那霉素、阿米卡星等，万古霉素、多黏菌素 B 等亦有耳毒性。

（二）袢利尿药
如依他尼酸、呋塞米等。

（三）抗疟疾药
如奎宁、氯奎等。

（四）抗肿瘤药
如顺铂、卡铂、长春新碱等。

（五）水杨酸类药物
如长期应用大剂量阿司匹林。

（六）局部麻醉药
如利多卡因、丁卡因等。

（七）重金属
如汞、铅等。

（八）中成药
如牛黄清心丸等，其中含有雄黄（砷剂）。

（九）吸入有害气体
如一氧化碳、硫化氢、三氯乙烷、四氯化碳等。

（十）其他
如乙醇、甲醇、抗惊厥药、β受体阻滞剂等。

二、诊断要点

主要依据明确的耳毒性药物用药史，注意询问所用药的品种、剂量及给药途径。对于儿童患者接诊时需详细询问家长，特别要关注患儿母亲有无家族性耳聋史。听力学检查可发现早期中毒性聋，还可明确耳聋程度。

(一)症状与体征

1.听力损失

听力损失多于用药 1～2 周后出现症状,最长可达 1 年左右。双耳听力损失对称,由高频开始,早期听力曲线为下降型,之后为平坦型,程度逐渐加重,半年左右停止进展。个别患者听力急剧下降,就诊时表现为全聋。

2.耳鸣

常为最早出现症状,耳鸣声通常以高频音调常见,如出现蝉鸣声。

3.可有前庭功能下降、眩晕、步态不稳。

(二)特殊检查

(1)纯音测听检查结果为感音神经性聋,平均用药后 1 个月左右出现 4 000 Hz 以上高频区听力下降,后进展为中频及低频区听力下降。

(2)畸变产物耳声发射(DPOAE)可发现早期内耳损害:中毒性聋的患者 DPOAE 幅值降低或无法引出,可在临床症状出现前提示毛细胞的损伤。

(3)前庭功能检查中温度试验可表现为正常或低下,双耳可不对称。

(4)对氨基糖苷类抗生素耳毒性异常敏感的患者应进行线粒体 DNA 12S rRNA *A1555G* 和 *C1494T* 的易感基因突变检测。

三、鉴别诊断

排除其他耳聋,如先天性聋、感染性聋、老年性聋、突发性聋、耳硬化症、听神经病等。

四、治疗要点

对于中毒性聋患者需尽早诊断、尽早治疗,治疗周期至少 1～2 个月,一般观察随访半年以上,直至听力稳定为止。治疗原则包括以下 3 项。

(1)病情允许的情况下立即停用耳毒性药物。

(2)促进耳毒性药物从内耳排出,应用营养神经及毛细胞的药物。早期时可应用改善微循环药物如银杏叶提取物,以及维生素、辅酶 A、ATP 及糖皮质激素类药物等。

(3)对于听力损失重、药物治疗后听力无改善或改善不满意的患者可选配助听器或行人工耳蜗植入术。

五、预后及预防

(1)中毒性聋防重于治,医师需严格掌握耳毒性药物的适应证,使用时采用最小有效剂量。对于有中毒性聋家族史的患者用药时要更谨慎。临床必需应用氨基糖苷类抗生素者,如有条件可在应用前进行易感基因突变检测,避免误用。

(2)对使用耳毒性药物的患者定期检测听力,用药同时加用保护内耳和神经药物,如维生素 A、维生素 B$_{12}$ 等。

(3)对肝肾功能不全、糖尿病或已存在感音神经性聋的患者尽量不应用耳毒性药物。对处于噪声、高温等不良工作环境人员、婴幼儿、6 岁以下儿童、孕妇及老年人等用药时需谨慎。

(姜云成)

第八节　感　染　性　聋

感染性聋为致病微生物,如病毒、细菌、真菌、螺旋体、衣原体、支原体、立克次体、原虫等,直接或间接引起内耳损伤,导致双耳或单耳不同程度的感音神经性聋,可伴有不同程度前庭功能障碍。现此类耳聋发生率已有明显降低,但耳聋一旦发生,极难康复,是防聋治聋的一个重要课题。

按发病时间可分为先天性与后天性感染性聋。先天性如风疹、先天梅毒等,后天性如流行性脑脊髓膜炎、流行性腮腺炎、伤寒、疟疾等。按病原微生物种类可分为细菌性、病毒性及其他特殊病原体(真菌、螺旋体、衣原体、支原体、立克次体、原虫等)感染。本节按病原微生物分述如下。

一、细菌性脑膜炎

(一)致病微生物

致病微生物多为脑膜炎双球菌、流感嗜血杆菌、肺炎链球菌、结核杆菌等。

(二)临床特点

听力下降多发生于疾病早期,多为双耳受累,单侧者少见,耳聋程度一般较重,甚至全聋,可波及所有频率,常伴有耳鸣,也可出现眩晕、平衡失调等前庭症状。听力可好转也可加重,最后听力水平稳定需在脑膜炎治愈后 1 年左右才能判定。

(三)防治要点

针对病因选择敏感抗生素是治疗的关键,耳聋一旦发生,康复十分困难,应以预防为主,普及疫苗。

二、流行性腮腺炎

(一)致病微生物

流行性腮腺炎为腮腺炎病毒经呼吸道传染所致。

(二)临床特点

耳聋进展快,常突然发生,以单侧多见,听力损失多为重度、极重度,高频区听力下降明显,亦可为全聋;累及前庭时可出现眩晕。耳聋可发生于腮腺炎早期、中期或晚期,既可与腮腺炎全身症状同时出现,亦可发生于腮腺炎全身症状出现之前或症状减轻之后;无明显症状的"亚临床型",可表现为突然出现的感音神经性聋。

(三)防治要点

腮腺炎病毒具有强嗜神经性,易造成不可逆的病理变化,对于已发生听力损失者目前无特效治疗,早期注射腮腺炎疫苗是最有效的预防方法。

三、风疹

(一)致病微生物

风疹为风疹病毒经感染所致,是最常见的妊娠期致聋原因,可经胎盘侵犯胎儿内耳的内淋巴系统。

(二)临床特点

表现为双耳重度感音神经性聋,听力曲线多为平坦型,或中频损伤更重,言语识别率下降;部分患儿言语识别率下降,但纯音听阈可基本正常,提示蜗后病变;部分病例可有内耳畸形,同时伴有其他如眼、心脏、头颅发育畸形及痴呆等表现。

(三)防治要点

对于已发生听力损失者目前无特效治疗,以预防孕期感染为主,若有病史,加强围生期检查,及早发现畸形胎儿,以减少残疾儿出生率。

四、麻疹

(一)致病微生物

麻疹为麻疹病毒经呼吸道染所致,如妊娠期感染可经胎盘侵犯胎儿听觉系统。

(二)临床特点

其常合并化脓性中耳炎,但化脓性中耳炎并非导致感音神经性聋的主要原因。耳聋多为双侧,亦可单耳受累。耳聋可在出疹前突然发生,轻重程度可不一致,轻者表现为高频听力下降,重者可为全频下降,严重影响平时交流;少数患者可伴有眩晕等前庭症状。

(三)防治要点

对于已发生听力损失者目前无特效治疗,以预防为主。发生麻疹后,要注意防止和及时处理中耳炎,行抗感染治疗和保持分泌物引流通畅。避免并发迷路炎。

五、水痘和带状疱疹

(一)致病微生物

水痘和带状疱疹是由同一 DNA 病毒即水痘-带状疱疹病毒引起的两种不同临床表现的疾病。儿童初次感染引起水痘,少数患者在成人后再发而引起带状疱疹。

(二)临床特点

耳聋常发生于水痘或耳部疱疹出现以后,多为同侧,程度不等,常伴有耳鸣,亦可出现眩晕、恶心、呕吐等前庭症状,听力一般可恢复,少数可出现不可逆的感音神经性聋。

(三)防治要点

早期应用类固醇激素及抗病毒药预后较好。预防可接种水痘减毒活疫苗,必要时可注射水痘-带状疱疹免疫球蛋白,可减低发病率,减轻病情。

六、梅毒

(一)致病微生物

梅毒为梅毒螺旋体所致性传播疾病,母体感染后可经胎盘垂直传播引起胎儿先天性梅毒。

(二)临床特点

先天性梅毒所致耳聋可见于任何年龄,以青少年多见。其耳聋程度与发病年龄有关,发病早者常为双侧突发性听力下降,程度一般较重,常伴有前庭症状,年龄较小发病者常有听力言语障碍;较晚发病者,耳聋可为突发或呈波动性或进行性加重,可伴有发作性耳鸣和眩晕,早期听力损失主要在低频区,晚期呈平坦型,言语识别率下降,前庭功能低下,需与梅尼埃病鉴别。

后天性梅毒二期和三期所致耳聋一般仅侵犯一侧,轻重程度不等,因其可同时侵犯耳郭、中耳、乳突和岩骨,耳聋可表现为感音神经性或混合性聋。血清学检查可协助诊断。

(三)防治要点

梅毒螺旋体对青霉素敏感,需要按梅毒规范治疗,病程第1周可同时使用较大剂量口服激素,如听力损失再发,可使用小剂量维持。

七、伤寒

(一)致病微生物

伤寒为伤寒杆菌感染所致,经消化道传播。

(二)临床特点

耳聋常发生于病程第2、第3周,缓起或突发,可侵犯前庭,部分为可逆性,但亦有不能恢复或继续加重以致全聋者。

(三)防治要点

针对原发病选择敏感抗生素治疗,同时对症支持治疗帮助清除毒素及保护神经组织。

八、疟疾

(一)致病微生物

疟疾为疟原虫感染所致,由按蚊或输入含疟原虫滋养体的血液传播。

(二)临床特点

疟疾所致耳聋为双侧性,病情发作期加重,间歇期缓解,治愈后多能恢复,少数遗留高频听力下降,一般不发生全聋。

(三)防治要点

针对原发病选择敏感抗疟药,需注意奎宁具有明显耳毒性,青蒿素耳毒性较轻。

九、其他

其他如乙型溶血性链球菌、白喉杆菌、布鲁杆菌、支原体、衣原体、立克次体等均可侵犯内耳或听神经造成听力下降,但多数为轻中度损伤,只要采取适当的治疗或对症处理,在疾病治愈后,听力可获得不同程度或完全恢复。

(姜云成)

第九节 老 年 性 聋

老年性聋是听觉系统退行性变而引起的耳聋或者是指在老年人中出现的非其他原因引起的耳聋,是人体衰老过程中出现的听觉系统的功能障碍。

一、临床分类

(一)病因分类

自然衰老、遗传因素和外界环境的影响。

1.自然衰老

中枢和外周听觉系统的组织、细胞随着机体的老化出现衰老,影响了细胞的正常功能。

2.遗传因素与基因突变

老年性聋的发病年龄及发展速度与遗传因素有关。据估计,40%～50%的老年性聋与遗传有关。近年来的研究发现,人类$mtDNA4977$缺失突变,大鼠$mtDNA4834$缺失突变与老年性聋的发生有关。

3.外界环境的影响

噪声、耳毒性药物或化学试剂、乙醇、血管病变及感染等外在环境因素对老年性聋的发生具有不同程度的影响。近年来研究发现,长期高脂饮食可导致大鼠听功能的损害,并且加重 D-半乳糖诱导的老化大鼠内耳氧化性应激、线粒体损伤和凋亡。

(二)病理分型

感音性老年性聋、神经性老年性聋、血管性老年性聋、耳蜗传导性老年性聋、混合型老年性聋、中间型老年性聋。

1.感音性老年性聋

感音性老年性聋以内、外毛细胞和与其相联系的神经纤维萎缩、消失为主要特点。纯音听阈主要表现为高频陡降型,早期低频听力正常。

2.神经性老年性聋

耳蜗螺旋神经节细胞和神经纤维退行性变。临床表现为在纯音听阈的所有频率均出现提高的基础上,高频听力受损较重,言语识别能力下降,且与纯音听阈变化程度不一致。

3.血管性老年性聋

血管性老年性聋又称代谢性老年性聋。耳蜗血管纹萎缩。纯音听阈曲线呈平坦型,言语识别率可正常。

4.耳蜗传导性老年性聋

耳蜗传导性老年性聋又称机械性老年性聋。耳蜗基底膜增厚、透明变性、弹性纤维减少。纯音听阈为高频听力下降为主的缓降型。

5.混合型老年性聋

累及上述 4 种经典分型的 2 个以上病理改变为特征。

6.中间型老年性聋

缺乏光镜下的病理改变但存在耳蜗亚显微结构改变。

二、诊断要点

(一)症状与体征

1.听力下降

不明原因的且进行性加重的双侧感音神经性聋,但进展速度缓慢。听力损失多以高频听力下降为主,言语识别能力明显降低。

2.耳鸣

多伴有不同程度的耳鸣。耳鸣多为高调性,如蝉鸣、哨声、汽笛声等,也可为多种声音混合或搏动性耳鸣。早期为间歇性,以后逐渐加重,后期为持续性耳鸣。

3.其他症状

由于听力下降及言语识别能力的降低,可导致患者出现孤独、抑郁、反应迟钝等精神症状。

4.鼓膜查体

无特征性改变,可有鼓膜浑浊、钙化斑、萎缩性瘢痕以及鼓膜内陷等改变。

(二)特殊检查

1.纯音听阈

以感音神经性聋为主,部分可伴有传导性聋。纯音听阈常见陡降型、缓降型、平坦型,也可见盆型、马鞍形、轻度上升型等。

2.言语测试

多有言语识别率降低,且与纯音听力下降的程度不一致。

3.阈上功能试验

重振试验可阳性,短增量敏感指数试验可正常或轻度增高。

4.扩展高频测听

可发现听觉老化的早期改变。

5.耳声发射

可早期发现老化过程中耳蜗的损伤,有助于鉴别耳蜗性和蜗后性老年性聋。

6.DPOAEs

测试外毛细胞功能,联合 ABR 测试了解内毛细胞和听神经功能。

7.中枢听觉功能测试

如双耳聆听测试和 ABR 测试。

三、鉴别诊断

排除其他疾病如药物中毒性聋、噪声性听力损伤、梅尼埃病、耳硬化症、鼓室硬化、中耳粘连、听神经瘤、高脂血症、糖尿病,以及自身免疫性感音神经性聋、遗传性进行性感音神经性聋等。

四、治疗要点

(一)药物治疗

衰老是一种自然规律,目前尚无有效的药物可以逆转这一过程,可给予营养神经和改善微循环的药物试图延缓衰老。

(二)佩戴助听器

建议早期佩戴助听器。老年人的言语识别能力差可能与中枢听觉系统功能障碍以及患者的认知能力下降相关,因此,早期佩戴助听器可尽早保护患者的言语识别功能。此外,应告知患者家属,与患者交流时言语应尽量缓慢而清晰,必要时可借助于面部表情和手势,帮助患者了解语意。可考虑人工耳蜗植入术、骨锚助听器、听觉辅助技术等。

五、预后及预防

(1)延缓听觉系统的退行性变,如注意饮食卫生,减少脂类食物,戒除烟酒,降低血脂,防治心血管疾病。

(2)避免长时间接触噪声。

(3)避免应用耳毒性药物。

(4)注意劳逸结合,保持心情舒畅;适当的体育锻炼。

(5)改善脑部及内耳的血液循环等。

(王亚楠)

第十节　特发性突聋

突然发生的听力损失称为突聋,这种耳聋大多为感音神经性。许多疾病都可以引起突聋。特发性突聋则是指突然发生的、原因不明的感音神经性听力损失,患者的听力一般在数分钟或数小时内下降至最低点,少数患者可在 3 天以内;可同时或先后伴有耳鸣及眩晕;除第Ⅷ对脑神经外,无其他脑神经症状。目前,临床上多将这种特发性突聋称为"突发性聋"。由迷路(内耳)窗膜破裂引起的突聋已作为一个单独的疾病,不再包括在"突发性聋"之内。

一、病因

病因未明。主要的学说有如下 2 种。

(一)病毒感染学说

据临床观察,不少患者在发病前曾有感冒史;不少有关病毒的血清学检查报告和病毒分离结果也支持这一学说。据认为,许多病毒都可能与本病有关,如腮腺炎病毒、巨细胞病毒、疱疹病毒、水痘-带状疱疹病毒、流感病毒、副流感病毒、鼻病毒、腺病毒Ⅲ型、EB 病毒、柯萨奇病毒等。Cummis 等报告了对西非突聋患者血清学的调查结果,仍认为病毒感染是这种突聋的病因。从患者外淋巴液中分离出腮腺炎病毒,从脑脊液中发现疱疹病毒,以及不少患者血清中巨细胞病毒抗体滴度升高,疱疹病毒合并其他病毒的抗体滴度升高等,都提示了病毒感染与本病的病因学关系。支持这一学说的另一资料是颞骨的病理组织学研究结果:Schuknecht 等研究了 12 例特发性突聋患者的死后颞骨组织病理,发现其病理变化与过去所见的病毒性迷路炎相似。Yoon 等观察了 8 例 11 耳死后的颞骨病理变化,发现内耳最普遍的病变为螺旋器萎缩和耳蜗神经元缺失。

(二)内耳供血障碍学说

内耳的血液供应来自迷路动脉。迷路动脉从椎-基底动脉的分支——小脑下后动脉或小脑下前动脉或直接从基底动脉分出。迷路动脉虽然可以通过鼓岬和骨半规管上的裂隙与颈内、颈外动脉的分支相交通,但是这些吻合支均甚纤细,所以迷路动脉基本上是供应内耳血液的唯一动脉。加之椎-基底动脉-迷路动脉系统常常出现解剖变异,这就更增加了内耳供血系统的脆弱性。内耳微循环的调控机制目前尚未完全阐明,现已知,它除受自主神经系统及局部调控机制的影响外,也受血压和血流动力学的影响。不少学者证实,来自颈神经节和胸神经节的交感神经节后纤维沿血管(颈内动脉,颈外动脉和椎-基底动脉)周围神经丛,并沿鼓丛神经、第Ⅶ、Ⅷ、Ⅹ对脑神经耳支的周围行走,进入耳蜗后,循螺旋蜗轴动脉及其分支伸抵放射状动脉的起始段。而螺旋韧带、血管纹、螺旋缘及基底膜处的小血管则无肾上腺素能神经支配。内耳供血障碍学说认为,特发性突聋可因血栓或栓塞形成、出血、血管痉挛等引起。

不少学者认为,中、老年人,特别是合并动脉硬化、高血压者,可因迷路动脉的某一终末支出现血栓或栓塞形成而导致突聋。年轻人于头颅外伤后,亦可因脂肪栓塞而引起突聋。文献中曾报告1例29岁男性病例,于头颅外伤后尿中出现脂肪滴及眼底病变,3天后发生突聋。此外尚有关于潜水工人因内耳空气栓塞而引起突聋的报告。动物实验也证明,心内注射微球后,在蜗轴、血管纹和螺旋韧带等处可见栓塞形成。Sheehy曾提出血管痉挛学说,认为由于各种原因(如受寒、受热、焦虑等)可引起自主神经功能紊乱,以致血管痉挛、组织缺O_2、水肿、血管内膜肿胀、进一步导致局部血流减慢、淤滞,内耳终器终因缺血、缺O_2而遭到损害。尚有报告特发性突聋患者血液中血小板的黏滞性及凝集性增高者。由于内耳小动脉有迂曲盘绕行走的特点,在正常情况下,此处的血流速度比较缓慢,若血液的黏滞度增高,则在此发生血小板沉积、黏附、聚集,甚至血栓形成的可能性就会增大。动物实验发现,内耳缺血持续6秒钟,耳蜗电位即消失,而缺血达30分钟后,即使血供恢复,电位已发生不可逆的变化。

临床上不少患者用血管扩张剂或抗凝剂或溶栓剂治疗后,病情得到缓解,也可作为这一学说的旁证。再者,病毒感染也可通过影响局部的微循环而损害内耳:如病毒与红细胞接触引起血球黏集;内耳的血管内膜因感染而发生水肿,造成管腔狭窄或闭塞;病毒感染使血液处于高凝血状态,容易形成血栓等。此外,血压过低也是导致内耳供血不足的原因之一,Plath发现,不少突聋患者的血压较低。动物实验也证明,主动脉的血压和耳蜗的氧分压之间有密切关系。

二、症状

本病多见于中年人,男女两性的发病率无明显差异。病前大多无明显的全身不适感,但多数患者有过度劳累、精神抑郁、焦虑状态、情绪激动、受凉或感冒史。患者一般均能回忆发病的准确时间(某月某日某时),地点,以及当时从事的活动,约1/3患者在清晨起床后发病。

(一)听力下降

可为首发症状。听力一般在数分钟或数小时内下降至最低点,少数患者听力下降较为缓慢,在3天以内方达到最低点。听力损失为感音神经性。轻者在相邻的3个频率内听力下降达30 dB以上;而多数则为中度或重度耳聋。如眩晕为首发症状,患者由于严重的眩晕和耳鸣,耳聋可被忽视,待眩晕减轻后,方始发现患耳已聋。

(二)耳鸣

可为始发症状。患者突然发生一侧耳鸣,音调很高,同时或相继出现听力迅速下降。经治疗后,多数患者听力虽可提高,但耳鸣可长期不消失。

(三)眩晕

约半数患者在听力下降前或听力下降发生后出现眩晕。这种眩晕多为旋转性眩晕,少数为颠簸、不稳感,大多伴有恶心、呕吐、出冷汗、卧床不起。以眩晕为首发症状者,常于夜间睡眠之中突然发生。与梅尼埃病不同,本病无眩晕反复发作史。

(四)其他

部分患者有患耳内堵塞、压迫感,以及耳周麻木或沉重感。

多数患者单耳发病,极少数可同时或先后相继侵犯两耳。

三、检查

(一)一般检查

外耳道,鼓膜无明显病变。

(二)听力测试

(1)纯音听阈测试:纯音听力曲线示感音神经性聋,大多为中度或重度聋。可以高频下降为主的下降性(陡降型或缓降型),或以低频下降为主的上升型,也可呈平坦型曲线。听力损失严重者可出现岛状曲线。

(2)重振试验阳性,自描听力曲线多为Ⅱ型或Ⅲ型。

(3)声导抗测试:鼓室导抗图正常。镫骨肌反射阈降低,无病理性衰减。

(4)耳蜗电图及听性脑干诱发电位示耳蜗损害。

(三)前庭功能试验

本检查一般在眩晕缓解后进行。前庭功能正常或明显降低。

(四)瘘管试验

瘘管试验(Hennebert 征,Tullio 试验),阴性。

(五)实验室检查

实验室检查包括血、尿常规,血液流变学等。

(六)影像学检查

内耳道脑池造影、CT、MRI(必要时增强)示内耳道及颅脑无病变。

四、诊断及鉴别诊断

只有在排除了由其他疾病引起的突聋后,本病的诊断方可成立,如听神经瘤、梅尼埃病、窗膜破裂、耳毒性药物中毒、脑血管意外、化脓性迷路炎、大前庭水管综合征、梅毒、多发性硬化、血液或血管疾病、自身免疫性内耳病等。

听神经瘤可能由于肿瘤出血、周围组织水肿等而压迫耳蜗神经,引起神经传导阻滞;或因肿瘤压迫动脉,导致耳蜗急性缺血,故可引起突发性感音神经性聋。据文献报告,其发生率为10%~26%不等。应注意鉴别。

艾滋病患者发生突聋者已有报告,突聋也可为艾滋病的首发症状,两者之间的关系尚不明了。由于艾滋病可以合并中枢神经系统的感染、肿瘤以及血管病变等,如这些病变发生于听系、脑干等处,则可发生突聋。此外,艾滋病患者在治疗中如使用耳毒性药物,也可引起突聋。

少数分泌性中耳炎患者也可主诉突聋,鼓膜像和听力检查结果可资鉴别。反之,临床上也有将特发性突聋误诊为分泌性中耳炎者,这种错误并不罕见。

由于本病容易发生误诊,为慎重起见,建议对特发性突聋患者进行 6~12 个月的随诊观察,以了解听力的变化情况,病情的转归,进一步排除其他疾病。

五、治疗

本病虽有自愈倾向,但切不可因此等待观望或放弃治疗。前已述及,治疗开始的早晚和预后有一定的关系,因此,应当尽一切可能争取早期治疗。治疗一般可在初步筛查后(一般在 24 小时内完成)立即开始。然后在治疗过程中再同时进行其他的(如影像学)检查。

(一)10%右旋糖酐-40

500 mL,静脉滴注,3~5 天。可增加血容量,降低血液黏稠度,改善内耳的微循环。合并心力衰竭及出血性疾病者禁用。

(二)血管扩张药

血管扩张剂种类较多,可选择以下一种,至多不超过 2 种。

1.钙通道阻滞剂

如尼莫地平 30～60 mg,2～3 次/天;或氟桂利嗪 5 mg,1 次/天。钙通道阻滞剂具有扩张血管、降低血黏度、抗血小板聚集、改善内耳微循环的作用。注意仅能选其中 1 种应用。

2.组胺衍生物

如倍他啶 4～8 mg,3 次/天;或敏使朗 6～12 mg,3 次/天。

许多实验证明,烟酸对内耳血管无扩张作用。

(三)糖皮质激素

可用地塞米松 10 mg,静脉滴注,1 次/天,3 天,以后逐渐减量。Hughes 推荐的治疗方案:1 mg/(kg·d),5 天后逐渐减量,疗程至少 10 天。对包括糖皮质激素在内的全身药物治疗无效者,或全身应用糖皮质激素禁忌者,有报告采用经鼓室蜗窗给地塞米松治疗而在部分病例取得较好疗效者。因为蜗窗投药可避开位于血管纹和螺旋韧带处的血迷路屏障,使内、外淋巴液中的药物有较高的浓度,药物的靶定位性好,而且不存在全身用药的不良反应。糖皮质激素应用于本病是由于它的免疫抑制作用,大剂量可扩张血管,改善微循环,并可抗炎、抗病毒感染。但在疾病早期用药效果较好。

(四)溶栓、抗凝药

当血液流变学检查表明血液黏滞度增高时,可选用以下一种。

(1)东菱迪芙(巴曲酶)5 U 溶于 200 mL 生理盐水中,静脉滴注,隔天 1 次,共 5～9 次,首剂巴曲酶用量加倍。

(2)蝮蛇抗栓酶 0.5～1 U,静脉滴注,1 次/天。

(3)尿激酶 0.5 万～2 万 U,静脉滴注,1 次/天。

其他尚有链激酶。用药期间应密切观察有无出血情况,如有出血倾向,应立即停药。如有任何出血性疾病或容易引起出血的疾病,严重高血压和肝、肾功能不全,妇女经期,手术后患者等忌用。

(五)维生素

可用维生素 B_1 100 mg,肌内注射,1 次/天,或口服 20 mg,3 次/天。维生素 E 50 mg,3 次/天。维生素 B_6 10 mg,3 次/天。或施尔康 1 片,1 次/天。

(六)改善内耳代谢的药物

如都可喜 1 片,2 次/天。吡拉西坦 0.8～1.6 g,3 次/天。ATP 20 mg,3 次/天。辅酶 A 50～100 U,加入液体中静脉滴注。或腺苷辅酶 B_{12} 口服。

(七)星状神经节封闭

方法:患者仰卧,肩下垫枕,头后伸。首先对第 7 颈椎横突进行定位:第 7 颈椎横突的位置相当于颈前体表面中线外 2 横指和胸骨上切迹上方 2 横指之交界处。在此交界处之上方,即为进针点,从此可触及第 6 颈椎横突。注射时用左手中指和示指从同侧胸锁乳突肌前缘将胸锁乳突肌和颈动脉向外牵移,即将注射针头刺入进针点之皮肤(图 4-7),向皮内注射少许 2%利多卡因后,再进针约 0.3 cm,回抽之,若无空气,则可继续进针,直达颈椎横突,然后略向后退少许,注入 2%利多卡因 2 mL,观察 15～30 秒,若无特殊不适,则可将剩余之 4～6 mL 利多卡因注入。如注射部位准确,则患侧迅速出现霍纳征(瞳孔缩小,上睑下垂,结膜充血)。除治疗突聋外,本方法亦有用于治疗梅尼埃病者。由于本术可引起气胸、迷走神经或喉返神经麻痹、食管损伤、脑部空气栓塞等并发症,故应谨慎行之。以上治疗无效者,可选佩戴助听器。

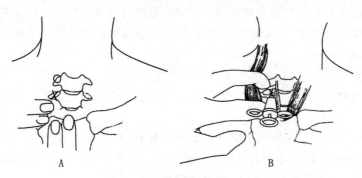

图 4-7　星状神经节封闭
A.定位;B.进针

六、预后

本病有自愈的倾向。国外报告,有 50%～60% 的病例在发病的 15 天以内,其听力可自行得到程度不等的恢复。据观察,虽然确有一些病例可以自愈,但其百分率远无如此之高,许多患者将成为永久性聋。伴有眩晕者,特别是初诊时出现自发性眼震者,其听力恢复的百分率较不伴眩晕者低。耳鸣的有无与听力是否恢复无明显关系。听力损失严重者,预后较差;听力曲线呈陡降型者较上升型者预后差。治疗开始的时间对预后也有一定的影响。一般在 7～10 天以内开始治疗者,效果较好。老年人的治疗效果较青、中年人差。

据报告,有个别病例于突聋后数年出现发作性眩晕,其中有些病例在突聋发生时甚至无任何前庭症状(迟发性膜迷路积水)。目前尚不了解两者间的关系。这些病例最终大多需要作前庭神经切除术。

(石　松)

第十一节　噪声性及爆震性听力损失

噪声可对人体的听觉系统、神经系统、心血管系统、消化系统和内分泌系统等造成损伤,其中,以听觉系统的损害最为严重,按病程可分为急性声损伤和慢性声损伤两种类型,一般而言,急性声损伤指爆震性听力损失,而慢性声损伤则统称为噪声性听力损失。

一、噪声性听力损失

噪声性听力损失是指长期受噪声刺激而发生的缓慢、进行性的听力下降,病变部位主要在内耳,常双耳对称性发病。短时间暴露于强噪声环境会导致可逆性的暂时性听力阈移,离开噪声环境一段时间后听力可自然恢复,这种现象又称为听觉疲劳,属于功能性改变,其机制尚不清楚。若在此基础上持续暴露于强噪声,则会使内耳感受器由功能性改变发展为器质性改变,出现不可逆永久性听力阈移。噪声性听力损失是常见的职业病之一,也是一个全球性的健康问题。据估计7%～21%的听力残障与工作场所的噪声过多暴露有关。

(一)发病机制

噪声性听力损失的发生与噪声强度、频谱特性、暴露时间及暴露者年龄等因素有关。其发病机制可能与机械振动性损伤、内耳微循环障碍、代谢异常等多因素共同作用有关。

(二)诊断要点

1.症状与体征

根据噪声暴露史、症状及听力学检查结果,在排除其他原因引起听力下降的基础上即可明确诊断。

(1)听力下降:噪声引起的听力下降常呈双侧对称性,缓慢发生且渐进性加重。早期主要高频受累,由于对言语交流影响不大,因此,很难被发现。随着听力损失进一步加重,听力下降有高频区向低频区扩展,但言语频率受累后,患者才发现交流困难。

(2)耳鸣:耳鸣是噪声性听力损失的早期症状之一。耳鸣通常为双侧性、高音调,开始为间歇性,逐渐变为持续性。耳鸣与听力下降可同时发生,亦可单独发生。

(3)其他症状:噪声尚可引起头痛、头晕、烦躁、失眠多梦、易疲倦、注意力不集中、抑郁、血压增高、心动过缓或过速、呼吸节奏增快,还可能出现幻听、痛听、听声耳痒、闻声呕吐等症状。

2.特殊检查

(1)耳镜检查:外耳道及鼓膜均正常。

(2)纯音测听检查:听力曲线呈双侧感音神经性听力下降。早期为高频听力损失,其特征性表现为在3 000 Hz、4 000 Hz或6 000 Hz处出现V形凹陷。随着听力损失加重,凹陷进一步加深,可累及言语频率。

(三)治疗要点

对噪声性听力损失目前尚无有效的治疗方法。

(1)对于听力损失早期的患者,应及时脱离噪声环境。

(2)可给予维生素类药物、改善微循环的药物和神经营养药等。

(3)对于晚期患者,听力损失多不可逆转,可佩戴助听器改善听力。

(四)预后及预防

由于噪声性听力损失尚无确切的治疗方法,因此,有效预防噪声性听力损失的发生显得尤为重要。

1.有效控制噪声源

控制噪声源是杜绝噪声性听力损失的最根本的措施。

2.个人听力保护

护听器具的使用可有效预防噪声性听力损失,对在噪声环境下工作的人员加强健康教育,使其充分意识到噪声的危害,促使其自觉佩戴具有隔音功能的耳塞或耳罩。

3.定期进行听力检查

应定期对相应人员的进行听力检查,做到对噪声性听力损失患者早发现、早脱离噪声环境。

二、爆震性听力损失

爆震性听力损失系指暴露于瞬间而强烈的冲击波或强脉冲噪声所造成的急性听觉损伤,损伤部位主要在中耳和内耳,听力下降的性质可以为传导性、感音神经性或混合性听力下降。爆震性听力损失可出现在军事行动中,如各种武器发射或爆炸瞬间引起,也可出现在日常作业,如采矿爆破作业。另外,也见于某些意外,如锅炉、煤气罐爆炸等。

(一)诊断要点

根据病史、症状和检查即可明确诊断。由于爆炸冲击波可能损伤多个部位、多个器官,因此,诊断宜全面。

1.症状与体征

(1)听力损失在爆震后即刻出现,轻者仅为暂时性听力下降,重者则为永久性听力下降。

(2)常伴有耳鸣、耳痛、眩晕及外耳道少量流血等症状。

2.特殊检查

(1)耳镜检查:可见鼓膜充血、鼓膜内出血、鼓膜穿孔等,鼓膜穿孔者在穿孔周围常有血痂。

(2)纯音测听:听力下降的程度取决于爆炸的强度、患者与爆炸源的位置关系。听力下降的性质取决于损伤部位。仅中耳受累表现为传导性听力下降,中耳、内耳二者均受累则表现为混合性听力下降。

(二)治疗要点

首先应明确有无威胁生命的其他器官损伤,如存在则应优先救治。

1.中耳损伤

对于鼓膜穿孔的处理,其原则是保持外耳道的清洁与干燥,有明显感染征象者,如出现耳流脓,则应按急性中耳炎处理。小的鼓膜穿孔多可自愈,对于外伤后 3 个月仍未愈合的穿孔,应行鼓膜成形术。对于听骨链损伤者,应行听骨链成形术。

2.内耳损伤

检查证实存在内耳损伤者,应尽早给予糖皮质激素、维生素、改善内耳微循环药物。伴有眩晕、恶性、呕吐者,宜卧床休息,同时适当给予镇静、镇吐及补液治疗。

(三)预后及预防

1.加强健康教育

对公众,特别是相关从业人员,应加强个人防护知识的宣教,使其认识到爆炸冲击波的危害,并掌握正确的防护方法。

2.个人听力保护

相关从业人员平时应自觉佩戴具有隔音功能的耳塞或耳罩。

3.意外情况下的自我保护

当意外发生时,正确地采用自我保护方法可有效地避免或减轻爆震性听力损失的发生。正确的做法是,在爆炸发生的瞬间,用手指压紧耳屏、张口、背向爆炸源迅速卧倒。

(王慧丽)

第十二节　自身免疫性内耳病

自身免疫性内耳病指内耳的自身性免疫损害所引起的感音神经性听力减退及前庭功能障碍,临床上多指未查明原因、对免疫抑制药治疗有效的感音神经性听力损失。本病多见于中年女性。目前已经证实,内耳并非"免疫豁免器官",内耳中的内淋巴囊不仅能吸收内淋巴液,而且是内耳处理抗原并产生免疫应答的主要部位,当内耳遭到抗原刺激后,它能聚集必需的淋巴细胞以处理抗原,并能在局部产生抗体。

一、诊断要点

(一)症状与体征

(1)进行性、波动性、感音神经性听力损失,可累及单耳或双耳,双耳同时或先后发病,如为双耳,则两耳的听力损失程度常不一致,听力检查结果可为蜗性或蜗后性听力损失。

(2)可伴耳鸣、眩晕和耳内压迫感。

(3)病程数周至数年。

(4)需排除由其他原因引起的感音神经性听力损失,如突发性聋、外伤、感染、药物中毒、噪声性聋、老年性听力损失、遗传性聋、全身其他疾病引起的耳聋、小脑脑桥角占位病变及多发性硬化等。

(二)特殊检查

1.一般项目

红细胞沉降率、免疫球蛋白、补体、循环免疫复合物(CIC)、C反应蛋白(CRP)等。

2.非内耳特异性自身抗体

非内耳特异性自身抗体如抗核抗体(ANA)、抗线粒体抗体(AMA)、抗内质网抗体(AERA)、抗层黏素抗体(ALA)、抗内膜抗体(ASA)、抗血管内皮抗体(AEA)、抗平滑肌抗体(ASMA)等。

3.抗内耳组织抗体检测

采用免疫荧光法、免疫酶法和免疫印迹法,检测可疑患者血清中抗内耳组织的抗体。

目前内耳特异性抗原的分离和纯化仍未完成,因此,缺乏敏感而又可靠的实验室诊断方法。

4.治疗反应

若试验治疗有效,可支持诊断。

总之,由于内耳无法活检,不能提供自身免疫性内耳病病理变化的确切证据;加之内耳特异性抗原的分离和纯化并未完成,缺乏敏感而又可靠的实验室诊断方法,所以,自身免疫性内耳病的临床诊断目前仅能依据症状、实验室检查和治疗反应等结果综合判断。

二、治疗要点

(1)免疫抑制药是本病的基本治疗药物,包括糖皮质激素和细胞毒性药,临床上首选泼尼松,开始用60 mg/d,口服4周,若听力确有提高,可在1个月后逐渐减量,直至维持量(约10 mg/d)。若在减量过程中病情出现反复,可重复前述大剂量治疗。

(2)如病情多次反复,则联合应用细胞毒性药,如环磷酰胺1～2 mg/(kg·d)或甲氨蝶呤每周7.5～20.0 mg。

(3)长期用药时宜密切观察药物反应,检测血、尿常规,肝肾功能等,确保用药安全。为减少药物的全身毒副作用,可选择局部(鼓室)给药。

(4)此外,尚可考虑血浆置换疗法等。双耳极重度聋的患者可考虑人工耳蜗植入。

(王慧丽)

第十三节 大前庭水管综合征

大前庭水管综合征(LVAS)是一种以渐进性波动性听力下降为主的先天性内耳畸形,可同时伴有反复发作的耳鸣或眩晕等一系列临床综合征。通常表现为感音神经性聋,也有少部分患者表现为混合性聋。

它是一种常染色体隐性遗传性聋,主要致病基因是 $SLC26A4$ 基因。$SLC26A4$ 基因突变是先天性聋以及儿童迟发性聋和突发性聋的主要原因之一,占儿童和青少年感音神经性聋的15%～21%,约占先天性内耳畸形的31.5%。感冒和外伤常是发病诱因,即使轻微的头部外伤也可引起突发的重度感音神经性聋和眩晕。

一、分型与特点

按前庭水管发育异常程度及其相应特点,将其简化为 3 种类型。

(一)严重型

前庭水管发育异常扩大,管口多呈溶冰状裂孔样缺损,内耳结构显著畸形。特点:先天性重度耳聋,常伴智力发育不全。

(二)中重度型

前庭水管口呈放射状裂孔样缺损,少数伴有耳蜗或前庭结构与形态上发育不良。特点:①大部分患儿在婴幼儿、学龄前期或学龄期才发现听力差而引起重视,小部分出生时就表现听力差;②遇头部外伤、感冒、过度疲劳等诱因即引发或加重听力下降;③病情呈进行性发展。

(三)轻度单纯型

前庭水管口呈单个或几个裂纹状缺损,裂纹表面有膜状组织覆盖。平时听力尚可,多数在发病后经 CT 或 MRI 扫描时才发现前庭水管异常,伴发内耳畸形者较少。

二、诊断要点

(一)症状与体征

(1)可从出生后至青春期这一年龄段内任何时期发病,发病突然或隐匿。

(2)先天性或渐进性和波动性的听力下降:高频听力损失为主,混杂有低频传导性成分。

(3)双耳受累多见,听力损失多为重度至极重度,严重者可有言语障碍。

(4)大龄儿童或成年人会主诉有耳鸣。

(5)约 1/3 患者有前庭症状,可反复发作眩晕,也可有平衡障碍症状。

(6)部分患者有明确的发热或头部碰撞后诱发耳聋或耳聋加重的病史。

(二)特殊检查

1.听力学检查

(1)纯音测听一般为感音神经性听力下降,听力曲线呈由低频至高频阶梯状下降图形,低频常可见气骨导差。

(2)声导抗有助于判断中耳有无异常。

（3）听性脑干反应（ABR）对不合作的婴幼儿可在服用镇静药的情况下进行，显示听觉外周通路受阻，部分患者可见负向波。

（4）前庭功能检查眼震电图显示对冷热实验反应低下或无反应，但此项检查不适用于年龄较小的儿童。

2.影像学检查

影像学检查包括颞骨高分辨率 CT、内耳 MRI 扫描以及内耳影像三维重建等。颞骨高分辨率 CT 轴位片在外半规管层面或其相邻的上、下层面中，可见前庭水管和外口。正常情况下，其位于岩骨后缘，仅可见一浅而微小的骨性切迹。Valvassori 等于 1978 年提出了前庭水管扩大的影像学诊断标准：前庭水管外口与总脚或狭部后方中点的直径＞1.5 mm 即可判断为前庭水管扩大；也有人认为 CT 横断面外口宽度应＞2 mm。大前庭水管的 CT 特点：岩骨后缘的外口扩大，如一深大的三角形缺损区，其边缘清晰、锐利，内端多与前庭或总脚"直接相通"，前庭水管之最大径＞1.5 mm。MRI 内耳水成像可清晰显示扩大的内淋巴管和内淋巴囊。影像学检查是大前庭水管综合征诊断的金标准。

3.基因诊断

可进行 *SLC26A4* 基因的筛查与检测。

三、鉴别诊断

听力存在气骨导差应与鼓室硬化、耳硬化症或中耳炎鉴别。听力下降伴有耳鸣及眩晕主诉，应与梅尼埃病鉴别。以突发听力下降为首发表现的应注意与突发性聋鉴别。听力检查及影像学资料可协助鉴别诊断。

四、治疗要点

虽然大前庭水管综合征是一种先天发育畸形，但出生后出现的波动性或渐进性感音神经性听力下降，及时药物治疗，听力可以得到改善甚至恢复到发病前水平，因此，早期应积极药物治疗。

（一）药物治疗

听力急剧下降时可按照突发性聋治疗原则，采用激素和改善内耳微循环代谢的药物治疗，尽可能地恢复听力，争取患儿有一个较长时间维持听力的较好阶段，这对小儿语言发育非常有益。改善内耳微循环代谢药物如银杏叶提取物等，可按体重调整剂量。

（二）手术治疗

对于应用药物治疗效果不佳者，可在系统治疗的基础上观察 3 个月，如果听力无好转迹象即可选配助听器。而如果助听器无助于听力的改善，则应建议进行人工耳蜗植入等。人工耳蜗植入对大前庭水管综合征导致的重度、极重度聋患者很有帮助，术后效果比较理想。

（三）加强语言训练

根据患者的实际情况，应当酌情加强听力下降患儿的言语训练，使之在学语期能保持良好的实用听力，为言语训练创造条件。

（王慧丽）

第十四节 听神经病

听神经病又名听神经病谱系障碍(ANSD)是一种听功能异常性疾病,表现为声音信号可以通过外耳、中耳正常地进入到内耳,但是却不能同步地从内耳传输到中枢听觉处理系统,患者主诉为可以听到声音但是对言语的辨别及理解能力异常,由此出现交流障碍。

一、临床分类

(一)病因分类

主要为遗传性因素和环境因素。

1.遗传性因素

包括常染色体隐性遗传、常染色体显性遗传、X-连锁隐性遗传以及线粒体突变母系遗传方式等不同的遗传方式致病。与之相关的基因包括 $OTOF$ 基因、$PJVK$ 基因、$DIAPH\,3$ 基因、$AIFM\,1$ 基因,以及与综合征型听神经病相关的 MPZ、$PMP\,22$、$NF\text{-}L$、$OPA\,1$、$TMEM\,126A$ 等基因。

2.环境因素

在新生儿期以高胆红素血症、低出生体重、早产、缺氧、感染等为主;在学龄期儿童多以免疫、感染、肿瘤和代谢性等因素为主。

(二)发病机制分类

根据累及的病变部位分为如下 3 型。

1.听神经病变型

听神经病变型亦称为突触后型、Ⅰ型听神经病。当听神经纤维受累,而内毛细胞及其突触正常时,将其称为听神经病变,如有周围神经或脑神经受累则是最好的佐证来说明是听神经本身的病变。

2.听突触病变型

听突触病变型亦称突触及突触前型、Ⅱ型听神经病。当内毛细胞和听神经突触受累,而听神经纤维正常时,将其称为听突触病变较为妥当。要证实其为周围听觉传导通路远端病变,最好的证据是没有周围神经或脑神经病变的伴发,且听神经对电刺激有阳性反应时。突触病变可能影响递质释放的时间强度和传入神经末梢的受体位点的获得。

3.非特异性听神经病型

突触前后均受累的病变称为非特异性听神经病。

(三)临床特征分类

1.婴幼儿听神经病

婴幼儿听神经病是指在婴幼儿期(3 岁以内)被确诊的听神经病。患儿常可通过常规的新生儿耳声发射听力筛查,复筛和诊断型耳声发射检测亦为正常,同时检测耳蜗微音电位亦可正常引出,但其听性脑干反应检测常表现为无明显分化的波形或严重异常情况。

2.青少年和/或成人听神经病

亦称为迟发型听神经病,是指在青少年期或成人阶段逐渐出现听力言语交流障碍,表现为患者能够听到声音但不能理解语言,临床检查发现患者的听性脑干反应检测未引出反应或波形分化差;耳声发射筛查多表现为正常或轻度改变;纯音测听（或者行为测听）表现为轻度、中度到重度听力损失;言语测听识别率差与纯音听阈不成比例;声导抗为 A 型鼓室图而声刺激镫骨肌反射消失或阈值升高;影像学检查排除蜗后占位病变的一种耳聋疾病。

二、诊断要点

(一)症状与体征

听神经病患者的临床表现根据发病年龄和伴发症状的不同而表现多样:既可以表现为先天性的婴幼儿听神经病,也可表现为在青少年时期和成人阶段发病的迟发性听神经病;既可以单独发病,也可以合并其他周围神经病变,如遗传性感觉运动性神经病、视神经萎缩、弗里德赖希共济失调、雷夫叙姆病等;此外,还有一些特殊临床表型,如单侧发病的单侧听神经病,与体温变化相关的温度敏感性听神经病。患者也可伴有耳鸣,眩晕等症状。婴幼儿发病,因在言语语言发育期,而导致言语发育障碍,交流困难;在青少年期发病,虽然言语已经有发育,但久而久之也会出现交流困难和障碍。

(二)特殊检查

1.听力学检查

系统的听力学检查是本病诊断的关键。

(1)纯音测听:青少年及成人听神经病多为低频上升型听力曲线,听力损失程度相对较轻,听力曲线的类型及程度各异,可表现为轻度、中度到极重度聋。

(2)行为测听适合婴幼儿听神经病患者,以中度和重度听力损失类型常见。

(3)言语测听:言语识别率差,与纯音听阈不成比例。

(4)声导抗检查:鼓室图为 A 型而声刺激镫骨肌反射消失或阈值升。

(5)听性脑干反应检查:表现为各波未引出反应或波形分化差,不能识别。

(6)耳声发射检查:多表现为正常或轻度改变,即使纯音听阈表现为重度感音神经性聋。

(7)耳蜗微音电位:可引出,部分患者随病程延长或受中耳病变的影响,DPOAE 消失,但 CM 仍可见。

(8)耳蜗电图:发现特异性 AP 振幅降低而导致比值异常。

(9)听觉稳态反应检查:稳态反应阈值与纯音听力不成比例。

2.影像学检查

听神经病患者的颅脑及颞骨影像学检查未见占位病变,但有些患者可发现听神经纤细或发育不良情况。

3.基因学检查

听神经病患者需进行相关基因检查,明确致病遗传因素。婴幼儿听神经病常常表现为隐性遗传性耳聋,约 40% 与 OTOF 基因突变相关,人工耳蜗效果较好。青少年或成人听神经病,可与 AIFM 1、DIAPH 3 基因突变相关。还有些伴有视觉障碍或肢体末梢神经麻木者,可能与 MPZ 、PMP 22、NF-L 、OPA 1、TMEM 126A 等基因突变有关。

三、鉴别诊断

当发现异常的 ABR 波形合并有正常的 EOAE/CM 结果,以及发现纯音测听、镫骨肌反射、

ABR 及 OAE 存在矛盾的现象时,要考虑诊断听神经病。但需与下列疾病相鉴别。

(一)感音神经性聋

在婴幼儿中,当 ABR 波形异常,不能引出时,不能简单地诊断为重度感音神经性耳聋,一定要对患儿进行耳声发射、声导抗镫骨肌反射,以及 CM 和 ASSR 等检查来综合判断,排除外毛细胞功能正常的情况后方可诊断感音神经性耳聋。

(二)有类似听力学特征的中枢性聋

听神经瘤、多发性硬化等在病变未侵及耳蜗时可表现类似听神经病的听力学特征。但听神经瘤的听力多为单侧性高频下降,MRI 或 CT 可显示内耳道或小脑脑桥角占位性病变,多发性硬化显示脑桥多发性硬化灶。

四、治疗要点

(1)婴幼儿听神经病的治疗康复原则:婴幼儿听神经病的动态听阈评估得出的结果和结论是决定治疗康复方案的基础。患有听神经病的孩子有发生交流困难和言语障碍的高风险,因此,需要建立一个持续的听力监测和发展交流能力的评估康复计划。①在诊断过程中帮助患儿家长:为了确诊听神经病,需要进行一整套特殊的听力学检测。这可能要比诊断感音神经性聋或传导性聋花费更多的时间。应告知家长诊断过程需要花费的时间以及所做一系列检查的目的和原因。②帮助患儿家长选择治疗方案:康复治疗对所有的听障儿童都是可行的。对患有听神经病的孩子的治疗方法需要一个多学科的医疗小组,这种治疗途径可以包括听力学、听力康复的药物、小儿科和儿科神经学、言语治疗、早期教育支持、耳鼻咽喉科学、遗传学、新生儿科学以及家庭教育专家。③制订个性化的治疗方案:听神经病患儿受益于个性化的治疗康复。对于婴幼儿助听器及人工耳蜗植入术治疗均有成功的案例。有证据表明,相当多数量的听神经病的患儿如果同时伴有严重的听力损失,佩戴助听器对他们有很大帮助。人工耳蜗植入术在治疗一些听神经病患儿上取得了显著的成效,而另外一些患儿却没有取得显著疗效。④选择一个视觉信息交流的方法:建议尽早进行通过视觉帮助唇读(CS)并提供其他视觉信号帮助患儿理解言语。在家庭生活中使用 CS 方法将有助于患儿即时学习言语并提供家庭交流的最好机会。由于一些患者可以在安静环境中理解一部分言语而在噪声环境中则变困难,因此,提高信噪比将对他们有帮助。除了对促进听觉和言语语言的考虑,患者还应该通过神经专科医师或小儿神经专科医师的评估来发现和治疗听神经病患儿的其他神经功能异常。⑤预后评估:听神经病患儿的预后分为四类。第一类为患者病情好转,在 1~2 年后开始有听说能力,表现为暂时性听神经病;第二类为患者病情恶化,OAE、CM 消失,言语发育障碍;第三类为患者病情稳定,未进一步进展;第四类患者出现其他外周神经病变,多见于成人听神病,或者是迟发型听神经病,多与遗传因素相关。

(2)青少年及成人听神经病的治疗原则:由于青少年及成人的言语发育已经完成,治疗上主要在动态的听力评估基础上,根据听力状况和言语辨别能力进行内科药物治疗、选择性助听器验配和人工耳蜗手术治疗。

(3)目前听神经病的预防仍然以早期发现为主,在新生儿筛查中,尤其是高危新生儿,联合应用 OAE、ABR 对早期发现婴幼儿听神经病起着重要的指导意义;其次,开展基因筛查,明确病因和病理机制,进行产前指导对阻断疾病的传递具有重要意义。未来的基因治疗、干细胞治疗有望对听神经病的治疗产生革命性意义。

(王慧丽)

第十五节　急性化脓性中耳炎

急性化脓性中耳炎是细菌感染引起的中耳黏膜的急性化脓性炎症,病变主要位于鼓室,但中耳其他各部亦常受累,好发于幼儿及儿童,临床上以耳痛、耳流脓、鼓膜充血、穿孔为主要特点。本病属于中医学的"急性脓耳"范畴。

一、病因病机

中医认为本病多为风热湿邪外袭,也有因污水入耳,外邪之气内侵,湿蕴于中,郁而化热,湿热郁蒸耳窍,化生脓汁形成脓耳;或肝胆之火内蒸,邪热结聚于耳窍,蒸灼耳膜,搏于气血,血肉腐败,脓汁则生,而成脓耳。

现代医学认为本病主要的致病菌有肺炎链球菌、流感嗜血杆菌、乙型溶血性链球菌、葡萄球菌、铜绿假单胞菌等。通过以下三种感染途径:①咽鼓管途径,急性上呼吸道感染、传染病或跳水、擤鼻不当等,引起咽鼓管黏膜充血、肿胀、纤毛运动障碍,致病菌循咽鼓管侵入中耳;另外婴幼儿基于其解剖生理特点,哺乳位置不当也可引起本病。②外耳道鼓膜途径,鼓膜外伤、不正规的鼓膜穿刺或鼓室置管,致病菌由外耳道直接侵入中耳。③血行感染途径,较少见。

二、病理

急性化脓性中耳炎早期,中耳黏膜充血,血浆、纤维蛋白、红细胞及多形白细胞渗出,鼓室黏膜增厚,纤毛脱落,杯状细胞增多。鼓室内有炎性渗出物聚集,并变为脓性,室内的压力随鼓室积脓的增多而增加,鼓膜受压而贫血,因血栓静脉炎,终致局部坏死溃破,出现穿孔,脓液外泄。若治疗得当,局部引流通畅,炎症可迅速消退,黏膜恢复正常,部分穿孔可自行修复。

三、临床表现与诊断

根据病史、临床症状及专科检查,结合纯音听阈测定等实验室检查,一般诊断不难。

(一)症状

1.全身症状

轻重不一,可有畏寒、发热、怠倦。小儿全身症状较重,常伴呕吐、腹泻等消化道症状。鼓膜一旦穿孔,体温逐渐下降,全身症状明显减轻。

2.局部症状

耳痛、听力减退及耳鸣、耳漏。患者耳深部痛,表现为搏动性跳痛或刺痛,疼痛可向同侧头部或牙齿放射,咳嗽时耳痛加重,严重者夜不成眠,烦躁不安,伴耳闷,听力渐降,可有耳鸣。耳痛剧者,耳聋可被忽略。鼓膜穿破流脓后,耳痛顿减,耳闷、耳聋减轻。若病变侵及内耳,则伴眩晕,鼓膜穿孔后耳内有液体流出,初为血水样,以后变为黏脓或纯脓。

(二)体征

1.鼓膜检查

早期鼓膜松弛部充血,锤骨柄及紧张部周边可见放射状扩张的血管。继之鼓膜弥漫性充血,肿胀,向外膨出,正常标志难以辨识,鼓膜穿孔前,在隆起最明显部位出现小黄点,然后从此处出现穿孔。开始穿孔一般甚小,不易看清,彻底清洁外耳道后方见穿孔处之鼓膜有闪烁搏动之亮点,或见脓液从该处涌出。坏死型者鼓膜迅速融溃,形成大穿孔。

2.耳部触诊

局部可有轻微压痛,鼓窦区较明显。

(三)实验室和其他辅助检查

1.听力检查

呈传导性聋。

2.血常规

白细胞总数增多,多形核白细胞增加,穿孔后血常规渐趋正常。

3.X线检查

乳突呈云雾状,但无骨质破坏。

4.分泌物培养

常见肺炎链球菌、乙型溶血性链球菌、葡萄球菌、铜绿假单胞菌等。

四、鉴别诊断

临床上需要与以下疾病鉴别。

(一)急性分泌性中耳炎

儿童的急性化脓性中耳炎与急性分泌性中耳炎由于病因及症状相似,又可以相互转化,故现代学者常统称急性中耳炎。成人急性分泌性中耳炎一般自觉耳内胀痛、堵塞感、耳鸣、听力下降、自声增强。耳科常规检查:鼓膜完整、早期充血、内陷,光锥消失,如鼓室渗液较多,鼓膜可外凸,常于鼓膜表面隐约可见液平,其中杂以圆形或椭圆形气泡。鼓膜活动性差。听力检查呈传导性耳聋;声阻抗检查:B型或C型鼓室压力曲线,镫骨肌反射消失。

(二)急性外耳道炎

耳痛剧烈,多有挖耳史,外耳道红肿,牵拉耳郭痛,鼓膜完整,听力一般正常。

本病常见并发症有急性乳突炎、内耳及颅内并发症。

五、治疗

治疗原则为控制感染,通畅引流及病因治疗。中医及西药治疗效果都较好。一般可以中医辨证治疗,以祛邪为治则,疏风清热或清肝泻火、解毒排脓为治法,配合局部应用抗生素滴耳液。

(一)辨证论治

1.风热外袭

起病较急,耳内疼痛、听力下降,耳鸣,闭塞感,耳痛加剧,疼痛连及患侧头部,呈刺痛或跳痛,流出脓液后耳痛随之减轻。全身症状可有头痛,全身不适,恶寒发热。舌质红,苔薄黄,脉浮数。小儿患者的全身症状一般较成人重,多见高热,啼闹不安,甚则神昏,抽搐,项强等症状。局部检查见鼓膜充血,表面标志消失。鼓膜穿孔后流出脓液,若穿孔较小,可呈闪光搏动现象。治宜疏风清热、宣肺通窍。方选蔓荆子散加减。发热恶寒者,加荆芥、防风以祛风散寒,口苦咽干者,加黄芩、夏枯草以清热解毒。

2.肝胆火盛

本证起病较急,耳内剧痛如锥刺,疼痛牵连至头部,并见耳鸣,听力障碍,耳内胀闷感。常于剧痛之后,耳膜穿孔,流出脓液,流脓之后,耳痛及其他症状,也随之减缓。全身症状可见发热恶寒、面部潮红、口苦咽干,小便黄赤,大便秘结。舌质红,苔黄厚,脉弦数。局部检查初期见鼓膜红肿外突,血络显露,正常标志消失。鼓膜穿孔后,有脓液流出,若穿孔处较小,多见闪光搏动,耳道积脓黄稠,量较多或带红色。治宜清肝泻火、解毒排脓。方选龙胆泻肝汤加减。

小儿脓耳,易因邪毒内陷或引动肝风,故要倍加注意,一般可在上述方剂内加入钩藤、蝉衣以平肝息风,若见烦躁、神昏、项强、呕吐等症,则宜清营凉血,解毒开窍。

(二)西医治疗

1.全身治疗

(1)抗生素治疗:早期应用足量抗菌药物控制感染,务求彻底治愈。一般可用青霉素类、头孢菌素类等药物,鼓膜穿孔有脓者可取脓液作细菌培养及药敏试验,可参考其结果改用适当的抗生素。

(2)注意休息,调节饮食,疏通大便。全身症状重者注意支持疗法。

2.局部治疗

用1‰麻黄碱溶液滴鼻,其目的是使咽鼓管通畅,有利于鼓室引流;鼓膜穿孔前用2‰酚甘油滴耳,可消炎止痛。鼓膜穿孔后应立即停药。因该药遇到脓液后释放苯酚,可腐蚀鼓室黏膜及鼓膜;鼓膜穿孔后可用3‰过氧化氢清洗外耳道,并拭净外耳道的脓液,脓量多时可用吸引器吸出脓液。局部用药以抗生素水溶液为主,鼓膜穿孔或鼓膜切开后可用0.3‰氧氟沙星滴耳液及0.25‰氯霉素眼药水滴耳。脓液减少、炎症逐渐消退时,可用甘油或乙醇制剂滴耳,如3‰硼酸甘油,3‰硼酸乙醇等。感染完全控制、炎症完全消退后,穿孔多可自行愈合。流脓确已停止而鼓膜穿孔长期不愈者,可作鼓膜修补术。

3.病因治疗

积极治疗鼻部及咽部慢性疾病,如腺样体肥大、慢性鼻窦炎、慢性扁桃体炎等。

4.单纯乳突凿开术

对于重症急性化脓性中耳炎并发乳突化脓性炎症,乳突有积脓,应作单纯乳突凿开术。此术目的是通过切开鼓窦,清除鼓窦、鼓窦入口及乳突气房的病变组织,使中耳脓液得到充分引流。

(三)其他中医治疗

1.外治法

(1)滴耳:用具有清热解毒、消肿止痛、敛湿去脓作用的药液滴耳,如黄连滴耳液,或用新鲜虎耳草捣汁或人地金牛根磨醋滴耳,每天6次。滴药前应先清除耳道内脓液,并注意采用正确的滴耳方法。

(2)吹药:用具有清热解毒、敛湿去脓作用的药物吹耳,如烂耳散等,吹药前应先清洗耳道内脓液及积存药物,吹药时用喷粉器将药物轻轻吹入,形成薄薄的一层,不可喷入过多,更不可将药物倒入塞满外耳道,妨碍脓汁引流而引起不良效果。本法对穿孔小者不宜用。

(3)涂敷:如脓液刺激,引起耳郭或耳后有红肿疼痛者,可用紫金锭磨水涂敷。或用如意金黄散调敷。

2.体针

以局部取穴为主,配合全身辨证远端取穴。可针刺听宫、听会、耳门、外关、曲池、合谷、阳陵泉、侠溪等穴,每次选 2～3 穴,用捻转泻法,不留针。

3.滴鼻法

鼻塞流涕者,用滴鼻灵滴鼻,也有助于脓耳的治疗。

六、预后与转归

预后一般良好,治疗不当者,可转化成慢性或分泌性中耳炎,或隐形乳突炎。

七、古籍精选

《医宗金鉴·外科心法要诀·耳疳》:"此证耳内闷肿出脓,因脓色不一,而名亦各殊。如出黑色臭脓者,名耳疳;出青脓者,名得震耳;出白脓者,名缠耳;出黄脓者,聤耳,俱由胃湿与肝火相兼而成。宜柴胡清肝汤主之,气实火盛者,以龙胆泻肝汤服之。唯风耳则出红脓,偏于肝经血热,宜用四物汤加丹皮、石菖蒲服之。外俱用酱茄内自然油滴之,俟脓净换滴耳油,时时滴入,肿消生肌自愈。"

《续名医类案·卷十七》:"一妇人因怒发热,每经行两耳出脓,两太阳作痛,胸胁乳房路清,或寒热往来,或小便频数,或小腹胀闷,皆属肝火血虚,先用栀子清肝散二剂,又用加味逍遥散数剂,诸症悉退,乃以补中益气汤而愈。"

(路长春)

第十六节　慢性化脓性中耳炎

慢性化脓性中耳炎是中耳黏膜、黏骨膜或深达骨质的慢性化脓性炎症。临床上以耳内长期持续或间歇性流脓、鼓膜穿孔及听力下降为特点,可引起严重的颅内、颅外并发症而危及生命。据 1959－1965 年国内山东省汲县和北京等地分别对大量居民健康普查结果,其发病率为 1.20％～1.84％,其中以儿童的发病率较高,占 3％。慢性化脓性中耳炎属于中医学"慢性脓耳"范畴。

一、病因病机

中医认为慢性化脓性中耳炎主要是由于脾胃虚弱,运化失健,水湿停留,泛溢耳窍,导致耳内脓水日久不干;或肾元亏虚,耳窍失健,湿热邪毒久稽于耳,日久腐蚀骨质;甚至邪毒内陷,成脓耳变证。现代医学认为本病多因急性化脓性中耳炎延误未治,或处理不当,以至迁延为慢性;鼻部及咽部疾病如慢性鼻窦炎、慢性扁桃体炎、增殖体增生等,为慢性化脓性中耳炎长期不愈的重要原因之一。慢性化脓性中耳炎的致病菌为各种化脓性细菌的混合感染;并常变幻不定,而合并有厌氧菌的混合感染近年逐渐受到关注。

二、临床表现与诊断

根据耳内长期持续或间歇性流脓,鼓膜穿孔,以及不同程度的听力损失,慢性化脓性中耳炎的诊断不难。

现代医学根据慢性化脓性中耳炎病理和临床表现分为单纯型、骨疡型和胆脂瘤型三种。

(一)单纯型

单纯型最常见,病变较轻,预后较好。炎症仅在黏膜。病变主要在中鼓室。鼓膜穿孔表现在紧张部中央穿孔。炎症急性发作时,鼓室黏膜充血或呈粉红色,或水肿。听力损失与穿孔大小、部位及相关的听骨损害有关。多数治疗后可干耳。

(二)骨疡型

骨疡型又名坏死型或肉芽型。病变深达骨质,常破坏骨壁和听骨,最后形成死骨。局部可有肉芽组织或息肉增生。

(三)胆脂瘤型

若中耳内鳞状上皮过度增生与化生,则由于上皮细胞持续脱落与堆积,便形成胆脂瘤。从病理组织学来看,胆脂瘤是一种囊性结构:其囊的内壁为鳞状上皮,上皮外侧为一厚薄不一的纤维组织,与邻近的骨质或所在部位的组织密切相连;囊内充满脱落坏死的上皮、角化物质和胆固醇结晶,故称为胆脂瘤,实非真性肿瘤。胆脂瘤的体积因上皮不断脱落和堆积,将不断增大。由于胆脂瘤包囊内充满了脱落上皮屑及角化物质,容易反复感染,特别是厌氧菌的感染。如囊壁的上皮组织因感染而发生破溃,其下方的骨质出现坏死,上述两种因素共同作用造成邻近组织的破坏和感染,故可导致各种严重的并发症而危及生命。

三型慢性化脓性中耳炎的预后及处理原则不同,故须对病变的类型做明确的诊断,详见表 4-1。

表 4-1　三型慢性化脓性中耳炎的鉴别

	单纯型	骨疡型	胆脂瘤型
分泌物	黏液性或黏液脓性,不臭	黏液脓性,量少,有活动性骨质破坏者,脓多而臭	脓稠,量少,可含有豆腐渣样物,有特殊腥臭
鼓膜	中央型穿孔,前下方者多见	边缘性或大穿孔,锤骨柄破坏,鼓室内 肉芽或息肉填充外耳道	松弛部穿孔或后上缘穿孔
耳聋	传导性耳聋,较轻	早期传导性耳聋,晚期为混合性耳聋	可为混合性耳聋,听力损失或轻或重
X线摄片或颞骨 CT	乳突气房减少,密度增加	鼓室鼓窦和乳突内有软组织影	骨质破坏,边缘浓密,整齐
并发症	一般无	可有	常有
治疗原则	药物治疗或鼓室成形术	药物治疗或手术治疗	手术治疗

慢性化脓性中耳炎需要与下列疾病鉴别:①慢性肉芽型鼓膜炎,鼓膜紧张部有肉芽,呈细颗粒状,侵犯部分鼓膜或整个鼓膜紧张部,但鼓膜无穿孔。②结核性中耳炎,脓液稀薄,听力损害明显,早期出现面瘫。脓液培养或涂片可找到结核杆菌。肉芽组织活检可显示典型的结核病变。常伴有肺部或其他部位的结核病灶。③中耳癌,好发于中年以上患者。长期流脓病史,近期耳内出血。可见外耳道肉芽,分泌物污秽,触之易出血。颞骨 CT 扫描及病理学检查可确诊。

慢性化脓性中耳炎常见并发症分颅内并发症与颅外并发症两大类。主要有耳后骨膜下脓肿、迷路炎、面神经麻痹、硬脑膜外脓肿、乙状窦血栓性静脉炎、脑膜炎、脑脓肿等。

三、治疗

慢性化脓性中耳炎单纯型以中医治疗为主,可配合局部使用抗生素或激素类滴耳液。骨疡型引流通畅者可先予保守治疗,定期复查,如引流不畅及用药治疗无效,应手术治疗;胆脂瘤型应及早进行手术治疗。

(一)辨证论治

1.脾虚湿困,上泛耳窍

耳内流脓,呈间歇性或持续性,脓液黏白或水样清稀,量多少不一,无臭味。全身症状可见面色无华,头晕头重,倦怠乏力,腹胀,食欲缺乏,便溏,唇舌淡白,苔白湿润,脉缓细弱。局部检查见鼓膜紧张部中央性穿孔,鼓室黏膜肿胀色淡,听力轻度减退。治宜健脾渗湿,补托排脓。方选托里消毒散加减。中成药用参苓白术散。

2.肾元亏损,邪毒停聚

耳内流脓量少,污秽而臭,日久不愈,听力减退明显。全身症状可见头昏神疲,腰膝酸软,遗精早泄,脉细弱。局部检查见鼓膜紧张部后上方或松弛部边缘性穿孔,脓稠黏成块状,如豆腐渣样腐物,或见有暗红色肉芽长出。治宜补肾培元,去湿化浊。方选知柏地黄汤加减。若偏肾阳虚者,用附桂八味汤加减。若湿热久困,腐蚀骨质,脓液污浊有臭味者,可加乳香、没药、泽兰、穿山甲以活血祛腐。

(二)西医治疗

原则为通畅引流,控制感染,清除病变组织,提高听力,病因治疗。根据不同类型采用不同的治疗方法。

1.单纯型

局部用药为主。选用抗生素水溶液或抗生素与糖皮质激素混合液:如 0.3％氧氟沙星(泰利必妥)滴耳液,0.25％氯霉素液。适用于鼓室黏膜充血、水肿,分泌物呈脓性或黏液脓性。酒精或甘油制剂:3％硼酸酒精,3％硼酸甘油等,适用于炎症逐渐消退,中耳潮湿者,粉剂宜少用,仅用于穿孔大,分泌物很少者,以助干耳。应选择颗粒细,可溶解者,一次用量不宜过多,喷薄薄一层即可,以免药粉入耳后与中耳分泌物胶合成团,阻碍引流,甚至引发危重并发症。常用粉剂:硼酸粉,磺胺噻唑与氯霉素粉(等量混合)等。局部用药时应注意忌用有耳毒性的抗生素滴耳液,忌用腐蚀剂。选用抗生素滴耳液时宜参照中耳脓液的细菌培养及药物敏感试验的结果。静止期可行鼓膜修补术或鼓室成形术。急性发作时可全身应用抗生素。

2.骨疡型

引流通畅者,可先予局部用药,但应注意定期复查。引流不畅及局部用药无效者应手术治疗。

3.胆脂瘤型

一旦确诊,及时手术。手术治疗的目的:彻底清除病变组织,重建传音结构,防止并发症。

四、预防与调整

经常清洁外耳道的脓液,以免脓液刺激引起外耳道炎或外耳湿疹;正确使用滴耳及吹耳药物;饮食上注意少食蛋类、豆类及其他引发邪毒的食物;鼓膜穿孔未愈者,禁忌游泳,洗澡时防止污水流入耳内;注意宣传正确的哺乳姿势;彻底治疗急性化脓性中耳炎,降低慢性化脓性中耳炎的发病率;积极治疗上呼吸道的慢性疾病。密切观察病情,特别注意流脓、发热头痛、神志等症状的变化,预防或及时发现脓耳变症。

五、预后与转归

慢性化脓性中耳炎单纯型一般预后良好,较少数单纯型可转为骨疡型及胆脂瘤型,部分骨疡型及胆脂瘤型失治误治可引起颅内外并发症。

六、古籍精选

《外科大成·耳部》:"耳疳者,为耳内流出脓水臭秽也。"

《续名医类案·耳》:"赵养葵治一小儿,患耳脓,医以药治之,经年累月不效,殊不知此肾疳也,用六味地黄丸加桑螵蛸服之愈。"

(路长春)

第十七节　分泌性中耳炎

分泌性中耳炎是以中耳积液及听力下降为主要特征的中耳非化脓性炎症性疾病。国内外文献对此病的命名还有分泌性中耳炎、卡他性中耳炎、非化脓性中耳炎、浆液性中耳炎、中耳积水以及胶耳等。此病多发生于儿童,根据不同作者报道其发病率在 14%~62%,发病年龄多在 10 岁以前。3~10 岁儿童中 20%~50% 有过中耳积液史。本病如果治疗不当或予忽视,可导致严重听力损害,影响儿童的语言和智力发育。本病属于中医学的"耳胀""耳闭""气闭耳聋"等的范畴。

一、病因病机

中医认为本病由于风热或风寒侵袭,肺失宣肃,以致耳窍经气不宣,而出现耳胀之症;或素有肝胆湿热之人,复感湿热之邪,湿热交蒸,循经上扰,停聚耳窍;或脾胃虚弱,运化失职,水湿内停,聚湿成痰,痰浊困结耳窍;或耳胀失治,或反复发作,以致邪毒滞留,气血瘀滞,脉络受阻,耳窍为之闭塞不通;或脾肾虚损,精气不足,不能上注,耳窍失养,以致闭塞失用,均可引起耳闭之症。

现代医学认为分泌性中耳炎病因尚未完全明了。主要与以下因素有关。①咽鼓管功能障碍:包括各种原因如上呼吸道感染,增殖体肥大,慢性鼻窦炎分泌物、鼻息肉、鼻咽肿瘤等导致咽鼓管阻塞或由于咽鼓管表面活性物质减少,提高了管内的表面张力,影响管腔的正常开放;以及急性中耳炎细菌外毒素或咽鼓管管腔内的分泌物影响咽鼓管纤毛的输送功能导致咽鼓管的清洁和防御功能障碍。②感染:目前认为是中耳的一种轻型的或低毒性的细菌感染。③免疫反应:慢性分泌性中耳炎可能是一种由抗感染免疫介导的病理过程。④气压伤:高空飞行,潜水等引起的气压损伤。

二、病理

咽鼓管阻塞、通气功能障碍,中耳气体中的氧被黏膜吸收而致中耳腔形成负压,促使中耳黏膜血管扩张,通透性增加,浆液渗出而产生中耳积液,伴上皮下组织水肿,黏膜增厚,病变进一步发展则黏膜内腺体组织化生,黏液分泌增多。恢复期,腺体逐渐退化,分泌物减少,黏膜可逐渐恢复。

三、临床表现与诊断

根据病史、临床症状及对鼓膜的仔细观察,结合纯音测试、声阻抗检查结果,一般诊断不难。如鼓膜穿刺抽出积液,即可确诊。

(一)症状

1.耳聋

急性分泌性中耳炎患者在起病之前多患有上呼吸道感染病史,以后听力逐渐下降,常伴有自听增强。如仅有部分鼓室积液,低头或躺下时听力有改善。慢性分泌性中耳炎起病隐袭,听力逐渐下降而患者说不出发病的时间。小儿多无听力下降的主诉,婴幼儿可表现为语言发育迟缓,儿童则常表现为对父母的呼唤不理睬,看电视时要求过大的音量等。如果单耳患病,则长期听力下降而不易被发现。

2.耳痛

急性分泌性中耳炎起病时常有耳痛或耳胀痛,也常常是儿童患者早期唯一主诉。慢性患者多无耳痛或有轻微耳内隐痛。

3.耳胀闷感

耳内胀闷感、堵塞感是成人常见症状,常用手按压耳门可获暂时的缓解。

4.耳鸣

耳鸣多为低音调、间歇性。头部运动时,中耳积液流动也可感觉耳内有水流声。

(二)体征

鼓膜完整,早期鼓膜充血、失去正常光泽,紧张部或整个鼓膜内陷,光锥消失或变形,锤骨柄向后、上方移位,锤骨短突凸出。鼓室积液时,鼓膜失去正常光泽,呈琥珀色或黄色,常可看到液平面或水泡,液平面中部稍凹,形如发丝,与地面平行,且随头位而变动。慢性期鼓膜呈内陷位,增厚,失去光泽,颜色暗淡,表面显现乳白色斑块,活动性差。

(三)实验室和其他检查

1.听力检查

音叉试验及纯音听力测试一般为传导性耳聋,晚期可为混合性耳聋。

2.声阻抗检查

鼓室图对本病的诊断具有重要价值,特别在无法检查听力的儿童中有较大的诊断价值。表现为平坦型(B型)或负压型(C型)。平坦型(B型)为分泌性中耳炎的典型曲线。镫骨肌反射均消失。

3.诊断性鼓膜穿刺术

对于不典型病例,可行鼓膜穿刺以明确诊断。

4.鼻咽部检查

成人应做详细的鼻咽部检查,了解鼻咽部病变,特别注意排除鼻咽癌。

(四)鉴别诊断

1.鼻咽肿瘤

分泌性中耳炎常为鼻咽癌的唯一临床表现或早期症状。因此对患分泌性中耳炎的成年患者,特别是一侧分泌性中耳炎,应注意鼻咽部有无肿瘤。

2.突发性耳聋

纯音听阈测定为神经性耳聋,重振试验阳性。声阻抗检查鼓室图为正常型(A型)。此外需注意与脑脊液耳漏、颞骨骨折、胆固醇肉芽肿、外淋巴瘘等疾病相鉴别。分泌性中耳炎晚期并发症有粘连性中耳炎、胆固醇肉芽肿、鼓室硬化等。

四、治疗

分泌性中耳炎的治疗，以中医治疗为主，如积液明显，或耳胀闷感较重，可配合鼓膜穿刺抽液，或抽液后注入类固醇激素等药物。积液顽固者，可配合鼓膜置管术并积极治疗病因。

（一）辨证论治

1.风邪侵袭、经气痞塞

耳内作胀，不适或耳内胀痛，耳鸣如闻风声，耳内有回声感，听力下降。全身症状可伴有风热或风寒感冒的症状。舌淡红，苔薄白或薄黄，脉浮。局部检查见外耳道干净，耳膜微红，或轻度内陷，鼻窍肌膜红肿。治宜疏风宣肺，散邪通窍。方选银翘散加减。偏于风寒者，荆防败毒散加减。

2.肝胆湿热、上犯耳窍

耳内胀闷堵塞，耳鸣如机器声，听力减退。全身症状可伴口苦咽干、鼻塞、涕黄稠、大便秘结、小便黄。舌红，苔黄腻，脉滑数。局部检查见耳膜红或外凸，或见耳膜后有一水平暗影，随头位改变而移动。治宜清肝胆湿热，行气通窍。方选龙胆泻肝汤合通气散加减。鼻塞、流涕黄稠者，加辛夷、白芷以通鼻窍。中成药用龙胆泻肝丸。

3.脾胃虚弱、痰浊困结

耳内胀闷堵塞，耳鸣鸣声低沉，听力减退。全身症状伴倦怠乏力，纳少，食后腹胀，面色萎黄，唇色淡，大便时溏。舌淡齿印，苔白腻或滑润，脉细弱。局部检查见耳膜微黄或油黄色，或见耳膜后有一水平暗影，随头位改变而移动。治宜健脾益气，燥湿化痰。方选陈夏六君汤加味。如积液黏稠，加胆南星，枳实加强涤痰行气之力。中成药用参苓白术散。

4.邪毒滞留、气滞血瘀

耳内胀闷堵塞感，日久不愈，甚者如物阻隔，听力减退，逐渐下降。耳鸣如蝉或嘈杂声。全身症状一般不明显，可兼有脾虚、肾虚的症状。局部检查见耳膜凹陷明显，甚至粘连，或耳膜增厚，有灰白色沉积斑。耳膜活动度较差。治宜行气活血通窍。方选通气散合通窍活血汤加减。兼肺脾气虚，加党参、黄芪健脾益气，或用益气聪明汤或补中益气汤。兼肾阳虚，配附桂八味汤温补肾阳；兼肾阴虚者，加服六味地黄汤滋补肾阴。

（二）西医治疗

原则是清除中耳积液，改善中耳通气引流，积极治疗病因及预防感染。

1.药物治疗

急性分泌性中耳炎可选用青霉素类、红霉素、头孢拉定等抗生素以控制感染，顽固病例可短期应用糖皮质激素，如泼尼松或地塞米松等。

2.解除咽鼓管功能障碍及鼓室负压

可应用血管收缩剂滴鼻，如1％麻黄碱盐水、盐酸羟甲唑啉等。上呼吸道急性炎症消退后可行咽鼓管吹张，还可行理疗如鼓膜按摩、红外线、超短波、氦氖激光照射等。

3.清除鼓室积液

常用鼓膜穿刺抽液，必要时可重复穿刺，亦可于抽液后注入类固醇激素药物，或注入 α-糜蛋白酶，使积液稀化易于排出；积液较稠者，可行鼓膜切开术，然后用负压将鼓室内液体全部吸尽。反复穿刺不愈，病情迁延，胶耳者，可行鼓室置管术以利鼓室通气引流。

4.病因治疗

积极治疗鼻咽或鼻腔疾病,如腺样体切除术,鼻中隔矫正术,下鼻甲手术,鼻息肉摘除术等。

5.鼓室探查术或乳突手术

慢性分泌性中耳炎者上述各种治疗无效或疑演变为胆固醇肉芽肿性中耳乳突炎、粘连性中耳炎,应行鼓室探查术或单纯乳突开放术,并根据术中所见,再进行适当的手术。

(三)其他中医治疗

1.针灸

以局部取穴与远端取穴相结合的方法。耳周取听宫、听会、耳门、翳风,远端可取合谷、内关。每次选2~3穴,中强度刺激,留针10~20分钟。脾虚者,加刺足三里、脾俞等穴;肾虚者,加刺三阴交、关元、肾俞,用补法。

2.穴位注射

取耳周穴如耳门、听宫、翳风等,选用丹参注射液、当归注射液、毛冬青注射液等,每次每穴注入0.3~0.5 mL。隔天1次。

五、预防与调护

注意适当使用滴鼻药物,使鼻腔通气,保持咽鼓管通畅,对本病的治疗非常重要;清除鼻腔涕液时,切忌用力,以免将鼻涕逆行擤入咽鼓管。

六、预后与转归

急性分泌性中耳炎预后良好。部分慢性分泌性中耳炎可影响听力,后遗粘连性中耳炎,鼓室硬化,胆固醇肉芽肿。

（路长春）

第十八节　粘连性中耳炎

粘连性中耳炎是各种急、慢性中耳炎愈合不良引起的后遗症。其主要特征为中耳乳突内纤维组织增生或瘢痕形成,中耳传声结构的功能遭到破坏,导致传导性听力损失。本病多从儿童期开始起病,两耳同时受累者居多,可与分泌性中耳炎、慢性化脓性中耳炎、鼓室硬化等并存。

本病名称繁多,如慢性粘连性中耳炎、中耳粘连、纤维性中耳炎、增生性中耳炎、愈合性中耳炎、萎缩性中耳炎等。由于对本病缺乏统一的认识和诊断标准,有关发病率的报告也相差悬殊。国外报告,由本病引起的耳聋占耳聋的1.42%~30%。随着耳硬化症诊断率的提高,本病在耳聋中所占比率亦有下降,估计不超过0.5%。此外,由于急性坏死型中耳炎发病率的降低,其后遗的粘连性中耳炎亦相应减少。

一、病因

(一)分泌性中耳炎

粘连性中耳炎病例过去大多患过分泌性中耳炎。在分泌性中耳炎,当中耳液体长期得不到引流,局部溶纤活性不足,鼓室及乳突气房内积存过久的液体可发生机化,或中耳内肉芽生成;中耳黏膜破坏后、纤维组织增生,形成粘连,其中胶耳更有形成粘连的倾向。有学者在为分泌性中耳炎患者作鼓膜切开术时发现,锤骨与鼓岬间已形成了粘连带,而其病史仅6周。

(二)化脓性中耳炎

无论急性或慢性化脓性中耳炎,若愈合不良,均可引起本病。据统计,约半数粘连性中耳炎病例曾有过耳痛和/或耳流脓的化脓性中耳炎病史。一般情况下,急性化脓性中耳炎如获及时而恰当的治疗,局部引流通畅,随着炎症的消退,中耳黏膜可以恢复正常。但若炎性未得到治疗或因抗生素疗程过短,或机体抵抗力过低,或咽鼓管功能不良等因素,炎症未能彻底控制,特别是反复发作的急性化脓性中耳炎,黏膜破坏后不能完全修复,在破损的黏膜面则形成新的纤维组织。炎性渗出物中的纤维素沉积,可以加速粘连的形成过程。中耳的慢性化脓性感染过程中增生的肉芽组织更容易发生纤维化。

(三)咽鼓管功能不良,中耳膨胀不全

因中耳炎后遗病损和咽鼓管功能障碍引起的中耳膨胀不全可为弥漫性或局限性。若为弥漫性,则整个中耳腔缩窄;若为局限性,这种缩窄可发生于一个或数个解剖部位,如鼓膜的松弛部和/或紧张部的某一个或数个象限。中耳膨胀不全可轻可重,重者发展为中耳粘连,也是中耳胆脂瘤产生的因素之一。Sadé等将中耳膨胀不全分为如下4期:①鼓膜内陷,但未与砧骨接触。②鼓膜内陷,已与砧骨接触。③内陷的鼓膜贴附于鼓岬上,但未粘连。④鼓膜与鼓岬粘连。

二、病理

本病的病理学特征:中耳乳突内黏膜破坏,有纤维组织及瘢痕增生;部分黏膜肥厚;有些含气空腔内充满致密的纤维组织条索;在鼓膜和听骨链之间、鼓膜和鼓室各壁之间或听骨链和鼓室壁之间有粘连带形成,鼓膜和听骨链的活动受到限制;重者,听骨链被纤维瘢痕组织包埋而固定,中耳腔被纤维组织充填,两窗可被封闭,中耳膨胀不全,鼓膜极度内陷。此外,在增生的纤维组织和肥厚的黏膜之间可以出现小的囊肿。这种囊肿的囊壁由无分泌性的扁平上皮细胞或立方上皮细胞所覆盖,囊液可为黏稠的嗜酸性液体,内含脱落上皮细胞和胆固醇结晶,称纤维囊性硬化。虽然本病有时亦可发生透明变性及钙质沉着,但是和鼓室硬化相反,此种病理变化不属主要病变。

三、症状

(1)听力下降为本病的主要症状,一般为传导性聋。若因原发的中耳炎侵犯耳蜗,耳聋则为混合性。病变早期,听力可呈进行性下降,待形成永久性粘连后,耳聋稳定不变。韦氏误听少见。

(2)耳闭塞感或闷胀感常常是困扰患者的主要症状。

(3)耳鸣一般不重。

此外尚可有头晕,头痛,记忆力减退,精神抑郁等。

四、检查

(一)鼓膜象

鼓膜明显内陷,严重者可见鼓膜紧张部几乎全部与鼓室内壁粘连或部分与内壁粘连,如为后者,则鼓膜紧张部变得凸凹不平。此外,鼓膜可混浊、增厚,出现萎缩性瘢痕或钙化斑,松弛部常有内陷袋。以Siegle耳镜检查,示鼓膜活动度减弱或完全消失。有些鼓膜遗留陈旧性穿孔,穿孔

边缘可与鼓室内壁粘连。

(二)听力检测

(1)音叉试验:大多示传导性聋。

(2)纯音听力图:气导听力曲线多为轻度上升型或平坦型,气导听力损失程度不一,一般不超过50 dB。骨导听阈基本正常,也可出现 Carhart 切迹,示听骨链固定。两窗因粘连而封闭或内耳受侵时,呈混合性聋。

(3)声导抗图为 B 型(平坦型)曲线,少数可出现 C 型或 As 型;声反射消失。

(三)咽鼓管功能测试

结果大多提示管腔有不同程度的狭窄,甚至完全阻塞;少数患者的通气功能尚佳。

(四)颞骨 CT 扫描

鼓室内可见网织状或细条索状阴影;听骨链可被软组织影包绕;乳突气化大多不良。

五、诊断

根据症状与检查,结合中耳炎病史,诊断多无困难。少数病例须行鼓室探查术方能明确诊断。本病应注意和耳硬化症相鉴别(表 4-2)。

表 4-2　粘连性中耳炎与耳硬化症鉴别要点

		粘连性中耳炎	耳硬化症
耳聋	性质	传导性聋	传导性聋
	开始时间	多从儿童期开始	15 岁以前出现者少见
	家族史	无	常有
	中耳炎病史	常有	无
	韦氏误听	罕见	常见
	鼓膜	内陷、增厚、浑浊,活动度减弱或消失	正常,可有 Schwartz 征
	鼓室导抗图	B 型(平坦型)	As 型(低峰型)
	盖莱试验	多为阳性	多为阴性
颞骨 CT 扫描		鼓室内有网织状或条索状软组织影,乳突气化不良	鼓室正常,乳突气化良好,内耳轮廓模糊,边缘增厚

六、治疗

(一)保守治疗

在粘连早期(即活动期),病变属可逆性时,可试行保守治疗,以减少粘连,尽可能恢复中耳传音结构的功能。

1.鼓室注药法

经鼓膜穿刺,向鼓室内注入如 1‰糜蛋白酶(0.5～1.0 mL),或胰蛋白酶(5 mg),或地塞米松(5 mg)等药物,以抑制炎症,消除水肿,分解纤维蛋白,溶解黏稠的分泌物。药液可每 1～2 天注射1次,7 次为 1 个疗程。

2.置管法

对于由分泌性中耳炎引起的早期粘连,可作鼓膜切开术充分吸出中耳分泌物之后,通过鼓膜切口留置通气管,以利引流和中耳通气。

3.鼓膜按摩术

用中指在外耳道口轻轻按捺,随捺随放,捺之数次。或将一段橡皮管套在鼓气耳镜的耳镜小口端上,然后一手将鼓气耳镜置入外耳道并固定,使之形成一密闭空腔,以另一手轻轻捏放橡皮球按摩鼓膜。注意:耳部急性炎症时不宜行此治疗;用鼓气耳镜按摩者用力不宜过大,以免损坏鼓膜。

4.改善咽鼓管功能

可行导管法咽鼓管吹张术。用泼尼松龙 1 mL 经导管吹入咽鼓管咽口及其附近,早期常可取得较好的效果。对影响咽鼓管功能的疾病进行矫治,如腺样体切除术、鼻中隔矫正术及下鼻甲部分切除术等。

(二)手术疗法

国内外对粘连性中耳炎的手术治疗方法虽作了许多探索,但远期疗效尚不理想。手术目的是分离并切除粘连组织,清除分泌物,恢复中耳传音结构的功能,防止再度粘连,重建一个含气的中耳腔。如果鼓室黏膜已全遭破坏,整个鼓室内皆为坚实的纤维组织或瘢痕组织,或虽经处理,咽鼓管功能仍不能恢复者,手术效果不佳。

1.手术方法

(1)手术准备、体位、消毒等同鼓室成形术。

(2)麻醉:一般用局部麻醉。

(3)切口:外耳道内切口或 Shambaugh 耳内切口。

(4)手术步骤:上述切口完成后,分离外耳道皮瓣,直至鼓环处。将后半部鼓膜的纤维鼓环轻轻从鼓沟中挑出,连同皮瓣和后半部鼓膜一起,将其向外耳道前下方翻转,暴露鼓室,开放上鼓室。探查鼓室及听骨链。用微型剥离子对粘连组织逐步进行分离,切除。剪断锤骨头,扩大鼓室峡,开放中、上鼓室之间的通道。注意切除鼓膜与鼓室各壁之间、听骨链与鼓膜、听骨之间的粘连带,并尽可能避免撕裂鼓膜。对已萎缩变薄或明显松弛的鼓膜应加以切除,待以后修补。有学者认为,用软骨、软骨膜作为鼓膜修补的移植材料有利于防止再粘连。彻底吸除鼓室内的黏稠液体。两窗处的粘连组织尽可能用尖针轻轻剔除之。

术中应特别注意探查咽鼓管,清除鼓口的病变组织,咽鼓管明显狭窄时,可向咽鼓管内插入扩张管以扩张之,待次期手术时抽出。

最后,在鼓室内壁和鼓膜间放置隔离物(如硅橡胶片、明胶片、软骨片和 Teflon 等)以防再度粘连。6～12 个月后或数年后取出。根据目前的观察,术后仍可形成再粘连。即使目前使用最多的硅橡胶薄膜片在术后亦可形成再粘连。因此,术后近期虽然患者听力可获提高,但不少患者远期疗效并不理想。注意,术后 1 周须开始定期作咽鼓管吹张术。

当咽鼓管闭塞和/或鼓室内壁上皮化时,手术可分期进行:第一期作咽鼓管成形术,分离并清除鼓室内壁之鳞状上皮,分离粘连,植入隔离物,6～12 个月以后做次期手术。次期手术中取出隔离物,并重建听骨链,修补鼓膜。

2.并发症

(1)再度粘连,听力无提高或下降。由于目前作为防止粘连和纤维组织增生的隔离物的某些材料还不理想,如硅橡胶、Teflon、吸收性明胶海绵等,它们不能达到能在原位长期固定,从而使黏膜有充分的时间修复,中耳不再出现纤维化并获得正常通气功能的目的。例如,硅橡胶和

Teflon 置入中耳后,不仅不能被吸收,有些还可能被纤维组织包裹,导致中耳通气不良或从中耳脱出;吸收性明胶海绵可激发炎性反应而导致再粘连等。

(2)鼓膜穿孔。

(3)中耳感染,再度流脓。

(4)感音神经性聋。

(5)眩晕。

(6)面瘫。

(7)胆脂瘤形成。

(三)佩戴助听器

老年患者、双耳同时受累者、手术失败者、不宜手术者等可佩戴助听器。

七、预防

由于本病目前尚缺乏有效的治疗方法,故预防更为重要。

(1)对急性化脓性中耳炎宜早期应用足量、适当的抗生素治疗,务求彻底治愈。

(2)对儿童进行定期的听力学监测,以便及早发现分泌性中耳炎并进行适当治疗。

(3)积极治疗各种影响咽鼓管功能的疾病。

(4)加强卫生宣教,积极治疗各种化脓性及非化脓性中耳炎。

（路长春）

第十九节　隐性中耳炎

隐性中耳炎又称潜伏性中耳炎、亚临床中耳炎或非典型中耳炎,是指鼓膜完整而中耳隐藏着明显的感染性炎性病变的中耳乳突炎。由于病变隐匿,临床常发生漏诊,甚至,待引起颅内外并发症时或死后方始发现。近年来,本病有增多的趋势,尤以小儿多见,值得关注。

一、病因

(1)急性化脓性中耳炎或乳突炎治疗不当,如剂量不足,疗程过短或菌种耐药。

(2)婴幼儿急性中耳炎因主诉少、鼓膜厚,易误诊而未获合理治疗,致病变迁延。

(3)中耳炎症后期,鼓室峡或鼓窦入口因黏膜肿胀、增厚或肉芽、息肉生成而阻塞,此时虽咽鼓管功能恢复,鼓室逐渐再充气,然乳突病变尚残存,且继续发展。

二、症状及体征

(1)本病无典型症状患者可诉耳部不适,轻微的耳痛或耳后疼痛,听力下降,或有低热,头痛等。

(2)部分患者近期(可在数月前)有过急性中耳炎、乳突炎病史。

(3)鼓膜完整,外观似正常。仔细观察时可发现松弛部充血,或鼓膜周边血管纹增多,或外耳道后上壁红肿,塌陷。

(4)乳突区皮肤无红肿,但可有轻压痛。

三、听力学检查

(一)纯音听力测试
传导性或混合性听力损失。

(二)鼓室导抗图
C 或 B 型鼓室导抗图。

四、影像学检查

颞骨 CT 扫描对诊断有重要价值,可见乳突内有软组织影,可有房隔破坏,有时可见液、气面,鼓室内亦可有软组织影。

五、诊断

(1)婴幼儿不明原因发热时,宜仔细检查耳部,必要时做颞骨高分辨率 CT 扫描。

(2)成年人耳部不适,或轻微耳痛,或不明原因的传导性听力损失,鼓膜外观虽无特殊改变,也应警惕本病而做相关检查。

六、治疗

由于本病可引起感音神经性聋、迷路炎、脑膜炎等严重的颅内外并发症,即使在药物的控制下,病变仍可向周围发展,故一旦确诊,即应行乳突开放术,彻底根除病灶。

(王慧丽)

第二十节 鼓室硬化

鼓室硬化是指中耳经历了长期的慢性炎症后,在愈合过程中所遗留的中耳结缔组织退行性变。本病是引起传导性聋的重要原因之一。其主要的病理变化为中耳黏膜下层及鼓膜固有层中出现透明变性和钙质沉着。

本病由 Von Triltsch 1877 年首先描述,1955 年 Zoell ner 提议,将这种病变列为一种单独的疾病,并详细描写了其临床症状,命名为 tympanosclerosis。我国过去的各种专业书刊中均称此病为"鼓室硬化症",按全国自然科学名词审定委员会公布的医学名词统称为"鼓室硬化"。

随着鼓室成形术的广泛开展和手术显微镜的普遍应用,本病逐渐被耳科医师所认识,并受到重视。关于鼓室硬化的发病率各家报告不一,国外报告为 9%～38%,国内为 3.7%～11.7%。儿童及成人均可发病,但 10～30 岁发病率较高。女性较男性患病者稍多。

一、病因与病理

一般认为,鼓室硬化是中耳长期慢性炎症(包括化脓性和非化脓性炎症)或急性感染反复发作的结果。Kinney 在为 1 495 例慢性中耳炎及其后遗症所作的手术中发现,其中的 20% 具有鼓室硬化病变。反复发作的急性中耳炎容易发生本病。据统计,慢性分泌性中耳炎患者作置管术后 6～8 年,鼓室硬化的发病率为 19.7％。而 Tos 和 Stangerup 报告,置管术后,本病的发病率竟高达 59％,鼓膜切开术后者仅 13％。Magat 等报告 1274 名接受鼓室置管术后有 23.6％病例发生本病。而 Skinner 等对双侧分泌性中耳炎所作的对照观察却发现,虽然 5 年后置管耳并发鼓室硬化者明显大于对侧耳,但 15 年后,非置管耳亦发生了鼓室硬化。Stenstrom 等发现,原有鼓室硬化、鼓膜瘢痕的 12 例儿童在 6 年后的随访中,有 1/3 鼓膜变为正常。有学者的观察也有类似印象。其他引致本病的原因尚有自身免疫和外伤学说。

鼓室硬化在组织学上表现为中耳黏膜上皮下结缔组织内和鼓膜固有层(包括黏膜下结缔组织层,上皮下结缔组织层,外放射状胶原纤维层和内环状胶原纤维层)中结缔组织的透明变性,或称玻璃样变性;多数伴有钙沉着,少数可发生新骨形成。本病的发病机制不明。结缔组织退行性变可能因炎症或细菌感染所致,单纯的咽鼓管阻塞很少会引起硬化病变。包括医源性在内的外伤所引起的自身免疫性损害可能亦有一定关系。中耳结缔组织因上述原因受破坏后,胶原纤维发生退行性变,增厚的胶原纤维融合,细胞成分和毛细血管消失,形成均匀一致的如葱头皮样结构的白色斑块-硬化病灶。同时,散布于细胞之间和细胞内的钙质和磷酸盐结晶沉着于组织内。中耳黏膜下方的骨质一般正常,但亦可因血供不良而发生坏死,仅保存其外面的构架。如感染复发,硬化的斑块可从黏膜下脱出,游离于鼓室内。

病变不仅侵犯中耳黏膜及鼓膜,位于鼓室内的韧带、肌腱亦可硬化、骨化,如前庭窗的环状韧带,附着于听骨的韧带,镫骨肌肌腱等。听骨链可被硬化病灶包绕,甚至包埋。病变一般多见于上鼓室,前庭窗区和听骨周围。较少侵及下鼓室、蜗窗及咽鼓管鼓口,该处仅当病变甚为广泛时方始受累。由于硬化组织多围绕听骨链,堵塞前庭窗或致听骨肌肌腱硬化,少数尚可因血运障碍而致听骨链中断,故可严重影响中耳传音结构,而鼓膜上的小硬化斑对听力的影响一般不甚明显。

Harris 将本病病变分为两种类型。

(1)病变只在黏膜或黏骨膜内进行,黏膜的上皮层、骨膜和骨组织未遭破坏,称硬化性黏膜炎或硬化性黏骨膜炎。这种硬化组织容易被剥除,而遗留完整的骨膜或骨面。此型较多见。

(2)病变不仅侵犯黏骨膜,而且骨质表层亦受侵,称为破骨性黏骨膜炎。此种硬化组织较难剥除,易损伤周围组织,故须特别细致。此型少见。

Gibb 按鼓膜是否完整,将本病分为开放型和闭合型两种。白秦生将本病分为锤砧固定型,单纯镫骨固定型和混合固定型 3 种。方跃云等则分为上鼓室型,前庭窗型和全鼓室型 3 种类型。

二、症状

(1)进行性听力减退:双侧发病者较多。病史大多较长,达数年、十余年或数十年不等,但个别亦仅有半年或 1 年余者。

(2)耳鸣一般不重。

(3)有些患者可无明显症状,仅在手术中发现。

三、检查

(一)鼓膜象

鼓膜大多有中央性穿孔,大小不等;鼓室内一般均干燥。少数有边缘性穿孔,有脓、肉芽或胆脂瘤。有些鼓膜则完整无缺。在完整的或残留的鼓膜上,可见程度不等的混浊,增厚,或有萎缩性瘢痕,并有大小不等、形状不一的钙斑。

(二)听力检查

纯音听力曲线呈传导性或混合性耳聋,语频区气导损失为 35～65 dB,气、骨导差距较大,多在35～55 dB。影响听力的鼓膜钙斑可使鼓膜或听骨链同时也变得僵硬,故低频听力首先下降,另一方面,硬化组织又可使中耳质量增加,致使高频听力亦受损,故气导听力曲线多呈平坦型。鼓膜上的萎缩性瘢痕虽可降低质量,减少鼓膜的有效振动面积,但其影响范围极小,不损害对蜗窗的保护功能。鼓膜穿孔贴补试验示听力无提高。

声导抗测试:鼓膜完整者可做声导抗测试,声导抗图为 B 型或 As 型;声反射消失。

(三)咽鼓管功能试验

咽鼓管通气功能大多良好。

(四)颞骨 CT 扫描

乳突多为板障型或硬化型。鼓室及听骨周围可见斑块状阴影,硬化组织可延及鼓窦入口和鼓窦,骨质无破坏。

四、诊断及鉴别诊断

遇有下列情况者,应疑及本病。

(1)缓慢进行性传导性或混合性耳聋。

(2)过去有耳内慢性流脓史,或反复发作的急性中耳炎病史;或有慢性分泌性中耳炎病史,曾接受或未曾接受过置管术。

(3)鼓膜完整或有干性穿孔;鼓膜混浊,增厚,有钙斑或萎缩性瘢痕。

(4)气导听力损失程度与穿孔大小不一致。

(5)穿孔贴补试验阴性。

颞骨 CT 扫描可协助诊断。而本病的确诊则有待于手术探查及病检结果。

本病须与耳硬化症,粘连性中耳炎鉴别。

五、治疗

(一)手术治疗

手术是目前主要的治疗措施,凡疑及本病者,可做鼓室探查术。手术的目的是清除影响听力的硬化组织,恢复或重建传音结构,以增进听力。

手术方法:一般采用局部麻醉。取 Shambaugh 切口,暴露中、下鼓室,必要时磨(凿)去上鼓室外侧骨壁,暴露上鼓室。在手术显微镜下探查全部鼓室、两窗和听骨链。

(1)对硬化组织的处理:手术显微镜下,硬化灶为隆起的致密斑块,灰白色,表面光滑,有光泽,触之如软骨。斑块有如葱头,用直角针或微型剥离器可一层一层地将其剥离,不易出血。硬化组织剥去后,大多可露出光滑的骨面;有时深层可见骨化组织或钙化斑。在剥离硬化组织时注意:①剥离时动作宜轻巧,忌施暴力。特别是在清理听骨链周围的病变时,须避免由于手术操作而引起的内耳损伤。②对传音结构无明显影响的硬化组织可加以保留,以免创面过大,导致粘连。

(2)听骨链重建:硬化组织清除后,可根据听骨链的存留情况及其活动度,按鼓室成形术的基本原则进行处理。听骨链完整,且活动度基本正常者,仅作Ⅰ型鼓室成形术。锤砧关节固定,而镫骨活动正常者,可在关节松动后,于锤、砧骨间放置硅橡胶薄膜或 Teflon 薄片隔离之。关节虽已松动,然锤骨前韧带硬化或骨化,锤骨头仍固定者,可在游离并取出砧骨后,剪断锤骨颈,取出锤骨头,用自体或异体砧骨或人工陶瓷赝复物桥接镫骨头和锤骨柄。砧镫关节断离,而锤骨正常者,亦可作锤镫骨桥接。听骨链重建中的关键步骤应属对镫骨的处理。对引起镫骨固定的、足板周围的硬化组织,须特别小心谨慎地加以剔除。硬化组织清除后,镫骨活动恢复正常者,作Ⅰ型鼓室成形术。镫骨仍固定者,如鼓膜同时存在穿孔,须先作鼓膜成形术,待次期作镫骨手术。次期手术一般于 6 个月以后施行,对固定的镫骨作足板切除或开窗术;足板太厚者,作足板钻孔术。并根据砧骨和锤骨的情况,以自体或异体材料重建听骨链。如镫骨周围存在广泛的硬化组织,清理十分困难;或足板过厚,勉强钻孔可能损伤内耳;或全鼓室受硬化组织广泛侵犯,暴露听骨链困难时,宜作半规管开窗术。

(3)对鼓膜中硬化灶的处理:无论鼓膜完整与否,对鼓膜中的硬化斑一般可不予处理。位于鼓环或锤骨柄周围而影响鼓膜活动的硬化斑,可切除相应部位的鼓膜表皮层,然后取出之。

(二)佩戴助听器

因各种原因而不能手术者,可佩戴助听器。

(王慧丽)

第二十一节 急性乳突炎

急性乳突炎是乳突气房黏膜及其骨壁的急性化脓性炎症。常见于儿童,多由急性化脓性中耳炎加重发展而来,故亦称为急性化脓性中耳乳突炎。

一、病因及病理

急性化脓性中耳炎时,若致病菌毒力强、机体抵抗力弱,或治疗处理不当等,中耳炎症侵入乳突,鼓窦入口黏膜肿胀,乳突内脓液引流不畅,蓄积于气房,形成急性化脓性乳突炎。急性乳突炎如未被控制,炎症继续发展可穿破乳突骨壁向颅内外发展,引起颅内、外并发症。

二、临床表现

(1)急性化脓性中耳炎鼓膜穿孔后耳痛不减轻,或一度减轻后又逐日加重;耳流脓增多,引流受阻时流脓突然减少及伴同侧颞区头痛等,应考虑有本病之可能。全身症状亦明显加重,如体温正常后又有发热,重者可达 40 ℃。儿童常伴消化道症状,如呕吐,腹泻等。

(2)乳突部皮肤轻度肿胀,耳后沟红肿压痛,耳郭耸向前外方。鼓窦外侧壁及乳突尖有明显压痛。

(3)骨性外耳道内段后上壁红肿、塌陷(塌陷征)。鼓膜充血、松弛部膨出。一般鼓膜穿孔较小,穿孔处有脓液波动,脓量较多。

(4)乳突 X 线片早期表现为乳突气房模糊,脓腔形成后房隔不清,融合为一透亮区。CT 扫描中耳乳突腔密度增高,均匀一致。

（5）白细胞增多，中性粒细胞增加。

三、鉴别诊断

应注意和外耳道疖鉴别。后者无急性化脓性中耳炎病史，而有掏耳等外耳道外伤史，全身症状轻。外耳道疖位于外耳道口后壁时，有明显的耳郭牵拉痛。虽也可有耳后沟肿胀，但无乳突区压痛。检查鼓膜正常，可见疖肿或疖肿破溃口。亦应和耳郭或耳道先天瘘管感染相鉴别。

四、治疗

早期，全身及局部治疗同急性化脓性中耳炎。应及早应用足量抗生素类药物，改善局部引流，炎症可能得到控制而逐渐痊愈。若引流不畅，感染未能控制，或出现可疑并发症时，如耳源性面瘫，脑膜炎等，应立即行乳突切开术。

（王慧丽）

第二十二节　中耳胆脂瘤

由 Crureilhier 于 1829 年描述为早期肿瘤的胆脂瘤并非真性肿瘤，而是一种囊性结构，囊的内壁为复层鳞状上皮，囊外以一层厚薄不一的纤维组织与邻近的骨壁或组织紧密相连。囊内除充满脱落上皮及角化物质外，尚可含胆固醇结晶，故称之为胆脂瘤。后来由于在胆脂瘤内并未经常找到胆固醇结晶，所以又有表皮病或角化病之称。由于胆脂瘤具有破坏周围骨质的特点，中耳胆脂瘤可以引起严重的颅内外并发症，值得重视。中耳胆脂瘤可以伴有或不伴有化脓性炎症，过去曾将其列为慢性化脓性中耳炎的一个特殊类型。当前，则将伴有中耳化脓性炎症者称为"伴胆脂瘤的慢性化脓性中耳炎"，前述慢性化脓性中耳炎又称"不伴胆脂瘤的慢性中耳炎"。

一、分类

颞骨内的胆脂瘤可分为先天性和后天性两大类。

（一）先天性胆脂瘤

先天性胆脂瘤为胚胎期的外胚层组织遗留于颅骨中发展而成。发生于颞骨岩部者，可侵入迷路周围、迷路、中耳或颅内。由于此种外胚层组织的无菌性，故可在颞骨内长期发展而不被察觉。其首发症状多为面瘫，听功能及前庭功能检查中可发现耳蜗及前庭功能受损。位于鼓室的先天性胆脂瘤罕见，其主要表现为：鼓膜后方出现白色团块影，但鼓膜完整，无内陷袋及可疑的穿孔痕迹，过去无中耳炎病史。中耳的先天性胆脂瘤须与后天性胆脂瘤仔细鉴别，因为上皮团块亦可在过去的穿孔中移入鼓室，或通过内陷袋进入鼓室，日后穿孔或袋口封闭，而误诊为先天性。但是 Michaels 发现，在胚胎发育期前鼓室内常有小的角化上皮区。

（二）后天性胆脂瘤

一般将其分为后天原发性胆脂瘤和后天继发性胆脂瘤两种。

1.后天原发性胆脂瘤

后天原发性胆脂瘤此型患者无化脓性中耳炎病史，过去可能有分泌性中耳炎病史。起病隐匿,穿孔位于鼓膜松弛部或紧张部后上方。其病因可能与咽鼓管阻塞,鼓膜内陷袋形成有关(见袋状内陷学说)。以后可因继发感染而出现化脓性炎症。

2.后天继发性胆脂瘤

后天继发性胆脂瘤继发于慢性化脓性中耳炎,鼓膜大穿孔或边缘性穿孔,复层鳞状上皮从穿孔边缘向后鼓室或上鼓室、鼓窦生长,形成胆脂瘤(见上皮移行学说)。鼓膜外伤或鼓膜相关手术中(如鼓膜切开、置管等)造成鳞状上皮种植,也可继发中耳胆脂瘤。外耳道胆脂瘤侵入中耳后,亦为后天性继发性胆脂瘤。

二、发病机制

胆脂瘤形成的确切机制尚不完全清楚,主要学说有:

(一)袋状内陷学说或袋状内陷并细胞增殖学说

该学说认为,由于咽鼓管功能不良和中耳炎遗留的黏膜水肿、肉芽、粘连等病变,中耳长期处于负压状态,导致中耳膨胀不全,而中、上鼓室之间被锤骨、砧骨及其周围的韧带、肌腱、黏膜皱襞等所组成的鼓室隔所分割,其间仅有鼓前峡和鼓后峡两个小孔相通。当该处的黏膜皱襞、韧带等出现肿胀、增厚、甚至肉芽或粘连等病变时,鼓前、后峡可部分或完全闭锁。如乳突气房发育良好,此时乳突和上鼓室尚可经鼓室后壁的气房交换气体;否则上鼓室、鼓窦及乳突腔与中、下鼓室、咽鼓管之间就形成两个互不相通或不完全相通的空腔系统。受上鼓室长期高负压的影响,鼓膜松弛部或紧张部后上方向内凹陷,局部逐渐形成内陷囊袋,由于松弛部纤维成分少,更易向内移位、陷入。Tos 于 1981 年提出了内陷袋并细胞增殖学说,认为大多数内陷袋并不一定发展为胆脂瘤。如果内陷袋后方的上鼓室内有炎性组织或粘连,内陷囊袋会不断加深,同时受囊袋底部或上皮下结缔组织炎症的刺激,囊内的角化上皮增生,上皮屑(主要为角蛋白)出现堆积,加之外耳道上皮受慢性炎症或耵聍阻塞的影响,丧失了自洁能力,囊内的上皮屑排出受阻;如果局部环境潮湿或合并感染,上皮屑的排出进一步受阻,囊袋不断膨胀扩大,周围骨质遭到破坏,终于形成胆脂瘤。Tos 和 Sudhoff 总结胆脂瘤形成有 4 个期:①内陷袋形成。②角质上皮增生。③内陷袋膨胀。④骨质破坏。

(二)上皮移行学说

急性坏死型中耳炎形成鼓膜大穿孔或后方边缘性穿孔,鼓沟骨质裸露,外耳道皮肤越过骨面向鼓室内生长,深达上鼓室或鼓窦区,其脱落的上皮及角化物质堆积于该处而不能自洁,逐渐堆积,聚集成团,形成胆脂瘤。

(三)鳞状上皮化生学说

所谓鳞状上皮化生是指正常的黏膜上皮被角化性鳞状上皮所取代,但脱落的角化物质一般不堆积。1873 年 Wendt 首先提出中耳的扁平和立方上皮能化生为角化性鳞状上皮这一学说,以后得到了 Sadé 的支持,并指出,上皮细胞是多功能的,感染和炎症是刺激黏膜发生上皮化生的原因。Sadé 在中耳炎患儿的中耳活组织标本中找到了岛状的角化上皮区。该学说得到了部分实验的证实。如化生的角化性鳞状上皮伸入鼓窦或鼓室,脱落的角化物质发生堆积,可形成胆脂瘤。

(四)基底细胞增殖学说

Lange 提出,鼓膜松弛部的上皮细胞能通过增殖形成上皮小柱,破坏基底膜,而伸入上皮下组织,在此基础上产生胆脂瘤。Lim 和 Chole 证实了人和动物的胆脂瘤中基底膜确已破坏、中断,因此,上皮小柱可经此伸入上皮下结缔组织中,形成微小胆脂瘤。

此外,在鼓膜成形术中,如位于移植物下方的鼓膜表皮层(外植法)或锤骨柄后面的上皮层(内植法)未完全撕脱,刮净,日后移植物下方可形成胆脂瘤,此种胆脂瘤属医源性。

三、病理

无论原发性或继发性胆脂瘤,均可破坏周围的骨质,并向周围不断膨胀、扩大,这种破坏骨质的确切机制尚未阐明。早期有机械压迫学说。以后认为基质及基质下方的炎性肉芽组织所产生的多种酶(如溶酶体酶、胶原酶、酸性磷酸酶等)、前列腺素和某些细胞因子(肿瘤坏死因子、某些淋巴因子)的作用,致使周围的骨质锐钙,破骨细胞增生活跃,骨壁破坏,胆脂瘤不断向周围扩大。此外,胆脂瘤还可能合并骨炎,伴有肉芽生长或胆固醇肉芽肿等。但至今关于本病产生骨质破坏的原因尚在研究中。

胆脂瘤的发展一方面可在某种程度上在一定的时间内受到鼓室间隔和黏膜皱襞等自然屏障的局限,另一方面,其发展还与周围骨质的气化程度有关。在硬化型乳突,胆脂瘤可逐层向窄缝里延续发展;而在气化型乳突,尤其是在儿童,胆脂瘤可无规律地向周围气房伸展,甚至有些小气房中的胆脂瘤与主要的胆脂瘤团块间无直接连续,如不注意,手术中容易发生残留。无论从松弛部或鼓膜紧张部后上方内陷袋发展而来的胆脂瘤,均可侵犯中耳的各个腔隙。例如,由松弛部内陷袋发展而来的胆脂瘤起初可局限在位于锤骨颈和鼓膜松弛部之间的鼓膜上隐窝,在未破坏听小骨前,可在听骨、黏膜皱襞和韧带间穿行发展,经砧骨上或砧骨下隐窝向前至上鼓室前隐窝,向后达鼓窦或鼓室窦,并逐渐破坏听小骨。从鼓膜紧张部内陷袋发展而来的胆脂瘤可首先破坏砧骨长脚及镫骨上结构,足板一般不受破坏,而入侵鼓室后部;亦可经锤骨颈下方进入上鼓室或沿砧骨体下方向鼓窦区发展。胆脂瘤从上鼓室可向前伸入咽鼓管上隐窝,颧根,膝神经节和咽鼓管开口,个别甚至进入咽鼓管内;向后发展则进入鼓窦入口,鼓窦及乳突腔,并可破坏其中的骨壁。有时胆脂瘤侵占鼓窦入口的前段后即与周围骨壁粘连,或因肉芽组织堵塞,转而向下向前侵蚀外半规管及面神经管,特别是在硬化型骨质时如此。由于鼓沟外缘的遮掩,胆脂瘤包囊可隐藏于后鼓室内,侵袭面隐窝,进入鼓室窦。个别情况下,胆脂瘤包囊可藏匿于鼓膜紧张部的后方,但是它一般不侵犯鼓膜的纤维层。有学者曾见3例这种病变中有1例纤维层遭破坏。从中鼓室内壁鳞状上皮化生向上延伸发展而来的胆脂瘤,听骨链一般均遭破坏而荡然无存。

由于胆脂瘤包囊内充满了脱落上皮屑,容易反复发生感染,特别是厌氧菌的感染。致病菌中最常见的是铜绿假单胞菌和类杆菌属。如囊壁的上皮组织因感染而发生破溃,其下方的骨质出现坏死,其骨面有肉芽组织生长。但它是在胆脂瘤的基础上发生的,属继发性,与前述慢性化脓性中耳炎不同。

四、症状

(一)不伴感染的胆脂瘤

不伴感染的胆脂瘤早期可无任何症状。

(二)听力下降

听力下降可能是不伴感染的胆脂瘤患者唯一的主诉。早期多为传导性聋,程度轻重不等。上鼓室内小的胆脂瘤,听力可基本正常。即使听骨部分遭到破坏,但因胆脂瘤可作为听骨间的传声桥梁,听力损失也可不甚严重。病变波及耳蜗时,耳聋呈混合性。严重者可为全聋。

(三)耳溢液

不伴感染的中耳胆脂瘤可无耳溢液。伴慢性化脓性中耳炎者可有耳流脓,且持续不停,脓量多少不等,脓液常有特殊的恶臭。伴有肉芽者,脓内可带血。

(四)耳鸣

耳鸣多因耳蜗受累之故。

五、检查

(一)耳镜检查

早期出现内陷袋时,其外貌可似穿孔,此时,耳内镜检查可辨真伪。耳镜下典型的胆脂瘤为鼓膜松弛部或紧张部后上方边缘性穿孔,从穿孔处可见鼓室内有灰白色鳞片状或豆渣样无定形物质,多不易取尽,恶臭。有时尚可见上鼓室外壁骨质破坏,或在穿孔周围有红色肉芽或息肉组织(鼓膜像)。松弛部穿孔的大小一般与胆脂瘤的侵犯面积无关。若为紧张部大穿孔,鼓室内壁黏膜可化生为表面光滑而反光甚强的鳞状上皮,此时如锤骨柄及短突粘连于上皮下,可误认为紧张部尚残留大片鼓膜。松弛部存在小穿孔时,鼓膜紧张部可完全正常,特别当穿孔被痂皮覆盖时,初学者不识,不除痂深究,可认为鼓膜完全正常而将胆脂瘤漏诊。因此,检查鼓膜时必须做到:①使患者的头部尽量偏向对侧并向各方向转动,务必看到鼓膜的每个象限。②凡有痂皮覆盖鼓膜,特别是松弛部和紧张部后上方的痂皮,一定要清除后再仔细观察。③对可疑的穿孔用探针轻轻探查;或用耳内镜可助确诊。晚期外耳道后上骨壁破坏,软组织塌陷。

(二)听力检查

听力可基本正常,或为传导性听力损失,也可为混合性听力损失,甚至感音神经性聋。

儿童胆脂瘤多为气化型乳突,咽鼓管功能不良,胆脂瘤包囊周围常伴有明显的炎症,酶的活性较高,加之儿童免疫功能不稳定,因此较成人具有更强的侵袭性,其发展一般较快。但儿童胆脂瘤症状多不明显,因此,仔细的耳镜检查,特别是耳显微镜检查对早期诊断甚为重要。

(三)影像学检查

乳突 X 线片上,较大的胆脂瘤可表现为典型的骨质破坏空腔,其边缘大多浓密、整齐。但对小胆脂瘤的诊断常受到限制。近年来随着颞骨高分辨率 CT 扫描的临床应用,各类慢性化脓性中耳炎的诊断符合率有了明显的提高。但其对某些仅局限于面隐窝或鼓室窦的小胆脂瘤亦可漏诊。因此,医师必须将临床检查及影像学检查两个结果综合分析,不可偏废(CT 图)。

六、鉴别诊断

应与不伴胆脂瘤的慢性化脓性中耳炎鉴别(表 4-3)。

表 4-3　慢性化脓性中耳炎与中耳胆脂瘤鉴别诊断

	单纯型慢性化脓性中耳炎	伴骨疡的慢性化脓性中耳炎	中耳胆脂瘤
耳溢液	多为间歇性	持续性	不伴感染者不流脓,伴感染者持续流脓
分泌物性质	黏液脓,无臭	脓性或黏液脓性,间混血丝或出血,味臭	脓性或黏液脓性,可含"豆渣样物",奇臭
听力	一般为轻度传导性听力损失	听力损失较重,为传导性,或为混合性	听力损失可轻可重,为传导性或混合性

续表

	单纯型慢性化脓性中耳炎	伴骨疡的慢性化脓性中耳炎	中耳胆脂瘤
鼓膜及鼓室	紧张部中央性穿孔	紧张部大穿孔或边缘性穿孔,鼓室中央有肉芽	松弛部穿孔或紧张部后上边缘性穿孔,少数为大穿孔,鼓室内有灰白色鳞片状或无定形物质,亦可伴有肉芽
颞骨 CT	正常	鼓室、鼓窦或乳突内有软组织影或骨质破坏	骨质破坏,边缘浓密,整齐
并发症	一般无	可有	常有

七、治疗

治疗原则为根除病变组织,预防并发症,重建中耳传音结构。

(一)手术治疗

手术目的:①彻底清除病变组织,包括鼓室、鼓窦及乳突腔内所有的胆脂瘤、肉芽、息肉及病变的骨质和黏膜等。②保存原有的听力或增进听力。因此,术中要尽可能保留健康的组织,特别是与传音功能有密切关系的中耳结构,如听小骨、残余鼓膜、咽鼓管及鼓室黏膜,乃至完整的外耳道及鼓沟等,并在此基础上重建传音结构。③尽可能求得一干耳。

具体的术式:①上鼓室开放术。②关闭式手术。③开放式手术,或称改良乳突根治术。④乳突根治术。

术式的选择应根据病变范围、咽鼓管功能状况、听力受损类型及程度、有无并发症、乳突发育情况,以及术者的手术技能等条件综合考虑决定。

(二)病灶冲洗

遇有以下情况时,可采用冲洗法清除胆脂瘤:由于全身健康状况而禁忌手术;患者拒绝手术;对侧耳全聋,患耳是唯一的功能耳,术者不具备术中保存或提高听力的条件;而且胆脂瘤与外耳道间有足够的通道,以供冲洗;患者可随诊观察。

八、预防

(1)同急性化脓性中耳炎的预防。

(2)彻底治疗急性化脓性中耳炎,降低慢性化脓性中耳炎的发病率。

(3)积极治疗上呼吸道的慢性疾病。

(王慧丽)

第二十三节 耳 硬 化 症

耳硬化症是一种原因不明的原发于内耳骨迷路的局灶性病变,是以内耳骨迷路的密质骨出现灶性疏松,呈海绵状变性为特征的颞骨岩部病变,其以病理学为依据命名应称为耳海绵症,临床上沿用习称。临床上以双耳不对称性进行性传导性聋为特征,晚期可合并感音神经性聋。

一、发病率

临床耳硬化症的发病率随不同种族和地区而不同。据欧美文献报道,白种人发病率最高,为0.3%～0.5%,黄种人被认为是此病的低发种族。

关于患病年龄,20～40岁为高发年龄;性别差异各国报道不一致。国外报道白种人男女比例约为1:2;而我国学者报道男女比例约为2:1。

二、病因

病因尚未明确,归纳有以下几种可能因素。

(一)遗传学说

由于耳硬化症在不同种族及家系中发病率存在差异,因此被认为和遗传因素有关。有学者认为是常染色体显性或隐性遗传。近年来通过分子生物学研究发现,半数以上病例可以发现异常基因。

(二)内分泌学说

本病多见于青春发育期,以女性发病率为高,且妊娠、分娩与绝经都可使病情进展、加重,因此推测与内分泌代谢紊乱有关。

(三)骨迷路成骨不全症

正常成人的骨迷路包裹存在窗前裂,它是前庭边缘的内生软骨层内遗留的发育和骨化过程中的缺陷,内有纤维结缔组织束及软骨组织。窗前裂作为一种正常结构可终身存在,而在某种因素的作用下,静止的前窗裂内的纤维结缔组织束及软骨组织可发生骨化而产生耳硬化病灶,临床及颞骨病理所见的耳硬化病灶,亦多由此处开始。

(四)自身免疫因素及其他

有学者发现耳硬化症病灶与类风湿性关节炎等病理变化相似,属于结缔组织病或间质性疾病;还有人发现,酶代谢紊乱是使镫骨固定形成的原因;还有学者认为与流行性腮腺炎病毒、麻疹病毒、风疹病毒感染有关。

三、病理

骨迷路的骨壁由骨外膜层、内生软骨层和骨内膜层构成。耳硬化病灶常始于中间的内生软骨层,可波及内、外层。70%～90%发生于窗前裂,侵犯环韧带及镫骨足板致声音传导障碍,表现为传导性聋。40%病例在蜗窗或蜗管上有病灶,少数尚可见于内耳道壁中。

耳硬化症病理可人为划分为3个主要阶段。①充血阶段:内生软骨层内原有的正常骨质可能由于多种酶的作用,发生局灶性的分解和吸收,血管形成增多、充血。②海绵化阶段:为疾病的活动期,正常骨质被分解、吸收,代之以疏松的海绵状骨质,其特点为病灶内充满大量的血管腔隙,形成不成熟的网状骨。血管腔隙内含有大量的破骨细胞、成骨细胞和一些纤维组织;不成熟的网状骨为一种疏松的骨质,胶原纤维无规则地纵横交错穿行于其间,嗜碱性,在HE染色中呈深蓝色。③硬化阶段:血管间隙减少,骨质沉着,原纤维呈编织状结构,形成骨质致密、硬化的新骨。姜泗长将耳硬化症病灶的组织病理变化归纳为4种类型:活动型、中间型、静止型和混合型。

耳硬化症病变呈局灶性发展缓慢者多,也有进展较快者。临床上最常见的是镫骨性耳硬化症,病灶侵犯前庭窗龛、环韧带及镫骨,使镫骨活动受限至消失。耳蜗性或迷路性耳硬化症,是指病灶发生在蜗窗、蜗管、骨半规管及内耳道骨壁,病灶侵及内骨膜和骨层,可直接影响基膜活动及内耳血液循环,并可向外淋巴液释放细胞毒酶等有毒物质,损伤血管纹及听觉毛细胞,产生眩晕及感音性听力下降。由于病灶有多发的可能,镫骨性耳硬化症与迷路性耳硬化症可以同时存在。

四、临床表现

耳聋最常见,耳鸣次之,眩晕少见。

(一)耳聋

无诱因双耳同时或先后出现缓慢进行性听力减退,起病隐袭,常不能说出明确的起病时间。

(二)耳鸣

耳鸣常与耳聋同时存在,可呈持续性或间歇性;一般以低音调为主,高音调耳鸣常提示耳蜗受侵。

(三)威利斯误听

耳硬化症患者威利斯误听出现率为 $20\%\sim80\%$ 。临床耳硬化症主要是传导性聋,在一般环境中听辨语言困难,在嘈杂环境中,患者的听觉反应较在安静环境中为佳,此现象称为威利斯误听。

(四)眩晕

若病灶侵犯前庭神经,可发生眩晕,可能与膜半规管受累或迷路水肿有关。前庭功能检查正常,多数患者手术后眩晕可消失。

五、检查

(一)耳部检查

耳道较宽大,皮肤薄而毛稀。鼓膜完整,位置及活动良好,光泽正常或略显菲薄,部分患者可见后上象限透红区,为鼓岬活动病灶区黏膜充血的反应,称为 Schwartz 征。

(二)听功能检查

1.音叉检查

呈 Bezold 三征:低频听阈提高,骨导延长及 Rinne 试验阴性;现在临床上常用 256 Hz 或 512 Hz音叉进行检查。Gelle 试验常被用来检查镫骨是否固定。

音叉检查结果如下。

Weber 试验:偏向听力较差侧。

Rinne 试验:阴性,骨导大于气导。

Schwabach 试验:骨导延长。

Gelle 试验:阴性,但须注意假阴性。

2.纯音听力计检查

典型听力图可以分为上升型、平坦型和下降型。其可出现特征性的卡哈切迹(Carhart notch),表现为 $0.5\sim2.0$ kHz 不同程度下降,但 4 kHz 接近正常(图 4-8、图 4-9、图 4-10)。

(三)声导抗测试

1.鼓室图

早期为 A 型,随着镫骨固定程度加重。可出现 As 型,有鼓膜萎缩者可表现为 Ad 型曲线。

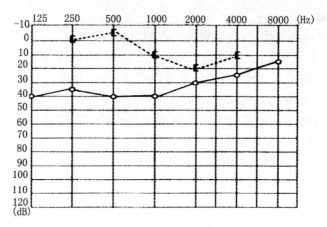

图 4-8　耳硬化症早期听力图

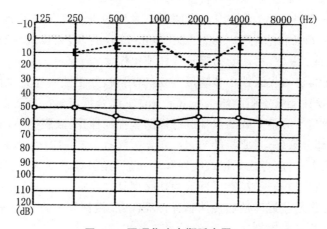

图 4-9　耳硬化症中期听力图

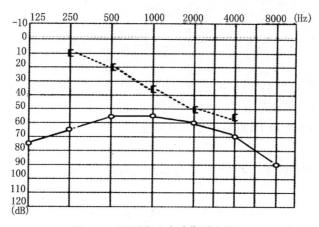

图 4-10　耳硬化症中晚期听力图

2.声顺值

正常。

3.镫骨肌反射

早期病例,镫骨肌反射阈升高,可呈"起止"双曲线;而后即消失,不能引出。

(四)影像学检查

颞骨 X 线片无中耳乳突病变;多排螺旋 CT(MDCT)及 MDCT 多平面重建(MPR)检查:在 0.625 mm 薄层 MDCT 扫描片上,可以观察到耳硬化症病灶,包括前庭窗、蜗窗、耳蜗骨迷路的影像学改变,表现为前庭窗扩大或缩小,耳蜗骨迷路边缘不整,呈条片状密度减低或双环状改变。MPR 可充分显示颞骨解剖及变异,有利于制订正确的手术方案。但是耳硬化症的 CT 表现并非特异性征象,还需与其他的疾病进行鉴别。前庭窗型耳硬化症需与耳囊内局限性低密度鉴别。后者是耳囊的先天性变异或耳囊骨化延迟所致,儿童常见,临床亦无耳硬化症表现。耳蜗型耳硬化症海绵化期要与其他累及双侧耳囊的对称性、弥漫性脱钙疾病如成骨不全、Paget 病、梅毒累及颞骨、双侧颞骨溶骨性转移相鉴别。

六、诊断与鉴别诊断

根据病史、家族史、症状及临床客观检查,对典型病例诊断不难。

病史中确认双耳原属正常,无诱因出现两耳不对称的进行性传导性聋及低频耳鸣,鼓膜正常,咽鼓管功能良好,音叉检查有 Bezold 三征,Gelle 试验阴性,纯音骨导听力曲线可有卡哈切迹,鼓室导抗图 A 型或 As 型,可诊断为镫骨性耳硬化症。

镫骨性耳硬化症需要与先天性中耳畸形、前庭窗闭锁、分泌性中耳炎、粘连性中耳炎、封闭型鼓室硬化症、后天原发性上鼓室胆脂瘤、van der Hoeve 综合征、Paget 病等鉴别。

无明显原因出现与年龄不一致的双耳进行性感音神经性聋,鼓膜完整,有 Schwartz 征,听力图气、骨导均下降但部分频率(主要是低频)骨、气导听阈有>20 dB HL 差距,鼓室导抗图 A 型,有家族性耳硬化症病史者,应考虑蜗性或晚期耳硬化症;经影像学检查,发现骨迷路或内耳道骨壁有骨质不均匀、骨腔变形等表现者,可确诊为迷路型耳硬化症。

迷路型耳硬化症需要与迟发性遗传性感音神经性聋、慢性耳中毒以及全身性疾病如糖尿病等因素所致的进行性耳聋相鉴别。

七、治疗

(一)保守治疗

1.药物治疗

目前此方面的研究进展不大,主要试用于耳蜗型耳硬化症,氟化钠对耳硬化症的确切疗效尚需继续观察。具体方法如下:氟化钠 8.3 mg、碳酸钠 364 mg,口服,每天 3 次,持续半年后减量,维持量 2 年,同时使用维生素 D,据称可使病变停止。

2.佩戴助听器

对有手术禁忌证或拒绝手术治疗患者,可佩戴助听器。

(二)手术治疗

手术适应证是镫骨型耳硬化症,手术效果主要取决于临床分期、术式的选择。手术方式包括镫骨手术和内耳开窗术。

1.镫骨手术

镫骨手术的原则是使固定的镫骨重新活动或使封闭的前庭窗重新开放,恢复前庭窗的传音功能;包括镫骨撼动术及各种类型镫骨切除术。

(1)镫骨撼动术:适用于早期耳硬化症,硬化病灶局限于镫骨足板前缘。1952 年由 Rosen 俱导,分为直接撼动法和间接撼动法。近期有效率上升至 80% 以上,但远期疗效差,现已很少采用。

(2)镫骨切除术。适应证:①耳硬化症患者,气导听力损失在 30 dB HL 以上,骨气导间距在 15 dB HL 以上,言语识别率在 60% 以上。②先天性镫骨畸形,或慢性中耳炎时出现镫骨固定。1892 年,Blake 首次完成了镫骨切除术;1956 年 Shea 首创镫骨底板钻孔活塞术,并获得广泛应用。

镫骨切除术术式繁多,根据处理镫骨的方式可以分为 3 类:①底板全切除术。②底板部分切除术。③底板钻孔活塞术。目前,镫骨手术中在底板开小窗,用活塞法重建足弓传音功能的方法得到广泛应用。

2.内耳开窗术

适用于镫骨手术困难的耳硬化症患者,包括中耳解剖畸形,影响镫骨手术者;前庭窗广泛硬化灶;人工镫骨手术术后前庭窗再度骨封者。1938 年由 Lampert 首创。此术式需要切除乳突气房,摒弃中耳传音结构,手术创伤大,不能消灭骨气导间距;骨导听阈大于 30 dB 者不宜选用。因此,目前仅选择性地采用。

常见的手术并发症如下。

(1)中耳炎:急性细菌感染发生在数天内,少见。术后可给予预防性抗生素预防中耳炎发生。

(2)眩晕:术中或术后眩晕说明手术刺激反应较重,应对症治疗。

(3)修复性肉芽肿:症状通常出现在术后 5~15 天,表现为不稳感、耳鸣及初期听力进步后又减退。检查见外耳道皮片水肿、充血,鼓膜后部发红。听力呈混合性聋,高频更重,语言辨别计分明显下降。应紧急切除肉芽肿,术后有一半患者听力恢复,另一半遗留不同程度感音神经性聋。

(4)鼓膜穿孔:通常因手术直接损伤,术后中耳炎也是原因之一。病情稳定后可行鼓膜成形术。

(5)迟发性面瘫:数天后发生,可能是反应性面神经水肿所致,用激素及神经营养剂可望在一至数周内痊愈。

(6)感音神经性聋。术后立即发生的原因:①直接损伤膜迷路。②组织移植片退化,退变产物污染外淋巴。③修复性肉芽肿。

(7)传导性聋。原因:①假体功能不好。②纤维粘连。③未查出的锤骨固定。④未查出的圆窗闭塞。应行鼓室探查术。

(8)外淋巴漏:是镫骨手术潜在的严重并发症,典型症状为轻至中度的波动性感音神经性聋和发作性不稳感,也可表现为突发性聋和严重眩晕,但少见。处理是组织修复和重换假体。

(9)砧骨吸收性骨炎。原因:①对假体的异物反应。②钢丝过紧导致吸收性骨炎,破坏连接远端的长突。长突完全中断可发生在打喷嚏、擤鼻及撞击头部时,也可逐渐缓慢发生,导致大的骨气导间距,应行鼓室探查,更换假体连接至砧骨长突残端或锤骨柄。

八、预后

耳硬化症为缓慢进行性侵犯骨迷路壁的内耳病变,可致传导性聋和/或感音神经性聋。目前尚无有效药物,手术只能改善中耳的传音功能,不能阻止病灶的发展,部分进展较快、多病灶者,最后有成为重度感音神经性聋的可能。

（尹　君）

第二十四节 耳先天性疾病

一、先天性耳前瘘管

先天性耳前瘘管是一种最常见的先天耳畸形。为胚胎时期形成耳郭的第1、第2鳃弓的6个小丘样结节融合不良或第1鳃沟封闭不全所致。

(一)临床表现

瘘管多为单侧性,也可为双侧。耳前瘘管瘘口多位于耳轮脚前,另一端为盲管。深浅、长短不一,常深入耳郭软骨内,可呈分支状。管腔壁为复层扁平上皮,具有毛囊、汗腺、皮脂腺等,挤压时有少量白色黏稠性或干酪样分泌物从管口溢出。平时无症状,继发感染时出现局部红肿、疼痛或化脓。反复感染可形成囊肿或脓肿,破溃后则形成脓瘘或瘢痕。

(二)治疗

无感染史者,可暂不做处理。在急性感染时,全身应用抗生素,对已形成脓肿者,应先切开引流,待感染控制后行手术切除。有条件者在手术显微镜下行瘘管切除术。术前注少许亚甲蓝液于瘘管内,并以探针为引导,将瘘管及其分支彻底切除,必要时可切除瘘管穿过部分的耳郭软骨,术毕稍加压包扎,防止形成空腔。

二、先天性外耳及中耳畸形

先天性外耳及中耳畸形常同时发生,前者是第1、第2鳃弓发育不良以及第1鳃沟发育障碍所致。后者伴有第1咽囊发育不全,可导致鼓室内结构、咽鼓管甚至乳突发育畸形等。临床上习惯统称为"先天性小耳畸形"。

(一)临床表现

一般按畸形发生的部位和程度分为3级。

第1级:耳郭小而畸形,各部尚可分辨;外耳道狭窄或部分闭锁,鼓膜存在,听力基本正常。

第2级:耳郭呈条索状突起,相当于耳轮或仅有耳垂。外耳道闭锁,鼓膜及锤骨柄未发育。锤、砧骨融合者占半数,镫骨存在或未发育,呈传导性聋。此型为临床常见类型,约为第1级的2倍。

第3级:耳郭残缺,仅有零星而不规则的突起;外耳道闭锁,听骨链畸形,伴有内耳功能障碍,表现为混合性聋或感音神经性聋。发病率最低,约占2%。

第2、第3级畸形伴有颌面发育不全,表现为眼、颧、上颌、下颌、口、鼻等畸形,伴小耳、外耳道闭锁及听骨畸形,称下颌面骨发育不全。

(二)诊断及治疗

根据出生后即有的耳畸形可做出初步诊断。要确定畸形程度应作听力检查,了解耳聋性质,若为传导性聋,属手术适应证。颞骨薄层CT扫描或螺旋CT扫描可了解乳突气化、中耳腔隙、听骨畸形及外耳道闭锁等情况,为畸形分级及手术治疗提供依据。

手术时机:单耳畸形而另耳听力正常者,手术可延至成年时进行。单侧外耳道闭锁伴有感染性瘘管或胆脂瘤者,可视具体情况提前考虑手术。双耳畸形伴中度以上传导性耳聋者应及早对畸形较轻的耳进行手术(一般在 2 岁以后),以提高听力,促使患儿言语、智力的发育。耳郭畸形一般主张待成年后行耳郭成形术或重建术。

第 1 级畸形者如无听力障碍则不需治疗,有传导性聋者可从耳内切口作外耳道、鼓室成形术。对第2 级畸形者,通常从鼓窦入路,行外耳道、鼓膜及听骨链成形术,以提高听力,术中注意避免损伤面神经。形成的"外耳道"术腔周径应能容纳术者示指,"外耳道"用中厚或全厚皮片植皮,防止术后外耳道形成瘢痕狭窄。第 3 级畸形由于内耳功能受损,手术治疗难以恢复听力,如对侧耳听力大致正常可在 6 岁后用植入式骨导助听器(BAHA)。

三、先天性内耳畸形

先天性内耳畸形的疾病种类繁多,诊断比较困难。随着高分辨 CT 和磁共振(MRI)的应用,目前诊断率不断提高。现将临床最常见的内耳畸形介绍如下。

(一)大前庭水管综合征

大前庭水管综合征(large vestibular aqueduct syndrome,LVAS)也称先天性前庭水管扩大。过去对本病的诊断率较低,近年来由于高分辨 CT 的应用以及基因诊断技术使本病实现早期诊断,其诊断率不断提高。

1.病因

常染色体隐性遗传病,家庭中多为单个病例发病,目前已确定与 PDS 基因组突变和 SLC26A4 基因遗传有关。

2.临床表现

患者一般在 2 岁左右开始发病。主要表现为听力波动性下降,个别患者会表现为突发性耳聋,也有患者表现为发作性眩晕伴波动性听力下降,类似梅尼埃病。患者的听力逐步下降可致全聋。

3.诊断

主要依据高分辨 CT 确诊。在颞骨轴位 CT 上测量前庭水管中段最大前后直径超过 1.5 mm、前庭水管外口宽度＞2.5 mm 时应考虑本病,结合临床表现可做出诊断(图 4-11)。在孕期 3 个月后抽取羊水对绒毛膜细胞进行染色体分析,检测 PDS 基因突变可预测本病。

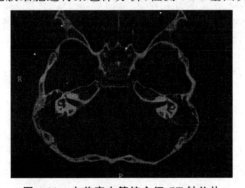

图 4-11　大前庭水管综合征 CT 轴位片

4.治疗

目前尚无有效的治疗方法。听力下降的早期可试用 20％甘露醇静脉快速滴注,也有报道高压氧治疗暂时有效。有残余听力的患者可佩戴助听器,极重度聋者可行人工耳蜗植入术。

(二)先天性耳蜗畸形

先天性耳蜗畸形又称 Mondini 内耳发育不全(Mondini defect),是最常见的一种内耳畸形。

1.病因

该病可为常染色体显性或隐性遗传疾病,也可为非遗传性因素,如风疹病毒感染、过多的放射线暴露以及反应停类药物等因素引起本病。

2.临床表现

先天性耳蜗畸形包括耳蜗扁平、耳蜗发育不良,特别是第 2 圈和顶圈发育不良,两者合并为一个腔;前庭扩大,巨大的前庭水管以及半规管畸形、内耳道扩大等症。在具体病例不一定以上所有的畸形同时出现,可仅出现其中一种或几种畸形。临床表现为出生即无听力,或 1～2 岁时才出现听力减退,部分患者可长期保留部分残余听力。耳聋性质主要为感音神经性聋,部分患者可表现为混合性聋,个别患者可有眩晕发作。

3.诊断

主要根据听力学表现和影像学检查。通过高分辨 CT 可以看到骨迷路畸形。内耳的 MRI 可显示膜迷路内水充盈图像,清晰地显示扁平耳蜗、耳蜗第 2 圈与顶圈间隔缺损以及半规管、前庭的畸形。近年应用于临床的内耳 MRI 三维成像技术能从不同角度观察膜迷路形态。

4.治疗

目前尚无有效的治疗方法。如有残余听力可佩戴助听器后进行语言康复,无残余听力或极重度聋的一部分患者可经详细评估后进行人工耳蜗植入。

米歇尔聋属常染色体显性遗传,是内耳发育畸形的最严重的疾病,内耳可完全未发育(耳蜗缺如),严重的病例颞骨岩部亦发育不全,可伴有其他器官的畸形和智力障碍。诊断主要依据颞骨 CT 和内耳 MRI。治疗上目前无特殊办法,此种病例不适合行人工耳蜗植入术,有报道可试行听觉脑干植入术,但其效果有待进一步证实。

沙伊贝聋为常染色体隐性遗传,是最轻的内耳畸形。骨迷路发育良好,膜迷路的椭圆囊和半规管发育正常,畸形限于蜗管和球囊,故也称为耳蜗球囊型畸形。主要病理改变为耳蜗螺旋器发育不良,盖膜蜷缩,基膜上仅由一堆未分化的细胞构成的小丘状隆起。血管纹出现发育不全和细胞增生的交替区。球囊壁扁平,感觉上皮发育不全等。诊断主要根据先天性耳聋和 MRI 检查。对此种患者可选择性地行人工耳蜗植入术。

(尹　君)

第二十五节　耳　　鸣

公元前 4 至公元前 5 世纪,Hippocrates 已对耳鸣有所记录。而最早的文字记载,见于公元前 16 世纪埃及的莎草纸的古写本中。由于患者对耳鸣所致的烦恼常是主观的,而客观评定的方法不多,致使临床医师对其不甚了解,且定位诊断困难,治疗方法不足,而成为临床难题。

一、定义

耳鸣为无相应的外界声源或电刺激,而主观上在耳内或颅内有声音感觉。耳鸣是一类症状而非一种疾病。耳鸣的发生率平均为 3%~30%。随着年龄的增长,耳鸣发病率升高,高发年龄在 50~60 岁。两性患病率各家统计不一。

耳鸣不应包括声音幻觉及错觉,有学者认为也不包括来自身体其他部位的声音,如血管搏动声、腭咽喉肌阵挛的咔嗒声、咽鼓管异常开放的呼吸声,这些可称为体声,过去称为客观性耳鸣。颅内的鸣声,称为颅鸣,实为来自双耳立体声的听觉作用的表现形式。

耳鸣常为许多疾病的伴发症状,也是一些严重疾病(如听神经瘤)的首发症状,且常与听觉疾病同时存在,如耳聋及眩晕,且表现为首发症状,故临床上应加以重视。

二、耳鸣的分类

耳鸣是累及听觉系统的许多疾病的不同病理变化的结果,病因复杂,机制不清,故分类困难。传统的耳鸣分类法很多,如根据耳鸣的发源部位分为耳源性耳鸣和非耳源性耳鸣,根据耳鸣的病变部位分为传导性耳鸣、感音神经性耳鸣、中枢性耳鸣,根据耳鸣的病理生理特点分为生理性耳鸣、病理生理性耳鸣、病理性耳鸣、心理性耳鸣、假性耳鸣等,根据患者的感受情况分为主观性耳鸣和客观性耳鸣,根据耳鸣的发生情况分为自发性耳鸣和诱发性耳鸣,根据耳鸣的病因分为噪声性耳鸣、药物性耳鸣、中毒性耳鸣、外伤性耳鸣等,根据耳鸣声的来源分为神经源性耳鸣、血管源性耳鸣、肌源性耳鸣、呼吸性耳鸣等;根据耳鸣的音调分为低调性耳鸣、高调性耳鸣、复合音耳鸣,根据耳鸣的持续时间分为持续性耳鸣、间歇性耳鸣、发作性耳鸣,根据听力情况分为伴有听力损失的耳鸣、不伴有听力损失的耳鸣等。这些分类法都有它的局限性,临床上应用时要加以选择。为了便于诊断与治疗,最为实用的分类法是根据病因及功能障碍部位的分类。

(一)听功能障碍部位的分类

耳鸣部位的诊断及病因诊断常常交杂在一起,通常根据功能障碍的部位而做出耳鸣的定位诊断。但是,相同部位的病变可能有着多种病因,如耳蜗的病变,可由噪声、药物、衰老等损害所致。且耳鸣的发生,往往是某一部位的病变达到某种程度所致。故临床上对耳鸣的了解与处理常常取决于听功能障碍的部位。但是由于对耳鸣的发病机制尚无深入的了解,因而引起耳鸣的确切解剖部位尚难确定。

1.传导性耳鸣

传导性耳鸣多为低频、宽频带、持续性或搏动性耳鸣,能用相当于听阈的音量掩蔽。

2.感音神经性耳鸣

感音神经性耳鸣常见于感音神经性听力损失耳,耳鸣为窄频带声,其频率常位于高频下降型听力损失区之外侧。

3.中枢性耳鸣

中枢性耳鸣见于脑干或中枢听觉通路的病变。其可能为一种反射性表现,对掩蔽反应差。

(二)按病因的分类

1.生理性耳鸣

生理性耳鸣主要为出现于颅内的体声。听力正常者在极安静的环境中可听到下列声音:①血液循环的嗡嗡声或肌肉的颤音。②空气在鼓膜上或耳蜗内液体的布朗尼运动产生的声音。

③剧烈运动或情绪激动时的搏动性耳鸣。④头侧放于枕头上，颞区或耳区的动脉被压而致部分阻塞时，可出现搏动性耳鸣。上述情况乃由于"塞耳效应"，即堵耳效应及环境噪声降低所致。⑤吞咽时的咔嗒声是因咽鼓管开放时，其黏膜的表面张力被打破之故。

2.病理生理性耳鸣

可能为耳蜗或脑干功能的微小障碍所致；也可能是未被发现的疾病，而该疾病本身的病变程度尚不足以引起耳鸣，但加上发生耳鸣的"触发因素"。常表现为短暂耳鸣。

（1）自发性耳鸣：许多人曾偶然出现过数秒钟的哨声样耳鸣。约15%的人曾有过5分钟以上的耳鸣。

（2）噪声性耳鸣：耳鸣的发生与内耳神经元自发活动紊乱有关。

（3）药物性耳鸣可分两类。①不伴听力损失的药物：此类药物多达55种，如抗癌药（甲氨蝶呤）、抗惊厥药（卡马西平）、抗菌药及抗虫药（磺胺类药、氨苯砜、四环素、多西环素、甲硝唑等）、利尿剂（环戊丙甲胺）、精神病用药（莫灵顿、多塞平、阿米替林、帕吉林等）、抗组胺药（苯海拉明、异丙嗪等）、影响β-肾上腺素能受体药（普奈洛尔）、麻醉镇痛药（丁哌卡因、利多卡因、吗啡等）、中枢神经系兴奋药（氨茶碱、咖啡因）、血管扩张药（硝酸异山梨酯）、糖皮质激素类药（泼尼松龙等）、非甾体类镇痛药（布洛芬）、有机溶剂（甲醇、乙醇、苯）、免疫抑制剂（青霉胺）、降糖药（苯乙双胍）等。此类药物引起耳鸣的发生率尚不清楚。②伴听力损失之药物：此类药物有抗癌药（顺铂、氮芥等）、氨基苷类、环肽类、复烯类、大环内酯类抗生素、4-基喹啉（氯喹等）、8-基喹啉（伯氨喹）、奎宁类药、利尿剂（依他尼酸、呋塞米等）、解热镇痛药、水杨酸盐类（水杨酸盐制剂）、布洛芬及氯芬那酸、甲芬那酸等非甾体抗炎镇痛药、口服避孕药、抗甲状腺素药等。发生的机制与耳蜗神经纤维自发放电率出现异常有关。

（4）毒血症性耳鸣：毒血症可致短暂的或持久的耳蜗损害，或作为已存在缺陷的耳蜗的耳鸣触发因素。

3.与某些疾病相关的耳鸣

（1）听系统外的耳鸣。①肌性：最常见的为腭肌阵挛，耳鸣为与肌阵挛同步的咔嗒声。常自发消失。此种耳鸣可被身旁之人听见。中耳肌阵挛所致之耳鸣可出现于眨眼时，或为自发，或自主性，也见于声刺激及耳郭皮肤刺激致镫骨肌收缩而出现。可用小量卡马西平治疗。咽鼓管开放或关闭也可出现咔嗒声耳鸣，颞颌关节异常时，张、闭口也可出现咔嗒声，另外，咬紧牙关时也可出现一种颤动型声音，适当的口腔科治疗可全部或部分缓解。②呼吸性：咽鼓管异常开放，耳内常出现与呼吸同步的吹风样声，且可有自声过强。本病常发生于过度消瘦者，也可见于潜水、吹奏乐器等职业者。③血管性为搏动性耳鸣，难以确定是生理性还是病理性。常间歇性出现，它可以是唯一的耳鸣声或为一种附加的耳鸣声；或为一种高调感音神经性耳鸣叠加的搏动性变化。此种耳鸣有时是属于一些疾病的症状，故应注意：确定耳鸣是否与心脏搏动同步；测量血压；对双耳、颈的双侧及头部进行听诊，可听见低调、搏动性声音；压迫每侧颈静脉及乳突区，观察耳鸣是否消失或减轻。最常见的病因是同时存在高血压的动脉粥样硬化或血管扭曲引起动脉性涡流现象所致。不常见的病因为动脉性动脉瘤、动静脉瘘、颈静脉球体瘤，其中以乳突导静脉的畸形与高位颈静脉球常见。当头转向耳鸣的对侧、压迫患侧颈静脉时耳鸣减轻，可诊断为动静脉瘘。血管性耳鸣可由宽带噪声所掩蔽，但纯音不能掩蔽。

（2）传导性耳鸣：引起外耳道阻塞的疾病可致耳鸣，耵聍触及鼓膜时可引起耳鸣，鼓膜穿孔、急性或慢性中耳炎，听骨链病变，鼓室积液，鼓室肿瘤也可伴有耳鸣。当出现传导性听力损失时，由于堵耳效应及环境噪声减低使正常掩蔽效应减小,致耳鸣被发现或加剧。

(3)感音神经性耳鸣:大部分来自蜗内疾病。感音神经性耳鸣可分为感音性、周围神经性及中枢神经性耳鸣。但较难明确分开,且常互相混合。①感音性耳鸣:耳鸣中最常发生的部位,常见的为老年性聋、耳毒性药物性听力损失、噪声性听力损失、梅尼埃病、迟发性膜迷路积水、外淋巴瘘、内耳感染、耳硬化症、Paget 病及耳蜗血管性缺陷等。耳蜗性耳鸣的特征千变万化,通常耳鸣的音调易匹配,且位于听力障碍的频率范围内或其附近。临床听力学检查有助于诊断。耳鸣的严重程度及发生率与听力损失有明显关系。感音性听力损失越重,越易产生耳鸣。耳鸣的响度也随听力损失加重而增加。但是,耳鸣亦可发生于听力正常者。约有 1/3 之中度及重度听力损失者不伴有耳鸣,这一点至今尚无法解释。耳蜗性耳鸣发病的机制仍不甚清楚,从神经电生理和耳蜗微机制方面学说有神经元自发放电节律异常,耳蜗的机械功能障碍,耳蜗的微力学活动异常,耳蜗内的机械反馈作用和外毛细胞摆动失调等。②周围神经性耳鸣:听神经瘤的耳鸣为首发症状者约占 10%,单侧性耳鸣而听力正常者,一定要排除听神经瘤。听神经疾病致耳鸣者比耳蜗疾病者少见,且多为较大的嗡嗡声。其机制未明,可能与神经纤维的变性引起纤维间交互传递或神经纤维传递变慢有关。听神经纤维排放时静止状态的失真,神经纤维的传递变慢,可引起到达大脑的神经纤维异常点火模式,即可出现耳鸣。③中枢神经性耳鸣:常发生于原有的或潜在的周围性听功能障碍之耳,如迷路或听神经手术后出现耳鸣。也可由紧张状态作为促发或加剧因素而致。肿瘤、血管性异常、局部炎症、多发性硬化等侵及听传导路径者皆可发生耳鸣。耳鸣常呈现为白噪声样。如耳鸣与脑血管疾病发作同时出现而无听力障碍时,多为中枢神经性耳鸣。另外,患者自述耳鸣是在头内部时,有可能为中枢性,但也可能是无法描述耳鸣部位的双侧耳蜗性耳鸣。

(4)反射性(非听觉疾病性)耳鸣:①颞颌关节疾病或咬合不良。②颈椎关节病、颈损伤(甩辫子损伤或插管麻醉时),椎动脉功能障碍可能为部分原因。这些疾病常有嚼肌及颞肌、枕、额肌及颈肌等肌肉痉挛。可致张力性头痛而使耳鸣加剧,耳鸣又可致肌张力增加转而加重耳鸣。

(5)全身疾病性耳鸣:某些疾病可导致耳鸣,如甲状腺功能异常,糖尿病,多发性硬化,碘、锌缺乏,贫血,偏头痛,高血压,高血脂,肾病,自身免疫性疾病等。

4.假性耳鸣

假性耳鸣为耳鸣样声,但不遵循耳鸣的定义。

(1)自然环境声:偶然,外来声音类似于耳鸣声,或附加于耳鸣之上,如钟声,风吹电线声、变压器、家用电器的嗡嗡声,环境声仅在家中某一房间才听见,或在特定的地理位置,且可为其他人所听见。但患者的听力在正常范围内。

(2)伪病:有些人为了某种目的,夸大了耳鸣的程度及影响,部分是属于法医学范畴。

5.耳鸣发生机制的新假说——中枢高敏学说

过去一直认为,大部分耳鸣是耳蜗病变的结果,但越来越多的证据表明,中枢神经系统也参与了耳鸣的产生和维持。听系和非听系中枢、自主神经系统、边缘系统等均与耳鸣有关。

在迷路切除和第Ⅷ对脑神经切断后耳鸣患者仍感到耳鸣持续存在。耳鸣可以在人工耳蜗植入后通过电刺激第Ⅷ对脑神经而受到抑制。一侧耳的耳鸣可以被同侧和对侧噪声所掩蔽。电刺激耳鸣患者的中间神经时,可引起耳鸣响度的变化等。而正电子发射断层成像、功能性 MRI(PET、fMRI)等研究发现耳鸣患者的左侧听皮层代谢活动显著升高,给动物注射水杨酸后单纤维记录显示部分听神经纤维、下丘神经元、初级听皮层内单个神经元的自发放电活动增加等。此外,心理学研究也提示,耳鸣与中枢神经系统功能(意识、注意力、情绪、学习和记忆)有关,连续耳鸣会对人造成长期心理负荷而影响身心健康,而不良情绪又可以加重耳鸣。

中枢高敏学说认为,耳鸣是一种由外周或中枢病变引起的、中枢神经系统参与的心身疾病的症状。外周或中枢病变后,听觉神经系统及其相关脑区的自发电活动是耳鸣发生的神经生理学基础。不管外周或中枢病变,中枢神经系统都参与长期耳鸣的维持,中枢敏感性的异常增高是耳鸣产生与维持的主要原因。心理因素与耳鸣密切相关,耳鸣是典型的心身疾病。

三、影响或触发耳鸣的因素

(一)噪声

噪声的接触可致原有的耳鸣加重,但也可使耳鸣减轻或缓解(故可采用掩蔽声以治疗耳鸣),或促发出另一种耳鸣声而与原有的耳鸣声混合。急、慢性声创伤(慢性声创伤如响度很高的音乐)也可引起耳鸣。

(二)心理学等其他因素

因家庭、婚姻、职业、意外事件等方面的精神压力可触发耳鸣发生。而耳鸣又可使患者出现压抑、忧郁、烦躁、情绪波动、过分忧虑等心理障碍,心理障碍又加重耳鸣,从而互相影响,出现恶性循环。疲劳时可使耳鸣加重,心情愉快可使耳鸣减轻,大部分患者卧位时耳鸣加重,但有少部分患者感到减轻,女性月经期可致耳鸣加重,减肥食品既可使耳鸣患者症状加重,但也可使耳鸣缓解,某些食品可使体内产生变态反应而致耳鸣,奶酪类食品、巧克力、含咖啡因的饮料、乙醇、烟草可加重耳鸣。

四、耳鸣的临床意义

(一)耳鸣的后果

耳鸣对患者影响程度的大小,按其顺序为失眠、听功能障碍、头昏、注意力不集中、情绪激动、焦虑、忧郁、孤独。

(二)耳鸣的严重程度

必须对耳鸣严重性的程度做出评定,以确定是否需进行治疗,以及对治疗的结果进行评价。耳鸣严重程度的分级如下。

1.轻度耳鸣

耳鸣为间歇性发作,或仅在夜间或很安静的环境下才感到有轻微耳鸣。

2.中度耳鸣

耳鸣为持续性,即使在嘈杂的环境中也感到耳鸣的存在。

3.重度耳鸣

耳鸣为持续性,严重地影响患者的听力、情绪、睡眠、生活、工作和社交活动等。

4.极重度耳鸣

耳鸣为长期持续性,且响声极大,患者难以忍受,极度痛苦,甚至无法正常生活。

(三)耳鸣的心理学问题

大量事实表明,耳鸣与心理因素密切相关。心理因素可以是耳鸣的原因,也可以是耳鸣的结果。心理因素引起的耳鸣,是典型的心身疾病。耳鸣成为第一主诉,可能是由于这部分人对耳鸣的耐受阈较低,或中枢神经系统的敏感性较高之故。在遇到这类耳鸣患者时,应仔细追问病史,并首先取得患者及其家属的信任,争取弄清心理和社会方面的原因。耳鸣也可以引起严重的心理反应,甚至心理障碍,其耳鸣严重到不能忍受、不能进行正常的工作和生活、并有自杀行为或倾向。治疗这类患者,在积极治疗原发疾病的同时,耳鸣习服疗法有较好的效果。即帮助患者树立正确的"耳鸣观",纠正对耳鸣的错误认识,增加对耳鸣及其原发病的心理认同和心理适应,消除"耳鸣情绪",配合全身松弛训练、转移注意力和自我心理调适等方法,争取忽略和习惯耳鸣,提高生存质量,成为新的"耳鸣感受"。因为观点不同,情绪不同,耳鸣感受也不同。

五、耳鸣的诊断

(一)病史的采集

病史采集极为重要,是耳鸣诊断的关键,病史应包括以下内容。

(1)耳鸣是否合并听力损失及眩晕,三者之间出现时间先后的关系。

(2)耳鸣出现的时间:持续时间,变化的过程,诊断及治疗过程,目前现状。

(3)耳鸣的特征:包括部位及耳别,持续性或间断性,间断的时间及有无规律性变化。

(4)耳鸣音调的性质:是高调,还是中调、低调,耳鸣声的具体描述,如蝉鸣、哨音、汽笛声、隆隆声、风吹电线声、风声、拍击声及咔嗒声等。是搏动性还是非搏动性,搏动性是否与心跳或脉搏同步,是否与呼吸有关,音调性质有否变化。

(5)耳鸣响度:可与环境声或生活声比较。

(6)耳鸣的严重性:对情绪及生活、工作的影响,使患者感到烦恼的程度,焦虑及抑郁是原因还是后果,是否可逐渐适应。

(7)耳鸣的可能原因:耳鼻咽喉科尤其是耳科的过去病史、头外伤、声创伤、耳毒性药物史、心脑血管疾病史、变态反应疾病史等。女性患者应了解与月经期的关系。

(8)耳鸣的触发或加剧等影响因素。

(9)耳病及与耳鸣有关的全身性疾病情况:特别是神经系统疾病的病史询问,以便确定耳鸣是否与神经系统疾病有关。

(10)患者自身控制耳鸣的方法:如听音乐、散步、旅游等。

(11)家族史:特别是与耳鸣有关的疾病史。

(二)临床一般检查

1.系统检查

应与内科及神经科医师合作,根据需要,进行有关病变及功能状态的检查。

2.耳鼻咽喉科检查

尤其是耳科的详细检查。并应做颈部、颞颌关节功能检查。如为搏动性耳鸣,应做头及颈侧及耳的听诊,以了解有无血管搏动声,转动颈部,了解压迫颈静脉后对耳鸣的影响。

3.心理学评价

由于耳鸣与焦虑互为因果,故应与心理学家合作,对耳鸣患者做出心理学的评价。

4.影像学检查、实验室检查(含免疫学检查)

应根据患者的病史,怀疑局部或全身疾病与耳鸣有关时才进行相关检查,结果如有异常也应小心分析。

(三)听力学测试

听力学测试对于耳鸣的诊断极为重要,尤其是病因及病变部位的确定及治疗效果评定。但应注意少数患者听力可能完全正常。对于未发现听阈损失的被检者,扩展高频纯音听阈测试,有时可有异常发现而有助于诊断。

(四)前庭功能检查

前庭功能检查应包括自发性及诱发性前庭功能检查,进行眼震图记录,姿势图检查等。

(五)耳鸣测试

由于耳鸣本身是一种主观症状,故目前尚缺乏客观测试指标以判断有无耳鸣存在及耳鸣的严重程度。下列的行为反应测试,其可靠性及精确性还存在一定问题。

(1)耳鸣音调的频率匹配:通过音调的匹配来确定其音调的频率或是最令患者心烦的主调,临床上仅需以纯音听力计来进行匹配。

(2)耳鸣的响度匹配:为了解对耳鸣完全掩蔽所需的强度,应做响度匹配。但是在实际进行时,由于重振现象及掩蔽效应的存在而有一定的困难。

(3)最小掩蔽级也称耳鸣掩蔽曲线测试,为测定刚可掩蔽耳鸣的测试音的最小强度级。掩蔽曲线可分五型。①Ⅰ型:聚合型,听阈曲线与掩蔽曲线从低频至高频逐渐接近,多见于噪声性听力损失。②Ⅱ型:分离型,两曲线从低频至高频逐渐分开,约占3%,病变不明。③Ⅲ型:重叠型,两曲线近乎重合,耳鸣为宽带噪声样,约占32%,见于梅尼埃病,特发性突聋及耳硬化症。④Ⅳ型:远离型,耳鸣为宽带噪声样,见于中耳及内耳病变。⑤Ⅴ型:抗拒型,任何强度的掩蔽声皆不能将耳鸣掩蔽。

(4)为准备掩蔽治疗尚应测试掩蔽的时间衰减,后效抑制,响度不适阈等。

六、耳鸣的治疗

目前耳鸣的治疗还存在着较大的困难,因为引起耳鸣的疾病与因素极多,有时难以做出正确的病因、病变部位的诊断,而即使能做出病因及病变部位的诊断,病因治疗有时也存在困难,或者,即使引起耳鸣的疾病得到治疗,而耳鸣仍然存在,故有学者认为应用治疗一词,不如代以处理一词更为恰当。因此,尽管耳鸣的治疗方法很多,但迄今尚无特殊有效的方法。但是,在临床实际中,耳科医师不能断然告诉患者耳鸣无治疗方法,以免引起患者新的心理障碍。耳鸣治疗效果的评价:耳鸣的减轻及焦虑的解除,并非如其他疾病一样称为治愈。此外,对耳鸣的治疗并不是一位临床医师能够解决的,必须有耳鼻咽喉科医师、听力学家、神经学家、精神科医师、心理学医师等共同研究制定治疗方案。

(一)病因治疗

病因治疗是医学上首要而且是最理想的治疗方法。但如病因无法确定,或是病因虽能确定但却无法治疗,故病因治疗并不如想象中那样容易收效。病因治疗可分内科药物治疗及外科手术治疗两种。外科治疗是对引起耳鸣的部分疾病进行手术治疗,如动静脉瘘、动脉瘤等。而耳蜗神经切断术、前庭神经切断术、听神经瘤的手术治疗、鼓丛神经切断术等对于耳鸣的疗效很难确定,这些手术除非是针对疾病本身的需要,否则,不应以外科手术作为治疗耳鸣的方法。

(二)药物治疗

用于治疗耳鸣的药物基本上分为两大类,一是伴发有耳鸣的基本疾病的治疗,二是对症治疗。

1.基本疾病的治疗

基本疾病如对中耳炎、梅尼埃病、甲状腺功能异常等的药物治疗。此外,B族维生素(尤其是

维生素 B_{12})、锌制剂、银杏叶制剂,可能有助于对无选择性耳鸣的治疗,但疗效尚待临床证实。低血糖可为耳鸣的病因,如耳鸣在睡眠后或清晨加剧,而饮用葡萄糖水,10～20 分钟后耳鸣减轻即可证实。

2.对症治疗

对症治疗可分两类,一为减轻耳鸣对患者的影响,二为耳鸣的抑制药。

(1)减轻耳鸣影响的药物:此类药物主要包括抗焦虑、抗抑郁药,但这些药物均有不同程度的不良反应,甚至有些药物可加重耳鸣,故用药时应该慎重,且不能过量。①抗抑郁药:多塞平,口服25 mg,3 次/天,多在 1 周内见效;马普替林,口服 25 mg,3 次/天。②抗焦虑药:艾司唑仑,口服 1 mg,3 次/天;阿普唑仑,口服0.4 mg,2 次/天,最大限量 4 mg/d。

(2)耳鸣的抑制药。①利多卡因:利多卡因对耳鸣的抑制,有学者认为作用于中枢,也有学者认为作用于末梢。已知利多卡因是一种膜稳定剂,阻滞钠通道,故可阻滞由于病变所致之中枢听径路的异常兴奋活动,从而减轻耳鸣。最近认为利多卡因的四价氨衍生物 QX572 不能通过血-脑屏障,故其抑制耳鸣作用在螺旋器,但仍无一致的结论。该药对绝大部分病例,耳鸣的减轻或抑制是肯定的。虽然有时作用时间较短(仅几小时),但是对于一些严重耳鸣者已感到极大的满足。利多卡因治疗的常规剂量为 1～2 mg/kg,以 1‰溶液缓慢注入静脉,5 分钟注完(不能太快),每天1 次,7 天为 1 个疗程,休息 1 周后可做第二疗程。②氯硝西泮为首选药、抗惊厥药。剂量为0.5 mg,每晚1 次,共 1 周,如无效可用0.5 mg,2 次/天,共 1 周,然后0.5 mg,3 次/天,共 2 周,如无效即停药,有效则减至 0.5 mg,1 次/天或 2 次/天。③氟卡尼:100 mg,2 次/天,1 周,然后 150 mg,2 次/天,2 周,维持量 100 mg,2 次/天。④卡马西平:剂量增加法,100 mg,睡前 1 次,以后每天增加 100 mg,共 1 周,直至达到 200 mg,3 次/天;全量法,200 mg,3 次/天。⑤扑痫酮或称麦苏林:为抗癫痫药,当卡马西平无效时可用此药,首次0.15 mg,以后每周增加 0.25 mg/d直至 700 mg/d。⑥麦奥那:一种肌肉松弛剂,150 mg/d,口服 2 周对耳鸣有明显疗效。⑦舒必利:为抗精神病用药,对抑郁症有效,口服600～1 200 mg/d。

从以上情况说明,耳鸣抑制药治疗存在着疗效不甚肯定,而不良反应较多的问题,故临床医师应全面斟酌,慎重使用。

(三)掩蔽疗法

掩蔽疗法为目前耳鸣治疗中较为有效的方法。实际上,许多耳鸣患者早已发现在嘈杂环境中耳鸣有减轻或消失的现象。掩蔽疗法的机制是基于耳鸣的外毛细胞补偿学说,即耳蜗某部位的外毛细胞受损时,其邻近的正常毛细胞将加强其电机械作用以试图补偿之,如补偿活动的能量超过了正常阈值就会产生耳鸣。故产生了临床上用掩蔽声置于患耳而使外毛细胞的"补偿"活动受到抑制,来减轻耳鸣的方法。从心理学角度看,耳鸣患者对掩蔽声听起来比自身的耳鸣声愉快,掩蔽器发出的掩蔽声可由患者自己调节音量并选择是否使用,可取得较好的效果。

掩蔽疗法的作用基本上可出现 4 种作用。

1.连续性完全掩蔽

掩蔽器的掩蔽噪声连续出现,从而掩盖了耳鸣。应用持续性完全掩蔽取决于几个因素,最重要的是,掩蔽噪声的最小掩蔽级不能过分大于耳鸣响度,即最小掩蔽级的值减去耳鸣的响度匹配值,不能超过 10 dB,最大不超过 15 dB。其次,所应用的噪声应比耳鸣有更易于接受的性质。再者是掩蔽效应不随时间而衰减。

2.连续性部分掩蔽

如果对耳鸣起到完全掩蔽的声音过大而不能接受时,此种患者在安静环境中多出现耳鸣加剧。对于此类患者可采取部分掩蔽,即掩蔽器仅提供与耳鸣响度相等的低强度掩蔽声。另外,掩蔽试验如出现 10 dB 以上的掩蔽衰减,则也应采用部分掩蔽。

3.抑制性掩蔽

耳鸣的全部或部分抑制,可作为连续掩蔽的一种替代方法或附加作用,如后效抑制试验结果为全抑制,则治疗性掩蔽的后效抑制的效果更好,如无后效抑制,或后效抑制试验时响度加强,则应做较长时间的掩蔽,可出现一定程度的后效抑制。故掩蔽器的使用应给予高强度级的声音,且掩蔽时间应在 1 小时以上,以便确定是否出现后效抑制。

采用特异性频率的掩蔽声其抑制掩蔽的作用有可能更大,为了选择更理想的后效抑制效应,应做各种宽频谱的一定范围的掩蔽声进行掩蔽。使用程序化掩蔽是否能产生更有效的抑制掩蔽,仍有待于进一步研究。有些研究指出:产生最大后效抑制的频率,常比耳鸣频率低,少数可低 1～2 倍频。

另外,也可采用间歇掩蔽声,可更有效的出现更大的后效抑制效应,但起止时间应为 10 分钟。也需进一步研究。

4.掩蔽的脱敏化作用

许多耳鸣患者的不适响度级降低,常需佩戴耳塞或避开噪声环境,但耳塞常导致耳鸣加剧。耳鸣掩蔽器可减少此一难题,即规则地短时间佩戴掩蔽器,掩蔽时间每天累积达 6 小时,掩蔽强度应调节为清楚听见但无不适感(不需要全掩蔽)。此法可进行数天至 6 个月,许多患者可重新获得对强声的耐受。

作为掩蔽疗法的掩蔽器种类很多,如以下几种。

(1)环境声:有些患者晚上入睡困难时,可用钟声、流水声等掩蔽耳鸣或分散对耳鸣的注意力,而促使患者入睡。

(2)一种具有调频装置的小收音机或单放机:可先将适合于患者的窄带掩蔽噪声录成磁带,放入单放机中播放,作耳鸣掩蔽用,且可播放音乐声、雨声或流水声等。

(3)用助听器减轻耳鸣:主要应用于低调耳鸣的患者。助听器多引入频率为 4 kHz 以下的环境噪声,同时,此类噪声得到了放大,从而使耳鸣受到部分或完全掩蔽,偶尔还可出现后效抑制效应。

(4)专用的耳鸣掩蔽器:其外形极似助听器,有耳后型、耳内型和程序式3种。

(5)合并型掩蔽器:耳鸣掩蔽器连接或藏于助听器内,其助听器与掩蔽器音量控制各自独立,使用时,先调节助听器音量,然后再调节掩蔽器音量,则掩蔽效果更佳。

(四)心理学治疗

耳鸣的心理学治疗是指通过语言的和非语言的交流方式等方法,来影响及改变被治疗者的心理状态及心理障碍,从而达到打断恶性循环、治疗耳鸣的目的。

1.认知疗法

向患者介绍耳鸣的可能病因或病因,耳鸣的特点,使患者认识到耳鸣并非是一种严重的、致命的进行性疾病,以消除顾虑。说明耳鸣是可以治疗的,但需要较长的时间,必须有信心。介绍有关耳鸣的治疗方法,并且说明耳鸣的治疗效果与情绪有关。通过这些认识,使患者了解耳鸣对生活及工作的影响并不是那样大,从而认识到过分强调耳鸣对身心的影响是不必要的。

2.生物反馈疗法

采用电子仪器,将人体内的生理功能信息加以采集,然后在监视器上显示,而反馈给人体,使患者根据这种反馈信号来训练自己,以对体内不随意的功能活动(如肌肉放松,改变心率,镇静情绪等)进行调节,以期控制某种病理过程,促进功能恢复,从而达到治病的目的。

目前认为,本疗法对耳鸣所起的作用在于患者紧张状态的减轻或消失,而使耳鸣易于耐受。而客观的耳鸣响度匹配与音调匹配并无改变。

(五)电刺激疗法

电刺激疗法是指利用电流直接刺激听觉系统达到抑制耳鸣的目的。根据电刺激电极部位分为外刺激(颅或外耳)及内刺激(中耳及内耳)两类。治疗对象主要为耳蜗性耳鸣患者,这种方法目前极少应用于临床。

(六)耳鸣习服疗法

耳鸣习服疗法又称再训练法,目的是使患者尽快达到对耳鸣的适应和习惯,主要方法则是由专科医师定期给予习服训练的详细指导,包括耳鸣不全掩蔽、松弛训练、转移注意力和心理咨询等。患者应长期坚持训练,并且必须使用如耳鸣掩蔽器、音乐光盘、磁带等以协助达到对耳鸣适应和习惯的目的。

(七)耳鸣的联合治疗

耳鸣的治疗方法虽然很多,但很难确定何种治疗方法更为有效,基于此,除进行病因治疗外,联合治疗(包括药物、生物反馈、声掩蔽、电刺激),以达到缩短治疗时间,减少具有不良反应药物用量,增加协同疗效,可取得更为有效的结果。

(赵阳阳)

第二十六节 外耳肿瘤

一、耵聍腺瘤

耵聍腺瘤是一种发生于外耳道,临床上较为少见的肿瘤。其组织结构与汗腺腺瘤极相近似。有学者认为耵聍腺为汗腺的变种,但耵聍腺瘤的生物学特性和临床特征与汗腺瘤不同。虽然属良性肿瘤,但可在局部有较大的扩展,易复发,有恶变倾向。

(一)临床表现

(1)一般无耳流脓或其他不适。随着肿瘤增大,可出现耳阻塞感、听力减退。

(2)检查可见在外耳道外部有表面光滑的息肉样肿物,质较硬,表面皮肤颜色正常。肿瘤常位于外耳道的下壁或后壁。

(二)诊断与鉴别诊断

(1)对外耳道息肉样新生物应作活检,经病理学检查明确诊断。

(2)须与来源于中耳的息肉样肿瘤相鉴别。可用探针探查肿瘤的各壁,如探针能通过肿瘤的四周,则肿瘤来源于中耳,如在某一部位探针在肿瘤与外耳道之间不能通过,则提示肿瘤来源于外耳道。

（三）治疗

由于耵聍腺瘤容易恶变，因此应及早彻底切除，包括切除肿瘤周围的一部分正常皮肤。如病理检查示有恶变，应进一步扩大切除范围，术后做放疗，并注意长期随访观察。

（四）预后

本病易恶变、易复发，反复复发者预后较差。

二、外耳道外生性骨疣

外耳道外生性骨疣是外耳道常见的良性肿瘤之一，为外耳道骨壁的骨质过度增生而形成的一种局限性结节状隆起。多发生于成年男性，生长缓慢，常发生于两侧。

（一）临床表现

（1）肿瘤小者，一般无任何症状，常偶尔被发现。当肿瘤增大到一定程度，可使外耳道狭窄，有耵聍及脱落上皮积留时可造成耳道堵塞，引起耳闷、听力减退、耳鸣等症状。个别大者，可压迫外耳道皮肤引起耳部疼痛。

（2）检查可见外耳道骨性段半圆形隆起，覆于其表面的皮肤因肿瘤膨胀而变得菲薄，用探针触及其质地坚硬。

（二）诊断

位于外耳道深部的结节状或半圆形隆起物触之坚硬者，应考虑为外生性骨疣，如在两侧外耳道发现相似的隆起物，诊断多可明确。

（三）治疗

出现症状者，可行手术治疗。根据肿瘤的大小、部位和生长方式采用耳内切口或耳后切口用电钻磨除，切除时最好包括少许肿瘤周围的正常骨质。手术过程中应注意保护鼓膜的完整性。

三、外耳道乳头状瘤

外耳道乳头状瘤是外耳道最常见的良性肿瘤之一，多发生于外耳道外侧段，发病年龄多在20～35岁，男性多于女性。

（一）临床表现

（1）早期多无症状。肿瘤长大时可出现耳内阻塞感，耳痒，挖耳时易出血和听力轻度减退。如有继发感染，则有耳痛及耳流脓。

（2）检查可见肿瘤位于外耳道外端，基底一般较广，表面高低不平，呈桑葚状，瘤体较硬，呈棕褐色。

（二）诊断与鉴别诊断

（1）根据患者的病史及耳部检查，诊断并不困难。肿瘤组织活检作病理学检查可明确诊断。

（2）应注意与外耳道癌肿及病毒性扁平疣等相鉴别，肿瘤活检作病理学检查可作出鉴别。

（三）治疗

可在局部麻醉下行肿瘤切除术。有继发感染者，应先控制感染，消除炎症后再进行手术切除。肿瘤较大且基底较广者，肿瘤切除后需作局部植皮。肿瘤侵入中耳乳突或有恶变者应行乳突根治术，术后应配合放疗。

（四）预后

切除不彻底者易复发。据报道外耳道乳头状瘤恶变的发生率为2%左右。

四、血管瘤

血管瘤是儿童最常见的良性肿瘤之一,主要位于耳郭和外耳道。可表现为周期性出血,如肿瘤侵入中耳可引起听力减退和耳鸣。毛细血管瘤扁平,呈紫红色,用玻片压迫时,红色消退,触之局部温度较高。海绵状血管瘤呈暗红色或紫红色,表面突起不平,呈分叶状,由大小不等的血窦所组成。致密血管瘤较少见,常发生于皮下组织内。根据肿瘤的局部表现,诊断并不困难。

对不能自行消退的血管瘤,可采用冷冻、激光、电解、硬化剂注射、放疗或手术等方法。

毛细血管瘤常随年龄增长而长大,青春期后趋于静止。海绵状血管瘤一般在 1 岁以前发展较快,以后有缩小的趋势,常在 5 岁以后自行消退。

五、外耳恶性肿瘤

外耳恶性肿瘤无论发生于耳郭或外耳道,均以鳞状细胞癌占大多数。其次为基底细胞癌和腺样囊性癌。其他恶性肿瘤如横纹肌肉瘤、恶性黑色素瘤等均极为少见。

(一)外耳鳞状细胞癌

外耳鳞状细胞癌是最常见的恶性肿瘤,病因基本同皮肤癌。如强烈的日光曝晒,冻疮,慢性疾病(如结核性狼疮、放射性皮炎、慢性化脓性中耳炎)均可能为外耳癌的诱因。

1.症状

初起多无自觉不适,可有瘙痒和疼痛,侵及软骨膜时疼痛较明显。伴发于慢性化脓性中耳炎者则有血脓性耳漏。此病发展缓慢,病程自数年至二三十年不等。

2.体征

耳郭鳞癌常发生在耳轮处,初期呈屑状斑丘疹,易出血、糜烂,进一步发展为浸润性结节或菜花状肿块,常有溃烂。晚期病例可向耳前或颈淋巴结转移。

3.诊断

根据病史、检查,诊断不难。凡耳内有肉芽组织,触之易出血,或有较重的耳痛,应考虑到本病,去除肉芽,短期内复发者,将切除组织进行病理检查。

4.鉴别诊断

本病应注意与外耳道乳头状瘤相鉴别。后者基底较广,棕褐色,表面呈桑葚状或乳头状,肿瘤活检作病理检查可明确诊断。

5.治疗

外耳鳞状细胞癌一般以手术切除为主结合放疗的综合治疗。术前放疗可缩小肿瘤体积,有利于手术切除。术后放疗可消除手术切缘周围残留的卫星病灶,减少术后复发。晚期不能切除的肿瘤,可同时做化学治疗(简称化疗)以增强放疗的敏感性。

(二)外耳基底细胞癌

基底细胞癌大多发生于头颈部,特别是口角至耳垂连线以上区域的皮肤。发病率比鳞状细胞癌为低,发生于耳郭和外耳道者均少见。本病男性多于女性,好发于 50～60 岁。

1.症状

早期一般无任何不适,易被忽视。早期表现为一个扁平的无痛性隆起,时感局部发痒,如向四周及深部发展而累及骨及软骨,甚至侵及脑膜,可出现剧痛。如肿瘤阻塞外耳道可出现听力减退和耳鸣。

2.体征

病变多为单发性,偶有多发性。初起为透明蜡样灰色小结节,表面有扩张血管,挖后易出血、淌水、结痂。中央溃烂形成侵蚀性溃疡,边缘卷起。有时基底细胞中含有大量色素,呈现蓝黑色。

3.诊断

对外耳道慢性或长期不愈的溃疡必须做病理检查,病理检查的结果为本病最可靠的依据。

4.治疗

基底细胞癌极少发生转移,而且对放疗敏感。一般以放疗为首选治疗,还可保持美观效果。耳后沟部位的肿瘤可进行插植放疗或接触放疗;耳郭部位的肿瘤以术前放疗辅以局部切除为首选,以避免根治性放疗引起的软骨坏死。

5.预后

此病常为局部浸润扩展,生长缓慢,转移较少见。晚期可发生肺、骨、淋巴结、肝转移。

(三)外耳道腺样囊性癌

腺样囊性癌又称圆柱瘤型腺癌、筛状癌等,可原发于外耳道软骨段,来源于耵聍腺导管上皮或肌上皮,临床并不多见。患者一般为成人,40~50岁较常见,40岁以下较少见。

1.症状

(1)肿块:一般为耳内肿块。

(2)疼痛:过半数病例初诊时耳部有疼痛,但一般较轻。其余病例在复发时有疼痛。晚期疼痛明显。疼痛可能与此瘤侵犯神经有关。

(3)耳分泌物:较少见。肿瘤表面溃破时有血性或血脓性渗出物。

(4)听力减退:不明显,肿瘤阻塞外耳道可引起传音性聋。

2.体征

(1)肿块外观有两种:一种为结节或浸润型,即外耳道口或外段有隆起,一般为黄豆大小,表面皮肤光滑;另一种为肉芽型,色红,表面粗糙不平,此型为肿瘤穿破表面皮肤所致。

(2)肿瘤绝大多数原发于外耳道口,逐渐增大可阻塞外耳道口;向内发展至外耳道骨段;向外侵及邻近组织,发展至耳屏、耳轮脚、耳甲腔、腮腺、累及颞颌关节时有张口困难。

(3)局部淋巴结转移较少见,部位为耳下、颈深上淋巴结。

3.诊断

对外耳道肿块取活检做病理学检查可明确诊断。

4.治疗

此瘤对放疗、化疗均不敏感,而且具有局部侵袭性强、边界难定、易沿神经扩展等特点。单纯的局部切除极易复发,一般应早期做局部扩大切除或根治手术。

5.预后

无论是手术或放疗,这种肿瘤均较易复发,故术后应密切随访。

(四)外耳道耵聍腺癌

外耳道耵聍腺癌很少见。发源于耵聍腺的癌其命名及分类很不一致。从广义上讲,外耳道腺样囊性癌发源于耵聍腺,是耵聍腺癌的常见的一种。至于狭义的耵聍腺癌,则不包括腺样囊性癌。外耳道耵聍腺癌的临床表现及治疗原则同腺样囊性癌。应早期做局部扩大切除或根治性切除。对手术切除不彻底的患者,应进行术后放疗。

(五)外耳道黑色素瘤

外耳道黑色素瘤不多见。可发生于任何年龄,但以中年或老年患者最多。男女发病率无显著差异。

1.症状

早期可无症状,或仅局部有发痒、烧灼感、刺痛等。肿瘤增大堵塞外耳道时,可出现听力障碍、耳鸣等。侵犯骨质可出现耳深部疼痛。

2.体征

浅表型病变扁平、光滑,有黑灰色的色素沉积。病变向深部发展时为浸润型,形成肿块,表面可有溃疡和出血。

3.诊断

外耳黑色素病变,以色素痣和色素性基底细胞乳头状瘤最为常见。但任何色素性病变,都应排除恶性黑色素瘤的可能,尤其是良性色素痣生长加快,有灼热感、刺痛或疼痛,表面有出血、糜烂、溃疡等。宜做整块肿瘤切除和活检。

4.治疗

此瘤对放射线不敏感,应早期手术切除。不论有无局部转移,从理论和实践方面来看,施行外耳截除术合并腮腺全切除及颈淋巴结廓清术是最理想的治疗方案。

术后病理证实为 Clark 浸润深度标准Ⅲ度以上,或有局部淋巴结转移者,应行术后化疗。常用的方案:长春新碱酰胺 3 mg/m²,静脉注射第 1 天;达卡巴嗪 350 mg/m²,第 2~4 天;博来霉素15 mg/(m²·dL)。对有手术禁忌证的患者,可行姑息性放疗,主要采用大分割的照射方法:每周放疗 2 次,每次 4~6 Gy。总剂量一般为 42~45 Gy。对有多发性远处转移的患者,应以姑息性化疗为主。

5.预后

病变在外耳中央(包括外耳道、耳甲腔、耳屏和对耳屏)和耳后区(包括乳突区皮肤)者预后差。70%~80%范围小的浅表型恶性黑色素瘤可获良好的治疗效果;浸润型及复发型的治愈率为 30%;具有明显转移者其治愈率约为 14%。一般病变越近耳郭周边部,其预后越好。

(六)外耳恶性神经鞘瘤

外耳恶性神经鞘瘤又名恶性神经膜瘤,极为罕见。宜进行早期局部广泛切除,放疗无效。

(七)外耳肉瘤

外耳肉瘤比癌远为少见。临床表现为无痛性肿块。治疗以手术切除为主,对分化程度差的肿瘤,应辅以术后化疗。

(尹 君)

第二十七节 中 耳 肿 瘤

一、鼓膜角质瘤

鼓膜角质瘤是一种局限于鼓膜的胆脂瘤。临床上较少见,因其发病多较隐蔽不易早期诊断。

其发病原因与炎症刺激使鼓膜上皮基底细胞内移、长期鼓膜置管使鼓膜上皮质内棘细胞在鼓膜纤维层与黏膜层间增殖形成有关。此外,也有与中耳炎、鼓膜置管或手术史无关的不明原因的鼓膜上皮基底细胞迁移引起的鼓膜角质瘤。

(一)临床表现

其症状较轻微,可自感耳闷、耳鸣及听力下降。检查可见鼓膜锤骨柄的前后方白色肿物,单个或多个,圆形、边界清楚,直径大小常为 2~4 mm。听力检查表现为传导性聋。

(二)诊断

详细地询问病史及仔细的耳部检查,当发现完整鼓膜内白色肿物时应考虑本病的可能。

(三)治疗

手术切除,如遗留较大的鼓膜穿孔应在肿物切除的同时行鼓膜修补术。

二、中耳原发性髓外浆细胞瘤

原发性髓外浆细胞瘤是位于骨髓以外的器官或组织内的以浆细胞增殖为特点的肿瘤。由不典型的多形性浆细胞组成,可见异常核分裂象及双核或多核瘤细胞。此肿瘤常发生于上呼吸道黏膜下组织,特别是鼻、鼻窦和鼻咽部。发生于耳部的原发性髓外浆细胞瘤非常罕见。该肿瘤的临床行为不清楚,常多年后局部复发,可远处转移或转化为多发性骨髓瘤。

(一)临床表现

Kandoloros 等报道了 1 例原发性的中耳浆细胞瘤,主要症状为耳鸣、听力下降、耳闭塞感、头痛及眩晕等症状。检查时可见鼓膜呈红色、变薄、外突。CT 检查可显示肿瘤。

(二)诊断

该病的诊断应特别慎重,除上述症状外,应进一步检查以排除多发性骨髓瘤、浆细胞肉芽肿和孤立性的骨骼浆细胞瘤。须具备以下条件方可确诊:①局部病检诊断为浆细胞瘤;②骨髓穿刺阴性;③无贫血,血红蛋白>2.01 mmol/L;④血清及尿中 M 蛋白阴性,如为阳性则通过局部病变切除或放疗后,血清及尿中 M 蛋白可消失;⑤X 线检查可有局部骨骼变化,但无全身骨骼破坏。

(三)治疗

与多发性骨髓瘤相比,原发性髓外浆细胞瘤预后较好,其对放疗非常敏感。单纯放疗可完全抑制此病的发展,亦可于彻底手术切除后再行放疗。本病易复发,并可于治疗后多年出现复发并发生转移。故宜长期随访观察。

三、中耳腺瘤

中耳腺瘤为中耳黏膜发生、形成腺样结构的良性上皮性肿瘤,临床上罕见。以往由于对中耳腺瘤的认识不一致,有把形态学与之相似的低度恶性类癌误纳入中耳腺瘤的诊断之中;亦有认为中耳腺瘤来自异位耵聍腺而与耵聍腺肿瘤相混淆,故其名称不一,常引起混乱,目前较多采用中耳腺瘤命名。

中耳腺瘤的组织发生学目前不清楚,可能起源于耵聍腺、中耳黏膜化生、异位涎腺组织、副神经节等。

(一)病理

本病大体为表面光滑、分界清楚、质硬韧、有弹性、有包膜的小肿物;切面灰白或棕红色,血管较少。组织学为紧密排列的小腺体样结构,通常形成腺腔。腺体有单层立方形或柱状上皮所形成,核深染呈圆形或卵圆形,胞质丰富,嗜酸性,细胞境界清楚,核分裂罕见,腔内可有黏液。

（二）临床表现

本病通常局限于中耳且生长缓慢,早期可无症状。首发症状常为渐进性听力下降、耳阻塞感、耳痛、面瘫及耳鸣,有时可出现耳漏及眩晕。本病以 40～60 岁年龄多见,性别无明显差异。

检查时多数患者鼓膜完整,可增厚或外突,有时偶可透过鼓膜见到肿瘤阴影。CT 检查可见中耳腔软组织影,而鼓室各壁及乳突骨质无破坏。

（三）诊断

Hyams 和 Michaels 将中耳腺瘤的临床诊断标准:①无骨质破坏;②肿瘤局限于中耳腔;③无浸润及转移征象。由于中耳腺瘤发展缓慢、部位隐蔽,早期诊断较困难。对于有缓慢渐进性传导性听力下降者,CT 提示中耳腔软组织影者应怀疑此病。一般手术探查时对肿物进行病理检查而确诊。诊断时注意与中耳类癌及耵聍腺肿瘤相鉴别。

（四）治疗

行中耳探查加肿瘤切除术。

四、中耳类癌

类癌是由形态均一的,组织学、免疫组织化学和超微结构等方面均显示神经内分泌分化特性的椭圆形细胞所构成的低度恶性的上皮性肿瘤。以往曾把类癌与中耳腺瘤等同,直至 1980 年 Murphy 等才首次把中耳类癌独立分出。Ferri 等有综述文献从 1980－1999 年共收集到原发性中耳类癌 38 例,有人认为本癌是来源于中耳黏膜的多潜能未分化的上皮细胞。本病见于青少年至中老年,男性稍多于女性。

（一）病理

肿瘤大体为灰白色、质软,部分似海绵或脂肪样,大部分有包膜,肿物可从数毫米至 2 cm 大小。组织学表现为形态较一致的椭圆形或圆形的小细胞,呈实性梁索性、巢状、片状排列;免疫组织化学检测:肿瘤细胞角蛋白、上皮膜抗原（EMA）、嗜铬粒蛋白、突触素（NSE、Synaptophysin）和多肽激素等可呈阳性;电镜观察见肿瘤细胞胞质有膜包裹的核心致密性颗粒。

（二）临床表现

临床症状及体征无特异性。若肿瘤小时,症状不明显,早期主要为耳鸣、传导性听力下降,可伴眩晕、耳闷、溢液、耳痛,偶有面瘫。检查见鼓膜完整并外突,部分肿瘤可穿破鼓膜进入外耳道。

（三）诊断

根据临床表现及常规病理组织染色很难确诊。确诊需行免疫组织化学染色及电镜检查。CT 可显示中耳软组织影及骨质受侵蚀的情况。诊断时注意与中耳腺瘤及腺癌相鉴别。

（四）治疗

本瘤生长缓慢,病程可长达 20 年,恶性度低,局部外科手术切除,效果良好。根据病变范围行改良乳突根治或乳突根治术或扩大乳突根治术,以达到治疗目的。

五、中耳涎腺迷芽瘤

中耳涎腺迷芽瘤是正常涎腺组织在中耳的异位性胚胎残余。临床罕见,自 1961 年 Taylor 和 Martin 报道第一例中耳涎腺迷芽瘤到 1992 年止,已有 19 例报道。其发病年龄在 2～52 岁,男女之比为 1:1.3,双耳均可患病,以左耳患病居多,无恶变倾向。该病常伴有听骨及面神经的异常,其中听骨以砧骨异常多见,亦可合并耳郭及内耳异常。

本病原因不明,有学者认为与胚胎时期腮腺细胞黏液有关。

(一)临床表现

中耳涎腺迷芽瘤生长非常缓慢或不增大,临床主要表现为传导性听力下降,一般无其他症状。耳镜检查鼓膜完整,偶可透过鼓膜见鼓室内的肿物。

(二)诊断

术前诊断困难,常需手术探查后病检确诊。手术中可发现鼓室内有柔软、呈分叶状、表面光滑的肿物,并伴有不同程度的其他部位异常,尤以砧骨异常多见。诊断时应注意与鼓室硬化症、鼓室球体瘤、中耳脑膜瘤、中耳腺瘤、中耳类癌、先天性胆脂瘤相鉴别。

(三)治疗

行鼓室探查肿瘤切除术。术中注意保护面神经及听骨链的完整性。如听骨链异常可同时行听骨链重建术。

六、畸胎瘤

畸胎瘤是由多于 1 个胚层(2 个或以上)来源的组织所构成的肿瘤,为真性肿瘤而非畸形。根据组织成熟程度分为良性(即由已成熟的分化组织构成)和恶性,以良性居多,但有恶变倾向,恶性率随年龄呈上升趋势。畸胎瘤常发生于身体的中线或中轴旁位,最多见于骶尾水平。头颈部较少发生畸胎瘤,为总数的 2%~10%,耳部畸胎瘤非常罕见。至 1999 年共有 12 例此类病例的报告。中耳畸胎瘤为良性、先天性肿瘤,主要见于新生儿或婴幼儿,尤其是小女孩。

(一)临床表现

中耳畸胎瘤常见于婴幼儿,因其不能主诉,临床症状少,主要症状为肿物堵塞耳道所引起的听力下降,继发性感染等。Forrest 等报道 1 例 8 个月的患儿因中耳畸胎瘤突向咽鼓管、鼻咽而造成气道阻塞而出现急性呼吸困难。也有中耳畸胎瘤压迫面神经致面瘫的报道。

(二)诊断

因主诉症状少,临床诊断困难。CT 可提供影像学依据,确诊需靠手术探查后取组织病检。

(三)治疗

最有效的治疗方法是手术彻底切除。

七、中耳乳突部脑疝

中耳乳突部脑疝是指由于各种原因造成上鼓室及鼓窦天盖、乳突部骨质缺损,脑组织疝入中耳腔或乳突腔而形成。其发生的原因:①胆脂瘤破坏天盖等部位;②中耳乳突手术时损伤硬脑膜而未及时修补;③颞骨外伤致骨质破损;④天盖部位先天性骨质破损。

(一)临床表现

本病多是以慢性化脓性中耳乳突炎手术治疗后或颞骨外伤后的并发症形式出现,主要症状为耳漏和听力下降。耳漏可为脑脊液耳漏或化脓性中耳炎引起,表现为清亮、水样或黏稠、脓性分泌物。听力下降多呈传导性聋。此外,也可出现头痛、眩晕、脑脊液鼻漏、复发性脑膜炎及癫痫等。检查时有时可见外耳道、鼓室和/或乳突腔内有蒂或基底较广、搏动性肿物或肉芽,部分基底较广者可回纳。多数中耳乳突部脑疝因手术而发现。CT 扫描可发现鼓室盖或鼓窦盖处有骨质缺损。

（二）诊断

仔细询问病史，结合影像学检查结果对临床表现明显者，诊断不难。但大多数病例因临床表现不典型而于手术中发现。对有中耳乳突手术史或颅脑外伤史患者，如伴有脑脊液鼻漏，应怀疑中耳乳突部脑疝，做进一步检查。注意与中耳息肉、颈静脉球体瘤等相区别。

（三）治疗

手术治疗。可经乳突径路或颅内径路修补骨质破损处。

八、耳郭部纤维瘤

外耳纤维瘤临床少见，主要见于耳郭，根据瘤组织内纤维及细胞成分的多少可分为软、硬两种。前者瘤细胞丰富，纤维较少，与脂肪瘤相似，生长快，有发生恶变之可能；后者则大部分由胶原纤维组成，细胞成分少，呈硬性无痛结节。耳郭纤维瘤病因不明。

（一）临床表现

纤维瘤可发生于外耳的任何部位，以耳郭为多见，外耳道极少见。单发或多发，常呈圆形或椭圆形结节状，偶呈分叶状，一般基底较广。检查时可见软纤维瘤质地软，类似脂肪瘤，而硬纤维瘤为硬性无痛结节状。

（二）诊断

临床诊断不难，确诊靠病检。

（三）治疗

手术切除。

九、中耳恶性黑色素瘤

中耳恶性黑色素瘤少见。早期诊断较难，治疗主张大范围切除，如行乳突根治术或扩大乳突根治术，必要时可行颞骨切除或次全切除术和颈淋巴结清扫术。

（一）外科治疗

手术切除是恶性黑色素瘤的经典治疗方法。对恶性雀斑型，不管肿瘤厚度是多少，1 cm 的安全边缘通常已经足够；对浅表扩展型和结节型，若肿瘤厚度小于 1 mm，建议切除留有 1～2 cm 的安全边缘，如肿瘤厚度超过 1 mm，安全边缘应达 2 cm 以上；肿瘤切除应深达耳郭全层，以保证切除干净和便于缝合。颈清扫与否取决于肿瘤的分型、病理类型和原发灶的大小。对 N_0 期的所有恶性雀斑型和肿瘤厚度小于0.76 mm 的结节型和浅表扩散型，由于颈部淋巴结转移率低，一般不主张行选择性颈清扫；对于肿瘤厚度在 0.76～3.99 mm 的结节型和浅表扩散型，推荐行选择性颈清扫以提高术后生存率；肿瘤厚度超过 4 mm 的结节型和浅表扩散型，由于经常已有远处转移，选择性颈清扫仅提供控制局部病变，对提高生存率无大的实际意义。对于那些有明确颈淋巴结转移者，既往的方法是施行根治性颈清扫，目前则多主张行功能性清扫术。具体做法：对侵犯耳郭和耳前者，清扫Ⅰ区和Ⅲ区；对侵犯耳后者，清扫包括Ⅴ区在内的后外侧颈部。以往的清扫范围常以耳郭的淋巴引流为准，近来的闪烁淋巴造影术（也称淋巴图）发现高达 34％的受累淋巴结超出预期的区域，因此可更精确地反映淋巴结受累的实际情况，指导临床颈清扫的范围。淋巴图是一种发现前哨淋巴结（它被认为是转移的开始部位）的技术，临床上也用于判定哪些患者需要做化疗。在被认为不会出现转移的患者中，有 30％出现了转移。这就意味着隐性的病变被常规的病理学检查所漏诊了。

(二)放疗

虽然以往认为恶性黑色素瘤对放疗不敏感,但事实证明高剂量冲击疗法是有效的。目前,放疗仅用于那些颈部有转移淋巴结的患者,于颈清扫后 6 周左右,在 3 周时间内,接受每次 5.5～6.0 Gy,总共 5～6 次的放疗。

(三)化疗

化疗的药物包括氮烯米胺(DTIC)、亚硝基脲等。

(四)免疫治疗

免疫治疗是近年兴起的新方法。其中临床上已应用的有干扰素(IFN)和白介素-2(IL-2),均证实对恶性黑色素瘤有一定疗效。近期更有动物实验报道白介素-10 可抑制恶性黑色素瘤生长和转移且不良反应小,未来有望开发出单独使用或联合其他药物用于人恶性黑色素瘤治疗。各种疫苗也可能有用,因为疫苗可刺激机体的免疫系统将肿瘤细胞当作异体抗原进行攻击。目前已证实一种多价全细胞恶性黑色素瘤疫苗显示其临床效果。尚有多种疫苗在研究中,但还需大量的临床试验来检验其有效性。

(五)其他疗法

其他疗法包括抗雌激素治疗、冷冻治疗和中医中药治疗等。

十、中耳横纹肌肉瘤

(一)临床表现

中耳是耳部横纹肌肉瘤最常见的部位。早期临床上常见流脓,随着病情进展渐变成流脓血。同时可有耳内肿痛或有头痛,晚期常有面瘫。检查见外耳道或中耳腔内息肉样或肉芽状肿物,质脆,易出血。CT 检查可见中耳软组织影,常合并骨质破坏。

(二)诊断及鉴别

诊断要点:①儿童或青少年;②流脓血样分泌物;③外耳道或中耳腔内息肉样肿物,摘除后易再发;④合并面瘫。确诊需靠活检。应注意与中耳癌及其他肉瘤做鉴别。

(三)治疗

应采取手术、放疗和/或化疗相结合的综合疗法。行乳突根治或扩大的乳突根治术,以便彻底切除肿瘤,术后辅以放疗或化疗。治疗期间注意血液、脑和骨并发症的发生和处理。

（尹　君）

第二十八节　内耳肿瘤

一、听神经瘤

神经鞘瘤及神经纤维瘤均起源于神经鞘,多由脑神经末梢段 Schwann 细胞发生,又称 Schwann 瘤。但组织学上神经鞘瘤是 Schwann 细胞异常增殖,神经纤维瘤除 Schwann 细胞,多为胶原纤维或纤维肉芽细胞,肿瘤内混有正常有髓或无髓神经纤维束。神经鞘瘤可发生于颅内脑神经根、脊管内脊神经根及周围神经,占全部脑肿瘤的 7%~9%,听神经瘤最常见,其次为三叉神经鞘瘤。除嗅神经和视神经,其他脑神经都有神经鞘瘤报道,但舌咽/迷走/副神经(颈静脉孔肿瘤)、面神经、舌下神经、滑车神经及动眼神经较少见。其分布主要在小脑脑桥角,也可见于岩尖、鞍旁、颈静脉孔区等处。

听神经瘤是发生于前庭蜗神经的脑桥小脑角部肿瘤,约占颅内神经鞘瘤的 91%,脑桥小脑角部肿瘤的 80%。由于其多来自前庭神经,最近国际统一命名为前庭神经 Schwann 细胞瘤(vestibular schwannoma,VS)。Brackman 和 Barrels 报告 1 354 例脑桥小脑角肿瘤,91% 为前庭神经 Schwann 细胞瘤,3% 为脑膜瘤,2% 为原发性胆脂瘤,4% 为其他类型肿瘤。

纤维瘤是神经纤维瘤病的局部表现。该病为常染色体显性遗传性疾病,有较高的外显率,临床上所见的形式变异多,常见的有两种:Ⅰ型神经纤维瘤病(NF-1),也称多发性神经纤维瘤病(或 VonReckhnghausen 病);Ⅱ型神经纤维瘤病(NF-2),也称双侧听神经瘤病。NF-1 基因定位于第 17 染色体上。

(一)流行病学

VS 约占颅内肿瘤的 6%,美国每年新发生听神经瘤约 3 000 例。其好发于 40~60 岁,女性多发,约为男性的 1.5 倍。国内 6 组大宗病理统计占颅内肿瘤的 6.8%~11.48%,平均为 9%,女性稍多,种族差异不明显。Leonard 的尸检发现率为 0.8%。主要分两种类型,散发型及神经纤维瘤病 2 型(NF-2),前者为单侧性,占全部听神经瘤病例的 95%,年发病率为(30~40)/10 万;NF-2 型为罕见疾病,大多为双侧性,仅 2% 的 NF-1 型病例为单侧性,年发病率为 1/10 万。

(二)病因及发病机制

神经鞘瘤和神经纤维瘤的确切病因尚未完全清楚。一般认为肿瘤组织是由正常组织或胚胎残留组织在生物、化学或物理等因素的刺激下失去正常组织的生长规律,产生间变,进行无限增殖的结果。近来研究使人们认识到肿瘤的发生和发展除了外界因素外尚有人体内在的基础。分子遗传学研究发现,细胞的染色体组上的基因与肿瘤的发生有重大的关系。各种动物细胞的基因组中普遍存在着与病毒癌基因相似的序列,在正常情况下,它们不表达或只是有限制地表达,因而对细胞无害。当受到某些生物、化学、物理等因素作用而活化并异常表达时,则可导致细胞癌变。有些人生来就带有一个或多个结构或功能上有缺陷的基因,在此基础上发生的肿瘤称遗传性肿瘤综合征。其中,神经纤维瘤病(NF)是较常见的一种常染色体显性遗传性肿瘤。本病临床表型有较显著的异质性,有 30%~50% 的病例为新突变(突变率较单基因座突变率高出100 倍以上)。发生新突变的概率与父亲年龄的增长呈正比,若父亲在 35 岁以上患病,子女患病机会可增加两倍;散发病例中约 65% 的父亲较年轻。

NF-1 基因定位于人类染色体 17 q11.2,在基因组 DNA 中占 300 kb,编码 13 kb mRNA,开读框架为8454 个核苷酸,已证实 NF-1 基因含有 49 个外显子及 2 个交错拼接的 mRNA 同型体。NF-1 基因蛋白产物已被鉴定,命名为神经纤维素,由 2 818 个氨基酸组成,分子质量为 250 kD。实验表明,NF-1 蛋白似具有一种类似肿瘤抑制因子的作用,它通过调节一些存在于细胞内的对细胞生长增殖具有重要作用的蛋白质而行使其功能,这些蛋白质若在成纤维细胞中过度表达则可导致其转化。

(三)病理

前庭蜗神经分为前庭支与耳蜗支,神经鞘瘤多来自前庭支。前庭支分为中枢部和外周部,中枢部由少突胶质细胞被覆,外周部由 Schwann 细胞被覆。前庭蜗神经从脑干开始 10~13 mm

被少突胶质细胞及软脑膜覆盖,在内耳道开口部神经胶质细胞及软脑膜消失,代之以 Schwann 细胞和神经周膜包裹神经。听神经瘤常由内耳道内前庭下神经,有时由前庭上神经发生,发生于耳蜗神经频率仅约 4%。VS 发生在中枢部神经胶质与外周神经纤维移行部前庭神经节附近。由于此移行部位置变异很大,VS 发生部位变异也很大,症状体征不尽相同,远离内耳道对听神经压迫小,术后听力保存率高,根据发生部位不同有外侧型和内侧型之分。NF-2 患者前庭神经瘤极少数起源于内耳,推测由前庭神经树突髓鞘演变而来。听神经鞘瘤也可以是多发性神经纤维瘤病(von Reckling hausen 病)的一部分,多为双侧。

听神经瘤大多起源于内听道内前庭神经 Obersteiner-Redlich 区的远心端,即神经间质从神经胶质细胞转变为 Schwann 细胞的部位的外侧,少数起源于前庭神经的小脑脑桥隐窝段。肿瘤有包膜,表面光滑,境界清楚,实质性,可略呈结节状,质松软,一般呈灰黄色或灰红色。随着肿瘤的生长,可出现退行性变、脂肪性变或纤维化变。肿瘤组织内常有大小不等的囊腔,内含淡黄色透明囊液,有时并有纤维蛋白凝块。小型肿瘤由内听动脉供血,肿瘤较大时,可由小脑前下动脉、小脑后下动脉、脑桥动脉或小脑上动脉供血。静脉回流主要通过岩静脉进入岩上窦。小肿瘤可局限于内听道内,直径仅有数毫米,肿瘤增大后压迫内听道内的面听神经及内听动脉,产生面听神经症状及内听道扩大。肿瘤进一步生长可突入小脑脑桥隐窝,压迫三叉神经、小脑、脑干及后组脑神经,并可经天幕切迹向幕上发展,产生相应的神经症状及颅内压增高。一般按肿瘤大小将其分为四级:一级为小型肿瘤,直径不超过 1 cm;二级为中型肿瘤,直径1~2 cm;三级为大型肿瘤,直径 2~4 cm;四级为巨型肿瘤,直径在 4 cm 以上。组织形态学上绝大部分肿瘤为神经鞘瘤,少数为神经纤维瘤。

(四)临床表现

1.病程

缓慢进行性发展,病程长,早期症状常被忽视,发病到住院时间为 3.5~5.0 年,10%~15%的患者回忆症状存在时间可追溯到 10 年前,约 1/3 病例经 3~10 年才确诊。

2.首发症状

为耳蜗及前庭神经症状,常见一侧听力下降伴耳鸣,以及耳闭塞感、眩晕及头晕等。常见症状发生率听力障碍为 98%,耳鸣 70%,平衡失调 67%,头痛 32%,面部麻木 29%,面肌无力 10%,复视 10%,恶心、呕吐 9%,味觉障碍 6%。

(1)听力下降及耳鸣:首发占 70%~85%,约 10% 为突发听力障碍,少数以单独耳鸣起病,伴进行性听力障碍。患者常因听不清电话发现听力或言语识别力下降,特点是先出现纯音性听力障碍,起病时多为高音域障碍,听力障碍程度主要取决于肿瘤原发位置及与内耳道关系,与肿瘤大小不完全平行,内耳道局限性小肿瘤可引起高度听力障碍,囊肿性大肿瘤可保留听力,肿瘤不断增大导致进行性听力下降。MRI 可发现听力正常的听神经瘤,目前临床检出病例中 5%~15% 听力正常。听神经瘤常引起高音调持续性耳鸣,单侧不对称性,一般为轻至中度。

(2)平衡障碍:患者可出现轻、中度平衡不稳,平衡不稳常见于较大肿瘤使小脑及脑干受压;头晕发生率仅 5%,眩晕为 18%~58%,眩晕常见于较小的肿瘤。由于肿瘤生长缓慢,前庭功能丧失可由对侧代偿,功能障碍症状不严重。脑桥小脑角肿瘤可出现特征性 Bruns 眼震,注视患侧引起低频大振幅眼震(患侧脑桥功能不全),注视健侧可见高频小振幅眼震(患侧前庭神经麻痹)。

3.三叉神经功能障碍

如面部麻木感、三叉神经痛及感觉异常等,以首发症状出现少见,通常不损及三叉神经运动根。三叉神经受累发生率较高,如面部麻木感约30%,临床细致检查发现率可能更高,47%～61%有三叉神经症状,如角膜反射减弱、消失,面部感觉障碍等,若三支均受累提示肿瘤很大。

4.面神经功能障碍

面神经与前庭蜗神经并行于内耳道,故常受累,表现面肌无力、抽搐和乳突区疼痛等,疾病晚期可出现面瘫。检查可见表情肌轻微麻痹,通过令患者多次发笑使之疲劳,或叩击前额部使反复闭眼(瞬目反射)减弱确认。面神经的中间神经受累可引起外耳道后壁感觉减退,称为Hitzelberger征。

5.小脑症状

小脑症状如共济失调、眼震等,肿瘤较小时眼震向健侧,较大时眼震向患侧,多为旋转性、垂直性。出现后组脑神经障碍如饮水呛咳、声音嘶哑、吞咽困难及咽反射消失等,提示肿瘤可能已经很大。随肿瘤增大压迫邻近结构,除导致邻近脑神经、小脑及脑干症状,可因中脑水管狭窄导致颅内压增高。

6.头痛

头痛见于颞枕部,伴病侧枕大孔区不适感,与肿瘤大小有关,发生率为19%～38%。根据Selesnick等报道,肿瘤<1 cm无头痛,1～3 cm约20%患者主诉头痛,>3 cm约43%患者头痛。较大肿瘤血管丰富,5%～15%病例发生瘤内出血或SAH,出现突发性头痛和复视等。

(五)辅助检查

1.腰穿及脑脊液检查

通常可见CSF蛋白质含量增加,细胞数大多正常。

2.神经耳科学检查

CT和MRI问世前VS早期诊断主要依赖听力异常筛查,目前已被神经影像学检查取代,仍可作为预测术后听力保留程度指标。

(1)纯音听力检查:以标准气导与骨导听力零级为标准,测定患者气导与骨导听力,听神经病变听力丧失以高频听力为主。

(2)语言识别积分:常用于术前与术后听力评价。制作各种声音警度语言辨别能力曲线,用0～100%标记最高语音清晰度。与纯音听力检查相比,听神经瘤语音清晰度很低,通常为0～30%。

(3)语言听取阈值:语音听取正确回答率达到50%为标准(dB)。

(4)听觉检查:听神经脑干反应(ABR)可见。潜伏期延长或V波消失、无反应等异常。为保留听力可用术中监视器,测定耳蜗电图和复合运动电位等。

(5)前庭功能检查:温度眼震检查是刺激外侧半规管反映前庭上神经损害,多数病例无反应表示半规管麻痹(CP);发生于前庭下神经肿瘤由反应可漏诊。也可发现眼追踪试验(eyetracking test,ETT)、视动性眼球震颤(opticokinetic nystagmus patern,OKN)等轻度异常,OKN是注视视野中越过的物体出现的生理性眼震。

3.影像学检查

(1)X线平片可见内听道扩大,头颅X线正侧位片及Towne位、正、位可显示内耳道壁骨质吸收、密度减低呈漏斗状、喇叭状变形,或内耳道径>8 mm为异常。

(2)CT检查可见脑桥小脑角类圆刀或不规则形肿块,边界不清,均匀等密度,少数略高密度或混合密度,高密度区等密度肿瘤可仅显示第四脑室受压、变形更位,较大肿瘤可见同侧脑桥池扩大、脑积水等。肿瘤可均匀、不均匀或环状增强,病灶边界清楚,内听道呈喇叭口样扩大。

(3)MRI检查:由于其分辨率更高,因此可以更清晰地显示肿瘤以及颅内组织结构,甚至可显示肿瘤邻近的脑神经及血管。可从冠状、矢状及水平三维角度来观察。且对于手术方案的制订都有重要意义。组织学为 AntoniA 型的肿瘤一般说呈均匀信号,AntoniB 型肿瘤有囊性退行性变的倾向。听神经瘤钙化较少见,T_1 加权像多呈轻度低信号影像,T_2 加权像呈较高信号影像。Antoni B 型肿瘤的信号一般比 Antoni A 型肿瘤稍高,在内听道内或小脑脑桥角池内有时可发现与肿瘤相连接的囊变区。内听道常有不同程度的扩大。

(4)DSA 检查:可显示肿瘤营养血管包括椎-基底动脉系统小脑前下动脉、大脑后动脉,颈外动脉系统硬脑膜中动脉、咽升动脉,以及颈内动脉系统脑膜-垂体动脉等。

(六)诊断及鉴别诊断

1.诊断

关键在于早期诊断,即在肿瘤直径小于 2 cm 时就能做出诊断。如能在此期做出诊断,手术全切肿瘤,面、听神经解剖及功能保留率是相当高的。因此各级医务工作者对本病的首发症状或早期症状必须予以高度重视,特别对成年人不明原因的耳鸣、进行性听力减退尤应警惕,应做必要的检查,不可轻易作出"感音-神经性耳聋"的诊断。诊断根据患者首发听力障碍、缓慢进展病程和相继出现三叉神经、面神经、小脑及后组脑神经障碍等症状。确诊主要依赖 MRI 显示内耳道内肿瘤。即使初诊检查未能发现肿瘤,也不能轻易放过,还应定期随访相当长的时期,否则一旦延误诊断,致使肿瘤继续增大,不但会加大手术难度,而且死亡率、病残率均会增高。近十余年来,有关听神经瘤诊断的手段有了很大的改善,使得本病的早期诊断率有了很大的提高。

2.鉴别诊断

VS 约占脑桥小脑角肿瘤的 80%,其余 20% 为脑膜瘤和脑干及小脑肿瘤,如神经胶质瘤、三叉神经鞘瘤、蛛网膜囊肿及转移性脑肿瘤等。

(1)前庭神经病变:VS 早期眩晕症状应与前庭神经炎、迷路炎、梅尼埃病及药物性前庭神经损害区别,均有相应病史,如前庭神经炎有感冒史,迷路炎有中耳炎史,梅尼埃病为发作性真性眩晕,药物性有相关用药史等;VS 为进行性耳聋,无复聪现象,常伴邻近脑神经如三叉神经症状,CSF 蛋白增高、MRI 显示内听道扩大等。

(2)耳蜗神经损害:VS 引起耳聋应与耳硬化症、药物性耳聋等鉴别,除上述鉴别要点,听神经瘤常伴病侧前庭功能消失或减退。

(3)脑桥小脑角脑膜瘤:早期听觉或前庭功能改变、CSF 蛋白含量增高不明显,内听道大多正常,CT 呈均一性增强。如临床上难以区分需手术证实。

(4)脑桥小脑角上皮样囊肿(胆脂瘤)是先天性肿瘤,发病年龄较轻,40 岁前约占 65%,病程长。首发症状常为面部疼痛,听力障碍不明显,前庭症状缺如或轻微,病程晚期可出现;CSF 蛋白不增高,CT 显示内耳道不扩大,肿块呈低密度(瘤内含脂肪),病变分叶并蔓延到周围脑池,无增强效应。MRI 可见类 CSF 的 T_1 低信号、T_2 高信号。

(5)脑桥小脑角小胶质瘤:易与听神经瘤混淆,其进展较快,症状出现顺序不同,颅内高压症、小脑或脑干症状较早出现,脑神经损害常为双侧性,内听道不扩大。

(6)其他:如脑桥小脑角部小脑前下动脉瘤、蛛网膜囊肿、粘连性蛛网膜炎、小脑半球外侧血管肉芽肿、巨大蛇形颅底动脉等。根据症状出现顺序不同、CSF 蛋白增高不明显、肿物影像学所见及内听道不扩大,可资鉴别。

(七)治疗

1.手术治疗

随着显微外科手术技术的发展及术中电生理监测的应用,听神经瘤切除术的效果不断改善,其死亡率及并发症发生率逐渐降低,面、听神经的解剖及功能保留率在小肿瘤甚至部分中、大型肿瘤也日益提高。主要的手术入路包括枕下入路、经迷路入路以及中颅凹入路。枕下入路及经迷路入路适用于任何大小的肿瘤。如考虑保留听力,一般采用枕下入路。由于枕下入路暴露充分,视野良好,对适当的病例能保留听力,大多数神经外科医师愿意采用此入路。

(1)适应证:VS症状进行性恶化或复发;肿瘤较小,手术可能保存听力;年轻患者肿瘤复发;不完全切除后复发,允许再次广泛切除者;放疗后肿瘤继续增大;巨大肿瘤及粘连紧密者可考虑次全切除。

(2)手术及术后处理:肿瘤<2.5 cm几乎均能全切,也能解剖保留面神经;肿瘤>2.5 cm次全切率为11%,面神经解剖保留率为70%;肿瘤非常大(直径>4 cm)明显压迫脑干时,应考虑分两次手术,避免肿瘤残余和减小脑干损伤。较小肿瘤(直径2 cm以下)术前听力障碍较轻微,20%~50%的病例全切可保留听力,1 cm以下保留率达83%。术中将电极放置在第四脑室外侧隐窝作术中ABR监测,尽可能多地保留听力。然而,仍有约半数患者听力丧失,可能因神经回缩、神经或半规管缺血、对神经牵拉性损伤、半规管开放等所致。手术最易损伤肿瘤腹侧被肿瘤包裹的部分面神经,采用显微外科技术及术中面神经监测可使面神经麻痹发生率降低。误切断面神经可引起兔眼征、角膜溃疡,应尽量行端-端吻合术,不能吻合时通常在50天内行舌下神经、副神经或膈神经中枢侧吻合术,或健侧与患侧面神经交叉吻合。恢复期注意保护角膜,如点眼药水等。

(3)手术并发症:VS术后并发症发生率约为20%,多见于年老及衰弱者、肿瘤较大患者,经恰当处理多数可康复,少数病例可遗留不同程度后遗症。①小脑前下动脉(AI-CA)及分支损伤,完全闭塞可引起脑桥致死性梗死;②分离肿瘤软脑膜撕裂可造成脑实质损伤,肿瘤被膜与脑干粘连紧密时不要勉强分离,可将部分粘连被膜留在脑干上,以策安全;③脑脊液漏:是常见并发症,发生率为5%~15%,轻微脑脊液漏可卧床、限制活动,避免便秘、咳嗽等,采取降低颅内压措施,如限制水分摄入,给予碳酸酐酶抑制剂diamox或注射脱水剂等,如仍不能停止脑脊液漏需手术封闭漏口;④脑膜炎:发生率为2%~10%,多因脑脊液漏所致,出现高热、头痛、精神障碍和颈强等脑膜刺激征,可腰穿检查CSF常规、细菌培养及药敏试验。

2.放疗

可抑制部分患者的肿瘤生长。常用的放疗方法有γ线、直线加速器、正电子束等。γ-刀及放疗适应证:①老年患者小或中等肿瘤,症状轻,观察随访肿瘤增大;②肿瘤次全切除后复发;③患者伴其他疾病不允许手术治疗或风险很大。Lunsfonrd等1993年报道96例单侧听神经瘤立体定向放射手术治疗的结果。经6个月以上随访,68例(71%)的肿瘤大小无变化,25例(26%)体积缩小,2例(2%)体积增大。迟发面神经麻痹发生率为29%,但其中90%面神经麻痹者以后随访均有恢复。术前37%的患者仍有有效听力,在放射手术后2年,有效听力的保留率为34%。33%的患者暂时出现轻微的三叉神经症状。少数患者放射手术后在MRI上出现小脑中脚及脑桥改变,但无临床症状。这些影像学改变经随访均趋于好转。4例放射手术后由于脑积水需做脑室-腹腔分流术。

(八)预后

VS属良性肿瘤,即使多次复发也不发生恶变和转移。如能全切除通常疗效良好。

二、其他内耳肿瘤和假性肿瘤

(一)胆固醇肉芽肿

胆固醇肉芽肿很少是先天性的,多半是岩骨气房通气障碍,气房内分泌物聚集所致。

1.病理学检查

胆固醇肉芽肿由伴有囊性空腔的肉芽组成,含有黄褐色液体,可以看到结晶样物。在组织学上胆固醇结晶的所在部位有典型的纺锤样空腔,被炎性细胞,特别是大量的异物巨细胞包裹。岩尖是胆固醇肉芽肿在岩骨的好发部位。岩尖的气房差异很大,可以与蝶窦和筛窦相邻。因此岩尖胆固醇肉芽肿应该作为一种单独的疾病,与鼓室乳突的胆固醇肉芽肿区别开来。

2.症状与诊断

颞骨胆固醇肉芽肿根据病变发生部位的不同可能出现不同的症状。主要症状有传导性听力损失、面瘫、三叉神经刺激征、展神经麻痹等。CT可见边缘清楚的骨质缺损。其密度与脑组织接近。典型的病例可见囊性阴影,增强后没有强化反应。MRI的T_1像表现为低或中等信号,T_2像呈稍高信号。胆脂瘤的密度低于脑组织,增强后也不强化,MRI的T_1和T_2像均呈高信号。

3.治疗原则

除个别情况外,实际上很难做到完全切除胆固醇肉芽肿,因此主要采用引流手术,主要是向中耳进行引流,个别情况下可以引流到筛窦或蝶窦。桥小脑角的胆固醇肉芽肿,如果听力没有保留价值,可以选择经迷路径路。如果听力仍有保留价值,则选择颅中窝径路。预后相对较好,但是一定要向患者交代有复发的可能。

(二)脂肪瘤

1.病因、流行病学

脂肪瘤为良性的肿瘤,是胚胎性脑膜组织持续存在并畸形分化的结果,不能看成是异位的外胚层组织。颅内脂肪瘤的尸检阳性率为3‰,新生儿的尸检阳性率为5‰。9%的颅内脂肪瘤发生于内耳道和小脑桥角。因此这种肿瘤在颞骨出现的概率很低。

2.病理学检查

颅内脂肪瘤是一种质地软,黄色富含脂肪的肿瘤,血管供应有很大的个体差异。多数情况下第Ⅷ脑神经被包裹在肿瘤之中,并发生粘连,手术很难分离,也可能与面神经发生粘连。

3.症状与诊断

颅内脂肪瘤的特点是可以长期没有任何症状。如果肿瘤生长到一定程度,可以出现占位性病变的表现。CT检查常表现为内耳道、桥小脑角处非特异性占位性病变,造影剂很少存留。磁共振能够很好的确定诊断,T_1像表现为高密度,T_2像表现为低密度,没有造影加强剂的蓄积。这些都是脂肪的特征。

4.治疗原则

由于脂肪瘤生长速度缓慢,与周围的神经如第Ⅷ脑神经以及面神经粘连常较严重,即使较小的脂肪瘤手术常常造成神经功能丧失,因此对于这种肿瘤建议密切随访,定期进行MRI检查,不主张立即手术治疗。如果肿瘤较大,有压迫脑干的危险,则建议手术治疗。由于肿瘤生长速度缓慢,又是良性肿瘤,因此预后较好。

(三)血管瘤

1.病因、流行病学

血管瘤的成分是富含血管的结缔组织,呈肿瘤样生长。Mulliken 将血管瘤分成两种类型:一种是真性的,出生以后才出现的肿瘤;另一种是出生时就有的血管瘤样畸形,随着年龄的增长不断长大。血管瘤还可以分成表浅型和深部型。表浅型常与皮肤紧密粘连,常是毛细血管瘤。深部血管瘤常是海绵状血管瘤。此外还有介于表浅与深部之间的混合型。中耳和岩骨血管瘤常为混合型。这种在岩骨或斜坡的颅骨内的海面状血管瘤可以长得很大。Mulliken 认为真性血管瘤与血管瘤样畸形之间还有一种在桥小脑角和内耳道的血管发育畸形,但是非常罕见。

2.症状与诊断

主要症状是搏动性耳鸣,眩晕,也可能出现面瘫。CT 与 MRI 已经能够对大多数病例进行诊断。内耳道血管畸形在 CT 片上无法与听神经瘤鉴别。尽可能地进行 MRI 检查明确诊断。

3.治疗原则

治疗的基本原则是手术完整切除肿瘤。如果肿瘤范围较大,术前最好进行血管造影以及血管栓塞。这样能够明显减少术中的出血。颅底骨内血管瘤常常有明显的破坏,而且术中出血很多往往给手术带来很大的困难。而且海绵状血管瘤,术前不能栓塞。在术前采集自体血,术中、术后回输很有意义。桥小脑角和内耳道的血管瘤手术非常困难,而且有急性蛛网膜出血的倾向,很难保留前庭蜗神经及面神经的功能,因此只有肿瘤直径>3 cm 时才有绝对的手术适应证。如果能够完整切除肿瘤,则预后良好。有时姑息性部分切除也很有意义。

(尹　君)

第五章 鼻部疾病

第一节 鼻出血

鼻出血又称鼻衄，是临床常见症状之一，多因鼻腔病变引起，也可由全身疾病所引起，偶有因鼻腔邻近病变出血经鼻腔流出者。鼻出血多为单侧，亦可为双侧；可间歇反复出血，亦可持续出血；出血量多少不一，轻者仅鼻涕中带血，重者可引起失血性休克；反复出血则可导致贫血。多数出血可自止。

一、病因和发病机制

(一)局部因素

1.外伤

鼻及鼻窦外伤或手术、颅前窝及颅中窝底骨折。

2.气压性损伤

鼻腔和鼻窦内气压突然变化，可致窦内黏膜血管扩张或破裂出血。

3.鼻中隔偏曲

多发生在嵴或矩状突附近或偏曲的凸面，因该处黏膜较薄，易受气流影响，故黏膜干燥、糜烂、破裂出血。鼻中隔穿孔也常有鼻出血症状。

4.炎症

干燥性鼻炎、萎缩性鼻炎、急性鼻炎、急性上颌窦炎等，常为鼻出血的原因。

5.肿瘤

鼻咽纤维血管瘤，鼻腔、鼻窦血管瘤及恶性肿瘤等，可致长期间断性鼻出血。

6.其他

鼻腔异物、鼻腔水蛭，可引起反复出血。在高原地区，因相对湿度过低、而多患干燥性鼻炎，为地区性鼻出血的重要原因。

(二)全身因素

1.血液疾病

血小板减少性紫癜、白血病、再生障碍性贫血等均可有鼻出血表现。

2.急性传染病

如流感、鼻白喉、麻疹、疟疾、猩红热、伤寒及传染性肝炎等。

3.心血管疾病

如高血压、动脉硬化症、肾炎、伴有高血压的子痫等。

4.维生素缺乏

维生素 C、维生素 K 及微量元素钙等缺乏时,均易发生鼻出血。

5.化学药品及药物中毒

磷、汞、砷、苯等中毒,可破坏造血系统的功能引起鼻出血。

6.内分泌失调

代偿性月经、先兆性鼻出血常发生于青春发育期,多因血中雌激素含量减少,鼻黏膜血管扩张所致。

7.其他

遗传性出血性毛细血管扩张症,肝、肾慢性疾病以及风湿热等,也可伴发鼻出血。

二、临床表现

出血可发生在鼻腔的任何部位,但以鼻中隔前下区最为多见,有时可见喷射性或搏动性小动脉出血。鼻腔后部出血常迅速流入咽部,从口吐出。

鼻出血多发生于单侧,如发现两鼻孔皆有血液,常为一侧鼻腔的血液向后流,由后鼻孔反流到对侧。若出血较剧,应立即采取止血措施,并迅速判断是否有出血性休克,同时要注意:①休克时,鼻出血可因血压下降而自行停止,不可误认为已经止血。②高血压鼻出血患者,可能因出血过多,血压下降,不可误认为血压正常。应注意患者有无休克前期症状如脉搏快而细弱、烦躁不安、面色苍白、口渴、出冷汗及胸闷等。③要重视患者所诉出血量,不能片面依赖实验室检查。因在急性大出血后,其血红蛋白测定在短时间内仍可保持正常。有时大量血液被咽下,不可误认为出血量不多,以后可呕出多量咖啡色胃内容物。

三、治疗

(一)一般原则

(1)医师遇出血患者时应沉着冷静,对患者应多方安慰。

(2)严重鼻出血可使大脑皮质供血不足,患者常出现烦躁不安,可注射镇静药。

(3)已出现休克症状者,应注意呼吸道情况,对合并有呼吸道阻塞者,应首先予以解除,同时进行有效的抗休克治疗。

(二)局部止血方法

1.指压法

指压法此法作为临时急救措施,用手指压紧出血侧鼻翼 10～15 分钟,然后再进一步处理。

2.收敛法

收敛法用浸以 1%～2%麻黄碱液或 0.1%肾上腺素液的棉片填入鼻腔内止血,然后寻找出血点。

3.烧灼法

烧灼法适用于反复少量出血并有明确出血点者。在出血处进行表面麻醉后,用 30%～50%硝酸银或三氯醋酸烧灼出血点至出现腐蚀性白膜为止。

4.冷冻止血法

冷冻止血法对鼻腔前部出血较为适宜。

5.翼腭管注射法(腭大孔注射法)

翼腭管注射法对鼻腔后部出血有效。方法为将注射器针头在第三磨牙内侧刺入腭大孔内,注入含少量肾上腺素的1‰利多卡因3 mL。

6.激光治疗

激光治疗主要用 Nd∶YAG 激光,可使治疗部位血管收缩、卷曲、微血栓形成和血液凝固达到止血目的。

7.填塞法

此法是利用填塞物填塞鼻腔,压迫出血部位,使破裂的血管形成血栓而达到止血目的。

(1)鼻腔填塞法:常用凡士林纱条经前鼻孔填塞鼻腔。填塞时,纱条远端固定,逐渐由后向前,由上向下,折叠填塞可避免纱条坠入鼻咽部或堵在鼻前庭。也可用膨胀海绵、吸收性明胶海绵、止血纱布等填塞或医用生物胶黏合。

(2)后鼻孔填塞法:先将凡士林纱条或消毒纱布卷做成块形或圆锥形,长约 3.5 cm,直径约2.5 cm,用粗线缝紧,两端各有约 25 cm 长的双线,消毒备用。填塞时先收缩和表麻鼻腔黏膜,咽部亦喷有表面麻醉药。用圆头硅胶(橡胶)管由前鼻孔沿鼻腔底部插入直达咽部,用镊子将导管从口腔拉出,圆头硅胶(橡胶管)尾端则留于前鼻孔外,再将填塞物上的双线系于圆头硅胶(橡胶管),此时将填塞物由口腔送入鼻咽部,填塞于后鼻孔。在前鼻孔处用一纱布球,将双线系其上,以作固定,口腔端的线头可剪短留在口咽部,便于以后取出填塞物时做牵拉之用。后鼻孔填塞后,一般都需加行鼻腔填塞。

(三)全身治疗

(1)半坐位休息。注意营养,给予高热量易消化饮食。对老年或出血较多者,注意有无失血性贫血、休克、心脏损害等情况,并及时处理。失血严重者,须予输血、输液。

(2)寻找出血病因,进行病因治疗。

(3)给予适量的镇静药。

(4)适当应用止血药,如巴曲酶、氨甲环酸(抗血纤溶芳酸)、氨基己酸(6-氨基己酸)、酚磺乙胺或云南白药等。

(5)反复鼻腔填塞时间较长者,应加用抗生素预防感染。

(四)手术疗法

手术治疗可酌情采用。可施行颈外动脉结扎术、筛前动脉结扎术、筛后动脉结扎术或选择性动脉栓塞等。对反复发生鼻出血、鼻腔填塞及保守疗法效果欠佳者,进行鼻内镜下鼻腔探查术,寻找出血点并进行相应处理,已成为有条件医院鼻科医师的常用方法。

(王亚楠)

第二节　鼻　骨　骨　折

外鼻突出于颜面前部,颜面受伤它常首当其冲,易遭受撞击或跌碰而发生鼻骨骨折。据统计鼻骨骨折是鼻外伤中最常见的。鼻中隔骨折多并发于鼻骨骨折,故本节将二者合并叙述。

一、病因

鼻骨骨折多由直接暴力引起,如运动时的碰撞、拳击、斗殴、交通肇事、生产事故、小儿跌伤等。

二、分类

由于鼻骨上部厚而窄,下部薄而宽,故多数鼻骨骨折仅累及鼻骨下部。严重的鼻骨骨折可伴有鼻中隔骨折、软骨脱位,甚至累及眼眶、泪骨、上颌骨和颧骨而构成合并伤。鼻骨骨折处必伴有外鼻软组织不同程度的损伤或鼻腔内黏膜的破裂。暴力的大小和方向决定鼻骨骨折的程度。根据鼻骨骨折的程度、对鼻梁外型的影响、累及鼻骨外结构的范围,鼻骨骨折分为四型(图 5-1)。

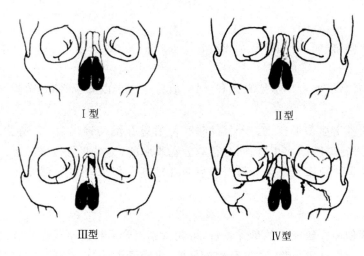

Ⅰ型　　　　　　　　　　　Ⅱ型

Ⅲ型　　　　　　　　　　　Ⅳ型

图 5-1　鼻骨骨折类型

Ⅰ型:单纯鼻骨骨折,影像学检查可见有一条或以上的骨折线,但无明显移位,鼻梁外形正常。

Ⅱ型:Ⅰ型的基础上出现骨折线对位不良,鼻梁外观变形。

Ⅲ型:Ⅱ型Ⅰ型的基础上伴鼻中隔软骨骨折、脱位、血肿或鼻黏膜严重撕裂损伤。

Ⅳ型:Ⅰ型、Ⅱ型或Ⅲ型的基础上并有鼻骨周围骨质骨折,如上颌骨额突、额骨鼻突或鼻窦骨折等。

三、临床表现

受伤后立即出现鼻梁歪斜或下陷,局部疼痛,因常伴有鼻黏膜破裂而出现鼻出血。2~4 小时后,因局部软组织肿胀,轻度畸形可被掩盖。小儿患者肿胀尤为明显,消肿后畸形复现。由于鼻腔内有血块积聚或鼻甲肿胀,可有鼻塞。检查可见外鼻软组织有皮下淤血或裂伤。触诊可发现压痛点,骨质凹陷、移位或骨摩擦感。擤鼻后可出现皮下气肿,触之有捻发感。故用前鼻镜检查鼻腔时,如有血块,可用吸引器吸出,切勿让患者擤鼻,以防引起皮下气肿。鼻中隔软骨脱位时,可见鼻中隔软骨偏离中线,前缘突向一侧鼻腔。如有鼻中隔骨折,可见鼻中隔向一侧鼻腔偏歪,该侧可见黏膜撕裂及骨折片外露。若鼻中隔黏膜下形成血肿,则鼻中隔向一侧或两侧膨隆。继发感染者,可形成鼻中隔脓肿,软骨坏死,可致鞍鼻畸形。

在头颅创伤中,鼻骨骨折可能是多发性骨折的一部分,也可能出现在鼻窦、颅脑或跟部创伤的同时,患者有相应的临床表现。

四、诊断

根据外伤史、鼻部的视诊和触诊、X线片检查等,诊断并不困难。X线鼻骨片可显示骨折的部位、性质及碎骨片的移位方向。实践证明,一般颅骨后前位照片,骨菲薄而不能显示。侧位照片,眶缘影与颧骨重叠,不易显示骨折片移位。最好用鼻颏位(Water 位)照片可显示鼻骨和眶缘情况,同时亦可检查上颌骨、额骨、颧骨等处有无骨折。若患者因伤势不能俯卧,可取仰卧鼻颏位照片。诊断时应注意,严重的鼻骨骨折可能伴有眼眶、鼻窦、颅底骨折,甚至颅脑损伤。

五、一般治疗

一般治疗包括止血、止痛、清创缝合及防治感染等。

(一)一般处理

鼻骨骨折,尤伴有鼻出血者多情绪紧张和恐惧,故首先应予以安抚,使其镇静。

(二)止血

鼻骨骨折引起的鼻出血多可自止。若就诊时有前后鼻孔活动性出血,应先予止血。可用肾上腺素、丁卡因棉片进行鼻腔填塞止血,同时行鼻腔黏膜麻醉,为鼻骨复位做准备。如仍不止血,可用凡士林纱条行前鼻孔填塞。严重者可行前后鼻孔填塞。但如合并脑脊液鼻漏者,是否填塞应取决于出血是否危及生命。

(三)创口处理

止血后检查鼻部创面。较简单的鼻骨骨折,可先清创缝合后行骨折复位。较复杂的骨折,特别是有鼻骨暴露或需行切开复位者,可先行骨折复位,再予清创缝合,这样可在直视下复位,保证复位时骨折片对位对线良好。清创后用细针细线仔细缝合。应尽量保留有活力的组织,若有皮肤缺失,不宜在张力下缝合,必要时使用 Z 形减张缝合法,或取耳后薄层皮片修补创面。外鼻部有整层皮肤缺损或伤后瘢痕挛缩者,可作整复。必要时应肌内注射破伤风抗毒素 1 500 U。

六、骨折复位

如合并严重头面部外伤或其他严重全身性疾病,须待全身情况稳定后再行复位。临床处理时,Ⅰ型鼻骨骨折无移位时不必整复。即使骨折远端有轻微移位,因对外鼻形状及鼻腔功能无影响,可不作复位处理。Ⅱ型鼻骨骨折需复位,复位最好时机在伤后 2～3 小时,因此时局部软组织尚无明显肿胀。若局部肿胀严重、出血不止或患者精神过于紧张,骨折复位可在伤后 10 天内施行,骨折超过 2 周,因骨痂已开始形成,增加晚期复位的困难,但用力仍可撬起下塌的鼻骨。如果是时日已久,骨折错位愈合,单纯鼻内复位较困难。此时,从理论上来说,可以切开用开放式复位。但因此造成的外鼻体表瘢痕也是影响美容的因素,应慎之。Ⅲ型者,除按Ⅱ型原则处理外,同时整复鼻中隔及鼻腔内黏膜。Ⅳ型者,鼻骨骨折复位不是临床首先考虑重点,值得重视的是鼻骨邻近重要器官的创伤及严重的并发症。应在病情允许时才考虑骨折复位。

鼻骨骨折治疗的目的是使鼻梁外形恢复原来面目,减少或避免因创伤造成鼻部功能的损害。

复位后复查 X 线照片了解骨折片的对位对线并非临床绝对必需。鼻中隔骨折错位而致的鼻中隔偏曲,如严重影响鼻腔功能,可在伤愈后经鼻中隔黏膜下切除术治疗。

　　骨折复位有闭合式复位法和开放式复位法两种。闭合与开放仅是对覆盖于鼻骨的皮肤软组织而言。一般来说,前者已适用于大多数鼻骨骨折的复位,后者较常用于复杂性的骨折,如鼻骨与额骨鼻部或上颌骨额突分离,复杂的粉碎性骨折及已经畸形愈合的骨折等。

(一)闭合式复位法

1.麻醉与体位

成人多用局麻,采用坐位或半坐位。儿童可用全麻。

2.手术器械

单侧鼻骨复位器,常用直血管钳、刀柄、骨膜剥离器顶端套橡胶管代替。Walsham 鼻骨复位钳(图 5-2)。此外还需用前鼻镜、枪状镊、压舌板、剪刀等。

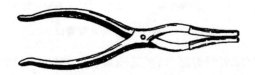

图 5-2　Walsham 复位钳

3.手术方法

以含肾上腺素的 1%～2% 丁卡因棉片行鼻腔黏膜麻醉,先于鼻外测试骨折处与前鼻孔的距离,然后一手持复位器伸入鼻腔达骨折部位,向上、向外用力,将塌陷的骨折片抬起。此时常可听到骨折复位出现的"喀嚓"声。同时另一手拇指和示指按住鼻背,拇指推压健侧鼻骨,协助鼻梁复位,示指置于鼻骨塌陷处,以防骨折片过度向上移位(图 5-3)。

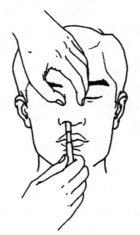

图 5-3　单侧复位

　　复位器远端伸入鼻腔的深度,不应超过两侧内眦连线,以免损伤筛板。如骨折片嵌于上颌骨额突后,可用 Walsham 鼻骨复位钳的一叶伸入鼻腔,另一叶置于鼻背外,夹住软组织与骨折片向前上、向内拧动,使嵌入骨片复位(图 5-4A)。

　　如骨折片位于对侧鼻骨之后,可用上法将骨折片向前上、向外拧动,使嵌入骨片复位。若双侧鼻骨骨折及鼻中隔脱位、骨折者,可用 Walsham 鼻骨复位钳两叶分别伸入两侧鼻腔,置于鼻中隔偏曲处的下方,夹住鼻中隔向前上抬起,使鼻中隔恢复正常位置。再将复位钳两叶向前上移动达鼻骨塌陷处,将骨折片向上向外抬起,同时另一手拇指、示指在鼻背外部按压,协助鼻骨复位并使鼻梁变直(图 5-4B)。

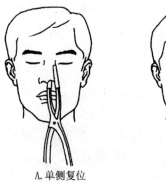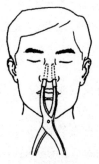

A. 单侧复位　　　　　　　B. 双侧复位

图 5-4　Walsham 复位钳复位

鼻中隔骨折断端骨质暴露者予剪除,以利黏膜对合。复位后,鼻腔用凡士林纱条填塞。填塞的作用主要在于止血,而不是支撑骨折片,所以行鼻腔上部黏膜撕裂处填塞即可。有脑脊液鼻漏者要加强抗感染,一般不主张鼻腔填塞,若鼻腔活动性大出血,可能因失血危及生命时,鼻腔填塞并非绝对禁忌。

4.术后处理

48 小时后拔出鼻腔纱条,用 1‰麻黄素溶液滴鼻,每天 3～4 次。禁止擤鼻及按压鼻部,并避免碰撞。对小儿或特殊需要者可制作外鼻保护罩。鼻部肿胀及皮下淤血者,可热敷以消肿散淤,并给予抗生素以防感染。

(二)开放式复位法

1.麻醉与体位

采用平卧位,行气管插管全麻或局麻。

2.手术器械

鼻侧切开包、电钻、不锈钢丝、Walsham 鼻骨复位钳、小塑料板等。

3.手术方法

作一侧内眦部弧形切口,必要时可作两侧内眦部切口,并作一横行切口,使切口呈 H 形。暴露骨折片,在直视下将下陷移位的骨折片用小钩挑起。也可用闭合式复位的方法,从鼻腔内将塌陷骨折片托起。有鼻中隔脱位或骨折者,用 Walsham 鼻骨复位钳将鼻中隔复位;鼻中隔骨折断端暴露者,予剪除;有碎骨片者,予去除。然后用电钻将碎骨片钻孔,穿以不锈钢丝。根据具体情况,固定在额骨鼻部、上颌骨额突上,或将两块碎骨片相连接。为避免碎骨再塌陷,必要时可在复位后用两根不锈钢丝横贯鼻腔,将两侧骨折片分别固定在鼻背外的塑料板上。复位后鼻腔填以碘仿纱条。在鼻腔填塞之前需放入鼻腔通气管,以便保证患者术后用鼻呼吸,此点对昏迷患者有预防窒息的作用,甚为重要。

对于皮肤无撕裂的粉碎性鼻骨骨折。如受伤时行闭合式复位后鼻骨又塌陷,不必急于行开放式复位,可待一周左右,外鼻肿胀消退后再行闭合式复位。此时由于碎骨片间已由纤维组织连接成片,复位后不再塌陷。由此避免了开放式复位所致的损伤和外鼻部皮肤瘢痕。

4.术后处理

同闭合式复位法,但鼻腔填塞的纱条可适当延迟拔除,以防鼻骨再塌陷。

（王亚楠）

第三节 鼻窦外伤性骨折

一、单个鼻窦骨折

鼻窦外伤性骨折多由交通事故、撞伤、斗殴伤及战时火器伤所致。单个鼻窦的单纯性骨折,常见于上颌窦及额窦,而筛窦及蝶窦罕见。

(一)临床表现

鼻窦骨折是一个极为复杂的临床问题,骨折发生的部位往往决定了它可能发生的后果。而骨折的局部状态虽与病情有关,但并非完全决定后果。如上颌窦、额窦前壁塌陷骨折,骨折明显但后果并不严重。而累及视神经管的鼻窦骨折,可能仅见骨折线,尽管对位良好,但对视力的影响却是严重的。鼻窦骨折常见的并发损伤及症状。

1.上颌窦骨折

咬合不良、张口困难、颌面部皮下气肿、鼻出血或涕血、下眼睑皮下淤血。

2.额窦骨折

眉弓内侧凹陷、皮下气肿、脑脊液鼻漏。

3.筛窦骨折

鼻梁凹陷、眶周淤血或气肿、眼结膜淤血、眶内淤血、眼球突出、眼球凹陷、复视、溢泪、脑脊液鼻漏、视力下降及鼻出血等。

4.蝶窦骨折

脑脊液鼻漏、脑震荡、颅底骨折、严重鼻出血。

(二)诊断

(1)明确的外伤病史,并出现上述临床症状。

(2)局部软组织凹陷或淤血肿胀,可能扪及骨擦感或骨擦音。

(3)鼻窦 X 线片或 CT 检查提示骨折存在。

(三)治疗

鼻窦单纯性骨折而无移位,且无功能受损者,无须特殊治疗;面部有创口者按常规清创缝合处理,鼻出血一般不剧,常规鼻腔填塞即可以止血。鼻窦骨折且骨壁有移位者,根据伤及的鼻窦和部位酌情处理。

1.上颌窦前壁凹陷性骨折

可在下鼻道开窗,用弯形金属器械经窗口伸入窦内将骨折部分抬起复位;亦可行柯-陆氏切口,暴露凹陷区域骨质,然后用鼻中隔剥离子将凹陷骨片撬起复位。

2.上颌窦上壁骨折(眶下缘完整)

经上颌窦根治术径路,凿开上颌窦前壁,用器械抬起骨折区域,观察眼球复位是否满意,窦内填塞碘仿纱5～7天后,经下鼻道开窗处抽出纱条。

3.上颌窦下壁骨折

因伤及牙槽骨出现咬合异常,复位后用不锈钢丝行牙间固定。

4.额窦前壁骨折

如果凹陷性骨折明显,需要复位。额部皮肤有创口时可直接经创口暴露额窦前壁,或适当调整为眶内上角弧形皮肤切口,如为闭合性损伤,可考虑行额部冠状切口。单纯凹陷性额窦前壁骨折可用金属器械撬起复位,粉碎性骨折者清理无生命活力的碎骨片,将有生命活力的骨片复位拼接,再用钢丝或螺丝金属网固定。保持额窦引流通畅,窦底钻孔置管引流,或开放鼻额管经鼻内引流。

5.额窦后壁骨折

额窦后壁骨折一般伴有前壁骨折,径路与前壁骨折相同,处理骨折应注意如发现前壁骨片已游离时,应取去骨片,暴露整个额窦,如前壁轻度移位,可将前壁整块皮瓣翻起,处理完后壁及窦腔黏膜后再将成瓣的前壁复回固定。处理后壁时应注意,如后壁骨折移位轻微,即移位幅度小于后壁骨皮质的厚度,则可不予处理。如移位较明显,应除去骨折片检查其后方的硬脑膜是否完整,有撕裂和粉碎的小骨片须仔细剥去后缝合。同时应保持窦腔引流通畅。

单纯筛窦或蝶窦骨折甚少见,如不出现严重鼻出血、视神经损伤、脑脊液鼻漏或其他颅内并发症,则无须特殊处理。

二、复杂性鼻窦骨折

复杂性鼻窦骨折指2个或2个以上鼻窦同时骨折,或者骨折累及窦外的器官或组织,出现眼眶、颅底、视神经及颅内动脉颅内段出血等并发症,通常伤势严重。

(一)临床表现

由于损伤范围广泛,可包括鼻骨、上颌骨,眶骨、筛窦及额窦多处同时的复合性骨折,多有移位,也可同时伴有下颌骨和颅底骨折,故可出现颜面部肿胀、鼻出血、眶周淤血、球结膜出血、眼球运动障碍、视力下降、颜面部中央凹陷(盘状脸)、牙齿咬合异常、上颌骨异常活动等表现。如伴颅底骨折可出现脑脊液鼻漏,颅脑外伤可伴有意识障碍,大出血可致失血性休克。此外,蝶窦侧壁骨折可同时伴有颈内动脉损伤,发生致死性大出血,或形成颈内动脉假性动脉瘤,出现迟发性、反复大量的鼻出血(图5-5)。

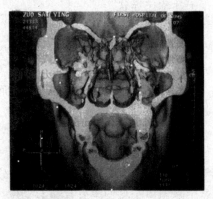

图5-5　鼻窦、颌面、眼眶复杂性骨折
CT三维重建

(二)诊断及辅助检查

根据外伤史及临床表现,一般可做出诊断。但 CT 扫描是必需的辅助检查,它可较好地显示额、筛、蝶窦、上颌窦、上颌骨及颅底的受损情况。CT 三维重建的图像为骨折复位、矫正畸形提供参考依据。

(三)治疗

因鼻窦复杂性骨折同时存在着多器官组织受损,病情也较复杂,如鼻额筛眶复合骨折可能并有颅脑损伤、外伤性休克、喉气管损伤或胸腹等联合伤等。所以临床处理时分清主次、轻重缓急尤其重要。治疗应以处理危及生命的损伤为先,然后再处理因复杂性骨折所引起的畸形和功能障碍。骨折复位处理的目的是恢复损伤器官组织的功能如鼻功能、视功能及正常咬合功能等,尽可能减少创伤所致的外观畸形。消除创伤后的心理障碍。

1.急救处理

根据生命体征判断外伤的严重程度,保持呼吸道通畅,必要时行气管插管或气管切开术。注意观察呼吸状态和监测血氧变化,保持循环系统的稳定,防止失血性休克(包括输血输液及抗休克药物的应用、吸氧等)。

2.骨折的早期处理

一般认为外伤后 6~8 小时内为最佳时机,此时伤口新鲜,软组织肿胀未达高峰,术中暴露好,术后恢复快,预后好。受伤后一周之内,骨折处骨痂尚未形成,软组织水肿已明显消退而未纤维化,这段时间内有充分时间制订合理的治疗方案,故我们认为外伤后 1 周内进行骨折复位是可行的。

3.制订实施最佳治疗方案的术前准备

(1)术前 CT 检查,必要时 CT 三维重建,了解骨折及畸形情况。

(2)准备合适的手术器械及可供选择的修复或固定材料。

4.手术径路问题

应根据外伤情况具体而定,理想的手术径路应具备:①视野宽阔便于骨折复位固定;②同一术野能够同时进行功能重建及外观畸形的整复;③同时能够兼顾鼻窦、眼眶及颅底的清创及处理;④造成新的创伤少。

常用的手术径路如下所述。

(1)经开放性伤口直接经颌面伤口或适当变通进行整复。

(2)经额冠状切口适用于额窦、颧弓及眶外侧壁骨折的闭合性损伤。也可选择双眉弓-鼻根联合整形切口。

(3)面中部掀翻术适用于闭合性外伤骨折移位不大,面部畸形不太明显者,如 LeFortⅠ型骨折,此径路暴露上颌及颧骨充分,可同时行鼻骨骨折复位。

(4)柯-陆氏径路适用于上颌骨包括眶下壁骨折的整复。

(5)下睑切口可显露眶底,眶下缘及颧颌缝,对于合并有眶下缘,眶底骨折移位畸形选用。

(6)上睑切口可暴露颧缝,术后瘢痕隐蔽对骨折范围大,移位明显,考虑单一手术切口暴露及复位不理想时可考虑联合径路。

5.注意事项

鼻窦骨折的复位固定主要是针对鼻窦边界区域影响颌面外周围器官,而腔内的骨碎片可予以清除,尤其是当其妨碍鼻窦引流时。如下几点值得注意。

（1）在使较大的骨折断端对位，对线良好的同时，尽可能将所有骨折片复位固定。

（2）清除异物、血肿、病变黏膜及坏死组织。

（3）骨折间固定可使用钢丝或特制材料固定。

（4）眶壁粉碎性骨折除采用自身材料外最好使用钛板钛钉或钛金属网进行修复。也可采用新型可吸收的高分子材料进行修复。

6.晚期处理

对于外伤整复后欠满意，如残留的鼻通气障碍、复视、咬合异常、鼻泪管阻塞或瘢痕等，待病情稳定后行二期处理整形。一般在第一次术后 1～3 个月后进行。

（尹　君）

第四节　面裂囊肿

面裂囊肿即面部裂隙囊肿，是指发生于鼻及鼻周软组织、骨组织或骨孔内的各种先天性囊肿。关于其发生的原因，学说颇多，但主要有二：腺体潴留学说和面裂学说，以后者占主导。腺体潴留学说认为：由于鼻腔底的黏膜管因各种原因发生阻塞，以致腺体分泌物潴留而成囊肿，故称为潴留囊肿。面裂学说认为，于胚胎时期，在上颌突、内侧鼻突的球突及外侧鼻突等各面突接合处因发育而形成的裂隙内有胚性上皮残余，发展后形成面裂囊肿。

此类囊肿虽然初始于裂隙处，但经增长膨大或发育发展之后，常可侵及上颌窦、鼻腔、上颌牙槽突和腭部。早期多因囊肿发展缓慢而无症状。待到囊肿增大而显露出畸形，甚至有继发感染时，患者才来就医。

各种面裂囊肿的命名及所在部位如下（图 5-6）。

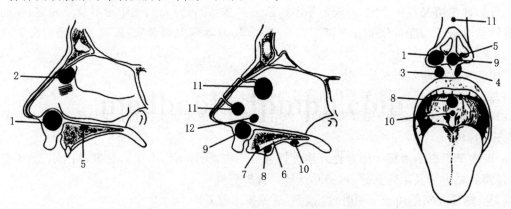

图 5-6　各种面裂囊肿的发生部位示意

注：1.鼻翼下面裂囊肿；2.鼻筛面裂囊肿；3.球上颌或唇腭裂囊肿；4.切牙骨囊肿；5.鼻腔底的鼻腭囊肿；6.中间位鼻腭囊肿；7.切牙孔囊肿；8.腭乳头囊肿；9.上颌前中线囊肿；10.腭后中线囊肿；11.鼻背中线皮样囊肿及瘘管；12.犁鼻腺体囊肿

（1）鼻翼下面裂囊肿：囊肿位于鼻翼之下。

（2）鼻筛面裂囊肿发生于鼻泪沟。泪骨未发育，囊肿即位于泪骨所在部位。

(3)球上颌或唇腭裂囊肿:详见"二、球上颌或唇腭裂囊肿"。

(4)切牙骨囊肿发生于切牙(或额外牙)与正常牙之间。

(5)鼻腔底部鼻腭囊肿发生于鼻腔底部的腭骨内。

(6)中间位鼻腭囊肿发生于腭骨内的中间位。

(7)切牙孔囊肿亦称为切牙管囊肿,发生于切牙管(鼻腭管)的骨管内。

(8)腭乳头囊肿发生于切牙管口的腭孔乳突部(即腭乳头的上皮细胞巢)。

(9)上颌前中线囊肿位于鼻小柱附着处下方。

(10)腭后中线囊肿发生于上颌突与腭突的连接线上。

(11)鼻背中线皮样囊肿及瘘管:详见"四、鼻背中线皮样囊肿及瘘管"。

(12)犁鼻腺体囊肿发生于犁骨器。

一、鼻腭囊肿

鼻腭囊肿发生于鼻底硬腭处。按发生部位可分为鼻腔底部鼻腭囊肿、中间位鼻腭囊肿、切牙孔囊肿和腭乳头囊肿。各囊肿依其部位不同而具有不同的外观畸形。囊肿扩展时可突起于鼻腔底或硬腭前段,也可突向口内。切牙孔囊肿者,可因压迫腭前神经而产生疼痛。手术治疗鼻腭囊肿时,须选择适宜的进路予以切除。介于鼻腔和口腔之间的囊肿,治疗时多经口腔剥除之,但应注意保留鼻腔底部的黏膜,以防发生鼻口瘘。

二、球上颌或唇腭裂囊肿

球上颌或唇腭裂囊肿发生于上颌突和内侧鼻突的球突融合处。女性患者居多。该处上皮残余所形成的囊肿常在上颌侧切牙与尖牙之间向下生长,早期可使上述二牙的牙根间隙增大,即使其分离移位。囊肿常因增大而突入鼻腔底部、上颌窦底,以及上唇的唇龈沟和颊部等处的口前庭内,并可使上述部位发生局限性膨隆。位于上颌窦附近的囊肿可扩展而侵入窦内。应与根尖周囊肿鉴别:根尖周囊肿者牙列一般正常,但有龋齿。此类患者可自觉有面部压迫感,且多有面部外形变化。应经口前庭予以切除。

三、鼻前庭囊肿

鼻前庭囊肿是指位于鼻前庭底部皮肤下、上颌骨牙槽突浅面软组织内的一种囊性肿块。曾有鼻牙槽突囊肿、鼻底囊肿、鼻黏液样囊肿、外胚包涵囊肿等命名,现多称之为鼻前庭囊肿。

患者多为女性,年龄多在 30～50 岁。

(一)病因

主要学说仍为腺体潴留学说和面裂学说。因许多学者认为其来自球状突与上颌突融合部,理论上与球上颌或唇腭裂囊肿相符,故亦有将其称之为球颌突囊肿者。

(二)病理

囊肿的囊壁一般由含有弹性纤维和许多网状血管的结缔组织所构成,坚韧而具有弹性。若并发感染,则囊壁可有炎性细胞浸润。典型的内膜表皮细胞具有纤毛的柱状上皮或立方上皮,但也可因囊肿内容物对囊壁的压力过大,而转变为不同类型的上皮,如扁平上皮、柱状上皮、立方上皮等。在囊内膜的表皮细胞内有丰富的杯状细胞。囊液一般较为透明或半透明,或浑浊如蜂蜜样,多为纯黏液状、血清状或血清黏液状,呈黄色、棕黄色或琥珀色,其中大多不含胆固醇,倘若继发感染则为脓性。囊肿为单个单房性,其外观多呈圆形或椭圆形,大小不一。囊肿缓慢增大,邻近骨质受压吸收,可出现圆形浅盘状凹陷。

(三)症状

囊肿生长缓慢,早期多无症状。随着囊肿逐渐增大,一侧的鼻翼附着处、鼻前庭内或梨状孔的前外方等处日渐隆起,可有局部胀感或胀痛感。如合并感染则迅速增大,局部疼痛加重。可伴有病侧鼻塞。

(四)诊断

根据症状及局部体征,结合 X 线或 CT 检查,诊断一般不难。必要时可行细胞学穿刺检查。

1.局部所见

一侧鼻前庭外下方、鼻翼附着处或梨状孔前外部有隆起,囊肿较大者可使鼻唇沟消失,上唇上部或口前庭等处均有明显膨隆(图 5-7)。

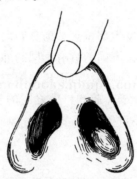

图 5-7　左侧鼻前庭囊肿

2.联合触诊

以戴手套或指套的一手指放在口前庭,另一指放在鼻前庭,行口前庭-鼻前庭联合触诊,可触知柔软而有弹性、有波动感、可移动的无痛性半球形囊性肿块。如有感染则可有压痛。

3.穿刺检查

可抽出透明、半透明或浑浊如蜂蜜样液体,大多无胆固醇结晶。

4.影像学检查

X 线片可见梨状孔底部有一浅淡均匀的局限性阴影,无骨质及上列牙的病变。囊内造影可显示囊肿大小、形状和位置。CT 检查可见梨状孔底部局限性类圆形软组织影。

有时,须注意与鼻部牙源性囊肿相鉴别。

(五)治疗

若囊肿较大已有面部畸形及鼻塞症状或有反复感染病史者,应取唇龈沟进路行手术切除。手术方法:在靠近上唇系带的囊肿一侧,作一横切口,朝梨状孔方向分离软组织,暴露囊壁后仔细分离并完整切除。如有囊壁与鼻前庭皮肤紧密粘连者,仍应以彻底切除囊壁为原则。此时术中难免撕裂鼻前庭皮肤,其处理方法是术后用凡士林纱条填压该处,待健康肉芽逐日修复。

四、鼻背中线皮样囊肿及瘘管

鼻背中线皮样囊肿及瘘管,属先天性疾病。其膨大的部分称窦,有窦口与外界相通者谓之鼻背中线瘘管;无窦口与外界相通则称囊肿,其内若仅含上皮及其脱屑者为上皮样囊肿,倘含有真皮层的汗腺、皮脂腺、毛囊等皮肤附件者,谓之鼻背中线皮样囊肿。

本病较少见,据 Taylors 等报道,其发病率约占头颈部(上)皮样囊肿的 8%;男性多见。囊肿可发生于鼻梁中线上的任何部位,但多见于鼻骨部,向深部发展多居于鼻中隔内。瘘管者,其瘘口多位于鼻梁中线中段或眉间,有时尚可有第 2 开口位于内眦处。

(一)病因

学说虽然较多,但有其共同之处,皆认为胚胎发育早期的外胚层被包埋所致。如当两侧内侧鼻突与额鼻突融合形成外鼻时,有外胚层组织滞存其中,可发展成本病。

(二)症状

出现症状的年龄大多在 15～30 岁。也可有部分患者,在较小年龄阶段即已发现鼻背部有小瘘口或有局限性小肿块,随其年龄增长而逐渐增大。瘘口处可挤出黄色油脂样或脓样物质甚至细小毛发。患者多有鼻背部沉重感。若囊肿较大且位置较深者,可出现明显鼻塞。视患者年龄大小、囊肿或瘘管的部位和范围、有否感染史或手术史等因素不同而症状各异。

(三)检查

1.一般检查

可见患者鼻梁中线某处有局限性半圆形隆起或有鼻梁增宽,位于鼻梁上段过大的囊肿,可使眼眶间距变大或眉间隆起。触摸隆起处皮肤,觉其表面光滑且可有特殊移动感,压之可有弹性。如为瘘管,挤压瘘口时可有皮脂样分泌物甚至细小毛发溢出。瘘管有感染者可有溢脓,瘘口周围红肿或有肉芽生长。

2.鼻腔检查

收缩鼻黏膜后仔细检查,可发现少数患者有鼻中隔后上部增宽。

3.特殊检查

X线正位片有时可见鼻中隔增宽、分叉或有梭形阴影,侧位片偶可查见鼻部有纺锤状或哑铃状阴影;必要时可行囊肿和瘘管的 X 线造影或断层拍片;若畸形病变有向颅内侵犯可疑者,则需行 CT 扫描或颅脑部 X 线造影检查。穿刺检查有助于确诊。

根据症状及检查所见诊断多无困难,但有时须与脑膜脑膨出相鉴别。

(四)治疗

主要为手术治疗。若无全身特殊原因,宜尽早手术,以免鼻支架发育受影响。发生感染者尤应控制后即行手术。亦有认为无并发症且年龄太小者,若过早施术,可能将影响面骨发育,可将手术时机酌情延缓到 4～5 岁之后。

(五)手术步骤

于术前一天向瘘管或囊肿内注入亚甲蓝,以期在术中作病变被切除的标志之用。

1.麻醉

幼儿多取气管内插管全麻,成人则可用局麻。

2.切口

多取鼻外进路。应根据瘘管或囊肿的所在部位及病变范围的不同,灵活选择如下切口:①鼻背中线垂直(或 Y 形或 T 形)切口。②鼻根部横切口＋瘘口周围环形切开。③鼻背中线垂直切口＋瘘口周围环形切开。④鼻侧切开等。因上述切口均有损害面容,故有人建议采用鼻底部蝶形切口。

3.分离并摘除

有时可见鼻骨中间有一孔道,囊肿骑跨其间而呈哑铃状,此时应凿除部分鼻骨,以利完整摘除。深入鼻中隔的瘘管及其膨大的窦部可呈梭形或纺锤状(图 5-8)。须仔细分离,勿遗留其囊壁,以免复发。

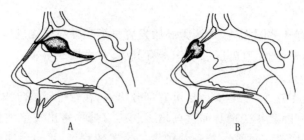

图 5-8 纺锤状及哑铃状鼻背中线皮样囊肿及瘘管

A.纺锤状;B.哑铃状

4.修复

术毕时,如见鼻梁部所遗缺损较大,为预防术后继发鞍鼻,可植入自体或同种异体骨屑或骨片。

(王 涛)

第五节 外鼻畸形

一、管形鼻

管形鼻是在鼻正常发生部位形成一外形呈象鼻样的组织团。管形鼻的管内不完全中空,呈圆柱状,突出或悬垂于面中部。此畸形常并发独眼,管形鼻突悬于独眼上方。管形鼻相对少见,特别是随着国家优生优育政策的落实,其发病率已大幅下降。

该畸形可能为鼻额突发育时。在其下缘两侧未出现正常的两个鼻窝,而是在其下缘中央部位出现一异位鼻窝,经异常发育而成。此异常发育有时可表现为额部下方或眉弓处长出一额外管形鼻。具有此畸形的胎儿一般不能存活,生存患儿应及早手术,以矫治畸形,主要是恢复鼻腔的通气功能。

二、双鼻畸形

双鼻畸形即在面部中央正常鼻梁处形成两个平行鼻梁,共有 4 个前鼻孔,呈上、下或左、右排列。一般两外侧鼻腔具有正常鼻甲结构并与鼻咽部相通,内侧两鼻腔常为盲腔;上、下排列者上鼻腔常为盲腔。多伴有鼻梁、鼻翼、鼻孔及鼻中隔等畸形。

该畸形是在胚胎发育过程中,两侧鼻额突不协调,致其不能完全融合所致。广义上讲此畸形应为严重鼻裂的一种特殊类型,为鼻梁正中留有浅沟或深沟,将鼻裂为两部分。轻者可仅有鼻尖部裂开。此畸形均有鼻背增宽及内眦距增宽,裂沟常沿中线纵行,自眉间至中隔小柱凹陷,可合并鼻背皮肤瘘管、后鼻孔闭锁、唇裂或齿槽裂。

如果双鼻畸形伴严重呼吸障碍，幼儿期即可手术，主要改善鼻呼吸功能，但鼻部成形手术须到青春期后施行。轻者可在5～7岁进行手术矫治，既可使鼻部得到充分发育，也不至于过分影响小儿心理健康。病变局限在鼻尖者，可取鼻内切口，将距离较宽的两侧鼻大翼软骨内侧脚缝合拉紧即可。其余多采用鼻外进路。同一水平的双鼻畸形应将两内侧鼻腔切除，将双鼻合成单鼻。上下排列的双鼻畸形手术，应于上下鼻孔之间切开皮肤、皮下组织、软骨等双鼻间隔，使之合二为一，最后缝合鼻腔内外创缘。双鼻畸形手术在将双鼻合成一单鼻的同时，应根据鼻翼、鼻梁、鼻尖及鼻孔等处的畸形情况，利用周围皮肤进行修复。必要时用骨、软骨及医用硅橡胶等充填，以改善鼻外形。

三、驼峰鼻

驼峰鼻又名驼鼻，为一种常见的外鼻畸形，此畸形多为先天性，鼻外伤也可导致此畸形发生。其特征为侧视可见鼻梁上有驼峰状隆起，多居于鼻骨与外鼻软骨交接处。驼峰鼻的程度以其相对高度衡量，即驼峰突出鼻梁基线平面以上部分的高度，它反映了驼峰的真实高度。驼峰鼻除形态异常外，并无功能影响。轻度者鼻形如棘状突起，发生在鼻骨与鼻背软骨交界处，有时鼻尖过长；重度者鼻梁宽大且成角突起，均多伴有鼻梁不直、鼻尖过长或向下弯垂呈"鹰钩状"，常有上颌骨轻度凹陷畸形所致的中面部塌陷。其先天性原因是鼻翼软骨发育过盛或过差，鼻中隔软骨、侧鼻软骨发育过盛造成。

驼峰鼻在西方美容患者中占相当大比例，而在东方人中比例相对较少。典型的驼峰鼻矫正术主要有鼻孔内进路和鼻孔外进路两种方式，现手术方式已在此基础上有较大改进，多采用鼻翼缘蝶形切口，此切口术野清楚，操作方便。具体手术原则：①对仅有棘状突起的轻度患者，可截除隆起过高的鼻骨，剪除过高的鼻中隔软骨；对合并鼻背宽大者，在鼻背的缺损区截断基部的鼻骨或上颌骨额突，用手指在鼻外的两侧向中间挤压侧鼻软骨，使鼻梁恢复到正常的平直形态。②驼峰鼻如伴有鼻尖过长者，经缩短鼻中隔软骨前端即可达到矫正的目的；在鼻尖弯曲时，则需把弯曲的鼻翼软骨内脚剪平。

术中若过多切除鼻背的骨质及软骨，则易形成缩窄鼻。其他常见并发症为术后感染及继发畸形。较常见的继发畸形为鼻梁基底部呈阶梯状改变或两侧鼻背不对称，需在术后2周内，鼻骨尚未纤维愈合之前做矫正，如已骨性愈合，应尽早考虑行二期手术。

四、歪鼻

歪鼻为一较常见畸形，表现为鼻梁弯曲，鼻尖偏向一侧。根据其形态特征，一般将其分为C形、S形及侧斜形三种。根据病因则分为先天性和后天性者，临床以后者居多，多由外伤所致；而前者多是由鼻部软骨发育异常所致。其常与鼻中隔偏曲或鼻中隔软骨前脱位同时并存，因此，矫正鼻中隔是矫正歪鼻畸形的关键一步。采用鼻-鼻中隔同期整形术，行歪鼻整形可收到恢复鼻功能和美容的双重效果。

根据病史及查体，先天性歪鼻的诊断较明确，治疗以手术整形为主。应针对具体情况，选择合适的手术进路。若软骨段歪鼻合并鼻中隔偏曲或鼻中隔软骨前脱位者，可行摇门式手术。

对于骨部歪鼻合并鼻中隔偏曲者，应行凿骨术。可于局麻下手术，在鼻小柱中下部及两侧缘取蝶形切口，循此切口向上，从鼻背板前面做皮下分离达梨状孔上缘，将鼻骨及上颌骨额突从骨膜下分离。在较宽一侧的鼻背切除一块附有鼻黏膜的底边在下的三角形骨片,再分离窄侧的梨状孔边缘及骨性外鼻支架,将上颌骨额突向上凿开或锯开,直达鼻根,使之与鼻骨分离。此时,可先试行内外结合手法复正鼻梁至中线;若不满意,可钳夹鼻骨并扭动,使其上端骨折、游离,则外鼻支架塑形就相对简单。对合并鼻中隔偏曲者,应同期先行中隔偏曲矫正,最后将鼻梁复正。畸形矫正后外鼻应以夹板固定至少2周。

五、外鼻先天性瘘管及囊肿

在胚胎发育过程中,当两侧鼻内外突与鼻额突融合形成外鼻时,若有外胚层组织残留在皮下,即可形成囊肿;若有窦口与外界相通,则可形成瘘管。因囊肿或瘘管主于鼻背中线区域,一般在深筋膜之下、鼻骨之上,偶有侵入颅内者,故又称鼻背中线皮样囊肿或瘘管。其发病率约占头颈部皮样囊肿的8%,可见于新生儿,偶见于成人,男性多见。

(一)临床表现

出现症状的年龄多在15～30岁。也有患者在较小年龄阶段即发现鼻背部有小瘘口或局限性小肿物,随年龄增长而逐渐增大,或瘘口有分泌物溢出。囊肿或瘘口可发生于鼻梁中线上的任何部位,多见于鼻背部。常见部位为两侧鼻翼软骨之间、鼻骨和软骨之间、鼻骨下方鼻中隔软骨内。本病主要表现为鼻部肿胀畸形,视囊肿大小而症状各异,如位于鼻梁上段,过大的囊肿可使眶距变大或眉间隆起;如囊肿位于鼻中隔内,则双侧鼻腔内侧壁膨隆,呈明显的鼻阻塞症状;如为瘘管,挤压瘘口周围可见有皮脂样物自瘘口溢出。囊肿或瘘管如反复感染,则局部红肿,甚至可见疤痕形成。

(二)诊断

根据病史、症状,结合局部检查可基本确定诊断。囊肿穿刺可抽出油脂样物;有瘘管者,可以行探针探查或碘油造影,以明确其位置、范围及走向。若畸形病变有向颅内侵犯倾向,则需行CT扫描或颅脑X线造影检查,以除外其他类似病变如脑膜脑膨出。

(三)治疗

应行手术彻底切除囊肿或瘘管组织。婴幼儿最好采用气管内插管全麻手术,成人一般采用局麻即可。如病变范围较小,宜早期手术,以免范围变大,影响面容;如手术范围较大,位置较深,手术反而影响面骨发育,则可将手术酌情延期至5岁以后;如合并感染,应先行抗感染治疗,待炎症控制后再行手术。若有瘘口,术前应自瘘口注入亚甲蓝,以期在术中作病变标识。手术操作:①自鼻背正中直线切口或做梭形切口,沿囊壁或瘘管四周分离,直到囊肿或瘘管根部,将其完整切除,缝合皮肤切口即可。②若囊肿或瘘管与骨膜粘连较紧,或已穿通鼻骨,应连同骨膜或部分鼻骨一并切除,以防复发。③若囊肿或瘘管已深入鼻中隔内,或呈哑铃状,可行鼻中隔黏膜下切除术,将囊肿和瘘管切除。④若切除组织范围较大而遗留缺损,可行自体骨植入和皮片移植修复。⑤若囊肿或瘘管延伸至颅腔,则可采用颅面联合手术完整切除。

六、鞍鼻

鞍鼻是指鼻梁平坦或凹陷呈马鞍状,致使鼻的长度缩短,鼻尖上翘,重者鼻孔朝天,鼻唇沟加深。其为一较常见的鼻部畸形,常有家族遗传倾向。先天性者多系发育异常或孕期母亲感染梅毒所致。

（一）临床表现

患者常感鼻塞及鼻腔干燥不适。患者鼻部外观主要呈塌陷畸形，并根据塌陷程度分为三度。

1.Ⅰ度

鼻梁轻度凹陷，症状轻微。

2.Ⅱ度

鼻梁明显塌陷，前鼻孔微朝上仰。

3.Ⅲ度

鼻梁塌陷极为明显，前鼻孔朝向前方，鼻尖朝上。严重者，其面部中央因发育不良而下陷，呈"蝶形脸"畸形。先天性者多属Ⅲ度。

（二）治疗

整形术是其根本性治疗方法，但18岁以下者不宜行此手术，因其面部尚未发育定型。若过早施术，术后仍可发生畸形。根据患者的具体情况，可选择不同的充填材料，主要有自体肋软骨、髂骨、医用硅橡胶、聚乙烯等，术前应先将其塑形成形状合适的矫形模。具体手术操作步骤如下所述。

1.麻醉

多采用局部麻醉，复杂性手术可采用全身麻醉。

2.切口

根据鼻梁及鼻小柱塌陷的类型，可于鼻低部做蝶形、"V"形、"Y"形等切口，或采用鼻小柱正中垂直切口、前鼻孔缘切口及上述几种切口的变通或结合形式作为手术进路。

3.分离鼻背皮下组织

循上述切口，分别以小而细的组织剪、小圆刀及蚊式钳等器械，在鼻背板及鼻骨前面自下而上，先后做锐性及钝性潜行分离，直到将鼻背部的皮下组织分离成囊袋状，其上界需超越畸形区。

4.置入矫形模

将事先准备好并经严格消毒的矫形模，置入已分离好的鼻背部皮下组织囊袋内。此时应注意反复修磨矫形模，直至确定畸形矫正满意后，方可缝合切口。

5.固定矫形模

切口缝好后，两侧鼻腔内可酌情填塞凡士林纱条或碘仿纱条。用打样胶或纱布适当加压固定鼻背部，以防矫形模移位。

术后应取半坐位休息，使用抗生素预防感染。48小时内限制患者头部活动；48小时后宜取出鼻腔内凡士林纱条，碘仿纱条填塞时间可适当延长。

对于严重的鞍鼻畸形并伴发面中1/3发育不良、蝶形脸畸形者可采用改进的手术方法及上齿槽植骨等复杂手术，以全面矫治畸形。由我国张涤生、周丽云设计的复杂型鞍鼻修复法，效果极佳，在国际上亦备受推崇。

术后除可发生感染、血肿、偏斜等并发症外，最常见的是矫形模脱出，多因矫形模过大，置入后鼻尖部皮肤张力过大，或于分离组织时未贴近软骨及骨部，以致囊袋处皮肤太薄，血运差，局部坏死所致。多见于硅橡胶假体支架，唯一的处理办法就是取出支架，重新放入自体髂骨或肋软骨。

除上述外鼻先天性畸形外，尚有缺鼻、钮形鼻、先天性鼻尖畸形、鼻赘、鼻小柱过宽畸形及额外鼻孔等，因临床相对少见，于此不做叙述。

（杨洪涛）

第六节 鼻孔畸形

一、前鼻孔闭锁及狭窄

前鼻孔闭锁及狭窄多由外伤及后天性疾病的破坏性病变所致,属先天性者少见。

(一)病因

1.后天性

造成后天性前鼻孔闭锁及狭窄的病因主要有鼻部外伤、炎性疾病及皮肤病等。如患者本身为瘢痕体质者则尤甚。

(1)鼻部的各种外伤:如鼻底部的裂伤、化学性腐蚀伤、烧伤或烫伤等。

(2)鼻部的特种感染:鼻部的某些特殊传染病,如梅毒、麻风、鼻硬结症和雅司病等。

2.先天性

在胚胎正常发育的第2～6个月期间,鼻前孔暂时为上皮栓所阻塞,若6个月后上皮栓仍不溶解消失或溶解不完全,形成膜性或骨性间隔时,将导致先天性前鼻孔闭锁及狭窄,但少见。

(二)症状

鼻塞几乎是唯一的症状,并且与其闭锁或狭窄的程度成正比。

新生儿若患先天性双侧前鼻孔闭锁时,则病情危重。其一,新生儿多不会用口呼吸,可发生窒息;其二,因哺乳困难,导致严重营养障碍;其三,极易误吸,可致吸入性肺炎。该闭锁多为膜性,厚2～3 mm,位于鼻缘向内1.0～1.5 cm处,中央若有小孔则可稍微通气。

(三)治疗

对新生儿先天性双侧前鼻孔膜性闭锁,先以粗针头刺破闭锁膜,再置一短塑料管并妥善固定,以作扩张之用;对后天性者,可行前鼻孔整形术。手术方法如下。

1.术前注意事项及准备

(1)原发病变未愈或面部及上呼吸道有急性化脓性感染者,不宜实施手术。

(2)鼻腔及鼻窦有普通炎性疾病时,应先予以适当治疗后再行手术。

(3)术前准备2处皮肤:一为手术区域及其附近,二为大腿内侧皮肤。

(4)术前约30分钟,口服苯巴比妥,需全麻者皮下注射阿托品。

(5)预先选择几种不同直径的硬硅胶或塑料短管消毒备用。

2.麻醉

成人多用局部浸润麻醉或酌情加用面部的神经阻滞麻醉,可仿鼻小柱整形术,幼小患者或不宜局麻者可用全麻。

3.操作步骤

(1)体位:平卧,肩下垫枕,头后仰。头部可略高于下半身。

(2)切口:在相当于鼻缘处,右侧作近似∠形切口,左侧则反之。彻底切除鼻前庭内的瘢痕组织(图5-9),充分扩大前鼻孔并形成移植床,暂以纱条填压止血。

(3)准备皮片管:取大腿内侧的替尔或厚断层皮片,裹衬于已备好的管径适宜的胶管上,皮片边缘对缝数针,使成为创面向外的皮片管,两端缝于胶管上做固定(图5-10)。在皮片管上缘先缝留长线2~4针,将缝线尾部绕管口上端从管内引出,以便插入时牵引皮片管,使其上缘不致翻卷(图5-11)。

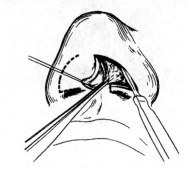

图 5-9　切口及切除鼻前庭内瘢痕组织

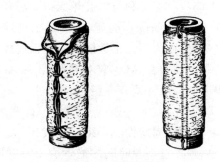

图 5-10　皮片准备法

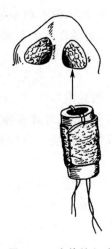

图 5-11　皮片植入法

(4)植入皮片:将皮片管经新前鼻孔置于移植床上,皮片管下缘与前鼻孔创缘间断缝合,均留长线端,以便捆扎环绕鼻缘的碘仿纱条,使其保护创缘。妥善缝固扩张胶管以防滑脱(图5-12)。胶管内填以碘仿或凡士林纱条。

4.术后处理

术后须注意应用抗生素。24~48小时后更换胶管内纱条。管内不填塞纱条后,可滴入抗生素类药液。5~7天拆线。为防止鼻前孔发生瘢痕收缩,胶管须持续置放,不应少于半年。

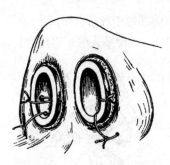

图 5-12　皮片固定法

二、后鼻孔闭锁

本病为严重鼻部畸形,属家族遗传性疾病。多数学者认为先天性后鼻孔闭锁是在胚胎 6 周时,颊鼻腔内的间质组织较厚,不能吸收穿透和与口腔相通,构成原始后鼻孔而成为闭锁的间隔,此间隔可为膜性、骨性或混合性,闭锁部间隔可能菲薄如纸,也可厚达 12 mm,但多在 2 mm 左右。其间亦可形成小孔,但通气不足,称为不完全性闭锁。闭锁间隔的位置分为前缘闭锁和后缘闭锁两种,常位于后鼻孔边缘软腭与硬腭交界处,向上后倾斜,附着于蝶骨体,外接蝶骨翼内板,内接犁骨,下连腭骨。闭锁间隔上下两面皆覆有鼻腔黏膜。

(一)临床表现

双侧后鼻孔闭锁患儿出生后即出现周期性呼吸困难和发绀,直到 4 周以后逐渐习惯于用口呼吸。但在哺乳时仍有呼吸困难,须再过一段时间才能学会交替呼吸和吸奶的动作。因此出生后有窒息危险和营养不良的严重后果。

儿童及成人期患者主要症状为鼻阻塞,睡眠时有鼾症和呼吸暂停综合征,困倦嗜睡,关闭性鼻音,并有咽部干燥、胸廓发育不良等。单侧后鼻孔闭锁患者不影响生命,长大以后只有一侧鼻腔不能通气,并有分泌物潴留于患侧。

(二)诊断

凡新生儿有周围性呼吸困难、发绀和哺乳困难时,就应考虑本病,可用以下方法确诊。

(1)用细橡胶导尿管自前鼻孔试通入鼻咽部,若进入鼻咽部不到 32 mm 即遇到阻隔,检查口咽后壁看不到该导尿管,即可诊断后鼻孔闭锁。须注意排除导尿管太软、方向有误,以致该管在鼻腔内蜷曲而达不到后鼻孔。

(2)用卷棉子自前鼻孔沿鼻底伸入,可以探测间隔的位置和性质。

(3)将亚甲蓝或 1%甲紫液滴入鼻腔,1~2 分钟后观察口咽部是否着色,若无着色可诊断为本病。

(4)将碘油慢慢滴入鼻腔,行 X 线造影,可显示有无后鼻孔闭锁及其闭锁深度。

(5)鼻内镜检查此法不但可以诊断本病,而且可以排除先天性鼻内脑膜-脑膨出、鼻息肉、腺样体肥大、鼻咽肿物、异物、瘢痕性狭窄及鼻中隔偏曲等造成鼻阻塞的原因。

(三)治疗

1.一般紧急措施

新生儿降生后,若确诊为双侧先天性后鼻孔闭锁,应按急诊处理,保持呼吸通畅,防止窒息,维持营养。可取一橡皮奶头,剪去其顶端,插入口中,用布条系于头部固定,以利经口呼吸,并可通过奶头滴入少量乳汁,待患儿已习惯口呼吸时方可取出口中奶头(图 5-13)。最好有专人护理,以防窒息,并应注意营养摄入。

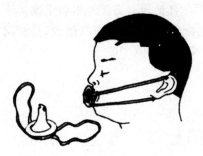

图 5-13　先天性后鼻孔闭锁急救

2.手术治疗

用手术方法去除闭锁间隔,有经鼻腔、经腭、经鼻中隔、经上颌窦 4 种途径,应根据患儿年龄、症状程度、间隔性质与厚度以及全身情况而定。为了安全,以先作气管切开术为宜。

(1)鼻腔进路:适用于鼻腔够宽,能够看到闭锁间隔者,膜性间隔或骨性间隔较薄者,新生儿或患儿全身情况较差而急需恢复经鼻呼吸者。①麻醉:儿童用全身麻醉,成人用局部表面麻醉。②切口:左侧鼻腔间隔作"["形切口,右侧鼻腔作"]"形切口,分离黏膜,露出骨面。③切除间隔:用骨凿、刮匙或电钻去除骨隔,保留骨隔后面(咽侧)黏膜,以覆盖外侧骨创面。术中须切除鼻中隔后端,以便两侧造孔相贯通。造孔大小以能通过示指为度。然后放入相应大小的橡皮管或塑料管,或以气囊压迫固定,留置时间视间隔性质而定,膜性间隔 2 周即可,骨性间隔则须 4～6 周。为了防止再次狭窄,可于一年内定期进行扩张术。此种手术若在纤维光导鼻内镜下进行则更方便。④对新生儿可用小号乳突刮匙沿鼻底刮除,在骨隔处用旋转刮除法去除骨隔至足够大小,后面黏膜仍须保留,可行十字形切口,用橡皮管自鼻咽逆行拉出,以固定黏膜瓣于骨面上。⑤采用鼻腔进路,在术中需注意避免损伤腭降动脉、颅底及颈椎。

(2)经腭进路:优点是手术野暴露良好,可直接看到病变部位,能将间隔彻底切除,并可充分利用黏膜覆盖创面,适用于闭锁间隔较厚者。①体位及麻醉:患儿仰卧,头向后伸,用 0.1% 肾上腺素棉片塞于鼻腔深部闭锁间隔前壁,再于硬软腭交界处注入少量含肾上腺素的 1% 普鲁卡因,以减少术中出血,经气管切开给全身麻醉。②切口:作 Owens 硬腭半圆形切口,切开黏膜,切口两端向后达上颌粗隆。分离黏骨膜瓣至硬腭边缘。③硬腭后缘显露后,用粗丝线穿过已游离的黏骨膜瓣,以便向后牵引。④去除闭锁间隔:分离硬腭后面(鼻底面)的鼻底黏膜,用咬骨钳去除患侧腭骨后缘部分骨壁,即可发现骨隔斜向蝶骨体,分离骨隔后面黏膜,凿除骨隔,然后再于犁骨后缘按鼻中隔黏骨膜下切除的方法去除一部分犁骨,使后鼻孔尽量扩大,保证通畅。骨隔前后和鼻中隔后端黏膜可以用于覆盖骨面。⑤缝合切口:将硬腭切口的黏骨膜瓣翻回复位,用细丝线严密缝合,其下方接近软腭处若有撕裂,也应严密妥善缝合,以免术后穿孔。最后经前鼻孔置入橡皮管或塑料管,固定修整后的鼻内黏膜,4 周后取出橡皮管,预约定期随访。若有后鼻孔术后粘连,应及时处理,必要时可进行扩张。

(3)经鼻中隔进路:此法仅适用于治疗成人后鼻孔闭锁。单侧、双侧、膜性、骨性皆可使用。①体位和麻醉:同鼻中隔黏骨膜下切除术。②切口:用 Killan 切口,或稍偏后作切口。③剥离黏骨膜:范围要尽量扩大,特别是向上、向下剥离的范围要大,可包括双侧鼻底黏膜,以便向后扩大视野。④切开鼻中隔软骨,剥离对侧鼻中隔黏骨膜,范围要尽量扩大。剥离到后方时,可将鼻中隔软骨和筛骨垂直板去除一部分,发现骨隔时用骨凿去除,直到能看到蝶窦前壁为止。最后经前鼻孔插入橡皮管或塑料管,预防后鼻孔粘连。必要时术后定期扩张。

（4）经上颌窦进路：此法仅适用于成人单侧后鼻孔闭锁,是利用 de Lima 手术,自上颌窦开放后组筛窦,达到后鼻孔区,进行闭锁间隔切除。

（路长春）

第七节　鼻窦畸形

鼻窦畸形是指由于先天或后天的各种原因,导致鼻窦发育出现某些变异甚至异常,且因此而出现不适症状或有病理表现者。虽然严重的外伤或肿瘤压迫、侵蚀等机械性损伤,有时亦可致鼻窦缺损畸形,但本节仅就鼻窦的变异或异常发育予以叙述。

一、病因

导致鼻窦发育出现变异或异常发育的机制目前尚不清楚。一般认为主要有先天性和后天性原因。

(一)先天性原因

主要为胚胎发育障碍所致。表现为单个或多个鼻窦未发育或缺失,可伴有患侧缺鼻畸形,甚至可为单侧或双侧全组鼻窦完全缺失。常伴有颌面部的其他先天性畸形。

(二)后天性原因

可能与内分泌紊乱、炎性感染、局部外伤、营养障碍、气候环境及生活条件等因素,导致松质骨吸收不良或发育受影响有关。内分泌紊乱学说认为,若脑垂体、甲状腺、肾上腺皮质及性腺等有功能障碍时,将明显影响鼻窦的发育,如巨人症者,可有鼻窦过度发育;而佝偻病或侏儒症者,则其鼻窦可发育不良。炎症学说认为鼻窦的气化过程类似于乳突:若自幼即有化脓性中耳炎者,其乳突多有气化不良;若婴幼儿的鼻腔存在炎性感染时,也可影响鼻窦的气化。

二、畸形与变异

不同个体的鼻窦,其所处或深居在颅骨中的位置、窦腔的形状、容积的大小、窦腔的分隔等方面,差异颇大;即使在同一个体,左右两侧鼻窦的状况亦不尽相同。鼻窦通常较易出现的变异:①鼻窦仅部分发育、完全未发育或缺失。②左、右窦腔的容积大小不一,甚至有数十倍的悬殊。③鼻窦过度发育、扩伸至通常情况下所不能到达之颅面骨区域。④鼻窦的正常间隔缺如或出现异常间隔等。

鼻窦的许多变异,往往是在行健康体检、鼻部的其他手术或行尸体解剖时,于无意中偶然发现。在此之前,患者无明显或完全未曾有过与鼻窦有关的不适症状。若鼻窦虽有上述变异,但确无任何临床症状或病理表现时,与其说是"畸形""异常",不如说是生理性变异。只有当出现临床症状时,方为异常或畸形。

三、临床意义

之所以要重视鼻窦的变异,是因为确有少数鼻窦存在变异者,出现不适症状,经施行相应手术后,症状缓解或消失;须充分认识鼻窦变异的意义,还在于用以指导临床实践,以免于诊断、治疗及手术操作过程中,因鼻窦的解剖变异而发生错误或意外。以下就各鼻窦的异常发育或变异分别阐述。

(一)上颌窦的异常发育或变异

上颌窦的异常发育或变异主要表现为上颌窦发育不全或缺失、鼻窦过度发育及向不同的方向扩伸、左右窦腔容积不相等或外观不对称等。

1.上颌窦发育不全或缺失

上颌窦缺失者极为少见,且多伴有患侧缺鼻及面颊部深凹,左右面颊部不对称等;双侧上颌窦不发育者则更为少见。

2.上颌窦腔过度发育

过度发育的上颌窦窦腔可向其四周扩伸,如向上颌骨额突、颧突、腭骨眶突及牙槽突等方向扩伸,分别形成额突窦、颧突窦、眶突窦和牙槽隐窝。

3.上颌窦腔的异常间隔

临床上有时可于术中发现患者的上颌窦腔有异常间隔,将其分隔成两个或多个窦腔。异常间隔者中,约半数以上为垂直间隔。此外尚有水平间隔、斜行间隔及不完全间隔等。单一的垂直间隔,若呈冠状分隔时可将上颌窦腔分为前后两个腔;倘呈矢状分隔,则可将上颌窦腔分为内外两个腔。外腔为密闭腔或偶有小孔通向内腔;而内腔多通向中鼻道。

(二)额窦的异常发育或变异

鼻窦易发生变异者,首推额窦。表现为额窦发育不全或缺失、两侧窦腔的容积不等甚至相差悬殊、额窦过度发育扩伸、额窦中隔偏斜或出现异常分隔而致多窦腔等。

1.额窦发育不全或缺失

如前所述,上颌窦发育不全者极为少见,而额窦发育不全者则较为常见。额窦前壁甚厚,其窦腔可小如蚕豆,容积可不足 1.0 mL;细小的额窦腔常位于眼眶的内上角。小额窦亦可呈裂隙状位于厚实的额骨深处。一侧或两侧额窦完全不发育者,则仅有其厚实的额骨,称为额窦缺失,临床上亦有所见;X 线检查或 CT 扫描时可见额窦区骨质密度与其周围一致。

2.额窦过度发育

发育过度的额窦,其容积可在 40 mL 以上;过度气化的额窦,向上可达额骨鳞部较远处;可同时经眶上或眶顶之后向两侧扩伸,少数可扩伸至蝶骨大小翼或颧突;向深部可达筛骨、蝶窦前壁和/或鸡冠;向前下可延至鼻骨上部或上颌骨额突等处。临床上可见到额窦过度发育者,可同时有脑发育不全或脑萎缩。在额窦手术中,对于出现额窦过度发育者须注意如下几点。

(1)额窦过度发育者,其窦腔各壁常可有骨崤突起,后者于窦壁上形成不规则的小窝或壁龛,有时则可呈封闭的气房状。术中须予以开放,以利于术后引流。

(2)额窦异常扩大者,其窦腔的后壁或下壁常变得极为菲薄甚或缺损,窦壁黏膜与脑膜或眶内组织直接贴合,术中剥离黏膜时倘若不小心,易误入颅内或眶内;窦内的感染也易向颅内或眶内扩散。

(3)若额窦气化扩伸至鸡冠,有时嗅球可呈嗅崤状隆起于窦内,手术时对此种情况须倍加小心,免致损伤。

(4)如额窦气化向筛骨扩伸,可有一骨管横跨于额窦内,该骨管内有筛前神经和血管穿行。手术时不可伤及该骨管。

3.额窦中隔偏斜

额窦异常发育,可出现中隔偏斜。后者可使得两侧窦腔的容积有 4～5 倍之差异,多为中隔的上部明显偏向一侧。若健康的大窦在额部浅面占据整个额区,而有病变的小窦在其深面,手术时,需经过大窦方可再入小窦。

4.额窦的多间隔变异

额窦腔内完全或不全的多间隔变异,多在额窦腔过度扩伸时,因其板障较为坚实而不能被完全吸收所致。亦有学者认为:多窦腔额窦畸形,实为筛窦的筛房异常发育,突入额骨的鳞部所致。额窦可被分隔成 3 个以上的窦腔,甚至可多达 5～6 个窦腔;其间可有小孔互相沟通,形成多房性额窦,且各自有其开口通向中鼻道。

(三)筛窦的异常发育或变异

筛窦异常发育或变异主要表现为筛窦气房在数目上存在个体差异,或多或少,因人而异,即气房可为 3～17 个不等;而筛窦发育不全或缺失者则极少见。此外,尚可有过度发育的筛房向其四周扩伸,如向额骨眶上板扩伸,可形成筛额气房,感染时较难与额窦炎鉴别;如向额窦底部扩伸,则可形成额筛泡,行额窦手术时易误入此泡;若向上颌骨眶下板扩伸时,可形成筛上颌气房,感染时症状与上颌窦炎相似;若向蝶窦或蝶骨大、小翼扩伸时,可形成筛蝶气房,感染时症状颇似蝶窦炎;若向腭骨眶突或翼板扩伸时,可形成筛腭气房;向泪骨部突伸时,则可形成筛泪气房;向鼻甲气化时,可形成筛甲气房,或称为泡状鼻甲或鼻甲泡,多为中鼻甲,极少数泡状鼻甲可位于下鼻甲。

因筛窦过度发育,极少数病例的筛房可超出筛骨范围,突向较重要或甚为危险的区域,如眼眶或颅底等部位。当筛房所突向之处的骨壁极其菲薄甚至缺失,直接与眶骨膜、视神经、脑膜或海绵窦等部分或完全相接触时,尤应注意。尽管这类患者为数不多,但仍须有所认识或准备,以免在行鼻窦手术过程中不慎造成严重并发症。

(四)蝶窦的异常发育或变异

蝶窦的异常发育或变异主要表现为窦腔过度发育、蝶窦中隔偏斜或多间隔、蝶窦发育不全或缺失等。

1.蝶窦过度发育

蝶窦所处的解剖部位极为重要。当蝶窦过度发育时,其与颅前、中、后窝的相距会更加接近,并且与颈内动脉、海绵窦、视神经、翼管神经、蝶腭神经节,以及途经眶上裂的Ⅲ、Ⅳ、Ⅴ、Ⅵ对脑神经的关系会更加密切。一旦蝶窦发生病变,将有可能累及到上述重要的血管和神经组织,从而出现各种并发症或综合征,如外展神经麻痹、单眼或双眼失明、蝶腭神经节综合征、眶尖或蝶裂综合征、海绵窦综合征、垂体综合征等。

有时颈内动脉和海绵窦形成蝶窦侧壁的外界。当蝶窦过度发育以致窦腔骨壁菲薄如纸甚至缺如,此时,颈内动脉可膨突于窦腔内,当经鼻行垂体手术时,须注意防止损伤此类变异。

2.蝶窦间隔变异

蝶窦间隔变异大致有蝶窦间隔缺失、偏斜及出现异常的多间隔等。蝶窦中隔缺失者,其两侧窦腔合为一窦,仅有一个开口通向鼻腔,有学者认为此属一侧窦腔过度发育,致使另外一侧未发育之故。当蝶窦中隔斜向一侧时,其宽侧窦腔的容积可为窄侧的 3～4 倍。变异的蝶窦间隔可呈水平位或呈冠状面垂直位,而将蝶窦分成呈上下或前后的腔隙。若出现多间隔变异,蝶窦便被分隔成多个窦腔。

3.蝶窦发育不全或缺失

不同个体的蝶窦,可呈多种类型发育,其中蝶窦未发育者较为少见。据部分学者曾观察100个解剖标本,发现蝶窦完全不发育者仅为1%。

（孙俊凯）

第八节 先天性鼻部脑膜脑膨出

先天性鼻部脑膜脑膨出是指胚胎期部分脑膜及脑组织经鼻部附近颅骨发育畸形的颅骨缝或骨缺损处膨出颅外至鼻部的一种先天性疾病。此病多见于亚洲及非洲,欧美少见,发病率为1/(5 000～10 000),男性多于女性。

一、病因

确切病因不明。多数学者认为是胚胎发育期间,神经管发育不全及中胚层发育停滞导致颅裂,部分脑膜及脑组织经颅裂或尚未融合的颅骨缝疝至颅外所致。

二、病理

根据膨出程度及膨出物包含的组织不同,可分为含脑膜及脑脊液的脑膜膨出;含脑膜及脑组织的脑膜脑膨出;除上述之外,若连同脑室前角亦膨出颅外者,即称为脑室脑膨出。临床上按膨出部位不同可分为鼻外和鼻内两型,鼻外型膨出物经鸡冠前之前颅窝底疝出于鼻根或内眦部、鼻内型膨出物经鸡冠后之前颅窝或中颅窝疝出至鼻腔、鼻咽、球后或翼腭窝(图 5-14、图 5-15)。其中鼻外型较鼻内型者多见。也有人根据膨出物的具体颅底疝出部位细分为囟门型(又称额筛型)和基底型(又称颅底型)。前者在临床上主要表现为鼻外型,包括鼻额型、鼻筛型和鼻眶型;后者则包括鼻腔型、蝶咽型、蝶筛型、蝶眶型及蝶上颌型等。组织镜检从外至内依次为皮肤或黏膜,皮下或黏膜下组织、硬脑膜等。其所形成的囊内均包含脑脊液,较重者同时包含脑组织。

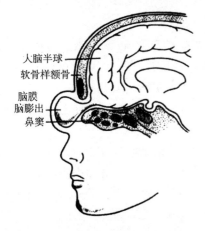

图 5-14 **鼻外型脑膜脑膨出**
小额叶脑组织、脑脊液及硬脑膜经鼻额囟膨出

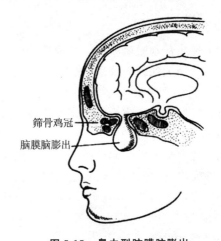

图 5-15 **鼻内型脑膜脑膨出**
额叶脑组织、脑脊液及硬脑膜经筛骨筛状板膨出至鼻腔内

三、临床表现

（一）鼻外型

患儿出生后即发现外鼻上方近中线的鼻根部或稍偏一侧的内眦部有圆形囊性肿物，表面光滑，随年龄而增大。肿物表面皮肤菲薄但色泽正常，有透光感，触之柔软，可触及同脉搏一致的搏动感。患儿啼哭或压迫颈内静脉时肿物张力增高，体积增大，但若骨缺损较小，则此种表现不典型。肿物位于双眼之间，可使鼻根部变宽，眼距增大，形成所谓"眼距加宽征"。

（二）鼻内型

新生儿或婴幼儿鼻不通气，哺乳困难，检查发现单侧鼻腔或鼻咽部有表面光滑的圆形肿物，根蒂位于鼻腔顶部，应考虑到鼻内型先天性脑膜脑膨出。若肿物破溃则有脑脊液鼻漏。但出现此症状的年龄往往较大甚至到成年始发，继发感染则多表现为发作性脑膜炎。

对于不能判明病变性质，而又不能除外本病者，应慎做或禁做活检，必要时可在严格消毒的情况下行局部试穿，若取得脑脊液可确定论断，但有发生脑脊液鼻漏和继发感染引起脑膜炎的危险。因此不能作为常规检查。

四、诊断与鉴别诊断

根据病史及上述临床表现，如外鼻、鼻腔或鼻咽可见圆形光滑肿物，且伴水样鼻漏，应高度怀疑本病，借助其他辅助检查可进一步确诊。华氏位 X 线片，可见前颅窝底骨质缺损或筛骨鸡冠消失，新生儿颅骨钙化不全等；CT 或 MRI 等检查可进一步明确脑膜脑膨出的大小、确切位置及内容物等。

临床上应注意与鼻息肉、额筛窦黏液囊肿、鼻根部血管瘤、鼻内肿瘤等鉴别，因新生儿、婴幼儿患上述疾病者甚少，结合其临床表现，往往易与本病鉴别。但须与鼻部其他先天性肿物相鉴别，特别是鼻部神经胶质瘤。后者与脑膜脑膨出同属先天性神经源性鼻部肿物，均常见于新生儿，且病因相似，所不同的是部分脑膜脑组织疝出后，其颅底脑膜及颅骨缺损处已在胚胎期自然愈合，所遗留于鼻部的神经组织构成鼻神经胶质瘤，因不与颅内交通，故无波动感，且质较硬。其虽具某些肿瘤特征，但实为先天性异位脑组织，属一种发育异常。

五、治疗

先天性鼻部脑膜脑膨出一经确诊，宜及早手术。因小儿耐受力差，过早手术危险性大，过晚则易因肿物增大致颜面畸形，或因皮肤、黏膜破溃而并发脑脊液鼻漏，且使骨质缺损加大，增加手术难度。手术以2～3岁为宜。手术禁忌证：①大脑畸形，患儿无正常发育可能者。②膨出物表面破溃，并发感染者，或鼻内型伴发鼻炎、鼻窦炎者。③特大脑膜脑炎、膨出、脑畸形、脑积水同时并存者。

先天性鼻部脑膜脑膨出的手术治疗原则是将脑膜脑组织回纳颅内，不能回纳者可于蒂部切断后切除膨出物，缝合硬脑膜。修补颅底骨质缺损及矫正颅面畸形。手术分颅内法和颅外法，脑神经外科皆用颅内法，而耳鼻喉科多用颅外法或联合手术。鼻内型者亦可采用鼻内镜下经鼻手术。

（一）颅内法

颅内法又分为硬脑膜外法和硬脑膜内法，适于脑膜脑膨出骨缺损区直径大于 2 cm 者。皆在全身麻醉下进行,取发际内冠状切口行额骨瓣开颅术。硬脑膜外法自额骨开窗下缘将硬脑膜与颅底分开至裂孔处,紧贴骨面分离疝囊,自蒂部将疝囊切断,囊内脑组织尽量回送颅内,如回送困难或脑组织变性,可一并切断,蒂部的变性脑组织可部分切除,然后缝合囊蒂断端,封闭硬脑膜。若缺损较大,可用筋膜或腱膜修补。颅底骨缺损可用额骨或硅胶板等代用品修补。将额骨瓣复位、缝合。小型鼻部脑膜脑膨出在封闭颅底骨孔后,膨出物渐缩小,不需再行切除。对较大膨出物,未将其完全回纳颅内且面部隆起明显者,可在 3 个月后再于面部手术切除,并予整形。此法简单,对脑组织压迫轻,但对骨孔位于筛骨鸡冠之后者操作不便,宜行硬脑膜内法。行双侧额部开颅后切开硬脑膜,向后牵开大脑额叶,可见脑组织从颅底骨质缺损处突出于颅外,若囊内脑组织正常,可回纳颅内;若脑组织已变性则行切除,囊内仅剩脑膜;若脑组织与囊壁粘连,可从颅内骨孔切断,将膨出脑组织留于囊内,用筋膜或腱膜修补硬脑膜,颅底缺损用额骨或其他替代品修补。

(二)颅外法修补术

(1)鼻外型脑膜脑膨出颅外修补术适合于根蒂较小病变者,可在局麻或全麻下手术。根据膨出物的位置可行眉弓内端及鼻外筛窦手术切口,或膨出物表面梭形切口。游离疝囊壁骨缺损处,游离囊颈,分离和回纳囊内容物,若脑组织与囊壁有粘连可切除部分脑组织。重叠折合缝合囊颈的上、下壁;若囊壁菲薄不适,可用阔筋膜修复硬脑膜,颅骨缺损可用硅胶板等替代品修补。

(2)鼻腔脑膜脑膨出鼻内径路切除修补术仅适于骨缺损较小的鼻内型脑膜脑膨出。多采用鼻侧切口,根据情况向下延长至鼻翼,沿骨面分离眶骨膜。显露纸样板,切除前中筛房。由前部进入鼻腔,显露膨出体。去除蒂部周围筛房,扩大术野,在蒂部结扎切断并将断面向颅内还纳,铺盖筋膜,用带蒂鼻中隔黏(软)骨膜瓣或中鼻甲黏骨膜瓣压于筋膜表面。吸收性明胶海绵、碘仿纱条充填鼻腔,缝合面部切口。

(3)鼻内镜下经鼻腔修补脑膜脑膨出,视野清晰,创伤小,手术效果佳,但仅适于病变较轻的鼻内型者。亦可作为其他鼻内型者手术的辅助手段。首先在鼻内镜下做筛窦切除,显露筛顶。找到脑膜脑膨出的具体部位,将膨出物及周围骨质表面黏膜清除干净,可以用双极电凝烧灼,使膨出体缩小或直接切除膨出体。若骨质缺损大,可用自体骨或软骨封闭缺损,用阔筋膜、肌浆或黏膜片封闭、修补缺损部位,吸收性明胶海绵及碘仿纱条填塞鼻腔,7～10 天后取出。

(三)手术并发症

(1)脑水肿多见于颅内修补法。因术中额叶脑组织被牵拉或受压所致,表现为患者苏醒后又进入昏迷状态、呻吟、囟门膨隆等。应及早静脉滴注高渗降颅压药和肾上腺皮质类固醇。

(2)颅内感染主要是手术感染,以鼻内径路多见,多与脑脊液鼻漏有关。表现为高热、颈项强直、表情淡漠、呕吐等。应行腰穿,化验脑脊液,并给予足量易通过血-脑屏障的抗生素。术中切断膨出物蒂部时结扎,并用碘酊、乙醇消毒,保证无菌,可有效避免。

(3)脑脊液鼻漏主要是由于颅底封闭组织较薄、颅内压较高所致。宜先保守治疗,无效可行脑脊液鼻漏修补术。术中筋膜铺盖须超过骨缺损区,最好用复合带蒂组织瓣覆盖,加压填塞,或将修剪合适的硅胶板等置于硬脑膜与颅底骨之间,可起到封闭脑膜缺损和支持脑组织的作用。

(孙俊凯)

第九节　鼻前庭炎

鼻前庭炎为鼻前庭皮肤的弥漫性炎症，多为两侧性，分急性和慢性两种。经常挖鼻，急、慢性鼻炎和鼻旁窦炎、变态反应或鼻腔异物（多见于小儿）的分泌物刺激，长期在粉尘（如水泥、石棉、皮毛、烟草等）环境中工作，易诱发或加重本病。糖尿病或体力衰弱者较多见，并易反复发作。

一、临床表现

急性鼻前庭炎患者表现分为急性和慢性两种。急性者鼻前庭皮肤红肿，疼痛，严重者可扩及上唇交界处，有压痛，表皮糜烂并盖有痂皮。慢性者鼻前庭部发痒，灼热和结痂，鼻毛脱落，皮肤增厚，皲裂或盖有鳞屑样痂皮。

二、诊断和鉴别诊断

依据上述临床表现，即可做出诊断。但应注意与鼻前庭湿疹鉴别。

三、治疗

消炎消肿，洁净痂皮，去除病因，改正挖鼻习惯。局部用1%～2%黄降汞软膏、抗生素软膏涂敷，每天3～4次。对急性病例可局部加用热敷或红外线理疗，重症可全身加用抗感染药物。

（杨洪涛）

第十节　鼻前庭湿疹

鼻前庭湿疹是发生在鼻前庭的一种皮肤损害，表现为具有明显渗出倾向的皮肤炎症反应，皮疹多样性，慢性期则主要表现为局部浸润和肥厚。皮肤损害可蔓延至鼻翼、鼻尖及上唇等处皮肤，瘙痒较剧，多见于儿童，可分为急性、亚急性和慢性3种。

一、病因

湿疹为过敏性皮肤病，属于Ⅳ型变态反应。引起湿疹的原因很多，有内在因子和外在因子的相互作用，常是多方面的。鼻前庭湿疹可能是面部或全身湿疹的局部表现，也可能单独发生。慢性鼻炎，急、慢性鼻旁窦炎的脓性分泌物的经常刺激、浸渍是鼻前庭湿疹的主要原因，搔抓、摩擦、局部药物刺激亦可诱发本病。内在因子如慢性消化系统疾病、胃肠功能紊乱、新陈代谢障碍和内分泌失调等均可产生或加重湿疹病情。

二、临床表现

(一)急性湿疹

急性湿疹以局部渗液、瘙痒及烧灼感为主要症状,皮疹为多数密集粟粒大的小丘疹、丘疱疹和小水疱,基底潮红。由于搔抓,丘疹、丘疱疹和水疱顶端抓破后呈明显点状渗出及小糜烂,浆液不断渗出,病变中心往往较重,而逐渐向周围蔓延,外周又有散在丘疹、丘疱疹,境界一般不清楚。当合并有感染时,炎症表现较明显,并可形成脓疱,脓液渗出或结黄绿色或污褐色痂。

(二)亚急性湿疹

当急性炎症减轻之后,或急性期末未及时适当处理,拖延时间较久而发生亚急性湿疹。皮损以小丘疹、鳞屑和结痂为主,仅有少数丘疱疹或小水疱及糜烂,瘙痒较剧。

(三)慢性湿疹

可因急性、亚急性反复发作不愈而转为慢性湿疹,亦可一开始即表现为慢性湿疹,而无急性或亚急性经过。主要表现为鼻前庭部皮肤增厚、浸润或皲裂,表面粗糙,覆以少许糠秕样鳞屑,或因抓破而结痂,境界一般清楚,病变大多局限。急性发作时可有明显渗出。自觉症状可有明显瘙痒。

三、诊断及鉴别诊断

主要根据病史、皮疹形态及病程,一般湿疹的形态为多形性、弥漫性,分布对称,急性者有渗出,慢性者有浸润、肥厚或皲裂,常反复发作,瘙痒较剧。本病应与鼻前庭炎鉴别。

四、治疗

(一)全身治疗

尽可能寻找该病发生的主要原因,如有有关的全身性疾病应及时治疗。湿疹属Ⅳ型变态反应,适当使用抗组胺药有一定作用,特别是在早期使用效果较好。常用的有苯海拉明、赛庚啶、氯苯那敏、开瑞坦(氯雷他定)、盐酸西替利嗪等。多数情况下,抗组胺药对疾病的过程没有明显的影响,但能缓解瘙痒,减少因搔抓而造成的刺激和损害。

(二)局部治疗

1.西医治疗

积极治疗急、慢性鼻炎及鼻旁窦炎。根据皮损情况选用适当剂型和药物,对有感染者,应酌情使用抗生素治疗。对急性湿疹,以洗剂为主,可选用炉甘石洗剂、振荡洗剂等。对亚急性和慢性湿疹最好选用糖皮质激素霜剂,如皮炎平霜、氟轻松霜等,含焦油成分的糊剂对亚急性和慢性湿疹效果亦较好。

2.中医治疗

急性湿疹者以清热利湿为主,方宜龙胆泻肝汤加减。亚急性湿疹以健脾利湿为主,佐以清热,方以胃苓汤加减。慢性湿疹应以养血祛风为主,佐以清热利湿,方宜养血定风汤加减。

五、预防

尽量去除可疑病因,禁挖鼻及避免局部刺激等。

（杨洪涛）

第十一节 鼻前庭囊肿

鼻前庭囊肿是位于鼻前庭底部皮肤下、上颌骨牙槽突浅面软组织内的囊性肿块,女性多见(图 5-16)。

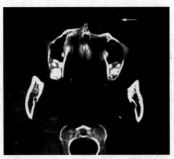

图 5-16　鼻窦轴位 CT 示左侧鼻前庭囊肿(箭头所示)

一、病因

主要有两种学说,腺体潴留学说认为由鼻腔底部黏膜黏液腺腺管堵塞,分泌物潴留所致;面裂学说认为由胚胎期面部各突起连接处残留的上皮组织发展形成所致。

二、病理

囊肿壁由含弹性纤维和许多网状血管的结缔组织构成,内衬纤毛柱状上皮、立方上皮或扁平上皮。囊液多为黏液性,呈棕黄色,大多不含胆固醇,合并感染时呈脓性。

三、临床表现

囊肿生长缓慢,早期多无症状,随肿物增大可见鼻前庭处隆起,可伴同侧鼻塞或肿痛感,合并感染时囊肿增大迅速,局部疼痛加重。检查可见鼻前庭区隆起,触诊可扪及光滑有弹性半球形肿物,局部穿刺可抽出棕黄色黏液,大多不含胆固醇,CT 检查可见梨状孔区类圆形软组织影,无邻近牙齿病变。

四、诊断

根据临床表现,多可确诊。需与牙源性囊肿鉴别,后者继发于牙齿病变,故多有同侧上列牙病变,囊性为黄褐或酱黑色,多含有胆固醇,影像学检查可见牙槽突骨折破坏或囊内含牙。

五、治疗

治疗以手术为主,可采用经唇龈沟进路,彻底切除囊肿壁,术后鼻腔填塞。随着内镜技术发展,可采用内镜下囊肿揭盖术,切除突入鼻腔部分囊壁,使囊肿造口于鼻腔,具有创伤小、时间短、恢复快的优点。

(杨洪涛)

第十二节 酒 渣 鼻

酒渣鼻为中老年人外鼻常见的慢性皮肤损害,以鼻尖及鼻翼处皮肤红斑和毛细血管扩张为表现,并有丘疹、脓疱。女性居多。

一、病因

发病原因不明,可能由于一些因素致面部血管运动神经失调,血管长期扩张所致。其诱因有嗜酒、浓茶及喜食辛辣刺激性食物;胃肠功能紊乱、便秘;内分泌紊乱,月经不调;精神紧张,情绪不稳定;毛囊蠕形螨寄生;鼻腔疾病等。

二、临床表现

好发于中老年,病情重者多为男性,病变以鼻尖及鼻翼为主,亦侵及面颊部,对称分布,常合并脂溢性皮炎。病程缓慢,无自觉症状,按病程进展可分为 3 期,各期间无明显界限。

第一期(红斑期):鼻及面颊部皮肤潮红,有红色斑片,因饮酒、吃刺激性食物、温度刺激或情绪波动而加重,时轻时重,反复发作,日久皮脂腺开口扩大,分泌物增加,红斑加深持久不退。

第二期(丘疹脓疱期):皮肤潮红持久不退,在红斑的基础上,出现成批、大小不等的红色丘疹,部分形成脓疱。皮肤毛细血管逐渐扩张,呈细丝状或树枝状,反复出现。

第三期(鼻赘期):病变加重,毛细血管扩张显著,皮肤粗糙、增厚,毛囊及皮脂腺增大,结缔组织增生,使外鼻皮肤形成大小不等的结节或瘤样隆起,部分呈分叶状肿大,外观类似肿瘤,称鼻赘。

三、诊断与鉴别诊断

根据 3 期的典型临床表现,诊断并不难。本病应与痤疮相鉴别,痤疮一般发生于青春期,病变多在面部的外侧,挤压有皮脂溢出,无弥漫性充血及毛细血管扩张,青春期后多能自愈。

四、治疗

(1)去除病因:积极寻找及去除可能的致病诱因及病因,避免易使面部血管扩张的因素,如热水浴、长时间受冷或日晒等;调理胃肠功能,禁酒及刺激性食物,调整内分泌功能;避免各种含碘的药物与食物。

(2)局部治疗:主要是控制充血、消炎、去脂、杀灭螨虫。查出有毛囊蠕形螨虫者,可服用甲硝唑 0.2 g,每天 3 次,2 周后改为每天 2 次,共 4 周。病变初期可用白色洗剂(升华硫黄 10 g,硫酸锌 4 g,硫酸钾 10 g,玫瑰水加到 100 mL)或酒渣鼻洗剂(氧化锌 15 g,硫酸锌 4 g,甘油 2 g,3%醋酸铝液 15 mL,樟脑水加到 120 mL)。丘疹、脓疱可用酒渣鼻软膏(间苯二酚 5 g,樟脑 5 g,鱼石脂 5 g,升华硫黄 10 g,软皂 20 g,氧化锌软膏加到 100 g),亦可用 5%硫黄洗剂。每次用药前先用温水洗净患处,涂药后用手按摩,使其渗入皮肤,早晚各 1 次。

(3)全身治疗:丘疹、脓疱、结节及红斑性病变可口服四环素,每天 0.5~1.0 g,分次口服。1 个月后,减至每天 0.25~0.50 g,疗程 3~6 个月。其他如红霉素、土霉素、氨苄西林等也可应用。B 族维生素可用于辅助治疗。

（4）丘疹毛细血管显著扩张者，可用电刀、激光或外用腐蚀剂（如三氯醋酸）切断毛细血管。如已形成皮赘，可用酒渣鼻划破手术治疗，亦可用 CO_2 激光行鼻赘切除术，对较大者，术后行游离皮片移植。

（杨洪涛）

第十三节　鼻　疖

鼻疖是指鼻前庭或鼻尖部毛囊、皮脂腺或汗腺的局限性急性化脓性炎症。一般性疖肿预后良好。发生于鼻部的疖肿，因解剖及组织结构的特殊性（如外鼻静脉汇入颅内海绵窦，其静脉无静脉瓣等），可能引起较严重的并发症，临床上必须引起高度的重视。

一、病因

（1）致病菌主要为金黄色或白色葡萄球菌。

（2）鼻疖的主要诱因为挖鼻、拔鼻毛等不良习惯，使局部抵抗力下降，细菌乘机侵入。鼻腔或鼻窦发生化脓性炎症，脓液的反复刺激，使局部皮肤受伤，诱发感染。此外，一些全身性疾病如糖尿病，使身体抵抗力降低，受细菌的感染易患鼻疖。

（3）疖肿在发生感染后，毛囊、皮脂腺或汗腺周围常形成炎性的保护圈，如炎性保护圈被破坏，病菌向周围侵犯，可发生蜂窝织炎或静脉炎等较严重的并发症。

二、临床表现

病变早期局部胀痛或因张力大而疼痛剧烈，多为波动性。严重时合并有头痛、畏寒、发热及全身不适等全身症状。局部主要为红、肿、热、痛等炎症的表现。早期可见鼻尖部或一侧鼻前庭红肿，有丘状隆起，周围组织发硬及红肿，丘状隆起的中心随病变进展出现脓点。1 周内，脓点自行溃破，脓液排出，疼痛减轻，可自行愈合。伴有全身疾病者，可多个发病，部分伴有颌下或颏下淋巴结肿大及压痛。发病后挤压，引起炎症向周围扩散，局部疼痛及红肿加重，可出现全身症状与严重的并发症。

三、诊断与鉴别诊断

根据症状和体征较易诊断，但应与以下疾病进行鉴别诊断。

（一）鼻前庭炎

由鼻的分泌物持续刺激引起，感觉鼻干痒及疼痛。鼻前庭局部皮肤弥漫性红肿、糜烂、结痂，常两侧同时发生。

（二）鼻部丹毒

症状为鼻的剧痛，局部弥漫性红肿，病变的界线明显。常累及上唇与面部，全身症状较重，伴高热。

（三）鼻前庭皲裂

鼻前庭皲裂多并发于感冒，触及鼻尖部时，皲裂部位有剧痛，见局部皮肤有裂痕，周围红，易出血或盖有结痂。

（四）鼻前庭脓疱疮

常两侧同时发生的小脓疱。

四、并发症

（一）鼻翼或鼻尖部软骨膜炎

炎症扩散，侵及鼻的软骨膜，使鼻尖部或鼻梁红肿，剧烈疼痛，伴较重的全身症状。

（二）上层及面部蜂窝织炎

不适当地挤压疖肿，使炎症扩散，引起蜂窝织炎，表现为上唇或面颊部红肿、压痛明显。此时炎症易向上引起海绵窦炎症，应引起重视。

（三）眼蜂窝织炎

眼蜂窝织炎表现为眼球突出及疼痛等。

（四）海绵窦血栓性静脉炎

海绵窦血栓性静脉炎为鼻疖最严重的颅内并发症。因挤压使疖肿感染扩散，经内眦及眼上下静脉而入海绵窦，临床上表现为寒战、高热、剧烈头痛、同侧眼睑及结膜水肿、眼球突出或固定，甚至视盘水肿及失明等。眼底检查发现眼底静脉扩张和视盘水肿等。如延误治疗，1～2 天内有发展至对侧的可能，严重者危及生命。

五、治疗

疖肿未成熟时，可用各种抗生素软膏、1％氧化氨基汞软膏或 10％鱼石脂软膏局部涂抹，同时配合全身使用抗生素。局部还可应用热敷、超短波、红外线或激光照射等物理治疗以促使炎症消散。当脓点出现或疖肿已成熟时，切忌挤压或切开，可在无菌操作下用小探针蘸少许苯酚（石炭酸）或 15％硝酸银腐蚀脓头，促使其破溃排脓。亦可在碘酊消毒后，用刀尖挑破脓点表面，将脓栓吸出，切不可扩大切开周围部分。疖肿破溃后，应保持局部清洁，促进伤口的引流及愈合。合并海绵窦血栓性静脉炎者，应给予足量、敏感的抗生素。及时请眼科和神经科等相关科室医师协助治疗。

本病通过有效的预防，完全可以避免发生。应戒除挖鼻及拔鼻毛等不良习惯，及时治疗鼻腔和鼻窦相关疾病，避免有害物质的持续刺激，努力控制糖尿病等全身疾病；禁止挤压"危险三角区"的疖肿，以预防鼻疖及其严重并发症的发生。

（杨洪涛）

第十四节　复发性多软骨炎

复发性多软骨炎是指主要损害常见于耳、鼻、喉和全身的软骨和眼球，表现为一种反复发作的类似炎症的损害。

一、病因

病因未明，多数学者认为本病属于一种自身免疫性疾病。

二、病理

本病无典型病理变化,其受累软骨的基本病理变化:①初期(急性期),软骨嗜碱性减弱或消失,软骨周围有嗜酸性粒细胞浸润,此外有浆细胞或淋巴细胞浸润,为非特异性炎症。②中期(软骨溶解或破坏期),软骨基质中酸性黏多糖减少或消失,软骨基层疏松,软骨细胞破坏,胞质丧失,有时仅有核残存,出现胶原组织或呈同质性变化。病变进一步发展,软骨基质坏死、溶解、液化,伴发软骨炎或出现肉芽组织和单核细胞浸润。破坏的软骨被以淋巴细胞为主的炎性细胞所分离。③末期(萎缩期),残余的坏死软骨逐渐消失,肉芽机化,结缔组织皱缩,原有的组织或器官塌陷或变形。

三、临床表现

复发性多软骨炎视病变侵犯部位不同而有不同表现。如鼻部软骨受累,可出现鼻背、鼻翼和/或鼻尖红肿、疼痛,多次发作后则形成"鞍鼻",外鼻软骨破坏殆尽,外鼻呈明显畸形后,炎症可不再发生。外耳软骨受累则可出现耳郭红肿、疼痛,与耳郭化脓性软骨膜炎症状相类似,反复发作后可致耳郭萎缩呈"菜花状",或形成外耳道狭窄,但发作时耳垂不受累。若呼吸道软骨受累,可出现咳嗽、气管或声门下狭窄、呼吸困难等。咽鼓管软骨受累则可出现传导性聋或鼓室积液。内耳受累则可出现耳鸣、眩晕、耳聋等。关节受累则出现发作性、不对称性、游走性关节疼痛。眼部受累则可出现结膜炎、角膜炎、巩膜炎、突眼、虹膜炎、玻璃体炎、视网膜炎、脉络膜炎或视神经炎,甚至导致失明等。此外,本病尚可侵犯软骨以外的结缔组织,特别是血管系统,引起肾病、心血管疾病、皮肤损害、肝功能及内分泌异常等表现;在较重患者或急性发作期患者可出现发热、体重减轻和贫血等全身性症状。

四、诊断

本病早在 1966 年国外即有初步诊断标准,目前国内有关此病的诊断意见:①以"排他法"排除其他疾病之可能性。②有两处或两处以上部位之软骨有复发性炎症,其中至少包括一个特殊器官。③偶然或突然发现鞍鼻。④耳郭软骨损害表现。⑤一侧突眼或伴各类型眼炎。⑥测定血沉和尿酸性黏多糖明显升高(后者更为重要,前者不一定升高)。⑦损害处软骨活检,病理表现为炎性细胞分隔之软骨岛。⑧一般症状为发热、体重减轻和贫血。激素治疗有明显疗效。

五、治疗

本病之治疗主要以肾上腺皮质激素治疗为主,免疫抑制剂有一定疗效。若病情不能控制,患者可因呼吸及血管系统并发症、尿毒症和中毒性休克而死亡。

(杨洪涛)

第十五节　急性鼻窦炎

鼻窦炎为细菌感染、变态反应等引起的鼻窦黏膜卡他性炎症和化脓性炎症。因为鼻窦炎常继发于鼻炎,而且常同时存在,因此1997年美国耳鼻咽喉头颈外科协会采用了鼻-鼻窦炎这一术语(本文简称鼻窦炎)。急性鼻窦炎是指症状持续不超过4周(4～8周称亚急性),1年内发病少于4次。上颌窦因窦腔较大,窦底较低,而窦口较高,易于积脓,且居于各鼻窦之下方,易被他处炎症所感染,故上颌窦炎的发病率最高,筛窦炎次之,额窦炎又次之,蝶窦炎最少。严重的鼻窦炎可伴发相应骨髓炎或眼眶、颅内感染等并发症。

从急性细菌性鼻窦炎患者的鼻窦中分离出的常见细菌菌群是肺炎链球菌、溶血性链球菌和葡萄球菌等多种化脓性球菌。其次为流感嗜血杆菌和卡他莫拉菌属,后者常见于儿童。其他的致病菌还有链球菌类、厌氧菌和金黄色葡萄球菌等。由牙病引起者多属厌氧菌感染,脓液常带恶臭。

最近的研究显示,在美国大约25％的肺炎链球菌对青霉素产生耐药性,另外大环内酯类和磺胺类药物的耐药性也很普遍。将近30％的流感嗜血杆菌产生β_2内酰胺酶,而几乎所有卡他莫拉氏菌属都产生β_2内酰胺酶。流感嗜血杆菌对磺胺类药物的耐药性非常普遍。

一、病因

(一)局部病因

1.感染

本病常继发于呼吸道感染或急性鼻炎。在上呼吸道感染时。水肿的鼻黏膜阻塞了鼻窦的开口,窦内氧气为黏膜内血管所吸收,形成鼻窦内相对负压(真空性鼻窦炎)。来自黏膜的渗出液蓄积鼻窦内,并成为细菌的培养基。后者从窦口或通过黏膜固有层播散的蜂窝织炎或栓塞性静脉炎进入窦腔,结果导致血清和白细胞外渗以与炎症抗争,黏膜变得充血和水肿。

2.鼻腔疾病

鼻中隔高位偏曲、中鼻甲肥大、鼻息肉、鼻肿瘤。均可妨碍窦口引流而致病。过敏性鼻炎,由于患者黏膜水肿,也可导致窦口引流不畅。

3.外伤

前组鼻窦,特别是上颌窦和额窦位置表浅。易受外伤而发生骨折,细菌可由皮肤或鼻黏膜侵入鼻窦,也可因弹片、尘土等异物进入而引起感染。

4.牙源性感染

上颌第二前磨牙及第一、第二磨牙的牙根位于上颌窦底壁,当其发生牙根感染时,可能穿破窦壁,或拔牙时损伤底壁均可引起上颌窦炎,称牙源性上颌窦炎。

5.气压改变

航空、潜水、登山时,可因气压骤变,鼻腔内发生负压而引起损伤,称气压创伤性鼻窦炎。

6.直接因素

如游泳后污水直接经鼻腔进入鼻窦,鼻腔内填塞物留置时间过久,因局部刺激或污染而导致鼻窦发炎。

(二)全身病因

过度疲劳、营养不良、维生素缺乏及患有各种慢性病如贫血、结核、糖尿病、慢性肾炎等时,身体抵抗力减弱,可成为鼻窦炎的诱因,亦可继发于流感等急性传染病后、内分泌紊乱,如甲状腺、垂体或性腺的病变,亦可使鼻窦黏膜水肿,导致窦口阻塞。

二、病理

早期为急性卡他期,黏膜短暂贫血,继而血管扩张,渗透性增加,渗出物经过扩张的毛细血管流入窦腔,黏膜红肿,上皮肿胀,纤毛运动迟缓,上皮下层有多形核白细胞和淋巴细胞浸润,分泌物为浆液性或黏液性;后即转入化脓期,窦腔黏膜水肿及血管扩张加重,炎性细胞浸润更为明显,分泌物变为黏脓性,时间越久,充血越重,毛细血管可破裂出血,由于水肿压迫,使血液供应不足,可发生纤毛上皮细胞坏死脱落,此时分泌物为黄色脓液。少数病例可发生窦壁骨膜炎、骨髓炎和其他并发症,一般多见于幼儿。

三、临床表现

(一)全身症状

常在急性鼻炎病程中症状加重,出现畏寒发热、周身不适、精神不振、食欲缺乏等。以急性牙源性上颌窦炎的全身症状较剧。儿童发热常较高,可发生抽搐、呕吐和腹泻等症状。

(二)局部症状

1.鼻阻塞

本病表现为较严重的鼻塞,因鼻黏膜充血肿胀和分泌物积存,排除鼻涕后,通气虽能暂时改善,但随即又觉鼻塞。

2.嗅觉障碍

因鼻黏膜充血肿胀和分泌物积存或嗅区黏膜炎性病变,可出现患侧暂时性嗅觉障碍,少数可能为永久性。

3.鼻漏

患侧鼻内有较多的黏脓性或脓性分泌物擤出,初起时涕中可能带少许血液。厌氧菌或大肠埃希菌感染者脓涕恶臭,多见于牙源性上颌窦炎。脓涕可后流至咽部和喉部,刺激局部黏膜引起发痒、恶心、咳嗽和咳痰。

4.局部疼痛和头痛

急性鼻窦炎除发炎鼻部疼痛外,常有较剧烈的头痛,这是由于窦腔黏膜肿胀和分泌物潴留压迫或分泌物排空后负压的牵引,刺激三叉神经末梢而引起。疼痛或头痛的分布和特征有助于临床对病变的定位。额窦炎的头痛向前额部放射,通常表现为全头痛;急性上颌窦炎的疼痛通常从内眦部向面颊部放射,也可向齿槽区放射,酷似牙渐疾病;筛窦炎的疼痛常位于鼻根和眼球内眦后部,并周期性发作,晨起较重;蝶窦炎的诊断一般缺少特性,通常为鼻窦炎的一部分,但也可孤立发病,引起枕部或球后部疼痛。所有鼻窦炎的疼痛在窦口完全阻塞和脓性分泌物潴留时更为严重。该症状在临床上比较危险,因为病变的发展可致鼻窦骨壁破坏、溶解、吸收,引起眶内或颅内的脓毒症。

5.耳部症状

少数患者可出现耳鸣、眩晕或听力减退等症状,多见于急性蝶窦炎患者其耳鸣、眩晕可能是翼管神经受刺激之故,患者可有天旋地转、摇摆不稳或如在舟中之感。

(三)检查

1.局部红肿及压痛

前组急性鼻窦炎由于接近头颅表面,其病变部位的皮肤及软组织可能发生红肿,由于炎症波及骨膜,故在其窦腔相应部位有压痛。急性上颌窦炎可表现为颌面、下睑红肿和压痛;急性额窦炎则表现额部红肿以及眶内上角(相当于额窦底)压痛和额窦前壁叩痛;急性筛窦炎在鼻根和内眦处偶有红肿和压痛。后组急性鼻窦炎由于位置较深,表面无红肿或压痛。

2.鼻腔检查

鼻黏膜充血、肿胀,尤以中鼻甲和中鼻道黏膜为甚。鼻腔内有大量黏脓性或脓性鼻涕,用1%麻黄碱收缩鼻黏膜后观察中鼻道和嗅裂,前组鼻窦炎可见中鼻道有黏脓性或脓性物,后组鼻窦炎可见嗅沟积脓,擤尽鼻涕后可能暂时消失,应体位引流后再做检查。如一侧鼻腔脓性物恶臭,应考虑牙源性上颌窦炎。

3.鼻窦内镜检查

鼻窦内镜有硬管和光导纤维两种。用1%麻黄碱和1%丁卡因棉片做鼻黏膜收缩和麻醉后,擤尽鼻腔脓涕。利用不同视角检查鼻腔各壁,并伸入鼻道检查窦口及其附近黏膜,可精确判断鼻腔黏膜,尤其是窦口及其附近黏膜的病理改变,包括窦口形态、黏膜红肿程度、息肉样变及脓性分泌物来源等。

4.上颌窦穿刺冲洗检查

一般在全身症状消退和局部炎症控制后进行,具有诊断和治疗的双重作用。须在患者无发热和抗生素控制下施行。如有脓性分泌物,应做细菌培养和药物敏感试验,以利进一步治疗。

5.X线鼻窦摄片

X线华氏位和柯氏位摄片有助于诊断,特别是大鼻窦的急性炎症有一定价值。急性鼻窦炎时可显示鼻窦黏膜肿胀;若窦内蓄脓,片中常可见上颌窦内的液平面。但窦口扩大、病变广泛时,平片仅表现为整个透过度下降,无法精确显示病变范围。脓毒症形成时,平片上的表现与急性鼻窦炎没有区别。

6.CT检查

在鼻窦CT扫描中,除了鼻窦的密度增高,还可见鼻窦骨壁的稀疏,提示若感染未得到控制,会出现较严重的并发症。对反复感染者要检查牙根,即应考虑牙源性上颌窦炎,牙根疾病的迁延可能是反复感染的因素。因此在鼻窦急性炎症,特别是有可能出现并发症的情况下,鼻窦CT可良好的显示鼻窦的病变程度和范围,特别是鼻窦骨质变化,后者常提示可能出现并发症或并发症的根源。

(四)各组鼻窦炎分述

1.急性上颌窦炎

急性上颌窦炎为上颌窦急性感染,多继发于急性鼻炎。若感染来自上颌窦下壁的牙根尖部,称为牙源性急性上颌窦炎。

(1)临床表现:①鼻塞由于鼻甲肿胀,鼻腔分泌物积蓄所致,表现为持续性或间歇性。②鼻漏为急性上颌窦炎的主要症状。由于病理状态不同,鼻漏的性状也可不同,在急性分泌期时,表现为大量浆液性鼻漏,在急性化脓期时,表现为脓性鼻涕,量较少,难以擤尽。牙源性上颌窦炎患者因多为厌氧菌或大肠埃希菌感染,脓涕呈恶臭味。鼻涕可向后流至咽喉部,引起恶心、咳嗽。③头痛是上颌窦炎的早期常见症状。疼痛位于上颌窦前壁、上颌磨牙区以及眶上、额部。特点是晨起轻,午后重,常在傍晚时缓解。疼痛是因脓性分泌物、细菌毒素和黏膜肿胀刺激及压迫神经末梢所致。④全身症状可有发热、畏寒、乏力等不适,小儿尤为明显。

(2)诊断要点:①多有上呼吸道感染史、牙病史。②典型的上颌窦区疼痛,呈现晨起轻,午后加重的特点。③局部检查见患侧颌面、下睑红肿,上颌窦区叩诊时疼痛明显,叩击尖牙和前磨牙时也可出现疼痛。④鼻腔检查可见鼻腔黏膜充血、肿胀,鼻底部见大量黏脓性或脓性分泌物,或中鼻道可看到脓液。鼻咽镜见中鼻甲后端充血,鼻咽部有脓性分泌物。⑤上颌窦诊断性穿刺须在患者无发热和使用抗生素后进行,若穿刺发现脓性分泌物即可诊断,并将脓液做细菌培养和药敏实验,以指导下一步治疗。⑥X线片(华氏位)显示患侧上颌窦黏膜增厚,窦腔密度增高,有液平面表示窦腔积脓。鼻窦 CT 扫描(水平位或冠状位)可获得更为清晰的炎症性改变影像。

2.急性额窦炎

急性额窦炎发病率较低,常与筛窦炎、上颌窦炎同时存在,转为慢性额窦炎者较少。急性额窦炎常见的致病菌为链球菌、葡萄球菌或肺炎球菌。

(1)临床表现:①前额部局限性疼痛特点为周期性发作,即晨起出现,并逐渐加重,至午后开始缓解,晚间可消失,但次日又重新发作。头痛轻重与炎症程度和额窦开口阻塞的程度有关,阻塞严重者,头痛周期性不明显。②由于鼻腔黏膜肿胀,分泌物增多而出现鼻阻塞和脓涕,先为黏性涕,后为黏脓性或脓性涕。③鼻塞可引起嗅觉减退或消失。鼻塞解除后嗅觉多数能恢复。④轻度或中度发热、全身不适、食欲缺乏等全身症状。

(2)诊断要点:①多有急性鼻炎史,或有游泳、跳水史,或高空飞行时速降、潜水作业等气压创伤史。②周期性额部局限性痛为其典型症状。③体征检查可见患侧额部红肿,眼眶内上方额窦底壁处压痛明显。④鼻腔检查可见鼻腔黏膜充血,鼻甲红肿,中鼻道有黏液或脓性分泌物存在。⑤X线片或CT扫描显示额窦炎性改变。

3.急性筛窦炎

筛窦炎发病率次于上颌窦炎,多合并上颌窦炎。炎症可局限在前组筛窦,但以前、后组筛窦同时受累常见。其病因为细菌或病毒感染、变态反应,或并发于急性传染病、外伤等。

(1)临床表现:①头痛局限于内眦或鼻根部或额部,程度轻重不一。②鼻塞、多涕因鼻腔黏膜肿胀,分泌物存留所致。③前筛房病变有流泪、畏光等症状,后筛房病变可出现嗅觉减退,有人可出现发热等全身症状。

(2)诊断要点:①多有上感史或急性传染病史。②鼻根、内眦处压痛,鼻腔黏膜及鼻甲红肿,中鼻道或嗅裂存脓。③X线片或CT检查可见筛窦炎性改变。

4.急性蝶窦炎

蝶窦炎少见,症状不典型,常被忽视。急性蝶窦炎因细菌或病毒感染而引起。

(1)临床表现:①头痛为急性蝶窦炎的主要症状,表现为颅底或眼球等深部钝性头痛,也可放射到头顶、额部及枕部,夜间或酒后加重。②多有脓性鼻涕,若鼻分泌物经后鼻孔流至咽部,可引起不时吸吮或吐出。③嗅觉障碍常为唯一主诉,经过治疗多可恢复。④鼻阻塞多因鼻腔黏膜肿胀,分泌物存留所致。

(2)诊断要点:①无典型症状,需综合病史、临床表现进行分析。②鼻内镜检查可发现蝶窦口或蝶筛隐窝有脓液和黏膜红肿等炎性改变。③CT扫描可清楚显示蝶窦病变。

四、治疗

以非手术疗法为主,尽快消除病因,控制感染;促进鼻窦的通气引流,控制感染,以防止发生并发症或转成慢性鼻窦炎。

(一)一般治疗

注意休息,多饮水或进高营养流质饮食。如头痛或局部疼痛剧烈时,可使用镇痛剂。

(二)全身用药

因多为球菌、杆菌或厌氧菌感染,故应首选并足量使用青霉素类抗生素,如患者对青霉素过敏或细菌对此类抗生素具抗药性,可改用其他广谱抗生素或磺胺类药物。在使用抗生素之前或使用时,应做细菌培养和药敏试验。正确选择并足量使用抗炎药物,对防止并发症发生或转成慢性鼻窦炎至关重要。2004 年美国鼻窦变态反应健康协会推荐的《急性细菌性鼻窦炎抗生素治疗指南》指出:首选 β_2 内酰胺类抗生素,但对 β_2 内酰胺过敏或最近使用其他药物治疗失败的患者,推荐使用喹诺酮类。喹诺酮类对急性细菌性鼻窦炎主要病原体的细菌学效能是有限的,治疗失败的可能性达到 25%。复方新诺明的联合使用,能使发生致命的中毒性表皮坏死松解症的危险性升高。临床医师应该注意速发型超敏反应及其他少见的不良反应。

(三)局部治疗

1.鼻部用药

常用 1‰麻黄碱液或呋喃西林麻黄碱液、氯霉素麻黄碱液滴鼻。若为急性额窦炎或筛窦炎,滴鼻时应采用头后仰位。若为急性上颌窦炎应采用侧头位,使黏膜消肿,改善鼻窦的通气引流而减轻头痛。用 1%丁卡因加 2%麻黄碱混合液棉片,置于中鼻道前段最高处,每天更换 1~2 次,使额窦开口处的黏膜消肿以促进其通气引流,可减轻急性额窦炎患者之头痛。

2.鼻窦置换疗法

鼻窦置换疗法适用于各种非急性期的鼻窦炎,而仍有多量脓涕及鼻阻塞者,以利鼻窦引流。

3.上颌窦穿刺冲洗

急性上颌窦炎无并发症者,在全身症状消退和局部炎症基本控制时,可行上颌窦穿刺冲洗,有时一次冲洗即愈。亦可于冲洗后向窦内注入抗生素或类固醇激素,每周 1~2 次,直至痊愈。

4.蝶窦冲洗

在鼻内镜窥视下,将细长吸引器头放入蝶窦开口处进行抽吸和冲洗。

5.额窦钻孔引流

适用于保守治疗无效,或病情加重,可能引起额骨骨髓炎的病例。即于患侧额窦前下壁处钻一直径约 0.8 cm 的孔至窦腔内,经此孔吸出脓液,用生理盐水冲洗,并置入引流管从鼻腔引出,在症状消除后适时从鼻腔拔管。

6.物理治疗

超声雾化蒸气吸入、红外线照射、超短波电疗、电透热法和局部热敷等物理疗法,对改善局部血液循环,促进炎症消退或减轻症状均有帮助。行超声雾化或蒸气吸入时,多用 α-糜蛋白酶,或庆大霉素 8 万单位加地塞米松 5 mg。

7.手术疗法

急性期多不宜手术,仅在鼻窦炎症向外扩散而导致毗邻器官发生严重并发症(如眶内或颅内感染)时才施行,但须严格掌握适应证。

五、预防

预防感冒,及时治疗急性鼻炎,鼻腔有分泌物时忌用力擤鼻,积极防治牙病。

(杨洪涛)

第十六节 慢性鼻窦炎

急性鼻窦炎感染多次、反复发作后,鼻窦内黏膜产生病变,丧失原有的纤毛上皮功能,同时窦口黏膜肿胀、肥厚,鼻窦引流受阻,导致鼻窦慢性炎症。1993 年,国际鼻窦疾病会议将慢性鼻窦炎定义为症状和体征持续 8 周以上,或反复发生的急性鼻窦炎每年发作 4 次以上。慢性鼻窦炎常为多个鼻窦同时受累,凡累及两个或两个以上鼻窦者谓之多窦炎;当两侧所有鼻窦均受累时则称为全鼻窦炎。

一、病因

(一)窦口鼻道复合体(OMC)阻塞

在慢性鼻旁窦炎的病源学研究中有人发现,中鼻道前端鼻旁窦引流通道(前中筛区对应处)是否存在炎性病变,与全组慢性鼻旁窦炎的发病有直接相关性。此区首先接触呼吸气流,易于沉积细菌及变应原颗粒,局部的反复感染、黏膜肿胀除影响筛窦外,可波及额窦和上颌窦,导致鼻旁窦口肿胀狭窄、闭塞,引流不畅,继发鼻窦内炎性病变。Naumann 将该区域命名为窦口鼻道复合体(ostiomeatal complex,OMC),包括中鼻甲、筛泡、筛漏斗、半月裂、额隐窝及中鼻甲基板以前的鼻窦开口等。作为各鼻窦引流口集中的 OMC 区的病变引起纤毛上皮的损害,进而使黏液纤毛清除功能降低,是鼻窦炎慢性化和复发的重要因素。一般认为 OMC 的阻塞会导致窦腔 PaO_2 的下降、$PaCO_2$ 的上升和黏膜血流的下降,从而使一些毒力较弱的细菌大量繁殖,对黏膜及黏膜下层造成侵袭,引起炎症反应。当炎症未及时控制时,便会导致结缔组织增生及鳞状上皮化生,使黏膜发生不可逆的变化,并加重 OMC 的阻塞,从而使细菌繁殖、黏膜破坏、脓液潴留、OMC 阻塞,形成恶性循环,最终导致疾病的慢性化和难治性。OMC 阻塞和以下一种或几种因素的相互作用有关:全身性疾病,如上呼吸道感染、变应性疾病或免疫性疾病(IgA 和 IgG 异常)引起黏膜肿胀;分泌液性质的改变,如纤维囊性变;纤毛功能障碍,如原发性纤毛运动障碍或获得性纤毛功能障碍;面部损伤、肿胀或药物所致的鼻腔黏膜局部损害;解剖畸形所致的机械性阻塞,如鼻窦发育不全、中鼻甲反向弯曲、中隔偏曲、后鼻孔闭锁等,钩突和筛漏斗发育的差异可能影响上颌窦、筛窦以及额窦的引流通道,成为慢性鼻窦炎发病的诱因;中鼻甲前下端过度气化可以压迫钩突,阻塞半月裂孔和筛漏斗,引起上颌窦炎和前组筛窦炎。其中病毒感染和变应性因素引起黏膜炎症是 OMC 阻塞最常见的原因。

(二)细菌感染

慢性鼻窦炎绝大多数是鼻窦内的多种细菌感染,致病菌以流感杆菌及链球菌多见。常见的需氧菌有金黄色葡萄球菌、绿色链球菌、流感嗜血杆菌、卡他莫拉氏菌、表皮葡萄球菌和肺炎链球菌。常见的厌氧菌有消化链球菌属、棒状杆菌属、拟杆菌属和韦荣氏菌属。此类细菌可通过其鞭毛、荚膜等自身毒力及所释放的毒素、胶原酶和蛋白酶等侵袭黏膜上皮,趋化中性粒细胞、淋巴细胞等炎性细胞,促进前列腺素、组胺等递质的释放,导致黏膜损伤和疾病的发展。

(三)病毒感染

研究发现,近 20% 的急性上颌窦炎患者的上颌窦内存在病毒感染。其中最多见的是鼻病毒,其次为流感和副流感病毒。上呼吸道病毒感染导致黏膜充血和纤毛功能障碍,可继发细菌感染。

(四)黏膜纤毛功能障碍

1.原发性纤毛功能障碍

原发性纤毛功能障碍如不动纤毛综合征,包括 Karlagnor 综合征,患者由于黏膜纤毛缺乏蛋白壁;囊性纤维化病或黏稠物阻塞症,患者由于血清中存在抑制纤毛活动的物质,从而使得纤毛摆动无力、方向紊乱,无法清除有害物质,引起分泌物潴留,导致疾病的发生,而分泌物变黏稠的原因可能是由于黏液腺分泌物中酸性糖蛋白含量增加,改变了黏膜流变学特性。

2.继发性纤毛功能障碍

慢性鼻窦炎患者中,一些细菌如铜绿假单胞菌、流感嗜血杆菌可释放某些因子使纤毛运动能力下降、摆动紊乱。从中性粒细胞释放出的蛋白溶酶除了可造成纤毛结构损伤外,还可使纤毛运动停止。窦腔 PaO_2 的下降、$PaCO_2$ 的上升,使得纤毛上皮 ATP 产生减少,进而纤毛运动能力下降。另外鼻腔异物、鼻息肉、局部阻塞均可使纤毛运动功能减低。

(五)免疫功能紊乱

1.免疫缺陷

药物和手术难以治愈的慢性鼻窦炎患者,可能会伴有不同程度的免疫缺陷,如 IgG 亚群缺陷(在儿童特别是 IgG_2 缺陷,表现为反复上呼吸道感染)、IgA 或 IgM 缺陷、低丙种球蛋白血症及多变型免疫缺陷病(CVID)等。因此早期发现免疫缺陷对于预防复发性和慢性鼻窦炎具有重要意义。

2.变应性反应

变应性鼻炎与鼻窦炎的同时发生率为 25%～70%。鼻腔黏膜变应性炎症对鼻窦炎的影响主要是:变应性水肿累及鼻窦口黏膜,造成鼻窦口的狭窄或阻塞,伴发黏液过量分泌,导致鼻窦分泌物潴留,继发细菌感染;变应性水肿累及鼻窦黏膜,同时鼻腔充血堵塞,迫使患者张口呼吸引起窦内氧张力下降;另外,窦腔内上皮通透性增加,导致对微生物的防卫能力下降,易继发细菌感染;变应性炎症反复发作,可提高呼吸道黏膜对变应性和非变应性刺激的反应性。据此认为,变应性炎症和慢性鼻窦炎的发生有着紧密的联系。

3.真菌免疫反应

变应性真菌性鼻窦炎的发病多由于一个或多个鼻窦内真菌生长繁殖,引起宿主强烈超敏反应,同时伴有鼻腔、鼻窦的感染性炎症,是 IgE 介导的 Ⅰ 型变态反应和免疫复合物介导的 Ⅲ 型变态反应的结合;嗜酸粒细胞真菌性鼻窦炎是嗜酸粒细胞介导的,易感个体对真菌超敏反应而致的鼻、鼻窦变应性反应。主要以组织学及鼻分泌物真菌培养阳性,黏蛋白中嗜酸粒细胞聚集,CT示慢性鼻窦炎症改变为诊断依据。

二、病理

从病理类型来看,慢性鼻窦炎可分为卡他性鼻窦炎和化脓性鼻窦炎。

(一)慢性卡他性鼻窦炎

黏膜正常或增厚,伴有杯状细胞增生,固有层水肿,血管周围浸润,管壁增厚或管腔阻塞,大量浆细胞和肥大细胞浸润。分泌物为黏液性、黏液脓性或浆液性。

(二)慢性化脓性鼻窦炎

上皮层可能出现肉芽形成或缺损,固有层中炎症细胞浸润明显,血管周围浸润较卡他性更严重,少数骨质可能受到侵蚀。按上皮层和固有层变化的特点,又可分为以下各型。

1.乳头状增生型

表现为黏膜上皮由假复层柱状上皮变为无纤毛的复层鳞状上皮,表皮增厚突起呈乳头状。

2.水肿型

表现为黏膜固有层剧烈水肿增厚,可呈息肉样变。

3.纤维型

表现为动脉管壁增厚,周围纤维组织增生,末梢血管阻塞,黏膜固有层中腺体少,纤维组织形成。

4.腺体型

表现为腺体增生或腺管阻塞,后者可形成囊肿或脓囊肿。

5.滤泡型

在黏膜的固有层中淋巴细胞聚集形成滤泡,并且有淋巴细胞存在于滤泡内形成小结。

此外,长期慢性炎症的刺激可导致(鼻)窦壁骨质增生,如果慢性感染发生在儿童时期,可致鼻窦发育不良和窦腔狭小。慢性鼻窦炎或复发发作会导致骨炎,骨炎的范围与感染的次数和病史的长短有关,结果可导致鼻窦窦腔容积减少。鼻窦骨壁的增厚和硬化一方面继发于长期慢性炎症,另一方面加重鼻窦口阻塞,使炎症难以缓解。

三、临床表现

(一)全身症状

慢性鼻窦炎的症状常较轻,少数人可无明显症状,一般可有食欲缺乏、易疲倦、记忆力减退、思想不集中等症状。极少数病例可有持续性低热。

(二)局部症状

1.多脓涕

流涕为主要症状,呈黏脓性或脓性,色黄或灰绿。前组鼻窦炎患者,鼻涕易从前鼻孔擤出;后组鼻窦炎者,鼻涕多经后鼻孔流入咽部,患者自觉咽部有痰,常经咽部抽吸后吐出。牙源性上颌窦炎的鼻涕常有腐臭味。

2.鼻塞

亦为主要症状,是因鼻黏膜肿胀、鼻甲息肉样变、息肉形成或鼻内分泌物较多所致,有时亦可因脓涕太多,于擤出鼻涕后鼻塞减轻。

3.头昏、头痛

慢性鼻窦炎多表现为头沉重感,急性发作时可有头痛,均为鼻窦内引流不畅所致。一般表现为钝痛和闷痛,乃因细菌毒素吸收所致的脓毒性头痛,或因窦口阻塞、窦内空气被吸收而引起的真空性头痛。头痛多有时间性或固定部位,多为白天重、夜间轻,且常为一侧性,如为双侧者必有一侧较重;前组鼻窦炎者多在前额部,后组鼻窦炎者多在枕部;休息、滴鼻药、蒸汽吸入或引流改善,鼻腔通气后头痛减轻;咳嗽、低头位和用力时因头部静脉压升高而使头痛加重;吸烟、饮酒和情绪激动时头痛。

4.嗅觉减退或消失

一是由于鼻黏膜肿胀、鼻塞,气流不能进入嗅觉区域,多属暂时性;二是由于嗅区黏膜受慢性炎症长期刺激,嗅觉功能减退或消失可能为永久性。

5.视力障碍

视力障碍多因筛窦炎和蝶窦炎引起,但较少见。

(三)检查

1.鼻腔检查

前鼻镜检查可能见到鼻黏膜慢性充血、肿胀或肥厚,中鼻甲肥大或息肉样变,中鼻道变窄、黏膜水肿或有息肉。前组鼻窦炎其脓涕多在中鼻道内;后组鼻窦炎多在嗅裂、后鼻孔,或鼻咽顶部有脓;下鼻道有大量脓液者,应考虑到慢性上颌窦炎。必要时应做后鼻镜检查,可观察上鼻道是否有脓液。未见鼻道有脓液者,可用1‰麻黄碱收缩鼻黏膜并行体位引流后,复做上述检查,可助诊断。

2.口腔和咽部检查

牙源性上颌窦炎者同侧上列牙可能存在病变,后组鼻窦炎者咽后壁可能见到脓液或干痂附着。

3.鼻窦 A 型超声波检查

本检查具有无创、简便、迅速和可重复检查等优点。适用于上颌窦和额窦,可发现窦内积液、息肉或肿瘤等。

4.纤维鼻咽喉镜或鼻内镜检查

纤维鼻咽喉镜或鼻内镜检查可清楚准确地判断上述各种病变及窦口及附近区域的病变。

5.鼻窦穿刺

传统的上颌窦穿刺简单易学,在诊断和初步缓解患者症状方面是手术所不能替代的。多用于上颌窦,通过穿刺冲洗以了解窦内脓液的性质、量及有无恶臭等,且便于脓液细菌培养和药物敏感试验,据此判断病变程度和制订治疗方案,并且收集潴留液做细菌学和细胞学检查,以便检查包括真菌在内的致病菌以及早期诊断出恶性病变。

6.影像学检查

(1)鼻窦 X 线片:可显示窦腔大小、形态及窦内黏膜不同程度增厚、窦腔密度增高、液平面或息肉阴影等。面部单纯 X 线检查(华氏位、柯氏位)时,通常鼻旁窦无骨质破坏所见。急性发作后的慢性鼻窦炎影像学特征与急性鼻窦炎相似,表现为黏骨膜增厚,慢性纤维化,伴息肉样增生,分泌物潴留,导致鼻窦密度增高,透过度下降。

(2)鼻窦 CT:慢性鼻窦炎 CT 扫描诊断主要参考冠状位和水平位。影像特征为黏膜肥厚,鼻窦内充满软组织密度阴影。慢性鼻窦炎中,前筛最常受累,上颌窦及额窦炎常与 OMC 的结构和病变状况有关。单纯上颌窦炎较为多见,但对单侧上颌窦病变应与血管瘤、内翻性乳头状瘤鉴别;若上颌窦内密度不均,则应考虑真菌性鼻窦炎的可能,同时也要与恶性肿瘤鉴别;孤立性额窦炎较少见。

(四)各组鼻窦炎分述

1.慢性上颌窦炎

慢性上颌窦炎多因急性上颌窦炎反复发作,或治疗不彻底迁延而致。也可因鼻甲肥大、鼻中隔偏曲、鼻息肉、鼻腔肿瘤、鼻腔异物等阻塞中鼻道和上颌窦口而引起。

(1)临床表现:①一侧或双侧鼻塞,程度视鼻腔黏膜肿胀范围、分泌物多少、气候变化而定,鼻塞发生后,常引起嗅觉减退。②多涕为主要症状,单侧或双侧,可以从前鼻孔流出,也可以向后流入鼻咽部后经口吐出。分泌物为黏脓性或脓性。③可有头部钝痛,但程度明显轻于急性上颌窦炎。多为上午轻,下午重。也有人时感头昏,注意力不集中。记忆力下降。

(2)诊断要点:①注意既往急性发病情况和治疗经过,目前有鼻塞、脓涕、头痛等症状。②鼻腔检查可见鼻黏膜慢性充血、肿胀,鼻甲肥大,中鼻道或总鼻道积脓。对可疑而未发现脓液者,先用1%麻黄碱收缩鼻腔和中鼻道黏膜,再行体位引流,数分钟后再检查中鼻道有无脓液,若有可支持诊断。③X线或CT检查可显示窦腔变小、窦内黏膜增厚、密度增高、液平面等,对诊断有重要价值。④行诊断性上颌窦穿刺,若窦腔内有脓液,可确定诊断,并可做脓液细菌培养和药敏试验。

2.慢性筛窦炎

慢性筛窦炎发病率仅次于慢性上颌窦炎,单独发病者少,多合并上颌窦炎。

(1)临床表现:①局部症状有鼻塞、嗅觉减退、流涕等。②头面部疼痛,如窦口受阻,可有额部、鼻根、眼眶处慢性疼痛、闷胀感。③全身症状:精神不振、倦怠、注意力不集中等。

(2)诊断要点:①慢性筛窦炎很少单独发生,症状不典型,故应全面分析病史,了解起病情况、全身及局部症状。②前鼻镜或鼻内镜检查可见中鼻道或嗅裂处有脓液。③X线片或CT扫描显示筛窦炎性病变。

3.慢性蝶窦炎

慢性蝶窦炎很少见,可因急性蝶窦炎反复发作,或其他鼻窦及鼻腔感染而累及。

(1)临床表现:①全身症状轻重不一,可有精神不振、倦怠、头昏等表现。②局部症状可有深部钝性头痛,脓涕,鼻后倒流,嗅觉障碍,鼻塞。

(2)诊断要点:①了解头痛特点,对头深部疼痛者要警惕。②鼻镜检查注意嗅沟处有无存脓。③X线或CT扫描可发现蝶窦炎性病变影像,为诊断的主要依据。

四、鉴别诊断

(一)慢性鼻炎

慢性鼻炎流鼻涕不呈绿脓性,亦无臭味,故观察鼻涕的性质是鉴别关键;X线检查鉴别可准确无误,慢性鼻炎病变局限于鼻腔,而慢性鼻窦炎则在鼻窦内可见有炎性病变。

(二)神经性头痛

有些患神经性头痛的患者可长年头痛,反复发作,往往被误认为有鼻窦炎,但这种患者基本没有鼻部症状,故通过临床表现及X线检查即可加以鉴别。

(三)其他疾病

包括:①过敏性鼻炎。②阿司匹林性喘息。③鼻窦支气管综合征。④急性鼻窦炎及鼻窦脓肿。⑤术后性上颌窦囊肿为主的鼻窦囊肿性疾病。⑥鼻窦真菌症。⑦牙源性上颌窦炎。⑧乳突瘤、血管瘤、淋巴管瘤等鼻窦良性肿瘤。⑨恶性肿瘤。⑩韦格纳肉芽肿、结核等。

五、分型和分期

目前关于慢性鼻窦炎的分型和分期仍沿用以下标准(中华医学会耳鼻咽喉科学分会、中华耳鼻咽喉科杂志编辑委员会制订的《慢性鼻窦炎鼻息肉临床分型分期及内镜鼻窦手术疗效评定标准》)。

分型、分期标准(以侧计,前后筛窦分开计)具体如下。

Ⅰ型:单纯型慢性鼻窦炎(保守治疗无效)。1期,单发鼻窦炎;2期,多发鼻窦炎;3期,全鼻窦炎。

Ⅱ型:慢性鼻窦炎伴鼻息肉。1期,单发鼻窦炎伴单发鼻息肉;2期,多发鼻窦炎伴多发鼻息肉;3期,全鼻窦炎伴多发鼻息肉。

Ⅲ型:全鼻窦炎伴多发性、复发性鼻息肉和/或筛窦骨质增生。

六、治疗

以改善鼻腔通气和引流,排除脓液为治疗原则。

(一)去除病因

去除相关病因,可行扁桃体和腺样体切除术。变态反应与慢性鼻窦炎关系甚密切,互为因果,必须同时治疗感染和变态反应。

(二)局部用药

(1)以减充血剂为主,能改善鼻腔通气和引流,常用1%麻黄碱滴鼻液。应强调的是,此类药不宜长期应用,否则可导致药物性鼻炎,使鼻塞加重或不可逆。本病多数与变态反应有关,故减充血剂内可适当加入类固醇类激素药物。此外,滴鼻剂配伍中应含有保护和恢复鼻黏膜纤毛活性的成分,如ATP、溶菌酶等。

(2)上颌窦穿刺:对于鼻窦内积脓较多而又不易排出者可用此法,常用于上颌窦炎,每周1~2次。必要时可经穿刺针导入硅胶管留置于窦内,以便每天冲洗和灌入抗生素与类固醇激素等药物。

(3)置换法:应用于额窦炎、筛窦炎和蝶窦炎,最宜于慢性化脓性全鼻窦炎者及儿童慢性鼻窦炎者。用鼻腔交替负压置换法,可将以0.5%麻黄碱滴鼻液为主并适当配入抗生素、糖皮质激素和α-糜蛋白酶的混合液带入窦腔。

(4)物理治疗:如超声雾化、透热疗法、微波治疗等。

(三)全身药物治疗

1.抗生素类

对于慢性鼻窦炎急性发作者,口服阿莫西林-克拉维酸钾1.0 g,每天2次,可取得良好疗效;大环内酯类抗生素对慢性鼻窦炎作用的临床试验是近年的重要进展,给予每天400~600 mg红霉素,时间3~6个月,各种症状可全面改善,与氧氟沙星联用效果更好。

2.免疫治疗

鼻局部使用类固醇激素制剂已成为治疗慢性鼻窦炎的一线药物;对于免疫球蛋白G缺陷,且对抗生素治疗不敏感的患者,应静脉给予免疫球蛋白治疗。

3.改善黏膜纤毛传输功能治疗

可采用缓冲性高渗盐水冲洗鼻腔,也可口服稀化黏素(吉诺通)、溴环己胺醇等。

(四)手术治疗

1.辅助手术

以改善鼻窦通气引流,促进鼻窦炎症消退为目的,如切除部分中鼻甲,清除鼻腔息肉,咬除膨大的筛泡,矫正鼻中隔偏曲等。

2.鼻窦手术

鼻窦手术分为经典的鼻窦根治(或清理)术及新近的功能性内镜鼻窦手术。以 Caldwell Luc

或 Denker 术式为主的根治手术自 19 世纪以来已有百年历史。无论哪种鼻内手术都可以说是流派。从 20 世纪 70 年代开始,以奥地利及德国为主率先在欧洲施行了内镜下鼻内手术,美国于 1980 年,日本在 20 世纪 90 年代以后也相继广泛开展了内镜下鼻内鼻窦手术。迄今,这种手术已经成为主流。

(杨洪涛)

第十七节　急　性　鼻　炎

急性鼻炎是由病毒感染引起的鼻黏膜急性炎症性疾病,俗称"伤风""感冒"。四季均可发病,但冬季更常见。病毒感染是其主要病因,或在病毒感染的基础上继发细菌感染。

一、诊断要点

整个病程可分为三期。

(一)前驱期
数小时或 1～2 天,鼻内有干燥、灼热感,患者畏寒、全身不适。鼻黏膜充血,干燥。

(二)卡他期
2～7 天,此期出现鼻塞,逐渐加重,频频打喷嚏,流清水样涕伴嗅觉减退。同时全身症状达到高峰,如发热、倦怠、食欲缺乏及头痛。鼻黏膜弥散性充血肿胀,总鼻道或鼻腔底见水样或黏液性分泌物。

(三)恢复期
清鼻涕减少,逐渐变为黏液脓性。全身症状逐渐减轻,如无并发症,7～10 天可痊愈。

二、药物治疗

(一)全身治疗
(1)若出现发热症状,需退热缩短病程,可用生姜、红糖、葱白煎水热服或口服解热镇痛药对乙酰氨基酚等。

(2)若合并细菌感染或可疑有并发症时可全身应用抗菌药物。

(3)中医中药治疗也有较好疗效,如香菊胶囊等。

(二)局部治疗
可用 1% 麻黄碱(小儿用 0.5%)滴鼻液滴鼻。

(三)中医中药治疗
由于风寒化热、胆火上攻引起的鼻塞欠通,鼻渊头痛的急性鼻炎、急性鼻窦炎,可采用藿胆丸治疗。

三、注意事项

麻黄碱滴鼻液连续应用不宜超过 3 天,否则可产生"反跳"现象,出现更为严重的鼻塞。

(杨洪涛)

第十八节 慢 性 鼻 炎

慢性鼻炎是鼻黏膜及黏膜下层的慢性炎症。主要特点是鼻腔黏膜肿胀,分泌物增加。病程持续 3 个月以上或反复发作,迁延不愈。慢性鼻炎患者常伴有不同程度的鼻窦炎。

一、临床表现

(1)鼻塞早期表现为间歇性和交替性;晚期较重,多为持续性,出现闭塞性鼻音,嗅觉减退。

(2)流涕早期鼻分泌物主要为黏膜腺体分泌物,为黏液性。晚期的鼻分泌物可表现为黏液性或黏脓性,不易擤出。

(3)如下鼻甲后端肥大压迫咽鼓管咽口,可有耳鸣、听力减退。下鼻甲前端肥大,可阻塞鼻泪管开口,引起溢泪。

(4)长期张口呼吸以及鼻腔分泌物的刺激,易引起慢性咽喉炎。

(5)头痛、头昏、失眠、精神萎靡等。

二、诊断

根据症状、鼻镜检查及鼻黏膜对麻黄碱等药物反应不良,诊断多无困难。但应注意与结构性鼻炎鉴别。

三、治疗

(1)局部治疗:①局部糖皮质激素鼻喷剂为一线主体治疗药物。②只有在慢性鼻炎伴发急性感染时才可使用减充血剂滴鼻,1～2 次/天。注意,此类药物长期使用可引起药物性鼻炎。③鼻腔生理盐水冲洗。

(2)如果炎症比较明显并伴有较多的分泌物倒流,可口服小剂量大环内酯类抗生素。

(3)手术治疗:药物及其他治疗无效并伴有明显的持续性鼻阻塞症状者,可行手术治疗。

(杨洪涛)

第十九节　干燥性鼻炎

干燥性鼻炎以鼻黏膜干燥,分泌物减少,但无鼻黏膜和鼻甲萎缩为特征的慢性鼻病。有学者认为干燥性鼻炎是萎缩性鼻炎的早期表现。但多数学者认为二者虽临床表现有相似之处,但是不同的疾病,多数干燥性鼻炎并非终将发展为萎缩性鼻炎。

一、病因

病因不明,可能与全身状况、外界气候、环境状况等有关。

（1）气候干燥、高温或寒冷，温差大的地区，易发生干燥性鼻炎，如我国北方，特别是西北地区，气候十分干燥，风沙和扬尘频繁，人群发病率很高。

（2）工作及生活环境污染严重，如环境空气中含有较多粉尘，长期持续高温环境下工作，好发本病。大量吸烟亦易发病。

（3）全身慢性病患者易患此病如消化不良、贫血、肾炎、便秘等。

（4）维生素缺乏如维生素 A 缺乏，黏膜上皮发生退行性病变、腺体分泌减少。维生素 B_2 缺乏可导致上皮细胞新陈代谢障碍，黏膜抵抗力减弱，易诱发本病。

二、病理

鼻腔前段黏膜干燥变薄，上皮细胞纤毛脱落消失，甚至退化变性，由假复层柱状纤毛上皮变成立方或鳞状上皮。基底膜变厚，含有大量胶质，黏膜固有层内纤维组织增生，并有炎性细胞浸润。腺体及杯形细胞退化萎缩。黏膜表层可有溃疡形成，大小、深度可不一。但鼻腔后部的黏膜以及鼻甲没有萎缩。

三、临床表现

中青年多见，无明显性别差异。

（一）鼻干燥感

鼻干燥感为本病的主要症状。鼻涕少，黏稠不易排出，形成痂块或血痂。少数患者可以出现鼻咽部和咽部干燥感。

（二）鼻出血

由于鼻黏膜干燥，黏膜毛细血管脆裂，极小的损伤也可引起鼻出血，如擤鼻、咳嗽、打喷嚏等。

（三）鼻腔刺痒感

患者常喜揉鼻、挖鼻、擤鼻以去除鼻内的干痂。

（四）检查

鼻黏膜干燥、充血，呈灰白色或暗红色，失去正常的光泽。其上常有干燥、黏稠的分泌物、痂皮或血痂。有时黏膜表面糜烂，出现溃疡，黏膜病变以鼻腔前段最为明显。少数溃疡深，累及软骨，可发生鼻中隔穿孔。

四、诊断及鉴别诊断

诊断不难，根据症状和鼻腔检查可明确，但需与萎缩性鼻炎、干燥综合征等鉴别。

（1）萎缩性鼻炎以鼻黏膜及鼻甲的萎缩为病变特征，鼻腔宽大，下鼻甲萎缩。晚期鼻内痂块极多，可呈筒状，味臭。嗅觉障碍常见。本病仅为鼻黏膜干燥而无鼻黏膜和鼻甲的萎缩，无嗅觉减退。

（2）干燥综合征除了鼻干外，其他有黏膜的地方也会出现干燥的感觉，如眼干、咽干、阴道分泌物减少。同时伴有腮腺肿大，关节肿痛等症状。免疫学检查可确诊。

（3）出现鼻中隔穿孔时，应除外鼻梅毒。鉴别要点：①鼻梅毒患者有梅毒病史或其他梅毒症状；②梅毒侵及骨质，穿孔部位常在鼻中隔骨部，本病鼻中隔穿孔多在软骨部；③梅毒螺旋体血清试验：包括荧光螺旋体抗体吸收试验（FTA-ABS）、梅毒螺旋体微量血凝试验（MHA-TP）等。试验以梅毒螺旋体表面特异性抗原为抗原，直接测定血清中的抗螺旋体抗体。

五、治疗

(1)根据病因彻底改善工作、生活环境,加强防护。

(2)适当补充各种维生素,如维生素 A、B 族维生素、维生素 C 等。

(3)鼻腔滴用复方薄荷滴鼻剂,液状石蜡、植物油等。

(4)鼻腔涂抹金霉素或红霉素软膏。

(5)每天用生理盐水进行鼻腔冲洗。

(6)桃金娘油 0.3 g,2 次/天。稀释黏液,促进分泌刺激黏膜纤毛运动。

(杨洪涛)

第二十节　变态反应性鼻炎

一、中医病因

中医认为本病的病因有内外之分。

(一)外因

外因为风、冷、热、异气等外邪乘虚从鼻窍而入,袭于肺脏,导致肺失宣肃,水道失于通调,津液停聚,壅塞鼻窍而发病。

(二)内因

内因为先天禀赋不足,或后天因饮食不节,恣食肥甘厚味或进食海腥发物,导致脾失健运,积湿蕴热;湿热伏于肺,导致肺、脾、肾三脏虚损;肺失于通调水道,津液内停,壅塞于鼻窍而致病。

因此本病的发生以机体的内因为本,外因为标,临床上以虚证表现居多。

二、西医病因

西医认为引起本病的因素很多,变应原是诱发本病的直接原因。患儿多为易感个体,即特应性体质。某些变应原对大多数人无害,但一旦作用于易感个体可即诱发变态反应。

(一)遗传因素

本病与其他变应性疾病一样,内在因素是基因的变异。比较肯定有关的为来自母系位于 11 对染色体长臂 q 段上的变异。许多患儿家族成员中也有过敏性疾病。一项对同卵双生儿的调查研究表明同时患有变异性鼻炎的概率为 21%。

(二)环境因素

外界因素常常触发该疾病的发生,如空气污染、温差的变化、刺激性气体等都可影响鼻腔黏膜,导致疾病的发生。

(三)食物因素

在小儿中食物过敏十分常见,如牛奶、虾、鱼、蛋、贝类、巧克力、水果等。

(四)吸入性变应原

经呼吸道吸入而致敏,包括屋内尘土、动物皮毛、羽绒、真菌、螨等。

(五)其他

内生变应原如某些代谢产物、变性蛋白以及机体病灶内的细菌等微生物。

三、中医病机

本病病位在鼻窍,病变脏腑主要在肺脏,常涉及脾肾二脏。病理性质主要为虚实夹杂。病初在肺,病机以邪壅肺气,水道失于通调,津液内停,壅塞于鼻窍为主,属实;病久反复发作以肺气虚弱为主,日久累及脾肾,而见虚证或虚中夹实,病机以气虚无力运行,导致津液内停,在上壅塞于鼻窍为主。总之,肺脾肾三脏不足为本,津液壅阻于鼻窍是标,二者相互影响,致使病程缠绵,迁延不愈。

(一)肺气虚弱,风寒外袭

鼻鼽患儿平素肺气亏虚,肺主气,开窍于鼻,外合皮毛,卫表不固,腠理疏松,风寒之邪乘虚而入,邪正相争,驱邪外出而鼻痒、喷嚏连连;风寒束肺,肺失宣降,清肃无权,水液不布,津液停聚,因而鼻内肌膜肿胀苍白;气不摄津,泛而清涕连连,水湿壅滞于鼻,故鼻窍不通。

(二)肺脾气虚,水湿泛鼻

肺气的充实,有赖于脾气的运化、输布和肾气的摄纳;脾为后天之本,生化之源,脾虚则诸脏气亦虚,若脾气虚弱,纳运失职,湿浊内停;同时,肺气无以充养,肺失宣降,津液停聚,致水湿浊邪上泛鼻窍,出现鼻塞、喷嚏,清涕不止。

(三)肾元亏虚,无以温煦

肾主纳气,为气之根,又主命门之火,肾水充盛,吸入之气才能经过肺的肃降,下纳于肾。若肾元亏虚,摄纳无权,气不归元,阳气易于耗散,风邪得以内侵致病。同时肾阳虚,则命门火衰,不能温养脾肺、温化和固摄水湿,寒水上泛而不能自收,内外邪浊结聚鼻窍,可致鼽嚏。因此,本病虽表现在肺,其病理变化与脾肾关系密切。

(四)脾气虚弱,痰浊困阻

素体脾气虚弱,或饮食劳倦伤脾,脾失健运,水湿内停,日久聚湿成痰,痰湿内困,循经上犯鼻窍,故鼻塞不通,流涕不止;同时脾气虚弱,肺失充养,卫表不固,故鼻痒,喷嚏频频。

(五)肺经伏热,风邪外袭

肺经素有积热,肃降失职,风热之邪乘虚而入,邪热上犯鼻窍,故鼻痒,喷嚏,鼻黏膜充血肿胀,壅塞不通;肺失宣降,则水湿不布,气不摄津,清涕连连,发为鼻鼽。

本病以肺虚、脾虚、肾虚为主,不治可持续多年或呈永久性,花粉病或可转为气喘,因此,常年发作者必须积极预防和治疗。鼻鼽儿童患者多因先天禀赋不足,脾气虚弱,随着年龄增长,肾气渐充,经治疗大部分患儿可逐渐痊愈,若反复发病,或治疗失当,致肾气更虚,摄纳失常,较难治愈,且可并发过敏性鼻窦炎、鼻息肉等症。

四、西医病机

鼻黏膜含有大量的血管与神经,并受丰富的感觉神经和自主神经末梢支配。鼻黏膜受到变应原的影响后,通过神经、体液和细胞介导等道路产生一系列的机体反应,引起发生于鼻黏膜的速发型变态反应。

炎症因子在发病过程中起重要作用。变应原进入鼻黏膜,经抗原递呈细胞处理,后者释放的抗原肽信号激活 T 细胞向 Th_2 细胞分化,合成并释放多种 Th_2 型细胞因子如 IL-3、IL-4、IL-5 和粒细胞巨噬细胞-集落刺激因子。这类因子促进肥大细胞分化、成熟,增强 B 细胞 IgE 合成分泌的能力,IgE 与肥大细胞、巨噬细胞和上皮细胞表面的受体结合而使该细胞处于致敏状态。与此同时,对嗜酸性粒细胞有较强趋化作用的细胞因子的合成与分泌增加,如来源于肥大细胞、巨噬细胞、内皮细胞和上皮细胞的黏附因子、IL-3、IL-4、IL-5 和各种趋化因子等,当变应原再次进入鼻黏膜后,变应原与细胞表面的临近两个 IgE 桥联,使其释放多种炎性介质,这些物质可直接或间接作用于鼻黏膜的血管,导致血管扩张、血浆渗出增加、鼻黏膜水肿;作用于胆碱能神经,使腺体分泌旺盛;作用于感觉神经使黏膜敏感性增高,喷嚏发作,产生相应的临床症状;有的又作用于肥大细胞、嗜酸性粒细胞、巨噬细胞等,使局部炎性反应进一步加重,导致鼻黏膜的敏感性增高,以至于非变应原刺激也可引起症状发作。

五、病理

本病为淋巴细胞、嗜酸性粒细胞浸润为主要特征的变态反应性炎症。临床上常见鼻黏膜水肿,血管扩张,腺细胞增生。病理上可见细胞质内空泡形成,细胞容积增大,胞质向管腔内漏出,分泌增加;肥大细胞在黏膜表层乃至上皮细胞间增多。鼻分泌物中可见嗜酸性粒细胞,尤在接触变应原后数量明显增加:变应原激发后 10 分钟左右,嗜酸性粒细胞首先吸附到鼻黏膜血管壁,然后穿越黏膜层和黏膜上皮进入鼻腔分泌物中,分泌物中嗜酸性粒细胞计数可达 90%。炎细胞脱颗粒并释放大量的炎性介质,如组胺、激肽类、白三烯、前列腺素、血小板活化因子、5-羟色胺等。微循环紊乱,如局部小动脉痉挛和小静脉扩张,毛细血管和静脉充血,上皮细胞水肿和细胞间隙增加,血流缓慢,导致鼻毛细血管漏出液增加,形成大量分泌物。此外,腺体可呈囊肿样变性,假复层纤毛柱状上皮可化生为鳞状上皮。鼻黏膜浅层活化的朗格汉斯细胞($CD1^+$)、巨噬细胞($CD68^+$)等 HLA-DR 阳性的 APC 增多。并发现在上皮细胞有干细胞因子及多种细胞因子的表达。肥大细胞、嗜酸性粒细胞、巨噬细胞和上皮细胞均有 IgE 受体(FeRI)。此外,上皮细胞存在有诱生型氧化亚氮(iNOS),在抗原的刺激下一氧化氮(NO)生成增加。

六、临床表现

本病以鼻痒、多次阵发性喷嚏、大量水样鼻涕和鼻塞为临床特征。

(一)阵发性鼻痒和打喷嚏

鼻内奇痒多突然发生,继之连续不断地打喷嚏,每次多于 3 个,甚至连续十几个或数十个,多在晨起或夜晚或接触变应原后立刻发作,伴有流泪、眼部发痒,因连续打喷嚏常引起咽部刺痒或隐痛。若变应原为食物常有硬腭发痒。

(二)鼻塞

发作期间多为双侧,持续性,轻重程度不一,接触变应原数量少,时间短,鼻塞则可为单侧、交替性、间歇性。

(三)鼻流清涕

为大量清水样鼻涕,有时可不自觉地从鼻孔滴下。有时候流涕可能是变应性鼻炎患儿唯一的症状,初起可能少而稠,在发作高潮则多而稀,恢复期又少而稠,若有继发感染则呈黏液脓性。由于鼻痒、鼻塞,患儿常常搐鼻、吸鼻、皱鼻或举手擦鼻,称为"变态反应性敬礼"。有的患者可能伴有胸闷、喉痒、咳嗽、腹胀、腹泻、腹痛等症状。

(四)嗅觉减退

因鼻黏膜水肿,含气味分子不能到达嗅区,或因嗅觉黏膜水肿,功能减退所致,多为暂时性,也可因病变严重或屡发而致永久性失嗅。

(五)其他

发作期出现暂时性耳鸣、听力减退、头痛或其他变态反应性疾病。

七、物理查体

物理查体包括鼻部情况、球结膜、下呼吸道和肺部情况。

发作期患儿鼻黏膜水肿,苍白、柔韧;一部分患者常伴有眼睑肿胀、结膜充血。鼻腔有水样或黏液样分泌物,鼻甲肿大,1%麻黄素可使其缩小,有时可发现中鼻道小息肉。由于鼻塞明显,患儿常常用手将鼻尖上推帮助呼吸,久而久之鼻部形成一水平状外鼻皱褶。在间歇期鼻黏膜呈黯红色。若伴有胸闷、哮喘,听诊可闻及肺部哮鸣音。发作期的鼻分泌物涂片检查可见较多嗜酸性粒细胞。若不伴有哮喘,血清 IgE 水平一般在正常范围内。

八、实验室检查

(一)特异性检查

1.变应原皮肤试验

该检查以适宜浓度和低微剂量的各种常见变应原浸液做皮肤试验(点刺或皮内注射)。皮试前24 小时停用抗组胺药、拟交感神经药、茶碱类、肥大细胞膜稳定剂、糖皮质激素等,长效抗组胺药停用 3 天。如患儿对某种变应原过敏,则在激发部位出现风团和红晕。

2.鼻内激发试验

有时为进一步明确,也可以一种可疑变应原行鼻内激发试验,即将变应原置于下鼻甲前端,以激发鼻部变态反应症状,如出现鼻痒、喷嚏、流涕和鼻塞等为阳性,以确定导致变应性鼻炎的致敏物。由于此检查有一定的危险性,一般不作为常规诊断方法。

3.总 IgE 和特异性 IgE 抗体检测

总 IgE 增高,提示可能有变态反应性疾病,但缺乏特异性。用放射性变应原吸定法(radioallergy osorbent test,RAST)和放射免疫或酶联法(ELISA)测定特异性 IgE,有较高的敏感性和特异性。

(二)其他辅助检查

鼻分泌物嗜酸性粒细胞计数。取中鼻道内分泌物做涂片,烘干固定,做 Hansel 美兰伊红染色,嗜酸性粒细胞分类计数超过 5%时有诊断意义;见有肥大细胞和杯状细胞也有意义,但非特异性;合并感染时含有大量多核白细胞。仅有单纯多核白细胞不能诊断此病。嗜酸性粒细胞阴性也不能排除本病,须反复检查。

九、诊断

本病的诊断主要依靠病史、一般检查和特异性检查。病史对于诊断非常重要,应注意询问发病时间、诱因、症状严重程度,生活或工作环境,家族及个人过敏史,有否哮喘、皮炎等。通过上述方法一般不难做出诊断。长期以来,许多临床工作者对变应性鼻炎的诊断有一个模糊的概念,仅仅凭鼻痒、阵发性喷嚏、清水样鼻漏、鼻塞、鼻黏膜苍白水肿等临床表现即诊断为变应性鼻炎。其实上述症状并非是变应性鼻炎特有的。曾经有一个时期,又把可在鼻分泌物内查到嗜酸性粒细胞作为诊断变应性鼻炎的可靠指标。自从 Mygind 提出非变应性鼻炎伴有嗜酸性粒细胞增多症即 NARES 的概念后,证明这种认识也是错误的。因为 NARES 患儿的鼻分泌物中嗜酸性粒细胞 100％阳性,但从任何方面都不能证明其与变态反应有关。

十、鉴别诊断

(一)血管运动性鼻炎

临床上大部分"慢性鼻炎"即为此类鼻炎。它是由非特异性刺激诱导的一种以神经递质介导为主的鼻黏膜神经源性炎症。一般认为与自主神经系统功能失调有关。环境温度变化、情绪波动、精神紧张、疲劳、内分泌失调可诱发本病。由于副交感神经递质释放过多,引起组胺的非特异性释放,血管扩张、腺体分泌增多、导致相应的临床症状,其临床表现与变应性鼻炎极为相似,但变应原皮肤试验和特异性 IgE 测定为阴性,鼻分泌物涂片无典型改变。

(二)非变应性鼻炎伴嗜酸性粒细胞增多综合征

非变应性鼻炎伴嗜酸性粒细胞增多综合征(nonallergic rhinitis with eosino philia syndrome,NARES)的症状与变应性鼻炎相似,鼻分泌物中有大量嗜酸性粒细胞,但皮肤试验和 IgE 测定均为阴性,也无明显的诱因使症状发作。NARES 的病因及发病机制不清。

(三)反射亢进鼻炎

反射亢进性鼻炎以突发性喷嚏为主,发作突然,消失亦快。鼻黏膜高度敏感,稍有不适或感受某种气味,甚至前鼻镜检查时即可诱发喷嚏发作,继之清涕流出。临床检查均无典型发现,该病可能与鼻黏膜感觉神经 C 类纤维释放过多神经肽类 P 物质(SP)有关。

(四)急性鼻炎

发病早期有喷嚏、清涕,但病程短,一般为 7～10 天。常伴有四肢酸痛、周身不适、发热等症状,早期鼻分泌物可见淋巴细胞,后期变为黏脓性,分泌物中有大量的嗜中性粒细胞。

十一、并发症

由于鼻黏膜与呼吸道其他部位黏膜不仅在解剖结构上连属,且同属免疫系统的黏膜相关淋巴组织,鼻黏膜变态反应炎症时产生的炎性介质和细胞因子通过不同途径作用于相应部位,便可引起下列并发症。

(一)变应性鼻窦炎

鼻窦黏膜有明显水肿,与鼻腔病理改变类似。一些症状持续较长的患儿容易并发鼻窦炎。儿童较成人的发病率高,大约占 60％。X 线片显示窦腔均匀性雾状模糊,鼻黏膜水肿可使窦口引流不畅,或窦内渐变负压,患者多有头部不适或头痛。如继发细菌、真菌或病毒等感染,可有黏脓性分泌物。

(二)支气管哮喘

支气管哮喘可与变应性鼻炎同时发病,或是变应性鼻炎的并发症。变应性鼻炎和支气管哮喘是常见的并发病,常常在一些患者身上共存。至少 70％支气管哮喘患者伴有变应性鼻炎,20％～50％变应性鼻炎患者伴有支气管哮喘。气道细胞和分子生物学最新研究证实,炎症在变应性鼻炎和支气管哮喘的发病机制中起着同样关键的作用,它们都是伴有黏膜变应性炎症的免疫性疾病。支气管哮喘多在鼻炎之后发作,此时鼻炎症状多明显减轻,有的患儿仅表现为胸闷、咳嗽,是哮喘的另一种临床类型,即咳嗽变异性哮喘。

(三)鼻息肉

由鼻黏膜极度水肿而形成。鼻黏膜表面为假复层柱状纤毛上皮,上皮基底膜广泛增厚并扩展到黏膜下层,形成不规则的透明膜层。上皮下组织疏松、间隙扩大、腺体增生,有较多的浆细胞、嗜酸性粒细胞、淋巴细胞、肥大细胞。患儿出现鼻塞并持续加重,分泌物多、嗅觉障碍、闭塞性鼻音、打鼾等。

(四)过敏性咽喉炎

咽痒、咳嗽或有轻度声嘶,严重者可出现会厌、喉黏膜水肿而有呼吸困难。在小儿尤其容易出现喉阻塞。变应原一般多为食物、药物、吸入物等变应原。

(五)分泌性中耳炎

分泌性中耳炎表现为耳闭、耳鸣、听力下降,鼓膜色泽改变、饱满或内陷。可随鼻部症状的变化而有波动性,时轻时重,与耳咽管阻塞有关,可能与接触变应原与否有关。

十二、中医治疗

(一)辨证要点

本病属本虚标实证,当辨清标本虚实的主次。初病或急性期多偏于标实,为邪气壅阻鼻道;间歇期或反复发作者,多偏于虚或虚实夹杂。虚者应区别肺脾肾虚损,实者可兼有风寒、郁热、瘀血等邪。治疗当辨别邪正虚实。遵循"急则治标,缓则治本"的原则,标实者治以祛邪,属寒者温散,属热者清化,兼瘀者活血;本虚者治以扶正,分别或兼予补肺、健脾、温肾等法。虚实夹杂者标本同治。

(二)辨证治疗

1.临证要点

(1)本病多因肺气虚弱,风冷邪气乘虚而入所致,且好发于冬春季节,故一般以寒证为多,热证较少。临证必须根据流涕的色、质、量及全身情况辨清寒热的属性。

(2)初起或急性发作期,以标实为主,多是风寒袭肺型、肺经伏热型,其中风寒袭肺型最为多见,故温肺散寒为常用治法。若风寒日久,郁而化热,可转为肺经伏热型,治当清肺泻热。若宿体阳盛,热伏于内,复感风寒,肺失宣肃,津液停聚,壅塞清窍,此为寒热错杂型,即寒包火证。治宜宣肺解表,清热通窍,寒温并用。若风邪侵袭,水液不行,停而为饮,扰于鼻窍,可从"饮"论治,以利其湿而止其涕,化其饮而疏其流。

(3)反复发作者多为虚实夹杂证候,治疗必须予以兼顾。若肺肾气虚,卫表不固,固摄无权,复感风寒者,治当温补肺肾,疏风散寒并举;肺经伏热,日久不去,易伤肺肾之阴,而出现阴虚肺热证,治宜滋养肺肾,清热泻火并重。

(4)病久,寒、饮、热邪壅滞静脉,或阴虚血少,血行迟滞,均可导致瘀阻清窍,治以祛邪或扶正之时,应结合活血化瘀法。

(5)缓解期以正虚为主,虽有肺虚、脾虚、肾虚的不同,但以肺肾两虚为关键,其中又有气虚、阴虚、阳虚的差异,而以气阳不足为多见。治疗重在培补正气。早期以气虚为主,多见肺脾气虚,日久损阳及阴,由肺脾及肾,宜分别脏腑采用益气、温阳、滋阴之法。

(6)鉴于本病为鼻黏膜的变态反应性疾病,与素体禀赋不足(即过敏性体质)有关,往往因外界刺激因素而诱发。故在辨证论治的基础上,可酌情使用祛风通窍的抗过敏药物,如地龙、蝉蜕、蜂房、辛夷花、僵蚕、徐长卿、苍耳子等。

(7)根据"治风先治血,血行风自灭"的理论,对病久风邪不清者,也可配伍养血和血药物,如当归、川芎、生地黄、丹参、茜草等。若有鼻息肉者,可加入化痰散结之品,如海藻、海浮石、浙贝母、白芥子等。

(8)本病一般预后良好,如能及时治疗,注意摄生,可使病情控制或痊愈。如长期不愈,迁延日久,出现鼻塞头昏,可影响记忆力,对健康、工作不利。

2.辨证分型

(1)风寒袭肺型。

证候特点:鼻腔奇痒,喷嚏频作,清涕不止,鼻塞不通,甚者嗅觉减退,遇冷则发,冬季加重,头昏胀痛,或伴有恶寒微热,咳嗽痰白,有泡沫,舌苔薄白,脉浮紧或浮缓。

治法:温肺散寒,祛风宣窍。

代表方剂:荆防败毒散和麻黄汤加减。

常用药物:荆芥、防风、羌活、前胡、川芎、麻黄、桂枝、桔梗、苍耳子、生姜、大枣、甘草等。

加减:若涕多难止者加乌梅、荜茇温经敛涕;鼻痒甚者,加地龙、蝉蜕祛风止痒;伴肺卫气虚者,去麻黄、前胡,加黄芪、白术、白芍益气固表,调和营卫。

(2)肺经伏热型。

证候特点:鼻塞作痒,狂嚏不止,时流黄涕或白色黏涕,嗅觉减退,遇热发作,夏季加重,头昏且痛,口燥咽干,或伴咳嗽痰黄,舌质红,苔薄黄,脉弦数。

治法:清肺泻热,开通鼻窍。

代表方剂:芎芷石膏汤加减。

常用药物:川芎、白芷、石膏、黄芩、桑白皮、茜草、紫草、杏仁、甘草。

加减:若咳嗽剧烈加桔梗、牛蒡子宣肺止咳;夹风,加薄荷、桑叶、蝉蜕祛风除涕;口干、舌红少苔,加知母、麦冬、芦根清热生津。

(3)肺气虚寒型。

证候特点:清晨或遇风寒则鼻窍奇痒,喷嚏连作,清水样涕,量多不已,或伴鼻塞,得温则减,畏寒倦怠,面白气短,动辄汗出,舌淡苔薄白,脉细弱。

治法:温补肺气,散寒固表。

代表方剂:温肺止流丹、玉屏风散合苍耳子散加减。

常用药物:生黄芪、炒白术、细辛、苍耳子、荆芥、防风、蝉蜕、大枣、乌梅、五味子、甘草等。

加减:若清涕不止,加益智仁、诃子等敛肺止涕。

(4)脾气虚弱型。

证候特点:鼻流清涕,反复不愈,面色萎黄,形体消瘦,肢体困重,纳少腹胀,大便溏薄,舌质淡红,边有齿痕,苔薄白腻,脉濡弱或虚缓。

治法:益气健脾,渗湿升清。

代表方剂:补中益气汤加减。

常用药物:党参、黄芪、白术、当归、甘草、陈皮、升麻、柴胡、茯苓、泽泻、蝉蜕等。

加减:若鼻塞不通,加细辛辛温通窍;清涕多加诃子、石榴皮、五味子等敛涩止涕;浊涕多,加藿香、佩兰等芳化湿浊;食滞腹胀,加山楂、神曲,减少黄芪、甘草的用量。

(5)肾气亏虚型。

证候特点:鼻痒流涕,喷嚏频频,反复发作,早晚为甚,腰膝酸软,形寒怕冷,夜尿频多,舌质淡,脉沉细;偏于肾阴虚者面色潮红,舌质红、少苔,脉细弱。

治法:温肾固摄。

代表方剂:用金匮肾气丸加减。

常用药物:制附子、熟地黄、山萸肉、肉桂、金樱子、仙茅、党参、黄芪、杜仲、菟丝子等。

加减:偏于阴虚去附子、肉桂、仙茅,加首乌、女贞子、龟甲、牡丹皮、知母等。

(三)其他治疗

1.外治疗法

(1)粉剂吹鼻:瓜蒂散吹鼻,每2～3天1次,或碧云散吹鼻,每天3次。

(2)滴鼻剂:1‰～3‰麻黄素生理盐水滴鼻,或滴鼻宁滴鼻。

(3)涂鼻剂:鹅不食草干粉,加入凡士林制成药膏,涂入鼻腔,每天2～3次。

(4)嗅剂:用白芷、鹅不食草、川芎、辛夷花、细辛共研末,放瓶内备用,发病时频频嗅之。

2.针灸疗法

(1)针刺疗法。取穴:①迎香、禾、上星、风府。②禾、百会、合谷、天柱。③迎香、命门、风池、大椎。以上三组穴位轮流使用,直刺留针20～30分钟,隔天1次,7次为1个疗程,休息1周,开始下1个疗程,大部分在1～2个疗程时见效。

(2)穴位注射:按上述选穴注射维丁胶性钙、维生素B_1、胎盘组织液、50%当归注射液,每次0.5～1 mL,每天1次,10次为1个疗程。

(3)穴位封闭:用50%当归注射液1 mL,取4号针头在迎香穴(双)注入0.5 mL,每天1次,7次为1个疗程。

(4)艾灸:取百会、上星、身柱、命门、神阙、气海、中脘、曲池、涌泉、足三里、三阴交,悬灸或艾炷直接灸(神阙、涌泉不能直接灸)。每次选穴3～4个,悬灸20分钟。

(5)耳穴:主穴取肺、内鼻、外鼻、肾上腺、内分泌、过敏区、脾、肾、神门。先将各穴点用75%乙醇消毒后,取已消毒的王不留行籽置于小块胶布中间,贴在双耳穴位上,按压使耳部产生胀、痛、重的感觉,每天3次以上,力度适中,每次按压30余下,5天换药1次,休息2～3天,4次为1个疗程。

3.拔火罐法

每天在神阙穴拔火罐。治疗时每分钟拔罐1次,共拔3次,连续3天。此后根据病情,隔天1次,10次为1个疗程。

4.按摩疗法

(1)面浴法:患者以两手鱼际部或掌心互相摩擦至极热时,即沿两侧鼻翼部,自上而下,并以掌心按摩面部及项后枕部皮肤,按摩时用力要轻柔,每次按摩10～15分钟,每天2～3次。

(2)冷热淋浴:稍做预备操后入浴,先以冷水淋浴全身,再以毛巾拭干并摩擦皮肤至热,再以38～41 ℃热水淋浴,拭干,摩擦皮肤同前,最后再用冷水淋浴,拭干后摩擦皮肤至温暖潮红,即穿衣出浴。此法从夏天开始,至秋凉为止。平素体弱者,可用冷热水两盆交替洗面部10次,高血压患儿慎用。

5.气功疗法

宜练保健十三式,养内功为主,亦可酌情选用八段锦、放松功、强壮功。练功时,站、立、卧式均可,初学者以平坐式为好。闭目静默 1～3 分钟,然后意念全身从头到脚依次放松,特别注意肩部和胸部放松,气沉丹田,鼻吸鼻呼(鼻塞不通,可用口呼吸)。每天练习 1～3 次,每次 30 分钟。

6.食疗药膳

(1)黄芪莲子炖猪肺:黄芪、莲子各 50 g,猪肺 1 具洗净,加水、作料,炖至猪肺熟时,加食盐调味,饮汤,食用猪肺、莲子。适用于肺脾气虚者。

(2)枸杞羊肾粥:枸杞子 100 g,羊肾 1 个切细,羊肉 50 g 切细。葱 30 g,粳米 250 g,共煮粥,调盐适量,分次食用。适用于肾阳虚者。

(3)生姜葱白粥:生姜、葱白各 12 g,粳米 50～100 g。同煮粥食。适用于风寒袭肺者。

7.单方验方

(1)辛夷花 3 g 放入杯中,用开水冲焖 5 分钟左右,频饮,每天 1～2 剂。适用于过敏性鼻炎急性期。

(2)二花薄荷饮:菊花、栀子各 10 g,薄荷、葱白各 3 g,沸水冲泡,加蜂蜜调味,代茶饮。适用于风热上干或肺经伏热者。

(3)氯苯那敏 400 mg,冰片 2 g,共研细末,吹入鼻孔少量,每天 2～3 次。

(4)蝉蜕 30 g 研细末,每服 1.5 g,每天 2 次。适用于受风所致的过敏性鼻炎。

(5)白芷、鹅不食草、川芎、辛夷花、细辛,共研末,放瓶内,时时嗅之。

(6)将有空胶布贴于印堂穴上,在孔内放约 2 mg 斑蝥粉,再盖上一层胶布,24 小时后揭去。3 次为 1 个疗程。

(7)斑蝥、白芥子各 20 g 研末,以 50％二甲亚胺调成软膏状,交替贴于两侧内关或外关穴,24 小时后揭去。3 次为 1 个疗程。

(8)独头蒜 4～5 个,捣烂,敷足心,用胶布贴之。

十三、西医治疗

治疗原则是尽量避免变应原,正确使用抗组胺药和肾上腺糖皮质激素,如有条件可行变应原减敏疗法。

(一)避免接触变应原

防止机体暴露于致敏物是最有效的特异性治疗方法。可用"避、忌、替、移"四个字来概括:"避"就是对已经明确的变应原,应尽量避免与之接触;"忌"就是不用一切可疑或已知的致敏物;"替"是尽量找到与致敏物作用相似,但对人体不过敏的物资替代;"移"是让某些已知的与患儿经常接触的致敏物离开其生活环境。如花粉症患者在花粉播散季节应尽量减少外出。对真菌、屋尘过敏者应保持室内通风、干爽等。对动物皮屑、羽毛过敏者应避免接触动物、禽鸟等。

就避免疗法而言,对变应性鼻炎患儿的建议如下:①将宠物置于卧室外,最好是户外。②避免吸烟和被动吸烟。③经常清洗居所的一些易生长霉菌的区域如厨房、浴室、地下室、窗台等(霉菌敏感)。④避开霉菌易长区域:潮湿、不通风的地方,避免在阁楼和地下室睡觉。⑤使用空调以去湿和降温,关闭窗户以避开户外变应原(户尘螨和花粉敏感)。⑥妥善包裹枕头、草垫和吸尘器(户尘螨敏感)。⑦更换被螨严重污染的垫子、枕头,尽量避免使用羽绒枕(户尘螨敏感)。⑧热水(60 ℃)洗涤床单和床垫等(户尘螨敏感)。⑨经常进行地毯吸尘和清洁地面,将其移到户外或喷洒杀螨剂(户尘螨敏感)。⑩减少物体表面蓄积尘埃,如架子、动物标本、书籍、储存的地毯和羊毛等。

(二)药物治疗

药物治疗由于服用简便,效果明确,是治疗本病的首选治疗措施。

1.抗组胺药

能与炎性介质组胺竞争 H_1 受体,为组胺 H_1 受体拮抗剂。对治疗鼻痒、喷嚏和鼻分泌物增多有效,如苯海拉明、异丙嗪、茶苯海明、氯苯那敏等常作为一线药物,但对有明显嗜睡作用的抗组胺药,从事驾驶、机械操作、精密设备等人员不宜服用,而应改用无嗜睡作用的第二代长效抗组胺药,如特非那定、阿斯咪唑、西替利嗪、波利玛朗、氯雷他啶等,但此类药物中的特非那定和阿斯咪唑偶可引起心电图 Q-T 间期延长、尖端扭转型室性心动过速,应注意不能过量,不能与酮康唑、伊曲康唑和红霉素合用。近年来已有鼻内局部用的抗组胺药,如左卡巴斯汀鼻喷剂。第三代抗组胺药已经问世,它是第二代抗组胺药的代谢物,具有显著优点,包括对心脏传导组织无影响。非索那汀为特非那汀的代谢物,已用于临床;氯雷他汀代谢物和阿斯咪唑代谢物已进入Ⅱ期和Ⅲ期临床试验。它们的疗效同母制剂相当或更好,而且有良好的安全性。

2.减充血剂

多采用鼻内制剂局部治疗鼻塞。造成鼻黏膜肿胀的容量血管有两种受体即肾上腺素能受体 α_1 和 α_2,前者对儿茶酚胺类敏感,常用 0.5% 麻黄素(2 岁以下的儿童禁用),其作用是可使小血管收缩、通透性降低,从而减少黏膜水肿和渗出;后者对异吡唑林类的衍生物敏感,如羟甲唑林,但儿童原则上不宜使用。

3.生理性海水鼻腔喷雾剂

海水中含有人体所需的矿物质和海水微量元素。海水微量元素中,包括杀菌元素(银和锌),消炎元素(铜),抗过敏元素(锰)。它以适当的压力与 0.7 μm 的水雾体冲洗鼻腔时,鼻纤毛底部的脏物会经冲洗被带走,可使长期伏倒的鼻纤毛能脱离纠结的赃物"站立"起来,恢复鼻腔黏膜分泌黏液及纤毛运动的正常功能,并利用渗透压的原理,减轻鼻黏膜的肿胀,保持鼻腔湿润,恢复鼻黏液的正常 pH。同时经冲洗后能迅速消除鼻腔内的过敏性物体颗粒,如花粉、尾气、灰尘微粒等,避免变应原与鼻黏膜接触。生理性海水鼻腔喷雾剂不含药物,不含激素,无毒副作用。

4.肥大细胞稳定剂

色甘酸钠能稳定肥大细胞膜,防止其脱颗粒释放介质。临床上应用 2% 溶液滴鼻或喷鼻。可长期用于变应性鼻炎。酮替芬、波利玛朗也有膜稳定作用。

5.局部糖皮质激素

局部糖皮质激素在变态反应炎症的各个阶段,都能发挥抑制炎症的作用,降低血管的通透性,减弱腺体对胆碱能刺激的反应,减少炎性介质和细胞因子的产生,抑制炎性细胞的浸润。儿童全身使用糖皮质激素的机会不多,鼻用局部糖皮质激素有滴剂和喷剂,目前多用喷剂。这类糖皮质激素的特点是对鼻黏膜局部作用强,并且不易吸收至全身,常用的有辅舒良,内舒拿、伯可纳等。含地塞米松的滴鼻液不宜长期使用。

鼻内皮质类固醇用于缓解上呼吸道变态反应症状,如喷嚏、鼻充血、流涕等,同时对变应性咽部刺痒、咳嗽及季节变应性哮喘有明显的效果。皮质类固醇的主要不良反应是局部发干和刺激性,表现为刺痛、烧灼感和喷嚏、黏膜干燥,伴鼻出血或血性分泌物,鼻中隔穿孔。长期鼻内应用该类药物的患者,应定期进行鼻腔检查,鼻中隔穿孔多由于用法不当造成的,应尽量避免药物接触鼻中隔。预防的方法是用药时对着镜子,左手喷雾右侧鼻侧,右手喷雾左侧鼻侧,可减少这些并发症。水质喷雾剂可避免药品在鼻腔内聚积,减少局部刺激,并且可以安全地应用于儿童。

6.抗胆碱能药物

主要是异丙托品,局部应用可减少鼻腔分泌物,但又很少吸收,无全身抗胆碱的不良反应。

(三)特异性疗法

特异性疗法始于1991年,是在临床上确定变态反应疾病的变应原后,将该变应原制成变应原提取液,通过逐渐增加剂量、反复给患儿注射或其他途径接触特异性变应原,使患儿对该变应原的耐受能力提高,从而达到再次暴露于该变应原后不再发病,或虽然发病但症状大大减轻的目的。1997年WHO又将此疗法称为特异性变态反应疫苗治疗,又称脱敏疗法。

由于儿童鼻部变态反应性疾病常常伴有哮喘的可能,所以该免疫疗法具有其积极意义。曾经认为免疫疗法能使机体产生"封闭抗体"以阻断变应原与IgE的结合,最近的研究发现其作用机制是抑制T细胞向Th$_2$细胞转化从而减少Th$_2$型细胞因子的产生。根据变应原试验结果,用变应原阳性的浸液从极低浓度开始皮下注射,每周2~3次,逐渐增加剂量和浓度,数周(快速脱敏)或数月注射至一定的浓度改为维持量。总疗程数月至数年不等。免疫治疗的关键是要求高质量的变应原和正确的治疗方案。此外该疗法必须连续治疗,疗程较长,部分患儿难以坚持。当然,免疫疗法也不能被对症疗法取代,它的优点是对症药物所不具备的,其可能防止变应性鼻炎发展为哮喘,一个正规疗程的免疫疗法可给变应性鼻炎的患儿带来数年的症状缓解期等。免疫疗法与对症药物比较,要想取得突破性的进展,必须克服自身的缺陷,如提高安全性、减少全身不良反应、缩短疗程等。目前国内外都已开展快速脱敏治疗,疗程缩短至数月,虽然不良反应发生率较高,但一般不影响继续治疗,疗效类似于常规免疫治疗。为了提高安全性,近年来对变应原修饰、重组变应原、抗原肽免疫、变应原DNA疫苗及给药途径等进行了大量的研究,但这方面的工作仍有待积累经验,不断改进。

目前认为免疫治疗是"唯一的针对病因"的治疗变应性鼻炎的方法。其给药途径主要是皮下注射,经舌下含服途径给药也在临床研究中。为了减少变应原疫苗的变应原性、增强其免疫原性,基因重组变应原疫苗和佐剂增强型变应原疫苗的研究也在进一步的探讨中。

(杨洪涛)

第二十一节 萎缩性鼻炎

一、概述

萎缩性鼻炎是一种以鼻腔黏膜、骨膜及骨质萎缩退行性变为其组织病理学特征的慢性炎症。发展缓慢,病程长。多发于青壮年,青春期开始,女性多见,体质瘦弱者较健壮者多见。本病特征为鼻黏膜萎缩、嗅觉减退或消失和鼻腔多量结痂形成,严重者鼻甲骨膜和固执亦发生萎缩。黏膜萎缩性改变可向下发展,延伸到鼻咽、口咽、喉咽等黏膜。本病在发达国家日益少见,发展中国家的发病率仍然较高。在我国,发病率出现逐年下降的趋势,但在贫困的山区和边远地区仍相对较多,可能与营养不良、内分泌紊乱、不良卫生和生活习惯有关。

病因分原发性和继发性两种。前者病因目前仍不十分清楚,后者病因则明确。

(一)原发性

多数学者认为本病是某些全身性慢性疾病的鼻部表现,如内分泌紊乱、自主神经功能失调、维生素缺乏(如维生素 A、B 族维生素、维生素 D、维生素 E)、遗传因素、血中胆固醇含量偏低等。细菌如臭鼻杆菌、类白喉杆菌等虽不是致病菌,但却是引起继续感染的病原菌。近年研究发现,本病与微量元素缺乏或不平衡有关,免疫学研究则发现本病患者大多有免疫功能紊乱,组织化学研究发现鼻黏膜乳酸脱氢酶含量降低,故有学者提出本病可能是一种自身免疫性疾病。

(二)继发性

目前已明确本病可继发于以下疾病和情况:①慢性鼻炎、慢性鼻窦炎的脓性分泌物长期刺激鼻黏膜;②高浓度有害粉尘、气体对鼻腔的持续刺激;③多次或不适当鼻腔手术致鼻腔黏膜广泛损伤(如下鼻甲过度切除);④特殊传染病如结核、梅毒和麻风对鼻腔黏膜的损害。

二、临床表现及临床处理

(一)临床表现

1.症状

(1)鼻和鼻咽部干燥感:因鼻黏膜腺体萎缩、分泌减少或因鼻塞长期张口呼吸所致。

(2)鼻塞:为鼻腔内大量浓稠分泌物及痂皮阻塞所致,或因鼻黏膜感觉神经性萎缩、感觉迟钝,鼻腔虽然通气,但患者自我感到"鼻塞"。

(3)鼻出血:鼻黏膜萎缩变薄、干燥、挖鼻孔和用力擤鼻致毛细血管破裂所致。一般这种出血量不多。

(4)嗅觉丧失:嗅区黏膜和嗅神经末梢萎缩嗅神经冲动不能传到嗅觉中枢所致,或由于鼻腔脓性痂皮堵塞,空气中的含嗅微粒不能到达嗅区,因此不能产生嗅觉。

(5)呼吸恶臭:严重者多有呼吸特殊腐烂臭味。呼吸恶臭是脓痂之蛋白质腐败分解和臭鼻杆菌的繁殖生长产生。本人由于嗅觉减退闻不到臭味,但与其接触者,极容易闻到,又称"臭鼻症"。

(6)头痛、头昏:鼻黏膜萎缩后,调温保湿功能减退或缺失,吸入冷空气刺激或脓痂压迫引起。多表现为前额、颞侧或枕部头痛。

2.检查

(1)外鼻:鼻梁宽平如鞍状塌鼻。因多自幼发病,影响外鼻发育。

(2)鼻腔检查:鼻黏膜干燥,鼻腔宽大,鼻甲缩小(尤其下鼻甲为甚),鼻腔内大量脓痂充塞,黄色或黄绿色并有恶臭。若病变发展至鼻咽、口咽和喉咽部,亦可见同样表现。

(3)X 线检查:在一些患者可见鼻窦炎的表现,鼻腔外侧壁可增厚,鼻中隔软骨可骨化。

(二)临床处理

1.药物治疗

(1)内分泌疗法:因己烯雌酚可以使黏膜发生充血、增厚,故用来治疗萎缩性鼻炎。用雌激素喷雾鼻腔,可以使痂皮减少。也有人认为萎缩性鼻炎与脑垂体功能减退有关,故以维生素 E 刺激脑垂体,收到一定的治疗效果。

(2)维生素疗法:维生素 A 能帮助上皮修复,当维生素不足时,引起上皮萎缩,抵抗力降低。因此有人用维生素 A 治疗萎缩性鼻炎,取得较好的效果。剂量为 50 000 U,口服每天 1 次,或者鼻黏膜下注射,每周 1 次。维生素 B_2 能促进细胞的新陈代谢,本病可用维生素 B_2 口服每天15~30 mg。

（3）抗生素疗法：萎缩性鼻炎的患者其分泌物中含有大量的革兰阴性杆菌，链霉素对它有抑制作用。另外，氯霉素、金霉素、杆菌肽等也可以收到一定效果，可局部酌情使用。

（4）鼻内用药：①应用1‰复方薄荷樟脑液状石蜡、清鱼肝油等滴鼻剂滴鼻，以润滑黏膜、促进黏膜血液循环和软化血管脓痂便于擤出；②1‰链霉素滴鼻以抑制细菌生长，减少炎性糜烂和利于上皮生长；③1‰新斯的明涂抹黏膜，可促进鼻黏膜血管扩张；④0.5‰雌二醇或已烯雌酚油剂滴鼻，可减少痂皮、减轻臭味；⑤50‰葡萄糖滴鼻，可能具有刺激黏膜腺体分泌的作用。

2.手术治疗

主要目的是缩小鼻腔，以减少鼻腔通气量、降低鼻黏膜水分蒸发、减轻黏膜干燥及结痂形成。主要方法：①鼻腔外侧壁内移加固定术；②前鼻孔闭合术，两侧可分期或同期进行，1～5年鼻黏膜基本恢复正常后重新开放前鼻孔；③鼻腔缩窄术，鼻内孔向后的黏膜下埋藏人工生物陶瓷、人工骨、自体骨或软骨、硅橡胶等，也可采用转移颊肌瓣埋藏方法，缩窄鼻腔；④腮腺导管移植术，将腮腺导管移植于上颌窦内，使唾液直接或间接通过鼻腔湿润黏膜，减少干燥，使鼻腔分泌物容易排出。

三、康复评定

（一）身体结构与身体功能

早期鼻黏膜仅呈慢性炎症改变，继而发展为进行性萎缩。表现为上皮变性、萎缩，黏膜和骨质血管逐渐发生闭塞性动脉内膜炎和海绵状静脉丛炎，血管壁结缔组织增生肥厚，血管腔缩小或闭塞。血供不良进一步导致黏膜、腺体、骨膜和骨质萎缩、纤维化以及黏膜上皮鳞状化生，甚至蝶腭神经节亦发生纤维变性。

（二）活动能力

身体活动无影响。

（三）参与

症状严重者社交困难、就业困难、经济困难。

四、康复治疗

（一）鼻腔冲洗

用专用的鼻腔冲洗瓶或20 mL注射器装温生理盐水或1：（2 000～5 000）高锰酸钾溶液，冲洗鼻腔1～2次/天。旨在清洁鼻腔、去除脓痂和臭味。

（二）离子透入疗法

离子透入疗法是利用电离将药物导入的治疗方法，在临床上有一定的治疗作用。方法是将药物碘化钾用纱条浸湿塞入鼻腔，将一端电极包埋于浸有药物的敷料内，另一端电极放于身体的其他部位，接通电源将药物导入。

五、预后及健康教育

加强营养，改善环境及个人卫生。补充维生素 A、B 族维生素、维生素 C、维生素 D、维生素 E，特别是维生素 B_2、维生素 C、维生素 E，以保护黏膜上皮，增加结缔组织抗感染能力，促进组织细胞代谢，扩张血管和改善鼻黏膜血液循环。此外，补充铁、锌等制剂可能对本病有一定预防和治疗作用。

（杨洪涛）

第二十二节　职业性鼻炎

职业性鼻炎是指由于接触出现在工作环境中的气传颗粒而导致的鼻炎,可为变态反应或理化刺激引起高敏反应。在特定的工作环境下出现的间断或者持续的鼻部症状(如鼻塞、打喷嚏、流鼻涕、鼻痒)和/或鼻部气流受限及鼻分泌物增多,脱离工作环境则不会被激发。根据与工作的关系可分为两种,一种是完全由特定的工作环境引起,第二种是既往就有鼻炎,在工作环境下症状加重。职业性鼻炎患者会发展为哮喘的比例尚不明确,但职业性鼻炎的患者出现职业性哮喘的危险性明显增加。

一、病因

病因可包括实验室动物(大鼠、小鼠、豚鼠)、木屑(特别是硬木如桃花心木、西部红松)、螨虫、乳胶、酶、谷类,以及化学试剂如无水物、胶水、溶剂等

二、临床表现

(一)病史

病史包括患者有典型的鼻炎症状(如鼻塞、打喷嚏、流鼻涕、鼻痒),与非职业性鼻炎症状类似,IgE介导的职业性鼻炎患者结膜炎症状更明显。症状与工作密切相关,患者在从事目前工作尚未发病时间(潜伏阶段);可能接触的引起或者加重症状的试剂,离开工作后症状缓解的时间(如周末或假期)。

(二)查体

用前鼻镜或者鼻内镜检查鼻黏膜,排除其他类型鼻炎或者加重鼻塞的疾病(如鼻中隔偏曲、鼻息肉)。

(三)鼻塞的评估

用鼻阻力测量、鼻声反射、峰流速仪等客观方法评估鼻塞程度,缺点是个体差异大,不能完全依赖检测数据,但在鼻激发后测量数据更有意义。

(四)鼻腔炎症的检测

鼻分泌物检测炎症细胞和介质,鼻腔盥洗和活检的方法并不实用。

非特异性鼻反射检测:用组胺、乙酰胆碱或者冷空气等进行激发试验来检测。

(五)免疫学检测

IgE介导的职业性鼻炎,可用皮肤点刺试验和血清特异性IgE检测,但其敏感性和特异性比鼻激发试验差,无症状的暴露个体可出现阳性结果,如变应原选择合适,阴性结果可除外职业性鼻炎。

(六)鼻激发试验

目前该方法被认为是诊断职业性鼻炎的金标准,鼻激发试验可在实验室进行,也可在工作环境进行,该方法被EAACI(欧洲变态反应和免疫协会)推荐使用,该方法的主要局限性是阳性标准未统一。

三、诊断及鉴别诊断

诊断包括评估患者是否有鼻炎症状，及鼻炎症状同工作的关系，需要通过客观方法来证实，因为误诊可能会导致严重的社会和经济问题，诊断步骤包括病史、鼻腔检查、免疫学检查和鼻激发试验，另外关于患者是否累及下呼吸道则需要通过调查问卷、峰流速仪、非特异性的气道反应监测来明确。

四、治疗

治疗目的：减少鼻部症状对患者生活质量的影响及防止发展为哮喘。

（一）环境干预

减少接触致病试剂，是最有效办法，但这往往意味着更换工作从而产生实际的社会经济问题。

（二）药物治疗

药物治疗与非职业性变应性鼻炎治疗方法相似，但与避开或者减少接触致敏试剂相比，后者更合适。

（三）免疫治疗

有报道用啮鼠动物蛋白、面粉和乳胶等进行免疫治疗控制职业性鼻炎，但其效果仍需更多的研究资料证实。

（四）预防

一级预防就是控制工作环境，防止暴露于易致敏的试剂环境，这是防止发展成为职业性鼻炎最有效的方法。二级预防是早期发现职业性鼻炎患者，采取有效措施控制鼻炎的持续时间和严重程度。三级预防仅适用于已确诊患者，因为职业性鼻炎是发展成为职业性哮喘的危险因素，故预防职业性鼻炎也预防了职业性哮喘。

（杨洪涛）

第二十三节　药物性鼻炎

全身或局部使用药物引起鼻塞的症状时，称为药物性鼻炎。尤其是后者引起的更为常见，故亦称"中毒性鼻炎"。不少患者不经专科医师检查诊治，自行购药治疗，以致滥用滴鼻药造成药物性鼻炎。

一、病因

全身用药引起鼻塞的主要药物：①抗高血压药物：如 α 肾上腺素受体阻滞剂（利血平、甲基多巴胺等）；②抗交感神经药物；③抗乙酰胆碱酯酶药物：如新斯的明、硫酸甲基噻嗪、羟苯乙胺等可引起鼻黏膜干燥；④避孕药物或使用雌激素替代疗法可引起鼻塞。局部用药主要是长期使用减充血剂，如萘甲唑啉最为常见。临床上药物性鼻炎主要指的是局部用药引起的鼻炎。主要原因是鼻腔黏膜血管长时间收缩会造成血管壁缺氧，出现反跳性血管扩张，造成黏膜水肿，从而出现鼻堵的症状。

二、病理

使用血管收缩剂后鼻黏膜小动脉立即收缩,如长期使用此类药物,血管长期收缩可导致小血管壁缺氧,引起反应性血管扩张,腺体分泌增加,鼻黏膜上皮纤毛功能障碍,甚至脱落。黏膜下毛细血管通透性增加,血浆渗出水肿,日久可有淋巴细胞浸润。上述病理改变可于停药后逐渐恢复。镜下可见鼻腔黏膜纤毛脱落,排列紊乱。上皮下层毛细血管增生,血管扩张。有大量炎性细胞浸润。

三、临床表现

长期使用血管收缩剂滴鼻后,药物的疗效越来越差,鼻腔通畅的时间越来越短,鼻堵的症状越来越重。因此患者常自行增加滴药的次数,从而发生恶性循环,称为多用减效现象。多于连续滴药 10 天后症状明显出现。表现为双侧持续性鼻塞,嗅觉减退,鼻腔分泌物增加,并由清涕转为脓涕。常伴有头痛、头晕等症状。检查可见鼻腔黏膜多为急性充血状并且干燥、肿胀。对麻黄碱的收缩反应性明显降低。鼻道狭窄,有大量分泌物。婴幼儿使用萘甲唑啉可引起面色苍白、血压下降、心动过缓、昏迷不醒甚至呼吸困难等中毒现象。

四、诊断及鉴别诊断

本病的临床表现与肥厚性鼻炎非常相似。要仔细询问全身以及局部用药史,以及使用时间,对 1% 麻黄素棉片的收缩反应性差。

五、治疗

(1)确诊后立即停用血管收缩剂,可改用生理盐水滴鼻。

(2)局部用糖皮质激素鼻喷剂:如二丙酸倍氯米松气雾剂、布地奈德气雾剂等。

(3)三磷酸腺苷(ATP)40 mg,2~3 次/天口服。

(4)也可行下鼻甲封闭,如 0.5% 普鲁卡因 2 mL＋醋酸可的松 0.5 mL 双下鼻甲黏膜下封闭。

六、预防

尽量少用或不用鼻腔血管收缩剂。如果必须使用,使用时间最好不要超过 10 天。用药期内大量服用维生素 C。婴幼儿、新生儿应禁用此类药物。

(杨洪涛)

第二十四节　血管运动性鼻炎

血管运动性鼻炎又称血管舒缩性鼻炎。其发病机制复杂,许多环节尚不清楚,确诊困难。因发现与自主神经功能紊乱有关,亦有人称其为自主神经性鼻炎;又因对某些刺激因子的反应过于强烈,也有人称其为高反应性鼻病。其症状与变应性鼻炎以及非变应性鼻炎伴嗜酸性粒细胞增多综合征相似,治疗亦大致相同。

一、病因及发病机制

可能与下列因素有关。

(一)副交感神经兴奋性增高

乙酰胆碱释放,导致腺体分泌;血管活性肠肽(VIP)释放,则引起血管扩张。经常反复过度焦虑、烦躁或精神紧张,以及服用抗高血压药等均可使交感神经兴奋性降低而副交感神经兴奋性增高。

(二)内分泌失调

某些女性患者在妊娠期或经前期有鼻部高反应性症状,可能与此有关。

(三)非免疫性组胺释放

在一些物理性(如急剧的温度变化、阳光照射)、化学性(如挥发性刺激性气体)及精神性(如情绪变化)等因素的作用下,可引起肥大细胞释放介质。但这些因素均不属免疫性的。

二、诊断

(一)鼻腔检查

(1)鼻黏膜色泽无特征性改变,或呈慢性充血状,或为浅蓝色,或类似变应性鼻炎而表现苍白、水肿,或两侧表现不一致。

(2)大多有鼻中隔偏曲和/或鼻甲肥厚。

(二)实验室检查

(1)免疫学检查:变应原皮肤试验及血清特异性 IgE 检测均为阴性。

(2)鼻分泌物中找不到或找到极少嗜酸性粒细胞。

三、治疗

(1)除去病因。

(2)药物:鼻塞适当应用鼻减充血剂。抗组胺药,抗胆碱药(如异丙托溴铵)。鼻用糖皮质激素抗炎消肿。

(3)手术:鼻中隔矫正、筛前神经切断等。

(4)激光、射频:对筛前神经鼻中隔支、鼻丘及下鼻甲内侧面等处进行电灼或凝固。

(杨洪涛)

第二十五节　鼻中隔偏曲

鼻中隔偏曲是由于鼻中隔在发育过程中受某些因素影响所致的结构上的畸形,形态上向一侧或两侧偏斜,或局部突起,可影响鼻腔生理功能,并引起一系列病理变化。鼻中隔部分呈尖锐突起者称棘突或距状突;呈长条状隆起者称嵴突;若鼻中隔软骨突入鼻前庭则称鼻中隔软骨前脱位。事实上鼻中隔完全正直者甚少,常有不同程度的偏斜,且上述各种形态可同时存在。如无功能障碍,可不做任何处理。此病以成年人多见,新生儿及婴儿亦可有之。恒牙萌生后,其发病率随年龄而增长,男性比女性多,左侧较右侧多。

一、临床分型

由于鼻中隔在新生儿时为软骨,以后犁骨与筛骨垂直板先后逐渐骨化,在生长发育过程中,受外界影响而使中隔的形态变异,可出现各种症状。兹将各种类型分述如下。

(一)按部位分类

(1)软骨部偏曲多为外伤所致,常引起鼻呼吸障碍。软骨部前端偏曲,向一侧鼻前庭突出。称鼻中隔软骨脱位,该处黏膜干燥,易致鼻出血。

(2)骨部偏曲多因发育异常或肿块压迫所致。筛骨垂直板偏曲,常压迫中鼻甲,阻塞中鼻道,影响该侧鼻腔通气和引流。犁骨偏曲则形成鼻中隔嵴突。

(3)混合型偏曲多由于幼年鼻外伤,偏曲随生长而发展。其偏曲不仅累及鼻中隔各部分,且伴有鼻腔侧壁畸形,故严重影响鼻部生理功能,并成为耳鼻咽部并发症的重要病因。

(二)按形态分类

1.“C”形偏曲

鼻中隔软骨与筛骨垂直板均向一侧偏曲,与该侧中、下鼻甲接触,阻碍鼻腔呼吸和引流。

2.“S”形偏曲

筛骨垂直板向一侧偏斜,中隔软骨向另一侧偏斜。常致两侧鼻腔呼吸和引流障碍。

3.嵴突(骨嵴)

鼻中隔的长条形突起,自前下向后上方倾斜。多为鼻中隔软骨、鼻嵴或犁骨上缘混合偏曲。有的为鼻中隔软骨边缘脱位与犁骨重叠所致。伸入中鼻道的嵴突。可阻塞上颌窦和筛窦开口,一般对呼吸的障碍不大。位于前下方的嵴突常为鼻出血的局部原因。

4.距状突(骨棘)

距状突为局限性尖锐突起,常位于鼻中隔软骨的后端,或其与筛骨垂直板、犁骨交接处。其尖端压迫鼻甲黏膜,可引起反射性头面部神经痛。

(三)按高低分类

高位偏曲常阻塞中、上鼻道,压迫中鼻甲,常为鼻窦炎的病因。低位偏曲除阻碍分泌物引流外,影响较小。

(四)按偏斜方向分类

有纵偏、横偏及斜偏,除鼻中隔偏曲外,常伴有鼻外形歪斜。

二、病因

鼻中隔偏曲的病因尚无定论,多认为有以下各因素。

(一)外伤

外伤为鼻中隔偏曲的主要原因,直接或间接损伤鼻部均可造成。直接外伤常有鼻骨骨折、鼻中隔骨折及鼻中隔软骨脱位,引起鼻中隔变形。幼儿受伤后,常使筛骨垂直板、犁骨、鼻嵴及鼻中隔软骨的连接处发生脱位现象。因各骨发育不全,当时症状不显,随年龄增长,鼻中隔在发育过程中,逐渐形成偏曲。有谓新生儿鼻中隔偏曲的主要原因,为分娩产程中,颅骨在产道受压迫,使两侧颧骨及上颌骨向中线挤压,致腭弓向上扭转和鼻中隔组成部分形态改变而发生。鼻中隔后部骨化较早,且有鼻骨和颅骨保护,受伤机会极少,不易引起偏曲。但鼻中隔前部即软骨部,位于鼻梁中央皮下,易受外伤,发生脱位和偏曲。

(二)发育异常

鼻中隔上部的鼻骨、筛骨和其下的颌骨、腭骨、犁骨等一般发育较早,而鼻中隔软骨发育较晚,使后者四面受限制,造成鼻中隔前端偏曲。后有筛骨垂直板和犁骨的阻挡,鼻中隔软骨发展困难,多形成矩状突。头颅骨在发育期,抵抗力最弱处为犁骨和鼻中隔软骨接合处,故偏曲多在此处发生。亦有学者认为犁骨发育过度或切牙发育错乱为鼻中隔偏曲的原因。

(三)高拱硬腭

某些腺样体肥大患者,鼻腔阻塞,张口呼吸,日久,硬腭向鼻腔高拱,形成高拱硬腭,使鼻顶与鼻底距离缩短,鼻中隔发育受限制,渐呈偏曲状态。林芳焯通过测量证实,硬腭高拱者,多伴有鼻中隔偏曲;但亦发现不少鼻中隔端正,而具有高拱硬腭者。他认为鼻中隔位于前颅底和硬腭之间,从硬腭至筛骨板距离约为 5 cm,如短于此数,则易形成鼻中隔偏曲。

(四)遗传因素

有学者提出鼻中隔偏曲的发生与遗传因素有关。如父为长形头颅,母为小平头颅,其子女可能鼻中隔巨大而鼻腔狭小,致鼻中隔无发展余地,在发育中逐渐形成偏曲。亦有认为单纯偏曲可能为遗传性,多发性偏曲常为外伤所致。曾发现某些家庭中有同样鼻外或鼻内畸形的现象。

(五)压迫因素

鼻腔内肿瘤或异物压迫,可使鼻中隔偏向一侧。有学者说鼻甲肥大亦可压迫中隔使成偏曲,但也有反对其说者。

总之,引起鼻中隔偏曲的因素较复杂,以外伤和发育异常为主。高拱硬腭和鼻中隔偏曲均属畸形发育,其相互关系不能单纯从局部解剖观点解释,应当进一步从生理角度来考虑。至于遗传因素,尚有待今后多加观察研究。

三、临床表现

(一)鼻塞

鼻塞程度与鼻中隔偏曲的程度有关,为最常见症状,多呈持续性,多见于偏曲侧。不仅与鼻中隔偏曲造成鼻腔狭窄有关,而且与偏曲的影响造成层流减少、涡流增加关系密切,平时患者感觉呼吸不畅,受冷和感冒时症状加重。对侧鼻腔初尚通畅,日久因生理性填补空间作用,使黏膜及鼻甲代偿性肥厚,以致鼻腔变小,两侧持续性鼻塞。若是儿童,长期鼻塞,经口呼吸,则影响患儿发育,可造成肺部扩张,形成鸡胸。鼻塞严重者可以出现嗅觉减退。

(二)鼻出血

鼻出血多发生于鼻中隔偏曲的一侧或棘、嵴处,该处黏膜张力大且黏膜较薄,局部血供丰富,黏膜由于气流的刺激容易干燥,故易出血。

(三)反射性头痛

偏曲的鼻中隔黏膜常与中、下鼻甲相接触,引起同侧的反射性头痛。此外,鼻中隔偏曲引起气流的变化,造成偏曲部位的后方局部黏膜水肿引起头痛。

四、诊断与鉴别诊断

鼻中隔偏曲的诊断一般不难。前部的偏曲,用鼻镜检查即可发现;后部的偏曲,用血管收缩剂收缩黏膜后,也易查见。但鼻中隔偏曲的诊断标准差异甚大,检查应注意:①距状突或嵴突,是否压迫相对的鼻甲黏膜。②偏曲部分是否影响鼻道引流。③鼻腔侧壁的相应变化,如鼻甲肥大、黏膜增厚等。④注意后部的偏曲及高位偏曲。鼻窦 CT 及鼻内镜检查有利于更加细致地了解鼻中隔偏曲的程度、部位及相邻结构的异常,利于手术方案的选择。

鼻中隔偏曲的判断标准尚未统一,可分为三类,即三度。

Ⅰ度:轻度偏曲。鼻中隔偏曲部与鼻腔侧壁不接触,对鼻腔功能和鼻窦引流尚无妨碍者。

Ⅱ度:较重偏曲。偏曲部与鼻腔侧壁接触,或伴有对侧鼻甲代偿性肥大或萎缩性改变,已影响鼻功能及鼻窦引流者。

Ⅲ度:严重偏曲。偏曲部与鼻腔侧壁紧靠,距状突或嵴突紧压鼻甲骨,以细棉签探查不能通过,伴有极明显鼻塞等症状者。

五、治疗

(一)手术适应证

(1)鼻中隔偏曲引起持续性鼻塞者。

(2)鼻中隔偏曲妨碍鼻窦通气及引流者。

(3)鼻中隔嵴突或距状突压迫鼻甲引起反射性头痛者。

(4)鼻中隔偏曲引起反复鼻出血者。

(5)鼻中隔偏曲伴一侧鼻腔有萎缩者。

(6)鼻中隔偏曲影响咽鼓管功能,发生耳聋、耳鸣者。

(7)鼻中隔偏曲伴有歪鼻者。

(二)手术禁忌证

(1)急性炎症期。

(2)伴全身性疾病。

(3)年龄在 18 岁以下,鼻部发育未全者。

(三)手术治疗的原则

1996 年 Lopatin 提出鼻中隔矫正术中的生物力学原则:鼻中隔软骨处于一种平衡的力的状态下,这些力会在做切口的软骨侧或在软骨膜剥离侧释放出来,从软骨直的一面剥离软骨膜会使软骨弯向未剥离的一侧,从鼻中隔偏曲的凹面做切口和剥离软骨膜可拉直软骨,从鼻中隔偏曲的凸面做切口和剥离软骨膜可增加原有的弯曲度,术后发生弯曲的程度与软骨的厚度成反比。因此,鼻中隔偏曲的矫正应充分考虑鼻中隔的力学原则,根据其偏曲的程度及部位采用不同的手术方式,以便取得良好的手术效果。

1.鼻中隔后段偏曲

鼻中隔后段偏曲即鼻中隔骨性偏曲,多采用经典的 Killian 鼻中隔黏膜下切除术。

2.鼻中隔前段、高位偏曲

鼻中隔前段、高位偏曲主要是鼻中隔软骨部偏曲。适用于行鼻中隔黏膜下矫正术,即鼻中隔整形术或鼻中隔成形术。此手术可以克服鼻中隔黏膜下切除术切除鼻中隔软骨及骨过多而造成的鼻小柱收缩、鼻尖塌陷及鼻中隔黏膜松弛,呼吸时鼻中隔随气流而飘动,患者仍有鼻塞感等缺点。

3.鼻中隔软骨段偏斜,合并有软骨段歪鼻或鼻中隔软骨前下缘脱位者

其特征是鼻中隔软骨本身尚平直,但偏离中线,并与鼻中隔后段相交成钝角,故影响鼻呼吸功能及鼻梁外形,可通过转门法手术同时矫正鼻中隔偏曲、鼻中隔软骨脱位及歪鼻。

4.鼻中隔偏曲合并骨性歪鼻

毋哲生采取鼻内切口鼻中隔-鼻成形术,其方法为常规行鼻中隔矫正术同时将鼻中隔与鼻梁完全断离,如鼻中隔无明显畸形,则单纯将鼻中隔与鼻梁断离。

5.儿童的鼻中隔手术

一个世纪以来,一直认为鼻中隔在鼻及面部骨骼的发育中起重要作用,因此许多医师认为未成年儿童行鼻中隔手术会影响鼻及面部发育。Hayton 观察 31 例采用经典的鼻中隔黏膜下切除术的 6~14 岁儿童,其中有 10 人发生鼻部变宽鼻尖塌陷,从此建立 16 岁以下儿童勿施行鼻中隔手术的观念。近年,一些学者通过动物实验对此观点产生了质疑,Bernstein(1973)用不满周岁的小狗做鼻中隔黏膜下切除术,保留两侧的黏软骨膜完整,部分动物将切下的软骨做移植瓣植入两侧黏软骨膜中,经观察没有对任何一只狗鼻部及面部的骨骼发育发生影响,认为软骨膜在鼻中隔的生长过程中起重要作用,儿童如采用保守的鼻中隔成形术,并不影响鼻及面部的发育。目前认为,儿童如因鼻外伤或其他原因造成鼻骨骨折鼻中隔脱位偏曲时,应及时将鼻骨复位,鼻中隔偏曲可采用鼻中隔成形术,以避免以后骨折畸形愈合,瘢痕粘连造成手术困难。新生儿鼻中隔脱位的发生率为 1.9%~4%。应尽早手法复位,最好不要超过出生后 3 周。

6.鼻中隔的二次手术

鼻中隔第一次手术时因种种原因手术矫正不足、症状未消除,应做第二次手术,第二次手术最好在第一次手术后 1~2 周内施行,此时鼻中隔腔粘连不牢固,可自原切口进入,分离两侧的黏软骨膜再进行矫正。如在 1~2 个月以后,中隔腔已粘连牢固,分离困难,易造成穿孔。

7.其他

对于鼻中隔软骨部锐利的骨棘,由于其比较薄而锐利,通常采用铲除法。对于鼻中隔嵴则采取切除法。若遇到严重的鼻中隔偏曲且伴有鼻尖塌陷者,则可采用 Joriumi(1994 年)介绍的鼻中隔次全重建术。

(杨洪涛)

第二十六节 血 管 瘤

血管瘤多发于身体血管分布较丰富处,鼻腔及鼻窦为其常发部位之一。柳端今等报告鼻及鼻窦良性肿瘤中,血管瘤占首位,上颌窦是首发部位。

一、病因

病因至今未明,有人认为属于真性肿瘤,但较多人认为由于很少发生恶变、无转移等特点,从而认为是血管发育过程中血管发育障碍或畸形所致的错构瘤,但与真性血管瘤区分困难。其病因可能与慢性炎症、外伤、内分泌有关。亦有人认为血管瘤为先天性良性肿瘤,与胚性残余有关,认为鼻中隔血管瘤系自胚性成血管细胞所产生。

二、病理

(一)毛细血管瘤

最为多见,常见于 30~50 岁,男性多于女性,多发生于鼻中隔前部、下鼻甲前端、外鼻皮肤等处,体积小,直径多在 1.5 cm 以下,常为有蒂的息肉样,表面光滑或形成溃疡,易出血。镜下见由多数成熟的薄壁毛细血管组成,紧密排列成丛状或分叶状,管壁内由单层内皮细胞覆盖,管外有多少不等的结缔组织基质,小管腔或无管腔,管腔内可见红细胞。发生于鼻中隔者,表现为出血性息肉样损害,曾称之为鼻中隔出血性息肉或鼻中隔血管瘤样息肉,但其实非一真性肿瘤,病理表现为"富于血管的黏膜肉芽组织"。

(二)海绵状血管瘤

多发生于鼻腔侧壁、上鼻甲前部、鼻骨,有时可累及鼻窦,尤其是上颌窦、筛窦。瘤体大小不一,基底一般较广,色红,质软,常无包膜,可直接侵犯周围骨质。镜下见组织内充满均匀的相互沟通的血窦,窦壁间质甚薄,基本属于一种勃起组织。临床病理报告有时可能表现为"血块样坏死组织""血肿""陈旧性出血"、血管扩张及炎性细胞浸润等。

(三)静脉血管瘤

少见,肿瘤由小的厚壁静脉组成,多数含有平滑肌细胞,静脉之间为纤维组织,也可掺杂少量平滑肌细胞。

(四)良性血管内皮瘤

肿瘤一般较小,息肉样,紫红色、质软。病理见毛细血管密集,形成小叶,血管被覆数层内皮细胞,细胞相对均匀一致,呈圆形或短梭形,管腔常消失。网状纤维染色证明网状纤维膜位于内皮细胞巢外为本病的特征。部分肿瘤发展虽慢,但浸润性强,具有局部破坏力,并可侵入鼻窦、眼眶及颅底,但不发生转移。

(五)血管球瘤

在鼻腔极罕见,由高度特殊的外皮细胞组成,细胞大小不一致,呈圆形或梭形围绕血管。

妊娠期血管瘤是一种与妊娠有关的肿瘤,与妊娠期中体内激素不平衡有关。其病理特征:纤维黏液样基质将独特的毛细血管小叶分隔排列,肉眼可见肿瘤呈带蒂或广基浸润,大小一般为 0.5~3.0 cm,一般不超过 3 cm,色淡红、暗红不定。

三、临床表现

鼻出血为其主要症状,可反复发作,亦可为血性鼻涕。肿瘤较大,可有鼻塞及压迫症状,如鼻塞严重、面部畸形、眼球移位、复视、头痛等症状。检查可见在鼻中隔前下部,间或可在鼻腔底及鼻甲处发现具一小蒂或属广基新生物,常呈暗红色,表面光滑或呈桑葚状,探针触之易引起严重出血。血管瘤发生在鼻窦时,有时可见中鼻道丰满或有息肉变性样物,中鼻道有血性分泌物等。若误以鼻息肉摘除,可引起严重出血。鼻窦 X 线拍片或 CT 扫描时,有时可见上颌窦扩大。上颌窦穿刺时,下鼻道骨壁可能变薄或缺损,抽出针芯,自针管内有回血。活检宜慎重,以免引起严重出血。

四、诊断

发生于鼻腔者,一般根据上述临床特点,多可做出诊断。发生于鼻窦者,诊断较为困难,容易与恶性肿瘤相混淆,如病史提示为良性,而临床检查疑似恶性,多次活检阴性时对该病有诊断意义。对于鼻腔检查未见肿物而反复发生鼻出血,而鼻腔检查无阳性发现者应疑及此病,可用棉片置于中鼻道后作体位引流,如见棉片染有血液,则对该病的诊断具有重要意义。活检易致严重出血,又可因鼻腔填塞而继发感染,导致血栓性静脉炎。诊断性穿刺抽出不凝血液有一定诊断意义;鼻窦拍片或 CT 扫描示窦腔扩大,密度增高,有一定提示意义,但须与上颌窦囊肿和上颌窦炎等鉴别。鼻窦内镜检查具有重要诊断作用;但确诊往往只能通过手术探查和术后病理检查证实。妊娠期的血管瘤可根据与妊娠有关、可出现于妊娠中任何时期、肿瘤迅速生长、妊娠终止后可自发消退等特点来诊断。

五、治疗

带蒂的血管瘤可用圈套器截除之,并于根部用电灼或激光治疗。根部较广者,可绕肿瘤作切口,用分离器分离后切除之,亦可用冷冻疗法治疗。对鼻窦血管瘤,可采用鼻窦探查根治术进行切除。肿瘤大,有侵及颅内倾向者,常可发生大出血,应及时治疗,术前最好行同侧颈外动脉结扎,有助于减少术中出血。方侹生等认为,广泛扩展到鼻窦和鼻腔的肿瘤,术前不一定要行颈外动脉结扎术。妊娠期肿瘤,一般在妊娠期后消退,少数不消退者,可行手术切除。

(杨洪涛)

第二十七节　乳头状瘤

乳头状瘤是比较多见的鼻腔及鼻窦良性肿瘤,仅次于鼻部血管瘤,多发生于中年,男性较多,占鼻腔肿瘤的 0.4%～4.7%。肿瘤发生于鼻前庭者,其来源为鼻前庭皮肤的鳞状上皮,质较硬,呈桑葚状,多单发,其病理及性质与发源于其他处皮肤的乳头状瘤相似;肿瘤发生于鼻腔及鼻窦者,为一种黏膜上皮源性肿瘤,以鼻窦及鼻腔同时受侵犯为常见;其次为鼻腔外侧壁单发,鼻窦单发者居第三;发生于鼻窦者,以上颌窦为常见,筛窦次之,额窦极少见。本病曾有 20 多个不同的名称,常用的是内翻性乳头状瘤、Schneider ain 乳头状瘤、鳞状细胞乳头状瘤及过渡性乳头状瘤等。世界卫生组织已对鼻腔及鼻窦区的良性乳头状新生物称为过渡性乳头状瘤。

一、病因

本病病因和发病机制尚不清楚,学说较多。多数学者认为是一种良性型的真性肿瘤,因为它容易复发和恶变成癌。少数认为与炎症刺激和上皮化生以及病毒感染有关,与变态反应及吸入毒性气体有一定关系。

二、病理

乳头状瘤的大小不一,呈红色或灰红色,表面呈颗粒状、乳头状、桑葚样或分叶状。一般较息肉为硬,色较浅,较易出血。其分类较多,可分为硬型和软型两类,前者多发生在鼻前庭和鼻中隔前部;后者多发生在鼻腔及鼻窦黏膜,具有破坏力,可侵入颅内。按照发生的部位、被覆上皮的性质和生长发展的形式,鼻腔和鼻窦乳头状瘤可分为三型。

(一)鳞状细胞乳头状瘤

此型是最常见的一种良性肿瘤。发生于鼻前庭的鳞状上皮或由鼻腔和鼻窦柱状上皮化生而来。鼻前庭或鼻中隔黏膜与皮肤交接处有一种角化型乳头状瘤,亦称鼻前庭疣。

(二)外生性"移行细胞性"乳头状瘤

好发于鼻中隔,少数也可发生于鼻腔外侧壁或鼻窦。肿瘤发生于呼吸型的假复层纤毛柱状上皮,又称为柱状细胞乳头状瘤。

(三)内翻性"移行细胞性"乳头状瘤

此型较多见。发生于鼻窦或鼻腔侧壁。病理特点为:表层上皮过渡增生,向基质内呈乳头状增生,可表现为鳞状上皮、变移上皮及纤毛柱状上皮同时存在。上皮向内翻转,形成实体性细胞巢或细胞团块。但基底膜完整,瘤细胞的异型性并不严重。

国外亦有人将鼻乳头状瘤分为如下三型者:①内翻性乳头状瘤,发生于鼻腔外侧壁。②蕈形乳头状瘤,发生于鼻中隔。③圆柱细胞乳头状瘤,发生于上颌窦内。

外生性和内生性"变移上皮"乳头状瘤除生长方向不同外,被覆的上皮基本上相同,在一些病例中常常是既有外生性,又有内生性,只是以何种方式生长而已。

三、临床表现

该瘤多为一侧患病,双侧发病罕见,Chatterji曾报道了较为罕见的双侧鼻腔及鼻窦内翻性移行型乳头状瘤。患者可表现为鼻塞及鼻内肿块,可伴有流涕,有时带血,也可有头面部疼痛和嗅觉异常等;随着肿瘤扩大和累及部位不同,可出现相应的症状和体征。检查见肿瘤外观呈息肉样,表面不平,质较硬,触之易出血。其他特点:①内翻性及柱状细胞型乳头状瘤发生于鼻腔外侧壁及鼻窦,蕈状乳头状瘤主要发生于鼻中隔。②本病极少发生于少年时期,常见于40岁以上的男性,50～70岁发病率最高。③本病未发生恶变者,一般无明显的窦壁骨质破坏,侵入颅内者较少见。因其外观酷似鼻息肉,容易误诊。④肿瘤切除后易复发;多次复发或老年患者有恶变之可能。

四、诊断及鉴别诊断

根据症状、体征以及反复、多部位活检,一般可做出诊断。X线鼻窦拍片或CT扫描对本病无特异性诊断价值,但有助于确定病变部位,了解病变范围及骨质破坏情况,以利手术方式的选择。

本病应与鼻息肉、乳头状腺瘤、乳头状纤维瘤、下鼻甲乳头样肥大等相鉴别。鼻息肉一般有变态反应及感染史,病变多为双侧,无性别差异,多为青年或中年发病,组织病理表现为:基底膜透明或增厚,有黏液分泌腺体,有嗜酸性粒细胞及炎性细胞。而本病则无变态反应史,多为单侧,男性较多见,老年居多,组织病理表现为基底膜正常,无腺体及嗜酸性粒细胞。凡遇40岁以上单侧鼻息肉患者,伴有血涕,术中易出血,术后易复发时,应进行X线拍片或CT扫描。对患有鼻息肉的成年人手术切除后,应将所有息肉样组织送病理检查,以防误诊。

五、治疗

此瘤对放疗不敏感,主要以手术治疗为主,手术务求彻底,切除不彻底是术后复发的根本因素。对其基底及浸润组织周围的正常组织应切除足够的安全界,有时辅以电凝或激光治疗。术式选择以暴露充分、操作方便、无碍面容以及尽量不影响鼻腔功能为原则。可采取鼻侧切开或上颌窦根治术的变通术式进行,对于局限性肿瘤,亦可在鼻内镜下切除。本病术后易复发及恶变,据报道该肿瘤有 1%～13% 的病例与癌症并存,因此术后应将全部病理组织送病检,以防漏诊,并应定期随访。有下列情况时,应考虑恶变可能:①全部切除后,迅速复发。②较快侵犯邻近组织。③反复鼻出血。④头面部疼痛示有骨及神经受累。恶变患者的处理同鼻部恶性肿瘤。

(杨洪涛)

第二十八节 骨　　瘤

骨瘤为鼻部良性肿瘤中最常见者,发病率约为 1%,常见于 20～40 岁成年人,以额窦最多见,其次为筛窦,上颌窦较少,蝶窦最少,原发于鼻腔的骨瘤极少见。肿瘤常开始于青年时期,部分患者到成年后停止增长,除非肿瘤继续增大导致畸形,一般无症状。

一、病因

近年来认为由骨膜之"胚性残余"所发生,故多发生于筛骨(软骨内成骨)和额骨(骨膜内成骨)交界处、蝶骨小翼与额骨眶板之间或上颌窦内。亦有学者认为外伤、炎症刺激引起这些残留组织活跃增生所致。

二、病理

骨瘤一般发生于鼻窦的骨壁,生长缓慢,其大小不一,可有蒂或广基,呈球形或结节形,色粉红,表面光滑,覆盖有正常黏膜,多为单发,少数为多发。鼻窦内骨瘤有时可自行从根部脱落,在窦腔内形成死骨,称之为"死骨瘤"。

根据镜下所见,可将骨瘤分为三型:①密质型又称硬型或象牙型,质坚硬,较小,多有蒂,生长缓慢,多发生于额窦内,亦可见于鼻骨。②松质型又称软型或海绵型,质松软,由骨化的纤维组织形成,体积大,生长较慢,有时中心可液化成囊腔,表面有坚硬的骨囊,常见于上颌窦和筛窦。③混合型,外硬而内松,常发于额窦。除单纯性骨瘤外,还可有多种混合性骨瘤,如纤维骨瘤、血管骨瘤等。

三、临床表现

患者多为男性。肿瘤若局限于鼻窦内可无症状,常在鼻窦或头颅 X 线片或 CT 检查时偶然发现。若肿瘤继续增大,可出现患处隆起,引起压迫症状。额窦骨瘤阻塞额鼻管,可妨碍额窦通气引流,发生黏液囊肿;亦可引起额部神经痛、感觉过敏等;肿瘤向眼眶方向发展时,常将眼球向前、向外下方推移,以致发生眼球突出及复视等;若合并感染可致额窦炎症;若骨瘤经过额窦后壁或筛板向颅内发展,可引起颅内组织受压,出现头闷、头痛、恶心、呕吐等。筛窦骨瘤大者可占据大多数气房,并可延伸至额窦及蝶窦。鼻额管阻塞可引起额窦炎;向眼眶发展者,眼球向外、下方移位;向鼻腔发展者,可引起鼻塞。

四、诊断及鉴别诊断

主要依靠 X 线片检查。X 线片可见圆形高密度影，正侧位片有利于肿瘤定位。CT 扫描对明确诊断极有价值。临床上应与外生性骨疣、骨化性纤维瘤和骨纤维异常增殖症鉴别。外生性骨疣系骨质过度增生，生长缓慢，发生于鼻窦者少见，多发生于上颌窦骨壁上，日久可引起面部变形。

五、治疗

对成人较小的骨瘤而无自觉症状者，不需急于手术，但应定期观察，视其有无发展；肿瘤大，已引起颜面变形或症状明显者，宜行肿瘤摘除术。筛窦骨瘤，因筛窦骨质菲薄，易引起并发症，宜及时手术；额窦后壁骨瘤，多向颅内发展，宜早日手术切除；近颅腔之骨瘤，应谨慎处理，以免损伤窦壁而发生颅内感染。手术方式以尽量采取保护面容的术式为原则。手术彻底切除，一般不易复发。

（杨洪涛）

第二十九节　鼻腔及鼻窦恶性肿瘤

鼻腔及鼻窦恶性肿瘤较为常见，占耳鼻咽喉部恶性肿瘤的 21.74%～49.22%。在我国，北方的发病率高于南方。在北方，鼻腔及鼻窦恶性肿瘤仅次于喉癌，而在南方仅次于鼻咽癌。在鼻腔及鼻窦的恶性肿瘤中，癌多于肉瘤。癌与肉瘤发病率之比约为 8.5∶1。男女发病率为（1.5～3.0）∶1。癌肿绝大多数发生在 40～60 岁，肉瘤则多见于青年人，亦可见于儿童。

恶性肿瘤中以鳞状细胞癌居首位，占 70%～80%，好发于上颌窦。腺癌及腺样囊性癌次之，好发于筛窦。此外还有淋巴上皮癌、移行细胞癌、基底细胞癌、黏液表皮样癌等。肉瘤可起源于黏膜、骨膜、软骨、脉管、骨或肌肉组织，占鼻及鼻窦恶性肿瘤的 10%～20%，好发于鼻腔及上颌窦，其他窦少见。肉瘤中以恶性淋巴瘤为最多，超过 60%；其次为纤维肉瘤、软骨肉瘤、恶性纤维性组织细胞瘤和恶性黑瘤等。此外，尚有网状细胞肉瘤、横纹肌肉瘤、黏液肉瘤、恶性血管内皮细胞瘤及成骨肉瘤等，但较少见。

鼻腔及鼻窦恶性肿瘤除早期者外，两者常合并出现，多数患者在就诊时肿瘤已从原发部位向邻近组织广泛扩散，甚难辨别何者为原发。而且两者无论在病因、病理类型以及临床治疗方面均有相似之处，故常将两者一并讨论。

鼻腔及鼻窦恶性肿瘤有下述几个共同特点：①大多属原发性，自身体他处转移而来者极少。②鼻窦解剖位置较为隐蔽，肿瘤发生于此，早期症状少，且常伴有慢性炎症，故难以引起重视，以致早期不易确诊。③鼻腔、鼻窦与眼眶、颅脑互相毗邻，发生于上述各处的恶性肿瘤在晚期皆可向邻近组织侵犯，以致有时难以判断其原发部位，诊断治疗常感棘手，预后也远较外鼻恶性肿瘤为劣。

一、病因

病因未明，可能与下列诱因有关。

(一)长期慢性炎症刺激

大部分鼻窦癌的患者，有长期慢性鼻炎、鼻窦炎的病史，临床上各鼻窦炎发病率差异与鼻窦恶性肿瘤发病率的差异相符，即均以上颌窦为最常见，筛窦次之、蝶窦最少。长期炎症刺激可使假复层柱状上皮发生化生，转化为鳞状上皮，从而成为鳞癌发生的基础。

(二)经常接触致癌物质

实验性研究表明，长期吸入镍、砷、铬及其化合物，可能导致癌变。如英国、挪威、加拿大等国家的制镍工人，均见到患鼻窦癌的危险性增高。Klintenberg、Voss 等认为长期接触硬木屑及软木料粉尘的工人，有增加诱发鼻腔、鼻窦癌的危险。Acheson 调查发现，英格兰和威尔士地区的家具制造业工人多患鼻及鼻窦腺癌；亦有人报道接触作软木料防护剂的氯酚可增加鼻腔癌和鼻窦癌的发病率。

(三)良性肿瘤恶变

如内翻性乳头状瘤反复复发，多次手术，则有恶变之可能；其他如鼻硬结病、混合瘤、神经鞘膜瘤、纤维瘤等，亦可发生恶变。

(四)免疫功能低下

恶性肿瘤患者大多表现有外周血 T 淋巴细胞功能严重抑制，细胞免疫和免疫监视功能低下，使细胞的正常凋亡过程混乱，突变细胞得以逃脱免疫监视而异常增生。

(五)外伤

据报道肉瘤患者常有外伤史。

二、症状

(一)鼻塞

鼻塞为鼻腔恶性肿瘤的早期症状，在鼻窦恶性肿瘤，则属晚期症状。鼻塞的轻重与肿瘤在鼻腔中的部位、鼻腔各壁被推移的程度及有无继发感染等有关。原发于鼻腔下部的肿瘤，鼻塞发生最早；原发于鼻腔上部和鼻窦者，只有当肿瘤较大时才发生鼻塞。鼻塞多为一侧，初为间歇性、进行性鼻塞，后为持续性鼻塞。鼻中隔被推向对侧，则可能出现双侧鼻塞。

(二)鼻出血或流血性分泌物

凡在成人，一侧鼻腔分泌物中经常带血或有少量鼻出血，尤当同时鼻内有特殊臭味(有人称为"癌肿气味")可闻及者，须首先想到有恶性肿瘤的可能。最初，鼻出血的次数及出血量可能很少，以后逐渐增多。严重者可危及患者生命。鼻出血在鼻腔恶性肿瘤多为一早期症状，在鼻窦恶性肿瘤者则可能已入晚期。

(三)疼痛与麻木

疼痛可为恶性肿瘤较早出现的症状之一，多属神经痛。晚期因肿瘤侵犯眶内或颅底而常有难以忍受的头痛。当肿瘤位于上颌窦底时，由于肿瘤压迫上齿槽神经或向下侵及牙槽，而常有牙痛，故患者往往以牙病就医，因而误予拔牙者也不少见，但于拔牙后症状依旧。肿瘤向面部或眶底扩展，则可出现一侧眶下及面颊部胀痛感，多因眶下神经受侵犯之故。由于眶下神经受累，尚可出现一侧面颊部、上唇及上列牙齿麻木感，此对早期上颌窦癌有重要诊断意义。当肿瘤穿破后外壁侵入翼腭窝时,可发生严重的"蝶腭神经痛"。表现为患侧鼻根部、眶内、面颊和上牙槽处刺钻样痛,并可向耳内及颞部放射。

(四)流泪与复视

当肿瘤压迫鼻泪管使之阻塞,则有流泪;压迫眼球使之移位或出现眼肌瘫痪、眼球运动受限,则可发生复视。肿瘤未侵犯眶尖者,视力一般不受影响。

(五)张口困难

当肿瘤侵犯翼腭窝、颞下窝和颞窝时,可使翼内、外肌,咬肌和颞肌受累,下颌关节运动受限而致张口困难。

(六)恶病质

表现为衰竭、贫血、体重减轻等。在此时期内,尚可发生颈淋巴结和远处转移、颅内并发症及动脉侵蚀性大出血,常为其致死原因。

三、检查

(一)鼻腔恶性肿瘤

鼻腔恶性肿瘤多原发于鼻腔外侧壁,少数发生在鼻中隔、鼻前庭及鼻腔底部。一般通过前、后鼻孔镜检查便可发现。鼻腔恶性肿瘤绝大多数为鳞状细胞癌,其次为腺癌。亦可见淋巴上皮癌、嗅神经母细胞瘤、恶性黑瘤、恶性淋巴瘤、内翻性乳头状瘤恶变等。癌肿多见于男性,以40岁以上的患者为常见。肉瘤较少,而发病年龄则相对较轻。肿瘤外观常呈菜花状,色红,基底广泛,触之易出血,伴有溃烂及坏死。也有早期呈息肉状者。故对疑似鼻息肉而术中又较易出血的中、老年患者,应常规活检。肿瘤长大,常使外鼻隆起变形,一般以一侧鼻背隆起为显著。原发于鼻中隔者可形成"蛙鼻"。鼻腔恶性肿瘤常破坏鼻腔外侧壁而侵入上颌窦或向上侵犯筛窦,亦可穿破硬腭而侵犯口腔。上颌窦、筛窦、眼眶、鼻咽等部位的恶性肿瘤亦可直接扩散入鼻腔。

(二)鼻窦恶性肿瘤

早期,前、后鼻孔镜检查常无异常发现;晚期,鼻腔检查所见与鼻腔恶性肿瘤相似。鼻窦恶性肿瘤可破坏骨壁而扩展至邻近器官,常引起面部变形或邻近器官的功能障碍。故触诊和对邻近器官的检查应列为常规。

1.上颌窦恶性肿瘤

Ohngren自内眦和下颌角之间作一想象斜面,再于瞳孔处作一想象的垂直平面,从而将上颌窦分为四个象限。前内象限所生长的肿瘤易侵入筛窦,而后外象限的肿瘤,晚期易破坏后外壁,侵入翼上颌窝和翼腭窝,或侵入颞下窝而侵犯颅中窝。Se bileau自中鼻甲下缘作一想象水平线,将上颌窦分为上下两部分。上部分发生的肿瘤,容易通过筛窦或眼眶入侵颅底,故愈后不如发生在下部分者佳。早期肿瘤较小,常局限于上颌窦腔的某一部位,因被窦壁包围,多无明显症状,不易被发现;肿瘤长大破坏骨壁后,其向周围扩展的方向在一定程度上与原发部位有关。

肿瘤向下累及牙槽突与硬腭时,其临床症状的发生顺序如下:①上颌窦受累症状。②磨牙疼痛、松动或脱落。③牙龈出现肿胀、溃疡,硬腭及唇龈沟呈半圆形隆起。如原发于牙槽突而向上累及上颌窦者,症状出现的顺序和上述相反。触诊时可发现牙槽突或硬腭变软,同侧牙齿松动。

肿瘤穿破前壁时面颊部出现隆起变形,触诊常可触到皮下有硬性而不可移动的肿块,甚至发生瘘管,肿瘤组织向外溃烂翻出。

肿瘤向上侵入眼眶,则眶下缘可能隆起或有骨质缺损。触诊时宜两侧对比,以资鉴别。眼球突出,运动受限及球结膜水肿,均为眼眶受累比较晚期的表现。

肿瘤向后外侵入翼腭窝及颞下窝,除出现顽固性神经痛外,还可发生张口困难。出现此种症状者,预后不佳。

2.筛窦恶性肿瘤

早期如局限于筛房,可无症状,有时有出血。侵入鼻腔则出现单侧鼻塞、血涕、头痛和嗅觉减退或丧失等症状。检查可见鼻顶塌陷,中鼻甲下移,鼻腔外上壁饱满,中鼻道或嗅裂有血性液或血痂,中鼻甲可呈息肉样变或伴多发性小息肉。肿瘤发展可经筛窦纸样板侵入眶内,使眼球向外、前、下、或上方移位,突出,并有复视。后组筛窦肿瘤可侵入球后、眶尖,向颅底、颅内扩展而侵及脑神经,尤以第Ⅰ～Ⅵ对脑神经易被波及而产生相应的麻痹症状。有的甚至出现多发性脑神经损害,常致突眼、眼球运动障碍、上睑下垂、视力减退、甚至失明等。若侵及泪囊,则有流泪。此外,还常出现眶内角隆起,一般无压痛。晚期侵入颅内,则有剧烈头痛,淋巴结转移常在颌下或同侧颈上部。

3.额窦恶性肿瘤

原发性或继发性额窦恶性肿瘤均较少见。早期,肿瘤局限于额窦内时,常无明显症状,待侵犯破坏额窦壁后,才有症状出现。额窦恶性肿瘤向外、下方发展时,可使前额部及眶上内缘隆起或破坏,有时可触及骨质缺损或质硬的肿块,与皮肤粘连,或溃破形成癌瘘。上睑皮肤肿胀。眼球向下、外前方移位或向前突出,向内或向上活动受限。鼻腔检查可见中鼻道有息肉样或肉芽样新生物,伴有血性分泌物。晚期,肿瘤侵犯颅内时可出现剧烈头痛和脑膜刺激症状,也可有脑神经受损的表现;或出现同侧下颌下淋巴结转移;甚至发生肝、肺、骨、胃肠道等处的转移。

4.蝶窦恶性肿瘤

原发性蝶窦恶性肿瘤罕见,但可见由鼻腔、鼻咽、后组筛窦或脑垂体恶性肿瘤的扩展侵入而成继发肿瘤者。蝶窦恶性肿瘤早期可无症状,有时可出现涕中带血及颅顶、眶后、枕部等处的隐痛。由于蝶窦周围多为重要结构,肿瘤进一步发展可侵犯这些组织而引起各种症状,故常易误诊为邻近器官病变。它常与后组筛窦肿瘤同时存在,有时破坏窦底而侵入鼻咽部,故诊断较为困难。蝶窦肿瘤的临床常见征象为单侧外展神经麻痹,其次为滑车神经和动眼神经麻痹。晚期可使眼球移位或发生运动障碍,甚至引起一侧或双侧失明。肿瘤可转移至颈部淋巴结,晚期可转移至肺、肝等处。

四、诊断

(一)病史的综合分析

鼻腔及鼻窦恶性肿瘤症状出现较晚,且易误诊,早期确诊较难。凡出现一侧进行性鼻塞,经常有鼻出血或涕中带血,尤其是 40 岁以上者,应高度怀疑,仔细检查。

(二)前、后鼻镜检查

鼻腔中的新生物常呈菜花状,基底广泛,表面常伴有溃疡及坏死组织,易出血。如未见肿瘤则应注意中、下鼻甲有无向内侧推移现象,中鼻道或嗅裂中有无血迹、息肉或新生物。对每一病例必须进行后鼻孔镜检查,尤其要注意后鼻孔区、鼻咽顶部、咽鼓管咽口是否已被累及。

(三)鼻腔及鼻窦内镜检查

利用纤维鼻咽喉镜或鼻内镜检查,可观察肿瘤的原发部位、大小、外形以及鼻窦的开口情况。对怀疑有上颌窦恶性肿瘤者,可利用鼻内镜插入窦内直接进行观察,然后直视下取活组织检查。

对蝶窦、额窦、筛窦病变亦可采用鼻内镜检查,只要窥见鼻顶塌陷、鼻腔外侧壁内移、中鼻甲、筛泡、中鼻道及嗅裂等部位的新生物及血性分泌物,亦有助于诊断。

(四)鼻窦 X 线

X 线片对鼻腔和鼻窦恶性肿瘤的诊断有一定的意义。X 线断层片对早期可疑病例的诊断有所帮助。片中不仅有时可见骨质破坏,而且可显示肿瘤所在的部位和范围,勾画出肿瘤的立体轮廓。上颌窦碘油造影可较详细、精确地显示窦内肿瘤的情况,缺点是造影剂易引起变态反应,且需行上颌窦穿刺才能完成,因而近年来已很少应用。

(五)CT 与 MRI 检查

CT 扫描能更加全面、精确地显示肿瘤的大小和侵犯的范围,了解骨壁破坏的情况,而且立体感强,可三维重建,因而现已成为诊断鼻窦恶性肿瘤的常规辅助手段。MRI 在某些方面更比 CT 扫描优越,如肿瘤已侵犯颅底、眶内或翼腭窝时,能更好地显示软组织受侵犯的情况,而且可了解肿瘤与血管的关系。

(六)病理检查及细胞涂片等检查

肿瘤的确诊依赖于病理学检查结果。必要时须多次活检。肿瘤已侵入鼻腔者可从鼻腔内取材活检。如高度怀疑鼻窦肿瘤时,亦可采用上颌窦穿刺病理检查或在鼻内镜下取肿瘤组织活检或涂片。脱落细胞涂片检查法是一种简便的病理诊断方法,缺点是有时不能确定恶性肿瘤的组织类型,且有假阳性或假阴性。

(七)手术探查

对多次活检阴性、诊断特别困难而临床上又确属可疑病例者可行鼻窦探查术,术中结合冰冻切片检查有利于确诊。

(八)颈淋巴结活检

对颈部出现淋巴结肿大,临床上不能确定是否为肿瘤转移时,可行颈淋巴结穿刺细胞学检查。因切开活检有导致肿瘤扩散之虞,因而应尽量避免使用。

五、鉴别诊断

(1)发生于外鼻、鼻腔、鼻窦的各种先天性、牙源性或潴留性囊肿的鉴别。

(2)鼻窦良性出血性新生物包括血管瘤、出血坏死性息肉、坏死性上颌窦炎等。此类疾病的共同特点为反复鼻出血,而且量较多;X 线片或 CT 扫描常显示窦腔内团块状阴影,窦壁骨质破坏,但多限于上颌窦内侧壁;上颌窦穿刺可有血性液自针管流出;病理检查可排除恶性肿瘤。

(3)鼻窦真菌病:患者鼻塞、流脓涕、涕中带血;或面部软组织隆起;鼻腔出现坏死组织和干酪样物,伴眼球突出、眼肌麻痹、视力减退等。鼻窦 X 线片:窦腔阴影模糊,有钙化影或有骨质破坏。病检或真菌培养可得证实。

(4)上颌骨骨纤维组织异常增殖:患者发病年龄较轻,多见于女性。常以面部无痛性隆起,逐渐增大为主诉。一般无鼻出血;可产生鼻塞、突眼等。X 线片呈均匀的损害,边缘不规则,膨大的病损区呈毛玻璃样或斑点状外观,和正常骨无明显界限;此点可与恶性肿瘤相鉴别。

(5)乳头状瘤呈桑葚状,常见于鼻前庭与鼻中隔,临床上常不易与恶性肿瘤区分,且约有10％发生癌变,因此需常规活检进行鉴别。

六、鼻腔及鼻窦恶性肿瘤的 TNM 分类

根据肿瘤的生长范围和扩散的程度,按国际抗癌协会(UICC)TNM 分类标准的方案如下。

（一）解剖划分

上颌窦及筛窦

（二）TNM 临床分类

T：原发肿瘤。

T_X：原发肿瘤不能确定。

T_0：无原发肿瘤的证据。

T_{is}：原位癌。

1.上颌窦

T_1：肿瘤局限于黏膜，无骨质侵蚀或破坏。

T_2：肿瘤侵蚀或破坏下部结构，包括硬腭和/或中鼻道。

T_3：肿瘤侵犯下列任一部位，包括面颊皮肤、上颌窦后壁、眶底或前组筛窦。

T_4：肿瘤侵犯眶内容物和/或以下任一结构，包括筛板、颅底、蝶窦、鼻咽、额窦。

2.筛窦

T_1：肿瘤局限于筛窦，伴或不伴有侵蚀。

T2：肿瘤侵犯鼻腔。

T_3：肿瘤侵犯眶前部和/或侵犯上颌窦。

T_4：肿瘤侵犯颅内，侵犯眼眶外包括眶尖，侵犯蝶窦和/或额窦，和/或鼻皮肤。

N：颈部淋巴结转移。

N_X：颈部淋巴结不能确定。

N_0：无颈部淋巴结转移。

N_1：同侧单个淋巴结转移，最大直径等于或小于 3 cm。

N_2：同侧单个淋巴结转移，最大直径大于 3 cm，不超过 6 cm；或同侧多个淋巴结转最大直径均不超过 6 cm；或双侧或对侧淋巴结转移，最大直径均不超过 6 cm。

N_{2a}：同侧单个淋巴结转移，最大直径大于 3 cm，不超过 6 cm。

N_{2b}：同侧多个淋巴结转移，最大直径均不超过 6 cm。

N_{2c}：双侧或对侧多个淋巴结转移，最大直径均不超过 6 cm。

N_3：淋巴结转移，最大直径大于 6 cm。

M：远处转移。

M_X：远处转移的存在不能确定。

M_0：无远处转移。

M_1：有远处转移。

（三）组织病理学分级

G：组织病理学分级。

G_X：组织分级不能确定。

G_1：高分化。

G_2：中度分化。

G_3：低分化。

（四）分期

0 期：T_{is}，N_0，M_0。

1 期：T_1，N_0，M_0。

2 期：T_2，N_0，M_0。

3 期：T_1，N_1，M_0。

T_2，N_1，M_0。

T_3，N_0，N_1，M_0。

4 期 A $T_4 N_0$，$N_1 M_0$

4 期 B 任何 $TN_2 M_0$

任何 $TN_3 M_0$

4 期 C 任何 T，任何 NM_1。

七、转移及预后

鼻腔和鼻窦恶性肿瘤发生早期转移者较少。上海第一医学院耳鼻咽喉科报告鼻腔和鼻窦恶性肿瘤 125 例，其中 36 例（28.8%）发生转移。转移部位多在颈淋巴结及下颌下淋巴结，远处转移者极少。

本病的预后取决于多种因素。早期诊断，合理治疗，治愈率则较高，否则预后不良。哈献文报道，上颌窦癌术前放疗（40～60 Gy）加手术（上颌骨切除术或扩大上颌骨切除术），其 5 年生存率为 44%。黄鹤年等报道 184 例上颌窦恶性肿瘤，以术前放疗加手术治疗为主，少数单纯手术，其 5 年生存率为 33.1%。Sisson 等报道 46 例上颌窦恶性肿瘤，以手术加放疗为主，个别单纯放疗或手术治疗，其 5 年生存率为 48%。肿瘤的病理类型和患者的年龄也与预后有关。一般来讲，癌较肉瘤预后为好；患者年龄大者较年轻者为好。肿瘤的原发部位与预后的关系更为密切，如筛窦和额窦因邻近脑、眼等重要器官，肿瘤原发于此，预后则更为险恶。Ohngren 建议，将内眦和下颌角之间划一假设线（在 X 线片上），称为"恶性线"。凡肿瘤生长于此线之前下部者，临床症状出现较早，易于诊断，且多能经手术完全切除，预后较好；反之，肿瘤生长于其内、上、后部者，常连累眼、脑等重要器官或广泛侵入翼腭窝，多不能通过手术全部切除，预后较劣。

八、治疗

治疗方法的选择，须根据肿瘤的性质、大小、侵犯范围和患者全身情况而全面考虑。目前公认鼻腔鼻窦恶性肿瘤以手术切除为主的综合治疗预后最佳。对中晚期肿瘤单纯手术往往难获满意效果。单纯放疗，除少数对放射线特别敏感的鼻腔鼻窦恶性肿瘤，如部分肉瘤、未分化癌等外，效果更不如手术。综合疗法：①手术加放疗，手术切除的范围视肿瘤的大小及部位而定；放疗包括术前放疗或术后放疗。多年临床经验证明术前放疗加手术的综合治疗为首推的治疗方法。其5 年生存率放疗加手术治疗组明显高于单纯放疗或单纯手术组，而放疗在术前或术后则无明显差异。②化疗加手术，先采用动脉灌注化疗，然后再手术。③手术加放疗加化疗。④中医中药治疗。⑤有淋巴结转移时，行择区性或根治性颈淋巴结清扫术。⑥其他治疗包括激光治疗或冷冻治疗等。

（一）放疗

目前多数学者均认为，对中、晚期肿瘤，单纯放疗甚难控制其发展。经足量放疗后，多数瘤体在外观上可见明显缩小，甚至全部消退，但在放疗后的标本复查中仍有约 80% 的病例有癌组织残存，故远期疗效较差。至今，单纯放疗的 5 年生存率仍多在 20%～30%。对晚期病例无法手术根治者,常采用姑息性放疗。至于术后复发者及不能耐受手术者,也可进行放疗,但疗效均差。

(二)手术加放疗

1.先手术后放疗

先手术后放疗为以往较普遍采用的治疗方法。大多属非计划性,多因手术切除不满意,手术切缘阳性或有肿瘤残留,希望借助术后放疗以弥补手术治疗的不足。大多数作者认为,与鼻窦相邻的颅底和眼眶等为重要的骨性结构,彻底的手术切除易受限制,除 T_1 肿瘤外,对其他各期鼻窦癌,术后均应加放疗,以减少局部肿瘤的复发率。也有学者认为,术后放疗由于肿瘤已经切除,照射目标欠明确,盲目性较大,而且术后瘢痕组织形成,血循环差,组织细胞含氧量低,降低了癌细胞对放疗的敏感性,因而难以达到消灭残余癌的目的,由于其 5 年生存率与单纯手术治疗基本相似,故而不主张术后放疗。

2.先放疗后手术

常作为综合治疗的一部分,一般用于肿瘤侵犯范围较广,彻底手术切除有困难的病例。术前放疗时由于肿瘤未经手术骚扰,保持了其固有的放射敏感性。放疗后肿瘤的瘤体缩小,肿瘤周围血管与淋巴管闭塞,瘤细胞退变,活性降低,可减少术中出血,防止肿瘤扩散,给手术切除提供了有利条件。一般认为,术前放疗后虽然瘤体缩小,但其手术范围仍应包括放疗前的肿瘤范围。

(三)化疗

化疗多作为一种辅助疗法或姑息疗法。本病一般主张联合用药,所用药物有氟尿嘧啶(5-Fu)、甲氨蝶呤(MTX)、长春新碱(VCR)、博来霉素(BLM)等。亦有人采用先行化疗药物动脉灌注,然后放疗;或动脉灌注化疗与放疗和手术综合应用。动脉灌注化疗常加重局部的组织反应,容易出现眼部并发症,甚至失明,而且疗效亦无明显的提高,因此目前采用此法者甚少。

(杨洪涛)

第六章 咽部疾病

第一节 急性鼻咽炎

急性鼻咽炎是鼻咽部黏膜、黏膜下和淋巴组织的急性炎症,好发于咽扁桃体。在婴幼儿中较重,而成人与较大儿童的症状较轻,多表现为上呼吸道感染的前驱症状。

一、病因

致病菌主要为乙型溶血性链球菌、葡萄球菌,亦可见病毒与细菌混合感染病例。受凉、劳累等因素致使机体抵抗力下降是其诱因。

二、临床表现及检查

(一)临床表现

在婴幼儿中全身症状明显,且较重。常有高热、呕吐、腹痛、腹泻及脱水症状,有时可出现脑膜刺激症状。严重时可出现全身中毒症状。而局部症状为鼻塞及流鼻涕,且多在起病后数天出现。鼻塞严重时可出现张口呼吸及吸乳困难。鼻涕可为水样涕,亦可为黏脓性。成人及较大儿童,全身症状不明显,而以局部症状为主,如鼻塞及流水样涕或黏脓性涕。且常有鼻咽部干燥感或烧灼感症状,有时有头痛。

(二)检查

颈部淋巴结可肿大并有压痛。口咽部检查可见咽后壁有黏脓自鼻咽部流下。鼻咽部检查显示黏膜弥漫性充血、水肿,多以咽扁桃体处为甚,并有黏脓性分泌物附着。婴幼儿因检查难以配合,鼻咽部不易窥见。

三、诊断

成人和较大儿童由于局部症状明显,检查配合,在间接鼻咽镜及纤维鼻咽镜下较易看清鼻咽部病变情况,故诊断不难。而在婴幼儿,多表现为较重的全身症状,早期易误诊为急性传染病及其他疾病,待局部症状明显时才考虑到此病。故婴幼儿出现鼻塞、流鼻涕且伴有发热等全身症状时,应考虑到本病的可能。颈部淋巴结肿大和压痛有助于诊断。

四、并发症

急性鼻咽炎可引起上、下呼吸道的急性炎症、咽后壁脓肿及中耳炎症。在婴幼儿中可并发肾脏疾病。

五、治疗

(1)全身及局部治疗:根据药敏试验结果选用相应抗生素或选用广谱抗生素全身应用,对病情严重者,须采取静脉给药途径,足程足量,适当应用糖皮质激素,以及时控制病情,防止并发症的发生。

(2)另外支持疗法的应用:如婴幼儿须卧床休息,供给新鲜果汁和温热饮料、补充维生素以及退热剂的应用等。

(3)局部治疗多用0.5%~1.0%麻黄碱或0.05%羟甲唑啉及3%链霉素滴鼻剂或其他抗生素滴鼻剂滴鼻,以便使鼻部分泌物易于排出,使鼻塞症状改善,抗生素药液易流到鼻咽部,达到治疗目的。

(4)另外局部涂以10%弱蛋白银软膏亦可减轻症状。

(5)如本病反复发作,在已控制炎症的基础上可考虑行腺样体切除术。

六、预后

成人和较大儿童预后良好,婴幼儿患者可因其并发症或全身中毒症状过重而有生命危险。

(王亚楠)

第二节　慢性鼻咽炎

一、病因

慢性鼻咽炎是一种病程发展缓慢的慢性炎症,常与邻近器官或全身的疾病并存。急性鼻咽炎反复发作或治疗不当,鼻腔及鼻旁窦炎症时分泌物刺激,鼻中隔偏曲,干燥及多粉尘的环境,内分泌功能紊乱,胃肠功能失调,饮食无节制等因素,均可能为其诱因。而腺样体残留或潜留脓肿、咽囊炎等可能使鼻咽部长期受到刺激而引起炎症。慢性鼻咽炎与很多原因不明的疾病和症状有密切关系:如头痛、眩晕、咽异物感、变应性鼻炎、风湿性心脏病及关节炎、长期低热、牙槽溢脓、口臭及嗅觉消失等。当慢性鼻咽炎治愈后,这些久治不愈的疾病或症状,有时也可获得痊愈或有明显改善。

二、症状与检查

鼻咽干燥感,鼻后部有黏稠分泌物,经常想将之咳出或吸涕,故可频繁咳痰或吸痰,还可有声嘶及头痛等,头痛多为枕部钝痛,为放射痛。检查可见鼻咽黏膜充血、增厚,且有稠厚黏液或有厚痂附着。咽侧索可红肿,特别在扁桃体已切除后的患者,是为代偿性增生肥厚。全身症状不明显。

三、诊断

因病程发展很慢,可长期存在而不被察觉,一般的检查方法难以确诊。而电子纤维鼻咽镜检查不难确诊。Horiguti 建议用蘸有 1‰氯化锌液的棉签涂软腭的背面或鼻咽各壁,慢性鼻咽炎患者在涂抹时或涂抹后局部有剧烈的疼痛,并有少量出血,或可提示较固定的放射性头痛的部位,也可确诊。如软腭背面的疼痛向前额部放射;鼻咽后壁的疼痛向枕部放射;鼻咽顶部的疼痛向顶部放射;下鼻道后外侧壁的疼痛向颞部放射。

四、治疗

找出致病原因,予以病因治疗。而加强锻炼,增加营养,多饮水,提高机体抵抗力更为重要。局部可用 1‰氯化锌液涂擦,每天 1 次,连续 2～3 周。应用 5％～10％硝酸银涂抹鼻咽部,每周 2～3 次。还可使用 3％链霉素滴鼻剂和油剂(如复方薄荷油滴鼻剂、清鱼肝油等)滴鼻,且可应用微波及超短波电疗等物理疗法,以改善其症状。

(王亚楠)

第三节 急性扁桃体炎

急性扁桃体炎为腭扁桃体的急性非特异性炎症,常继发于上呼吸道感染,可伴有不同程度的咽部黏膜和淋巴组织的急性炎症。多见于 10～30 岁的青少年,一般以春秋两季气温变化时最多见,常由于劳累、受凉、潮湿、烟酒过度、营养不良而发病。主要致病菌为乙型溶血性链球菌。本病可通过飞沫、食物或直接接触传染,潜伏期为 2～4 天。

一、病理学分类

依据病理变化可分为三类。

(一)急性卡他性扁桃体炎

急性卡他性扁桃体炎多为病毒(腺病毒、流感或副流感病毒等)引起。病变较轻。扁桃体表面黏膜充血,无明显渗出物。

(二)急性滤泡性扁桃体炎炎症

侵入扁桃体实质内的淋巴滤泡,引起充血、肿胀,重者可出现多发性小脓肿,隐窝口之间的黏膜下可见较多大小一致的圆形的黄白色点状化脓滤泡。这些化脓的滤泡一般不隆起于扁桃体表面,但透过黏膜表面可以窥见。

(三)急性隐窝性扁桃体炎

扁桃体充血肿胀,隐窝内有由脱落上皮细胞、纤维蛋白、白细胞及细菌等组成的渗出物,且可逐渐增多,从隐窝口溢出,有时互相连成一片形似假膜,易于拭去。

临床上常将急性滤泡性扁桃体炎和急性隐窝性扁桃体炎合称为急性化脓性扁桃体炎。

二、诊断

(一)症状与体征

1.全身症状

多见于急性滤泡性和急性隐窝性扁桃体炎,起病较急,可有畏寒、高热、头痛、食欲缺乏、乏力、便秘等。一般持续 3~5 天。小儿可因高热而引起抽搐、呕吐及昏睡。

2.局部症状

剧烈咽痛,起初多为一侧痛,继而发展至对侧,也可放射至耳部。吞咽或咳嗽时咽痛加重。疼痛较剧者可致吞咽困难,说话时言语含糊不清。若炎症波及咽鼓管,则可出现耳闷、耳鸣及耳痛症状,有时还可引起听力下降。幼儿的扁桃体肿大还可引起呼吸困难。

3.体格检查

(1)患者呈急性病容,面色潮红,高热,不愿说话或畏痛而惧怕做吞咽动作。口臭,伸舌可见舌苔。

(2)咽部黏膜呈弥漫性充血,以扁桃体及两腭弓最严重。

(3)腭扁桃体肿大,在其表面可见黄白色点状脓疱,或在隐窝口处有黄白色或灰白色点状豆渣样渗出物,可连成一片形似假膜,易拭去。

(4)下颌角淋巴结肿大,且有明显压痛。有时因疼痛而感转头不便。

(二)特殊检查

实验室检查:急性扁桃体炎时,血常规检查白细胞总数和中性粒细胞常增多。可有红细胞沉降率(ESR)和 C 反应蛋白(CRP)增高。

三、鉴别诊断

急性扁桃体炎需与咽白喉、猩红热、樊尚咽峡炎及单核细胞增多症、粒细胞缺乏症、白血病引起的咽峡炎等相鉴别。白喉等传染性疾病通常具有传染源接触史、典型的全身表现及实验室检查结果,咽部分泌物或假膜涂片查找不同病原体可供鉴别。血液系统疾病可通过血常规等实验室检查以资鉴别,必要时可行骨髓穿刺细胞学。

四、治疗要点

(一)抗生素治疗

抗生素治疗为主要治疗方法。首选青霉素,根据有无化脓、体温、血常规异常等情况,决定给药途径(静脉或肌内)。对于部分中性粒细胞下降的患者可采用抗病毒药。

(二)局部治疗

局部治疗常用含漱液、含片或喷剂,如复方硼砂溶液、1∶5 000 呋喃西林溶液、西地碘片、草珊瑚含片、西瓜霜喷剂等。

(三)一般治疗

卧床休息,多饮水,半流质或软食,加强营养及疏通大便。咽痛或高热时,可服用解热镇痛药。

(王亚楠)

第四节　慢性扁桃体炎

慢性扁桃体炎多由急性扁桃体炎反复发作或因腭扁桃体隐窝引流不畅,窝内细菌、病毒滋生感染而演变为慢性炎症,是临床上最常见的疾病之一。

一、病因

本病的发生机制尚不清楚,链球菌和葡萄球菌为本病的主要致病菌。

(1)急性扁桃体炎反复发作,使隐窝内上皮坏死,隐窝引流不畅,细菌与炎性渗出物聚集其中,导致本病。

(2)继发于急性传染病,如猩红热、白喉、流感、麻疹等。也可继发于鼻腔及鼻窦等邻近组织器官感染。

(3)近年来一些学者认为慢性扁桃体炎与自身变态反应有关。

二、病理

本病可分为三型。

(一)增生型

因炎症反复刺激,腺体淋巴组织与结缔组织增生,腺体肥大、质软,突出于腭弓之外,多见于儿童。扁桃体隐窝口宽大,可见有分泌物堆集或有脓点。镜检:腺体淋巴组织增生,生发中心扩大,丝状核分裂明显,吞噬活跃。

(二)纤维型

淋巴组织和滤泡变性萎缩,为广泛纤维组织所取代,因瘢痕收缩,腺体小而硬,常与腭弓及扁桃体周围组织粘连。病灶感染多为此型。

(三)隐窝型

腺体隐窝内有大量脱落上皮细胞、淋巴细胞、白细胞及细菌聚集而形成脓栓或隐窝口因炎症瘢痕粘连,内容物不能排出,形成脓栓或囊肿,成为感染灶。

三、临床表现

常有急性扁桃体炎反复发作病史,发作时常有咽痛;发作间歇期自觉症状少,可有咽干、发痒、异物感、刺激性咳嗽等轻微症状。若扁桃体隐窝内潴留干酪样腐败物或有大量厌氧菌感染,则出现口臭。小儿患者如扁桃体过度肥大,可能出现呼吸不畅、睡眠打鼾、吞咽或言语共鸣障碍。由于隐窝脓栓被咽下,刺激胃肠,或隐窝内细菌、毒素等被吸收引起全身反应,导致消化不良、头痛、乏力、低热等。

四、检查

扁桃体和腭舌弓呈慢性充血,黏膜呈暗红色。挤压腭舌弓时,隐窝口可见黄、白色干酪样点状物溢出。扁桃体大小不定,成人扁桃体多已缩小,但表面可见瘢痕,凹凸不平,常与周围组织粘连。患者下颌角淋巴结常肿大。

五、诊断及鉴别诊断

根据病史,结合局部检查进行诊断。患者有反复急性发作病史,为本病诊断的主要依据。局部检查时如发现扁桃体及腭舌弓慢性充血,扁桃体表面凹凸不平,有瘢痕或黄白色点状物,挤压腭舌弓有分泌物从隐窝口溢出,则可确诊。扁桃体的大小并不表明其炎症程度,故不能以此做出诊断。本病应与下列疾病相鉴别。

(一)扁桃体生理性肥大

扁桃体生理性肥大多见于小儿和青少年,无自觉症状,扁桃体光滑、色淡,隐窝口清晰,无分泌物潴留,与周围组织无粘连,触之柔软,无反复炎症发作病史。

(二)扁桃体角化症

扁桃体角化症常易误诊为慢性扁桃体炎。角化症为扁桃体隐窝口上皮过度角化,出现白色尖形砂粒样物,触之坚硬,附着牢固,不易擦拭掉。如用力擦除,则遗留出血创面。类似角化物也可见于咽后壁和舌根等处。

(三)扁桃体肿瘤

良性肿瘤多为单侧以乳头状瘤较多见,恶性肿瘤以鳞状细胞癌或淋巴肉瘤、非霍奇金氏淋巴瘤较常见,除单侧肿大外还伴有溃烂,并侵及软腭或腭弓,常伴有同侧颈淋巴结肿大,需病理切片确诊。

六、并发症

慢性扁桃体炎在身体受凉受潮、身体衰弱、内分泌紊乱、自主神经功能失调或生活及劳动环境不良的情况下,容易产生各种并发症,如风湿性关节炎、风湿热、心脏病、肾炎、长期低热等。因此,慢性扁桃体炎常被视为全身感染的"病灶"之一。如何把"病灶"和全身性疾病联系起来,学说甚多,较著名的为变态反应学说:认为存在于病灶器官(如腭扁桃体)中的病原体及其毒素代谢产物或腺病毒等,可作为异体抗原,使体内形成特异性抗体,使机体形成过敏状态。同时,病灶器官本身的实质细胞因感染而损伤,脱落离体,又可作为自体抗原,使体内产生自身抗体。此后,若与同样抗原接触、结合将发生变态反应,从而引起各种病灶性疾病。近年来就有人认为,病灶性疾病的发生,可能与腺病毒感染或腺病毒和链球菌的混合感染有关。其他学说:感染及变态反应学说,即感染与变态反应并存并相互影响形成恶性循环;细菌与病毒感染说,原发灶细菌或毒素直接经血循环扩散作用全身引起相关脏器病变等。

慢性扁桃体炎是否成为全身其他部位感染的"病灶",应考虑下列几点。

(一)病史

慢性扁桃体炎引起全身性并发症时往往具有较明确的因果关系,即扁桃体炎是因,并发疾病是果,一般情况下就诊时已有多次急性发作病史。例如,肾炎患者,每当扁桃体发炎,间隔一段时间后尿检会出现明显异常变化。

(二)实验室检查

测定血沉、抗链球菌溶血素"O"、血清粘蛋白、心电图等,在"病灶"型病例中,将得到异常的结果。

(三)诊断试验

用下列方法激活扁桃体"病灶活动"。

1.扁桃体按摩法

每侧扁桃体按摩 5 分钟,3 小时后如白细胞数增加到 $12\times10^9/L$ 以上、血沉率增加 10 mm 以上为阳性。

2.透明质酸酶试验

在两侧扁桃体内各注射透明质酸酶 0.5 mL(200 单位溶于 1 mL 生理盐水)。1 小时后,体温增加 0.3 ℃、白细胞数增加、血沉增快为阳性。

3.超短波照射

扁桃体用超短波照射 10 分钟,4 小时后白细胞增加、血沉率上升为阳性。

(四)阻消试验

用下述方法消除或阻断来自扁桃体内细菌、毒素、抗原等的"病灶"作用,观察并发症的症状变化,以判断二者之间的关联。

1.隐窝冲洗法

用生理盐水或 2‰硼酸水冲洗隐窝。数天后如见关节痛减轻、发热者体温降低、肾炎患者尿内有改善,即为阳性。隐窝吸引法原则相同。此法既可用于诊断,也可作为一种保守治疗。

2.Impletol 试验

将 Impletol 液(普鲁卡因 2 g、咖啡因 1.42 g 溶于 100 mL 生理盐水)1 mL,经腭舌弓注入扁桃体的上极黏膜下。3 次后关节疼痛消失或减轻,即为阳性。

七、治疗

(一)非手术疗法

非手术疗法可试用下列方法。

(1)基于慢性扁桃体炎是感染-变态反应的观点,本病治疗不应仅限于抗菌药物和手术,而应将免疫治疗考虑在内,包括使用有脱敏作用的细菌制品(如用链球菌变应原和疫苗进行脱敏),应用各种增强免疫力的药物,如注射胎盘球蛋白、转移因子等。

(2)局部涂药、隐窝灌洗、冷冻及激光疗法等均有人试用,远期疗效仍不理想。

(3)加强体育锻炼,增强体质和抗病能力。

(二)手术疗法

目前仍以手术摘除扁桃体为主要治疗方法。但要合理掌握其适应证,只有对那些不可逆性炎症性病变才考虑施行扁桃体切除术。

(王亚楠)

第五节 急 性 咽 炎

急性咽炎可分为急性单纯性咽炎、急性坏死性咽炎和急性水肿性咽炎 3 种。以单纯性咽炎最常见,后两种均少见,但均凶险。

一、急性单纯性咽炎

急性单纯性咽炎为咽黏膜、黏膜下组织的急性炎症,常累及咽部淋巴组织。本病可单独发生,亦可继发于急性鼻炎、急性扁桃体炎等,常为上呼吸道急性感染的一部分,多见于冬、春季。

（一）病因

可有下列原因。

(1)病毒感染:以柯萨奇病毒、腺病毒多见,鼻病毒及流感病毒次之。病毒可通过飞沫和密切接触而传染。

(2)细菌感染:以链球菌、葡萄球菌及肺炎链球菌多见,且以 A 组乙型链球菌引起感染者症状较重。

(3)物理及化学因素亦可引起本病,如高温、刺激性气体等。

上述原因中,以病毒感染和细菌感染较多见。在幼儿,急性单纯性咽炎常为急性传染病的前驱症状或伴发症状,如麻疹、猩红热、流感、风疹等。在成人及较大儿童,则常继发于急性鼻炎、急性扁桃体炎之后。受凉、疲劳、烟酒过度及全身抵抗力下降,均为本病的诱因。

（二）病理

咽黏膜充血,血管扩张及浆液渗出,使黏膜上皮及黏膜下水肿、肿胀,并可有白细胞浸润。黏液腺分泌亢进,黏膜表层上皮脱落及白细胞渗出表面。黏膜下的淋巴组织受累,使淋巴滤泡肿大,严重时可突出咽壁表面。如病情进一步发展,则可化脓,有黄白色点状渗出物。常伴有颈淋巴结肿大。

（三）症状

一般起病较急,初觉咽部干燥、灼热、粗糙感、咳嗽,继有咽痛,多为灼痛,且空咽时咽痛较剧。咽侧索受累时,疼痛可放射至耳部。上述局部症状多见于成年人,而全身症状较轻或无。而幼儿及成人重症患者,除上述局部症状外,还可伴有较重的全身症状,如寒战、高热、头痛、全身不适、食欲缺乏、口渴及便秘等,甚至有恶心、呕吐等。其症状的轻重与年龄、抵抗力及病毒、细菌毒力有关。全身症状较轻,且无并发症者,一般 1 周内可愈。

（四）检查

口咽部黏膜呈急性弥漫性充血、肿胀。咽后壁淋巴滤泡隆起、充血。咽侧索受累时,可见口咽外侧壁有纵行条索状隆起,亦呈充血状。感染较重时,悬雍垂及软腭亦水肿。咽后壁淋巴滤泡中央可出现黄白色点状渗出物。下颌角淋巴结可肿大,且有压痛。鼻咽及喉咽部也可呈急性充血。

（五）诊断

根据病史、症状及局部检查所见,诊断不难。但应注意是否为急性传染病(如麻疹、猩红热,流感等)的前驱症状或伴发症状,这在儿童尤为重要。还可行咽拭子培养和相关抗体测定,以明确病因。本病应与急性坏死性咽炎相鉴别,以免漏诊其原发病,如血液病等。

（六）并发症

可引起中耳炎、鼻窦炎及上下呼吸道的急性炎症。若致病菌或其毒素侵入血液循环,则可引起全身并发症,如急性肾炎、风湿热及败血症等。

（七）治疗

全身症状较轻或无时,可采取局部治疗:复方硼砂溶液含漱;应用抗病毒药,如利巴韦林、阿昔洛韦等;口服喉片,如西瓜霜润喉片、碘喉片及溶菌酶含片等,金嗓开音丸及泰乐奇含片均可采用;中成药如六神丸、喉痛解毒丸等。另外,还可用1%～3%碘甘油、2%硝酸银涂抹咽后壁肿胀的淋巴滤泡,有消炎作用。另可采用抗生素加激素雾化吸入治疗,亦有较好的消炎止痛作用。若全身症状较重,如有高热,则应卧床休息,多饮水及进食流质饮食,在局部治疗的基础上加用抗生素治疗,抗病毒药可从静脉途径给药,如阿昔洛韦注射液和板蓝根注射液等。

二、急性坏死性咽炎

急性坏死性咽炎是一种咽组织的坏死性急性炎症,发展迅速,病情险恶,死亡率较高。自抗生素应用以来,发病率明显下降,目前已极少见,预后也大为改观。

(一)病因

坏死性咽炎可分为症状性和原发性两类。症状性坏死性咽炎往往发生于全身严重疾病时或之后,如白血病、再生障碍性贫血、猩红热、麻疹、伤寒、流感、疟疾、糖尿病、维生素 C 缺乏症、恶病质、重金属(如汞、铋)药物中毒等。此与上述全身疾病所致抵抗力下降,咽部易受感染有关。故症状性坏死性咽炎的预后,取决于其原发病的严重程度及转归。而原发性坏死性咽炎原因不明,其中一部分可能由于营养不良引起。两类坏死性咽炎症状基本相同,故予合并讨论。致病菌多为混合感染,且以杆菌及厌氧菌为主,如大肠埃希菌、铜绿假单胞菌及梭状杆菌等。

(二)症状与体征

(1)全身症状:起病急,多有寒战、高热。体质极差者,可仅有低热或不发热,为反应性极差的表现。全身情况可迅速恶化,可早期出现中毒症状或循环衰竭。之后可出现肺炎及败血症症状。

(2)局部症状及体征:以坏死病变为主。初起于腭扁桃体及其邻近组织,渐渐可向口腔、软腭、口咽、鼻咽、喉咽或咽旁间隙侵犯。坏死常累及黏膜及黏膜下层,可深达肌层。坏死组织为暗黑色或棕褐色,上覆假膜,易出血。扁桃体常高度肿大,舌亦常被累及。颈淋巴结肿大并有压痛。患者咽痛剧烈,吞咽困难,口臭,可发生张口困难。

(3)若病情未得到控制,软腭可坏死穿孔;喉部受侵犯时可出现急性喉炎、声嘶及呼吸困难;若侵蚀较大血管可发生致死性大出血。还可致颈部蜂窝织炎,咽旁隙脓肿,中毒性心肌炎等,后者可引起生命危险,应提高警惕。若致病菌或毒素侵入血循环,可致脓毒血症。

(三)诊断

根据起病急、全身情况恶化迅速及咽部典型坏死性表现,即可诊断。对症状性坏死性咽炎找出其原发病甚为重要。以便对原发病能进行治疗。对其预后有重要意义。此病需与发生于咽部的 NK/T 细胞淋巴瘤(以往称为恶性肉芽肿)相鉴别;后者发病缓慢,咽痛不明显,全身情况较好(早期),坏死部位多在正中线附近,均可资鉴别。

(四)治疗

(1)以治疗原发病为主(症状性坏死性咽炎)。

(2)及时使用大剂量抗生素。必要时可联合用药。有条件时做咽培养加药敏试验,以指导用药。再生障碍性贫血患者不能使用氯霉素等。

(3)咽部宜用碱性溶液或 1∶2 000 高锰酸钾冲洗。咽部坏死组织不宜清除或搔刮,以免引起大出血。局部禁用烧灼药物,如硝酸银等。

三、急性水肿性咽炎

急性水肿性咽炎临床上较少见,通常是指发生于咽部的血管神经性水肿。该病实为变态反应,为一非炎性疾病。血管神经性水肿好发于面部、唇及喉部,而发生于喉部者,发展迅速,可速发喉阻塞而引起窒息。在临床上,急性水肿性咽炎常伴发或继发于喉血管神经性水肿;亦可单独发生,但较少见,且易向喉部发展,而引起窒息。故亦应提高警惕。

急性水肿性咽炎病变主要累及软腭、扁桃体区及喉入口处。咽部黏膜水肿发生迅速,呈灰白色,半透明隆起,无炎症表现。发病初期,患者自觉咽部有异物感,然后迅速发生吞咽困难、呼吸困难,严重时喉入口被阻塞,发生窒息。根据发病迅速、口咽部黏膜呈水肿状,不难诊断。确诊后应立即皮下注射 1‰ 肾上腺素、静脉注射地塞米松 10 mg 及给予抗组胺药物,可获得缓解并需严密观察呼吸情况。若已累及喉部,则按喉血管神经性水肿处理。必要时需行气管切开术。对尚未侵犯喉者,在咽部水肿黏膜上做多个切口,可使肿胀迅速消退。

四、咽结膜热

咽结膜热是一种以发热、咽炎与结膜炎为特征的急性传染病。因与咽炎有关,故归于咽部相关疾病描述。

(一)病因及流行病学

本病为腺病毒感染。从患者咽、眼分泌物中所分离出来的腺病毒,大多数为 Ⅲ 型,少数为 Ⅶ 型。国外也有 Ⅳ 型与 Ⅷ 型混合感染的报告。可散发或局限性流行,可发生于任何年龄,但多见于儿童。本病常流行于夏季,传染途径未明,或与接触传染有关,如游泳或共用洗脸洗澡用具等。对此病的免疫力随年龄而增长,年龄越大,发病率越低。本病传染期约 10 天,很少有复发或发生并发症,大多于 2 周后痊愈。未见死亡病例报告。

(二)症状及检查

潜伏期 5～9 天。典型者起病时有全身不适、眼痒,继而高热、头痛、鼻塞、咽痛、眼部刺痛,类似感冒。眼睑有不同程度的红肿,球结膜、咽黏膜均充血,咽后壁淋巴滤泡充血肿大。耳前及颈部有散在性淋巴结肿大,但无压痛。在非典型病例则发热、咽炎与结膜炎可单独发生。结膜炎常为单侧,持续 1～3 周。血常规检查,白细胞数大多正常或稍有减少,淋巴细胞相对增多。咽拭及眼分泌物细菌培养多为阴性。

(三)诊断

根据上述症状及检查所见,虽局部症状表现明显,但因腺病毒所引起的疾病种类甚多,有时难以鉴别。取结膜囊或咽部分泌物做病毒分离及血清补体结合试验,有助于诊断。

(四)鉴别诊断

1.流感

流感多在冬春季流行,发病急骤,除高热外,尚有眶后痛,全身肌肉、关节酸痛,咳嗽、咳痰等上呼吸道症状。

2.流行性结膜炎

流行性结膜炎主要表现为结膜充血及眼睑、结膜水肿,有黏脓性分泌物,常为双侧性。全身症状轻微,无发热及咽、鼻症状。

3.钩端螺旋体病

钩端螺旋体病多发生在夏季。结膜、黏膜也有充血,但全身症状严重,如寒战、高热、头痛、呕吐、肌肉及关节痛等,并可出现颈强直及黄疸。

4.疱疹性咽峡炎

疱疹性咽峡炎多发生于夏季。软腭及腭弓上有小疱疹,无眼部症状。

5.史蒂文-约翰逊(Stevens-Johnson)综合征

史蒂文-约翰逊综合征是包括口腔、咽喉、眼、阴部及皮肤症状的一个综合征。全身可见皮疹。咽部、阴部有小疱疹,继有浅表溃疡。

(五)治疗

目前尚无特效疗法。宜注意休息,作一般对症处理及支持疗法等。抗生素治疗效果不大,但可预防及控制继发感染。眼部可用阿昔洛韦滴眼液、泰利必妥滴眼液及 0.5% 金霉素溶液或软膏。应用皮质激素类药物点眼或口服,可缩短病程及减轻症状。

(王亚楠)

第六节 慢 性 咽 炎

慢性咽炎为咽部黏膜、黏膜下及其淋巴组织的慢性炎症。弥漫性炎症常为上呼吸道慢性炎症的一部分;而局限性炎症则多为咽淋巴组织的炎症。本病极为常见,多见于成年人。病程长,症状易反复发作,往往给人们不易治愈的印象。

一、病因

(1)急性咽炎反复发作所致,此为主要原因。

(2)上呼吸道慢性炎症刺激所致:如鼻腔、鼻窦的炎症,鼻咽部炎症及鼻中隔偏曲等,可因其炎性分泌物经后鼻孔至咽后壁刺激黏膜;亦可因其使患者长期张口呼吸,引起黏膜过度干燥而导致慢性咽炎。另外,慢性扁桃体炎可直接蔓延至咽后壁,引起慢性咽炎。

(3)烟酒过度、粉尘、有害气体等的刺激及喜食刺激性食物等,均可引起慢性咽炎。

(4)职业因素(如教师与歌唱者)及体质因素亦可引起本病。

(5)全身因素:如贫血,消化不良,心脏病(因血液循环障碍引起咽部淤血),慢性支气管炎,支气管哮喘,风湿病,肝、肾疾病等,也可引发此病(特别是慢性肥厚性咽炎)。另外内分泌紊乱、自主神经失调、臭鼻杆菌及类白喉杆菌的感染、维生素缺乏,以及免疫功能紊乱等均与萎缩性及干燥性咽炎有关。

(6)过敏因素:吸入性变应原,如花粉、屋尘螨、动物皮毛、真菌孢子等,药物、工作环境中的化学刺激物及食物变应原等都可引起变应性咽炎。

二、病理

从病理观点看,可分为 4 类。

(一)慢性单纯性咽炎

慢性单纯性咽炎较多见。病变主要在黏膜层,表现为咽部黏膜慢性充血,其血管周围有较多淋巴细胞浸润,也可见白细胞及浆细胞浸润。黏膜及黏膜下结缔组织增生。黏液腺可肥大,分泌功能亢进,黏液分泌增多。

（二）慢性肥厚性咽炎

慢性肥厚性咽炎又称慢性颗粒性咽炎及咽侧炎，亦较多见。黏膜充血增厚，黏膜及黏膜下有较广泛的结缔组织及淋巴组织增生，在黏液腺周围的淋巴组织增生突起，在咽后壁上表现为多个颗粒状隆起，呈慢性充血状，有时甚至融合成一片。黏液腺内的炎性渗出物被封闭其中，在淋巴颗粒隆起的顶部形成囊状白点，破溃时可见黄白色渗出物。此型咽炎常累及咽侧索淋巴组织，使其增生肥厚，呈条索状。

（三）萎缩性及干燥性咽炎

萎缩性及干燥性咽炎常由萎缩性鼻炎蔓延而来。病因不明，较少见。初起为黏液腺分泌减少，分泌物稠厚而干燥，继因黏膜下层慢性炎症，逐渐发生机化与收缩，压迫腺体与血管，使腺体分泌减少和营养障碍，致使黏膜及黏膜下层逐渐萎缩变薄。咽后壁上可有干痂皮附着或有臭味。

（四）慢性变应性咽炎

慢性变应性咽炎又称慢性过敏性咽炎。为发生于咽部黏膜的由 IgE 介导的 I 型变态反应。多伴发于全身变应性疾病或变应性鼻炎，亦可单独发病，其症状常有季节性变化。

变应原刺激咽部黏膜，使合成 IgM 的浆细胞转化成合成 IgE 的浆细胞，IgE 又附着于肥大细胞、嗜碱性粒细胞（称介质细胞）表面，此时咽部黏膜处于致敏状态。当相同的变应原再次接触机体后，此变应原与介质细胞表面的 IgE 结合，导致介质细胞脱颗粒，释放组胺、合成前列腺素等炎性介质，可引起毛细血管扩张、血管通透性增加、腺体分泌增多，引起变态反应。而食物性变应原主要通过补体 C_3、C_4 途径引起变态反应。

除上述 4 类外，有人认为还有一种慢性反流性咽炎。推测是由于胃食管反流性疾病时，胃酸直接损伤咽部黏膜引起咽部黏膜及黏膜下的慢性炎症。临床上多表现为咽部不适、异物感、咽干燥感及灼热感，偶有咽痛。检查可见咽后壁充血、淋巴滤泡增生，较多黏膜红斑。可合并有声带小结、息肉及接触性溃疡等。治疗上以原发病治疗为主，咽部症状对症治疗为辅。

三、症状

慢性咽炎全身症状均不明显，而以局部症状为主。各型慢性咽炎症状大致相似，且多种多样，如咽部不适感、异物感、痒感、灼热感、干燥感或刺激感，还可有微痛等。主要由于其分泌物及肥大的淋巴滤泡刺激所致。由于咽后壁常有较黏稠的分泌物刺激，常在晨起时出现较频繁的刺激性咳嗽、伴恶心。咳嗽时常无分泌物咳出（干咳），或仅有颗粒状藕粉样分泌物咳出。长期咳嗽可使炎症加重。咽侧索肿胀的患者常伴吞咽疼痛感。有时黏膜可出血，咳出或吐出的分泌物血染，常使患者惊恐，并以此就诊。

上述症状常在用嗓过度、气候突变或吸入干热或寒冷空气时加重，尤以萎缩性咽炎及干燥性咽炎为甚。有些患者说话时间过长，可诱发急性咽炎。慢性咽炎可向上蔓延波及咽鼓管，出现耳鸣或听力减退症状；向下累及喉部可出现声嘶。在临床工作中，常可见到部分患者的咽部呈明显慢性咽炎变化，但无任何自觉症状，这可能与其耐受性有关。

四、检查

各型咽炎患者咽部均较敏感，张口压舌易作呕。以慢性单纯性和慢性肥厚性咽炎为甚。

（一）慢性单纯性咽炎

黏膜呈斑点状或片状慢性充血，可呈水肿样肿胀，有时可见小静脉曲张。咽后壁常有少许黏稠分泌物附着。软腭和两腭弓也常慢性充血,悬雍垂可增粗,呈蚯蚓状下垂,有时与舌根接触。鼻咽顶部常有黏液与干痂附着。

(二)慢性肥厚性咽炎

黏膜亦慢性充血,且有增厚。与单纯性咽炎的区别在于咽后壁上有较多颗粒状隆起的淋巴滤泡,可散在分布或融合成一大块,慢性充血,色如新鲜牛肉。咽侧索也可增生变粗,在咽侧(腭咽弓后)呈纵形条索状隆起。扁桃体切除术后,咽侧索增生往往更明显。

(三)慢性萎缩性及干燥性咽炎

慢性萎缩性及干燥性咽炎为一种疾病的两个不同的发展阶段,其间无明显界限。表现为咽黏膜干燥、萎缩变薄,色苍白且发亮,如涂漆状。咽后壁上颈椎椎体的轮廓显现较清楚,有时易被误认为是咽后壁脓肿或包块。咽后壁黏膜上常有黏稠黏液或有臭味的黄褐色痂皮。腭弓变薄,悬雍垂变短窄。萎缩性咽炎继续发展,可向下蔓延至喉及气管。本病常与血管运动性鼻炎同时存在,可能与变态反应有关。

(四)慢性变应性咽炎

咽部黏膜苍白,呈水肿状,亦可为淡红色,咽部较多水样分泌物。有时可见悬雍垂水肿及舌体肿胀,因常伴发于变应性鼻炎,故常可见变应性鼻炎的鼻腔所见。

五、诊断

从病史及检查所见本病诊断不难,但应注意的是,许多全身性疾病(特别是肿瘤)的早期可能仅有与慢性咽炎相似的症状。故当主诉症状和检查所见不相吻合时或有其他疑点时,不应勉强诊断为慢性咽炎,而必须详细询问病史,全面仔细检查鼻、咽、喉、气管、食管、颈部甚至全身的隐匿性病变,特别是恶性肿瘤,以免漏诊。

而慢性变应性咽炎的诊断,除有相应变应原接触史、相应症状及体征外,还应做皮肤变应原试验,总 IgE 及血清特异性 IgE 检测。

六、鉴别诊断

早期食管癌患者在出现吞咽困难之前,常仅有咽部不适或胸骨后压迫感。较易与慢性咽炎混淆。对中年以上的患者,若以往无明显咽炎病史,在出现咽部不适时,应做详细检查。

茎突综合征、舌骨综合征或咽异感症等均可因有相同的咽部症状而不易区别。可通过茎突及舌骨X线拍片和颈椎 X 线拍片、CT 扫描或触诊等与咽炎鉴别。

肺结核患者,除可发生咽结核外,也常患有慢性咽炎。

丙种球蛋白缺乏症,好发于儿童及青年,有反复发生急性或慢性呼吸道炎症病史,其咽部变化为淋巴组织明显减少或消失。

还须与咽部特殊性传染病(如结核)及肿瘤相鉴别。咽部肿瘤(舌根部及扁桃体肿瘤)多有与咽炎相似的症状,或因继发感染而与咽炎并存。应予以详细检查,认真鉴别或排除之。

七、治疗

(一)去除病因

戒除烟酒,积极治疗急性咽炎及鼻和鼻咽部慢性炎症等。纠正便秘和消化不良,改善工作和生活环境(避免粉尘及有害气体)。治疗全身性疾病以增强身体抵抗力,甚为重要。

(二)局部治疗

1.慢性单纯性咽炎

常用复方硼砂溶液、呋喃西林溶液、2％硼酸液含漱,以保持口腔、口咽的清洁。或含服喉片:有碘喉片、薄荷喉片、泰乐奇含片、西瓜霜含片、健民咽喉片、达芬拉露喷雾剂及金嗓利咽丸、金嗓清音丸等可供选用;六神丸亦有一定疗效。

可用复方碘甘油、5％硝酸银溶液或10％弱蛋白银溶液涂抹咽部,有收敛及消炎作用。对咽异物感症状较重者,可采用普鲁卡因穴位(廉泉、人迎)封闭,可使症状减轻。超声雾化也有助于减轻症状。一般不应用抗生素治疗。

2.慢性肥厚性咽炎

除可用上述方法处理外,还需对咽后壁隆起的淋巴滤泡进行治疗。有化学药物或电凝固法、冷冻或激光治疗法等。化学药物多选用20％硝酸银溶液或铬酸,烧灼肥大的淋巴滤泡。电凝固法因不良反应较多,目前已很少采用。现在较常采用激光烧灼咽后壁淋巴滤泡,具有操作简单,痛苦少,无出血,疗效好的优点。应用射频治疗仪治疗增生的淋巴滤泡,效果亦佳。

超声雾化疗法、局部紫外线照射及透热疗法对肥厚性咽炎也有辅助作用。

3.萎缩性及干燥性咽炎

一般处理同上,但不可施行烧灼法。可内服小量碘剂(碘化钾0.1~0.2 g,每天2~3次,多饮水),可促进分泌增加,改善干燥症状。超声雾化治疗亦能减轻干燥症状。服用维生素A、维生素B_2、维生素C、维生素E可促进黏膜上皮生长。应注意萎缩性鼻炎的处理。

对干燥性咽炎患者,考虑行扁桃体摘除术时应慎重,以免术后病情加重。

4.慢性变应性咽炎

避免接触各种变应原,应用抗组胺药及肥大细胞稳定剂等,局部或全身应用糖皮质激素及免疫调节剂等。

(王亚楠)

第七节 樊尚咽峡炎

樊尚咽峡炎是一种由梭形杆菌与螺旋体引起的咽部特异性感染,表现为局部组织坏死、溃疡和假膜形成,常伴有全身症状的疾病。过去曾称为溃疡性咽峡炎、奋森咽峡炎。

一、病因

本病是由梭形杆菌和螺旋体大量繁殖所致。这两种病原体均为厌氧菌,易生长在酸性环境中,在口腔内可同时出现,多认为为"共生现象"可存在于正常人的口腔中,而不引起疾病,只有在机体抵抗力下降时(如营养不良、免疫抑制、糖尿病、血液病等)才能致病。感染可累及软腭、咽壁、牙龈袋或扁桃体。

二、病理

该病多好发于一侧扁桃体,其上皮及固有层破坏,形成溃疡,表面有灰白色或灰黄色的假膜覆盖,用棉球搽去后容易出血,溃疡可逐渐向周围和深处发展,累及咽壁、颊黏膜、软腭等。可从溃疡面取下假膜涂片寻找病原菌。

三、临床表现

临床症状与病变的轻重和范围相关。潜伏期为 6～7 天。

(一)全身症状

全身不适,畏寒,发热,体温可达 39 ℃。头痛,背部和四肢酸痛、乏力,食欲缺乏,腹泻或便秘等。

(二)局部症状

咽痛多以一侧为重,伴吞咽困难、口臭及唾液带血。

(三)检查

检查可见一侧的扁桃体和/或腭弓、牙龈、颊黏膜有溃疡,溃疡周围红肿,表面有灰白色或黄白色的假膜覆盖,可有同侧颌下淋巴结的肿大和压痛。

四、诊断及鉴别诊断

根据临床表现,病变局部涂片检查发现梭形杆菌及螺旋体,即可确诊。但咽部溃疡及假膜可以是一些全身疾病的局部表现,因此需与急性扁桃体炎、粒细胞缺乏性咽峡炎、白血病相鉴别。并进行全身全面的检查,以避免误诊。

五、治疗

治疗方法包括全身的治疗和局部的治疗。全身充分休息、进食富有营养和易消化的食物。给予丰富的维生素。适当地给予抗生素。首选青霉素类。局部保持口腔的清洁,可给予含氧的漱口液,杜绝厌氧菌的生长。咽部疼痛剧烈,可适当给予去痛药物。

六、预后

樊尚咽峡炎预后良好,1～7 周内可痊愈。若继发于全身性疾病,则预后与全身性疾病相关。因该病有传染性,应进行隔离,以免传染他人。

(路长春)

第八节　腺样体肥大

腺样体又称咽扁桃体,正常情况下 6～7 岁时发育最大,但到 10 岁以后开始萎缩。由于鼻咽部炎症的反复刺激,咽扁桃体发生病理性增生,而引起相应的症状,称腺样体肥大,又称咽扁桃体肥大。

一、病因

鼻咽部及其毗邻部位或腺样体自身炎症的反复刺激,使腺样体发生病理性增生。

二、临床表现

腺样体肥大的主要症状为鼻塞。由于肥大的腺样体堵塞后鼻孔,患者长期张口呼吸,致使面骨发育发生障碍,上颌骨变长,腭骨高拱,牙列不齐,上切牙突出,咬合不良,上唇厚、翘起,鼻翼萎缩,鼻孔狭窄,鼻唇沟平展,精神萎靡,面容呆板,反应迟钝,出现所谓"腺样体面容"。腺样体肥大常并发鼻炎、鼻旁窦炎,有鼻塞及流鼻涕症状。说话时带闭塞性鼻音,睡觉时可发出鼾声。因分泌物向下流并刺激呼吸道黏膜,常引起咽、喉及下呼吸道黏膜炎症,并发气管炎。肥大的腺样体可阻塞咽鼓管咽口,或反复发炎而并发分泌性中耳炎,导致听力减退和耳鸣,是儿童患分泌性中耳炎的主要原因之一。腺样体肥大对儿童发育有不良影响,主要表现为全身发育及营养状况较差,并有睡眠不足、打鼾、夜惊、磨牙、遗尿、消瘦、低热、贫血、性情烦躁、记忆力减退、注意力不集中等症状。此外,长期呼吸道阻塞、肺换气不足,将引起患儿肺动脉高压和肺源性心脏病,重者可导致右心衰竭。对心理发育的影响除智力差外,还会产生自卑退缩等心理,性格偏强怪异。

三、检查

有上述"腺样体面容"患儿应考虑本病。患儿张口呼吸,口咽检查可见硬腭高而窄,常伴有腭扁桃体肥大。患儿有鼻阻塞症状,前鼻孔镜检查可见鼻腔内有黏性或黏脓性分泌物。对鼻甲大不易检查者,可充分收缩鼻黏膜后进行检查,可经前鼻孔看到鼻咽部红色块状隆起。对能合作的儿童可进行鼻咽镜检查,可见鼻咽顶部和后壁表面有纵行裂隙的分叶状淋巴组织团块,似半个剥去外皮的橘子,纵沟中常有分泌物,肥大显著的咽扁桃体可充满鼻咽腔。也可用纤维鼻咽镜、鼻内镜检查。对患儿可用手指触诊,可触及鼻咽顶部有柔软的块状增生物。鼻咽部侧位 X 线拍片、CT 扫描可协助诊断。

四、鉴别诊断

本病应与鼻咽部肿瘤相鉴别。如鼻咽血管纤维瘤、颅咽管瘤等。

五、治疗

(一)一般治疗
增强体质和抗病能力,预防感冒。

(二)手术治疗
若保守治疗无效,应尽早行腺样体切除术。

(路长春)

第九节 咽角化症

咽角化症为咽部淋巴组织的异常角化,多发生于腭扁桃体和舌扁桃体,发生于咽扁桃体、咽后壁及咽侧索者较少。

喉角化症为喉部黏膜淋巴组织异常角化堆积形成的病变,虽属于良性病变,但是具有恶变的倾向,被列为喉的癌前病变之一,文献报道恶变率为 19%。

一、病因

病因未明,多见于青中年女性。尤其在精神抑郁者多见,可能与精神因素有关。也有人认为可能与口腔、鼻窦及咽喉部慢性炎性刺激有关。正常情况下咽喉部黏膜可机械性阻挡异物、微生物进入深层组织,形成天然生理屏障,黏膜中存在免疫球蛋白,可特异性结合抗原形成免疫复合物,形成一层保护屏障。当上皮内的淋巴细胞反复受到抗原刺激时产生增殖反应,异常增生角化,衰老的表层细胞及黏附其上的细菌也不宜脱落,且与其底膜紧密粘连形成感染灶,并刺激咽喉部。也有人认为是一种纤毛菌感染。

二、病理

主要病理变化为局部鳞状上皮角化亢进,堆积成白色小的三角锥形或圆锥形突起,周围黏膜有炎症反应,而黏膜下层正常。可伴有异形上皮。

三、临床表现

无特殊症状,也可全无症状,主要表现为咽喉部有异物感、发痒、干燥、刺痛、不适感及声音嘶哑等症状,发生于舌扁桃体者常因会厌受刺激而觉喉中发痒或咽喉部刺痛感且精神因素可加重上述症状。

四、检查

常规口咽部检查见局部病变黏膜慢性充血,在扁桃体隐窝口有乳白色、尖头及一些碎片状角化物,呈笋样突出,角化物常较坚硬,与组织粘连较紧,不易拔除,其周围有一较红的充血区,若强行拔除角化物则常留一出血创面,但角化物易再生。喉部黏膜充血,表面有白色斑点状锥形隆起,周围有充血区,易脱落,易再生。治疗依病情而定。

五、诊断

本病诊断主要根据患者的症状及扁桃体咽喉检查所见,结合发病年龄和性别可做出诊断。病理活检确诊。

六、治疗

(1)视角化程度而定,轻者若无明显症状则不需治疗,可向患者解释清楚以清除其疑虑,嘱忌烟酒,避免对咽喉部黏膜的刺激,同时加强锻炼改善其全身健康。

(2)对角化较重或一般治疗见效者,可予激光、冷冻及微波治疗去除角化物。

(3)如患者自觉症状较重,病变又仅局限于腭扁桃体或扁桃体成为炎性病灶时则可行扁桃体切除。

(4)喉角化轻症者,可不处理。戒烟酒、避免慢性不良刺激。角化重者,可行支撑喉镜下喉显微手术,清除病变或采用激光等辅助手段。

（路长春）

第十节 咽囊炎、舌扁桃体肥大、悬雍垂过长

一、咽囊炎

咽囊炎亦称桑沃地病,鼻咽脓肿及鼻咽中部瘘管。本病常表现为鼻后部流脓及枕部钝痛,多见于儿童,成年人非常少见。咽囊炎为咽囊的感染,多为腺样体中央隐窝阻塞性炎症所致。

(一)病理与病因

咽囊为胚胎期脊索顶端退化回缩时,咽上皮向内凹陷形成的囊性隐窝。位于鼻咽顶后壁,囊口开口于腺样体中央隐窝下端,囊的大小不一,囊壁为黏膜覆盖。囊的顶端附着于枕骨底部的骨膜上。囊的开口被阻塞时,囊内杯状细胞的分泌物不能排出而形成囊肿;继发感染则成为脓肿;脓肿进一步发展可破裂,则形成化脓性瘘管,前述的众多命名与此有关。咽囊炎多发生于腺样体切除术后,可能与手术后瘢痕封闭隐窝口有关。

(二)症状

主要症状为鼻后部流脓及枕部持续性疼痛。囊腔开放时患者常感鼻咽部有黏脓向下流至口咽部,有臭味,以清晨为多。有时后吸时,可有痂皮及豆渣样物从口咳出。常伴有恶心、咳嗽,易感冒等症状。囊腔闭锁时枕部可出现放射性疼痛,多为持续性钝痛,与蝶窦炎头痛相似,常伴有颈后肌肉发僵,酸痛症状,且头转动时加重。亦可有耳鸣和耳内闷胀感。少数患者可伴有发热。

(三)检查及诊断

对经常鼻后部流脓且伴枕部持续性钝痛的患者(特别是有腺样体切除术史),在排除了鼻腔及鼻旁窦炎症和鼻咽部肿瘤后,应考虑有咽囊炎的可能。

在间接鼻咽镜下(或电子纤维鼻咽镜)检查鼻咽部,见鼻咽顶部中央圆形隆起肿胀,或呈息肉样变,黏膜充血。在中线处上可见囊口,常有干痂附着,清除后挤压囊口上方有时见脓液流出,用探针很易探入囊内,并可有豆渣样物或干酪样物。

(四)治疗

彻底切除或破坏咽囊内壁黏膜,以防复发,是其治疗原则。方法:鼻咽部及口咽部用1%丁卡因表面麻醉,用鼻咽镜充分暴露咽囊,并用咬钳咬去囊口周围组织。可选择下列方法破坏囊壁:①25%～50%硝酸银或25%三氯醋酸烧灼法。每周1次,共3次。②用小刮匙刮除囊壁。③激光术破坏囊壁组织。④可采用鼻内镜下切除咽囊壁黏膜。术前还须鼻腔表面麻醉(鼻腔进路)。此法具有视野清晰,亮度高,可吸引,且损伤小,术后效果良好等特点。⑤若咽囊较大,还可切开软腭,在直视下彻底切除囊壁黏膜,但其损伤较大,目前已较少采用。

若有腺样体肥大,则应该切除腺样体,以利引流。

二、舌扁桃体肥大

舌扁桃体肥大又称慢性舌扁桃体炎,多见于20～40岁的青壮年,儿童少见。

(一)病因

舌扁桃体肥大常为舌扁桃体炎及腭扁桃体慢性炎症反复发作的结果。临床上可见腭扁桃体

切除后,更易出现舌扁桃体肥大的现象,此被认为是舌扁桃体代偿性增生所致。舌扁桃体肥大还与过度烟酒、好用刺激性食物及发声过度有关。

(二)症状

舌扁桃体肥大主要为局部刺激症状,如咽异物感、阻塞感,且舌扁桃体较大时,症状明显。为缓解其症状,患者常做吞咽动作。还可有刺激性干咳、声嘶症状。且说话多时,上述症状可加重。若舌扁桃体肥大感染急性发作,可出现吞咽困难或并发舌根脓肿。舌扁桃体肥大有时可无任何症状,仅在检查口腔时发现舌扁桃体肥大。

(三)检查

可直接用压舌板压迫舌部,或在间接喉镜下检查,见舌根部有较多颗粒状淋巴组织隆起,分布于舌根及两侧,可一侧较大或两侧对称。肥大较重时,可占满会厌谷,并向两侧延伸,甚至可与腭扁桃体下极相连。

(四)鉴别诊断

舌扁桃体肥大诊断较易,但应与舌根部良性及恶性肿瘤相鉴别。良性肿瘤如舌根部腺瘤、涎腺混合瘤及舌甲状腺等;恶性肿瘤有淋巴肉瘤或淋巴上皮癌。

(五)治疗

1.病因治疗

积极治疗腭扁桃体炎及慢性咽炎等呼吸道疾病。禁烟酒、少吃或不吃刺激性食物。

2.药物治疗

在舌扁桃体局部涂抹 5%～10%硝酸银或 1%碘甘油,或用复方硼砂溶液含漱,口服抗生素等,均可缓解其症状。

3.手术治疗

舌扁桃体肥大较重并引起明显症状者,可施行舌扁桃体切除术。术前用 1%丁卡因口咽及舌根部表面麻醉,可用舌扁桃体切除刀、圈套器或长弯剪刀切除肥大的舌扁桃体。近来可采用低温等离子射频技术行舌扁桃体消融术,具有安全、痛苦小、出血少、疗效好等特点,值得推广。亦可用电凝固术、激光、微波及冷冻方法进行治疗。

三、悬雍垂过长

正常的悬雍垂与舌根部不接触,由于各种原因使悬雍垂变长,与舌根部接触,称为悬雍垂过长。

(一)病因

悬雍垂症状多系口咽及扁桃体的慢性炎症长期刺激所致;而鼻咽及鼻窦的慢性炎症,因其炎性分泌物由后鼻孔流下,刺激悬雍垂,亦可引起悬雍垂过长。上述原因可使悬雍垂发生慢性炎症,悬雍垂肌发生变性,黏膜可水肿并向下垂,致使悬雍垂变长或有增粗,长期刺激可使其纤维化。另外,可见先天发育异常者,但极少见。

(二)症状

悬雍垂症状多为咽部不适感或异物感,并常有恶心、呕吐,特别是在检查咽部及进食时明显。张大口腔并做深呼吸时(此时软腭上抬,咽峡扩大)异物感可消失,闭口后又出现。患者还常有阵发性咳嗽和声音改变,咳嗽于平卧时较易发生,多为悬雍垂刺激咽后壁所致。少数患者可无任何症状。

（三）检查

悬雍垂较松弛，细长，有时亦较粗，其末端肥大呈球形，与舌根部接触，较长时，软腭上举时也不离开舌根。咽部常有慢性炎症。

（四）治疗

禁烟酒及刺激性食物，在治疗咽部及鼻部慢性炎症的基础上，对于症状显著者可施行悬雍垂部分切除。但不可切除过多，以免术后瘢痕收缩，使其过短，又可影响软腭功能。手术方法：悬雍垂根部黏膜下浸润麻醉，用组织钳挟持悬雍垂下端并向前下牵引，在相当于切口处（横行切口）用血管钳钳夹出一印痕，沿此印痕剪去过长部分。切口斜面向后，以免术后进食时刺激创面引起疼痛。如需切除悬雍垂肌，则先切除多余的黏膜，然后钳住肌肉的顶端，向上分离黏膜，肌肉部分切除后。将黏膜切缘盖住肌肉残端缝合。

（路长春）

第十一节　扁桃体周围脓肿

扁桃体周围脓肿为扁桃体周围间隙内所发生的化脓性炎症。早期发生的蜂窝织炎称为扁桃体周围炎；稍后因炎症进一步发展可形成脓肿。本病约占咽喉疾病的 4%，多发生于青壮年，老人及儿童少见，男女无明显差异，夏、秋季节发病较多。本病属于中医学"喉痈"范畴，由于该病发生于中医所称的喉关部位，故又称之为"喉关痈"或"骑关痈"。

一、病因病机

中医学认为扁桃体周围脓肿多由肺胃素有积热，复因风热邪毒侵犯；或因过食辛辣炙，醇酒厚味；或因风热乳蛾之热毒壅盛，侵犯喉核周围而致。其发病机制为外邪侵袭，引动肺胃积热，外邪内热循经搏结于喉关及喉核周围，以致气血凝滞，热毒困结，壅聚作肿，熏灼血肉，终至化腐成脓而为病。本病初期多为外邪侵袭，热毒搏结；继之热毒困结，肉腐酿脓；后期多痈溃脓出，热毒外泄而愈，亦有热入营血者。

现代医学认为扁桃体周围脓肿多继发于急性扁桃体炎，尤其多见于慢性扁桃体炎屡次急性发作者。由于扁桃体隐窝，特别是扁桃体上隐窝被堵塞，引流不畅，导致感染进一步向深层浸润，最终穿过扁桃体被膜，进入扁桃体周围间隙形成蜂窝织炎，继之组织坏死液化，形成脓肿。常见致病菌有乙型溶血性链球菌、甲型草绿色链球菌、金黄色葡萄球菌等，厌氧菌感染也可致本病发生，混合感染亦有之。

二、病理

本病多发生于一侧，双侧极少见。扁桃体感染向外扩散至周围疏松结缔组织中，形成扁桃体周围炎，大量炎性细胞浸润，使组织细胞坏死液化，融合而形成脓肿。临床上常根据其发病部位的差异而分为前上型和后上型两种。前者脓肿位于扁桃体上极与舌腭弓之间，较常见；后者脓肿位于扁桃体上极与咽腭弓之间，较少见。

三、临床表现与诊断

根据病史、临床症状及局部检查,结合血液分析检查结果,可做出诊断。如在扁桃体周围穿刺抽出脓液,即可确诊为扁桃体周围脓肿。

(一)症状

初起为扁桃体急性感染,3～4天后,症状不但未减轻反而加重,表现为一侧咽痛加剧,吞咽时尤甚,疼痛常向同侧耳部或头部放射,常伴发热或加重。再过2～3天,疼痛进一步加剧,因病变部位红肿影响口腔、咽部及周围组织的运动,且因疼痛而不敢吞咽,故患者表情痛苦,颈部僵直,头部偏向病侧,且常以手托病侧面颊,不敢转头,口微张开,口角流涎,说话含糊不清,如口中含物;若勉强进食,常呛入鼻腔;若翼内肌受累,则有张口困难。

(二)体征

1.扁桃体周围炎期

一侧舌腭弓或咽腭弓充血肿胀明显。

2.脓肿形成期

局部明显隆起、触痛明显,甚至张口困难。若前上型者,病侧软腭及腭垂红肿,并被推向对侧,舌腭弓上方隆起,扁桃体被遮盖且被推向内下方;后上型者,则咽腭弓处红肿隆起,扁桃体被推向前下方。同侧颌下淋巴结常肿大触痛。

(三)实验室和其他辅助检查

血液分析可发现白细胞总数明显增高,有核左移现象。亦可行血液或脓液细菌培养加药物敏感试验,特别是出现严重并发症者。必要时可行口外或口内超声检查。

(四)鉴别诊断

临床上需要与以下一些疾病鉴别。

1.咽旁脓肿

咽旁脓肿为咽旁间隙的化脓性炎症,脓肿部位在咽侧至一侧颈外下颌角部,伴有颈侧上部压痛,也可出现牙关紧闭及咽部炎症,病侧扁桃体和咽侧壁被推向中线,但扁桃体本身无病变。

2.智齿冠周炎

智齿冠周炎常发生于阻生的下颌智齿周围,检查可见牙冠上覆盖肿胀组织,牙龈红肿、触痛,可发生溃疡或化脓,炎症可扩展到舌腭弓,但扁桃体及腭垂一般不受影响。

3.扁桃体脓肿

扁桃体脓肿为扁桃体本身的脓肿,可在扁桃体内抽出脓液,患者扁桃体肿大,扁桃体上隐窝中可见脓液流出,患者多无张口困难。

4.脓性颌下炎

脓性颌下炎为口底的急性炎症,形成弥漫性蜂窝织炎。在口底及颏下有痛性硬块,舌被抬高。压舌或伸舌时感到疼痛和困难,张口受限但非牙关紧闭。感染可扩散至喉部,引起呼吸困难。扁桃体无病变,软腭及舌腭弓无充血隆起。

炎症若经咽侧侵入咽旁间隙,可发生咽旁脓肿;向下蔓延可引起喉炎及喉头水肿等。少数病例可发生颈内静脉血栓、化脓性颈淋巴结炎、败血症或脓毒血症。

四、治疗

(一)辨证治疗

临床上本病多为实热之证,按其病程发展和临床表现,常分为未成脓期、成脓期、溃脓期3个时期。

1.未成脓期

本病初起,患者咽喉疼痛,吞咽时加重,多伴有发热、恶寒、头痛、口干、咳嗽等症,局部检查见一侧咽峡、扁桃体周围充血肿胀。舌质红,苔薄白或薄黄,脉浮数。治宜疏风清热,解毒消肿。方选疏风清热汤合五味消毒饮。可加牛蒡子、桔梗以利咽止痛;若有咳嗽、痰多,可加前胡、枇杷叶以止咳化痰。中成药用双黄连胶囊。

2.成脓期

起病多日,一侧咽痛剧烈,呈跳痛感,吞咽困难,可伴高热不退,头痛剧烈,口干喜饮,口气秽臭,痰涎壅盛黄稠,大便秘结,小便黄。局部检查见一侧咽峡、扁桃体周围极度红肿,光亮高突,触之有波动感,扁桃体被推向前下方或内下方,腭垂亦被推向对侧。舌质红,苔黄厚或黄腻,脉洪数。治宜清热解毒,利膈消肿。方选清咽利膈汤。若痰涎多,可加天竺黄、胆南星、僵蚕以清热祛痰;若脓肿高突明显,可加白芷、牡丹皮、冬瓜仁以促进排脓。中成药用牛黄解毒片。

3.溃脓期

扁桃体周围脓肿自行穿溃,或经切开排脓,或穿刺抽脓后,咽喉疼痛即逐渐减轻乃至消失,发热、头痛等症迅速消失。此时常觉倦怠乏力,纳呆,口干渴欲饮。局部检查:一侧咽峡、扁桃体周围红肿消退。舌淡红,苔黄而干,脉细数,治宜清热解毒,益气养阴。方选银花解毒汤合养阴清肺汤。若大便秘结,可加火麻仁、郁李仁以润肠通便;若脓溃未尽者,可加皂角刺、生薏苡仁以托脓外出。

(二)西医治疗

扁桃体周围脓肿是较严重的急性感染性疾病。所以,使用足量抗生素控制感染是第一治则;脓肿形成后穿刺或切开排脓很重要,能迅速减轻症状,加速痊愈;脓肿消退后,宜切除扁桃体,以防复发。

1.脓肿形成前

脓肿形成前按急性扁桃体炎治疗。给予足量广谱抗生素药物,常用青霉素钠400万~800万单位,皮试后静脉滴注;或加适量的糖皮质激素,如地塞米松10 mg静脉滴注。同时,注意休息,饮食宜清淡易消化。

2.脓肿形成后

(1)穿刺抽脓:既是治疗,也是诊断手段,可了解脓肿是否形成。2‰丁卡因表面麻醉后,以16~18号粗针头于脓肿最高处刺入抽脓,每天1次,一般2~3次后可痊愈。

(2)切开排脓:在穿刺获脓处,或选择最隆起和最软处切开,如定位不准,可在腭垂根部作一假想水平线,从舌腭弓游离缘下端作一假想垂直线,两线交点稍外即为适宜切口。切开后,以长弯血管钳撑开软组织,充分暴露脓腔以便引流。

(3)扁桃体切除术:适宜于脓肿引流不畅,虽经多次抽脓或切开排脓仍未愈者。好处是扁桃体被膜与扁桃体窝已被脓肿大部分分离,故剥离扁桃体较易;且切除扁桃体后,引流彻底,恢复快;也起到一次性根治本病的目的。不足之处是张口受限,操作不便。由于抗生素的使用,一般可在穿刺确诊后，即切除扁桃体；也有主张先排脓，3～4天后再作扁桃体切除，这时局部炎症多已消退，充血肿胀减轻，张口改善，手术较易。

3.脓肿消退后

为了预防扁桃体周围脓肿反复发作，宜在脓肿消退2周后，切除扁桃体。这时扁桃体周围瘢痕尚未形成，剥离容易。

(三)外治法

1.吹药

用药散吹患处，有清热解毒，去腐消肿作用，适用于各型之患者。每次少许，每天6～7次。可用以下药物：双料喉风散、冰麝散、复方西瓜霜喷粉剂等。

2.含漱

用薄荷、防风、金银花、连翘、土牛膝、山豆根、甘草、水煎2次，混匀含漱，每天次数不拘，具有疏风清热，止痛消肿功效，适用于各型患者。

3.外敷

颌下或颈部有淋巴结肿痛者，可用有清热散结的药物外敷，每天1～2次。如如意金黄散。

(四)其他中医治疗

1.针灸

针灸有泄热解毒，消肿止痛作用，多用于脓肿未成之时。

(1)用针速刺少商、商阳穴，使之出血以泄热毒，若出血不多需用手挤压之。

(2)针刺颊车、内关及合谷穴，用泻法，每天1次，能疏导气血，清泄热毒。

(3)本病未成脓时，用三棱针于患处黏膜浅刺5～6次，使少许血出，能泄热、消肿、止痛。

2.放脓

在痈肿形成后，应立即放脓，使热毒外泄，以减轻症状，促进痊愈，同时也可防止引起咽旁脓肿等并发症的发生。一般用注射器接长穿刺针头，从痈肿高突处刺入，抽吸脓液，务必吸尽，可根据情况翌日再行穿刺抽脓。也可用三棱针刺破痈肿或用小刀切开排脓。

五、预防与调护

平素注意避免过食煎炒辛辣之品，戒烟戒酒，劳逸结合，注意锻炼身体提高抵抗力，若经常发作扁桃体炎，则应尽快摘除扁桃体。发作期宜清淡饮食，注意勤漱口，保持口腔卫生。

六、预后与转归

本病经及时及适当的治疗，预后良好。若失治误治，可导致咽旁脓肿、颈深部脓肿等严重并发症。

七、古籍精选

《灵枢·痈疽》："痈发于嗌中，名曰猛疽。猛疽不治，化为脓，脓不泻，塞咽，半日死。"《类证治裁·喉症》："因过食辛辣炙厚味而发，症属胃大肠二经。"

《圣济总录·咽喉生痈》："若脾肺壅热，熏发上焦，攻于咽喉，结聚肿痛，不得消散，热气炽盛，致结成痈，妨碍吐纳。……若用针者，辨其可刺，宜速破之，仍施以点饵之剂。"

（路长春）

第十二节 咽后脓肿

咽后脓肿为咽后隙的化脓性炎症,因其发病机制不同,分为急性与慢性两型。

一、病因

(一)急性型

由于幼儿咽后隙内有散在的淋巴结,当口、咽、鼻腔及鼻窦发生感染时,可引起咽后隙淋巴结化脓性炎症,进而形成脓肿,因此急性咽后脓肿多发生于 3 岁以下幼儿。咽后壁损伤后感染,或邻近组织炎症扩散进入咽后隙,也可发生咽后脓肿。

(二)慢性型

慢性型咽后脓肿由颈椎结核引起,多见于青壮年。

二、临床表现

(一)急性型

起病较急,可有畏寒、发热、吞咽困难、拒食。吸奶时吐奶或奶汁反流入鼻腔,有时可吸入呼吸道引起呛咳。说话含糊不清,如口内含物;睡时打鼾,呼吸不畅。头常偏患侧以减少患侧咽壁张力。若炎症侵入喉部,则呼吸困难加重。检查可见咽后壁一侧隆起、充血,脓肿较大者可将患侧腭咽弓及软腭向前推移。检查时,应注意避免脓肿破裂;如破裂,应速将患儿头部倒置,防止脓液流入气管。一侧或双侧颈淋巴结肿大。

(二)慢性型

多数伴有结核病的全身表现,起病缓慢,无咽痛;随着脓肿的增大,可出现咽部阻塞感。检查见咽后壁隆起,黏膜色泽较淡。颈椎结核引起者,脓肿常居咽后中央。

三、诊断

根据病史及检查,诊断不难。颈部 X 线检查及 CT 检查可发现颈椎前软组织隆起;若为颈椎结核引起者,可发现有骨质破坏征象。

四、治疗

(一)急性咽后脓肿

一经确诊,应及早施行切开排脓。取仰卧头低位,用直接喉镜将舌根压向口底,暴露口咽后壁,看清脓肿部位后,以长粗穿刺针抽脓,然后于脓肿底部用尖刀作一纵切口(图 6-1),并用长血管钳撑大切口,吸尽脓液。术中应备好氧气、气管切开包、喉镜及插管等器械,以便在意外情况出现时使用。

术后使用足量广谱抗生素控制感染。引流不畅者应每天撑开切口排脓,直至痊愈。

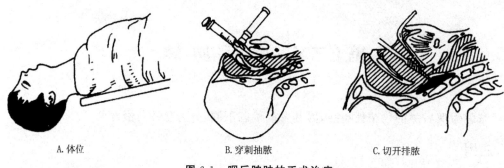

A. 体位　　　　　　　　　B. 穿刺抽脓　　　　　　　　C. 切开排脓

图 6-1　咽后脓肿的手术治疗

(二)慢性咽后脓肿

结合抗结核治疗,在口内穿刺抽脓,脓腔内注入 0.25 g 链霉素液,但不可在咽部切开。并发颈椎结核者,宜由骨科医师在治疗颈椎结核的同时,取颈外切口排脓。

（路长春）

第十三节　咽旁脓肿

咽旁脓肿为咽旁隙的化脓性炎症,早期表现为蜂窝织炎,继而形成脓肿。

溶血性链球菌为主要致病菌,其次为金黄色葡萄球菌、肺炎双球菌等。咽旁脓肿的感染途径较多,如扁桃体、牙齿、鼻部及咽部所属淋巴结等处的急性炎症,均可蔓延至咽旁隙引起感染。

一、临床表现

患者精神萎靡,可有持续高热、畏寒、头痛及食欲缺乏等全身不适。局部主要表现为咽痛及颈侧剧烈的疼痛、吞咽障碍等。咽旁感染侵及翼内肌可出现牙关紧闭,张口困难。

二、体征

急性重病容,患侧颌下区及下颌角后方肿胀,局部坚硬,触痛明显,患者头部偏向患侧可减轻头痛。严重时肿胀范围可上达腮腺,下沿胸锁乳突肌而达锁骨上窝。脓肿形成后,局部变软并有波动感。患侧扁桃体及咽侧壁突向咽中线,而扁桃体本身无明显病变。

三、诊断和鉴别诊断

根据临床表现及有关检查,一般不难诊断,如从颈部肿胀处穿刺抽脓,B超或CT检查可发现脓肿形成。由于脓肿位于深部,从颈外触诊时不易摸到波动感,故不能以有无波动感为诊断咽旁脓肿的依据。

四、治疗

(一)感染初期

给予足量敏感的抗生素和适量的糖皮质激素,局部热敷或理疗。患者卧床休息,多饮水,必要时可给予镇静药。

(二)脓肿形成期

咽旁脓肿形成后必须切开排脓。

1.颈外径路

局麻下以下颌角为中心,在胸锁乳突肌前缘做一纵切口,用血管钳钝性分离组织进入脓腔。排脓后冲洗干净,置入引流条,缝合部分伤口,每天换药,用抗生素冲洗脓腔。

2.经口径路

脓肿明显突向咽侧壁时,可于最突出部分做一垂直切口,用血管钳钝性分离到脓腔,引流脓液。

(三)支持疗法

进食困难者应静脉补液,加强营养,注意水电解质平衡。

(路长春)

第七章　喉 部 疾 病

第一节　先天性喉蹼

喉腔内有一先天性膜状物,称为先天性喉蹼。其发生与喉发育异常有关,喉发生经历了喉的上皮增生、融合致喉腔关闭到封闭上皮溶解、吸收,喉腔重新建立的过程,若溶解、吸收过程受阻,则在喉腔内遗留一层上皮膜,是为喉蹼。本病可伴有其他先天性畸形,亦有一家中数人发生的报告。喉蹼按发生的部位分为声门上蹼、声门间蹼、声门下蹼 3 型(图 7-1),以声门间蹼最为常见。绝大多数在喉前部,仅 1‰～2‰为构间蹼。Gerson 报道一种新的畸形称为喉咽蹼,此蹼起自会厌侧后缘,伸向咽侧壁、后壁,构成钥匙孔样声门。

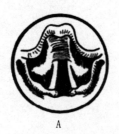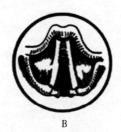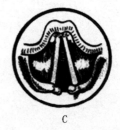

A　　　　　　　　　　B　　　　　　　　　　C

图 7-1　喉蹼

A.声门上喉蹼;B.声门间喉蹼;C.声门下喉蹼

喉蹼为一层结缔组织,上面覆有鳞状上皮,下面为喉黏膜和黏膜下组织。厚薄不一,薄者半透明,呈蛛网状,厚者坚实多纤维组织。一般前部较厚,后部游离缘较薄。大小不一,有的很小,仅在前联合处,有的很大成一隔膜,将喉腔大部分封闭,称为喉隔(图 7-2)。若隔膜将喉腔完全封闭,称为先天性喉闭锁。

一、临床表现

婴幼儿喉蹼与儿童或成人喉蹼症状不全相同,亦随喉蹼大小而异。婴幼儿喉蹼:喉蹼较小者可无症状或出现哭声低哑,但无呼吸困难。喉蹼较大者可出现:①先天性喉鸣,通常为吸气性或双重性。②呼吸困难,程度不等,吸气、呼气均有困难,夜间及运动时加剧。③声嘶或无哭声,吮乳困难。上述症状常在哭闹或发生呼吸道感染时加重。喉闭锁患儿生下时无呼吸和哭声,但有呼吸动作,可见四凹征,结扎脐带前患儿颜色正常,结扎不久后出现新生儿窒息,常因抢救不及时而致死亡。

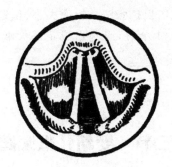

图 7-2 喉隔

较大儿童或成人喉蹼一般无明显症状,有时有声嘶或发声易感疲倦,活动时有呼吸不畅感。

二、诊断

根据上述症状,行喉镜检查可明确诊断。婴幼儿或新生儿必须用直接喉镜检查,检查时需准备支气管镜和行气管切开术。喉镜下见喉腔有灰白色或淡红色膜样蹼或隔,后缘整齐,多呈弧形,少数呈三角形。吸气时膜扯平,在哭或发音声门关闭时,蹼向下隐藏或向上突起如声门肿物。喉部完全闭锁较为罕见。

三、鉴别诊断

婴幼儿先天性喉蹼应与其他先天性喉发育异常,如先天性声门下狭窄、喉软骨软化等鉴别。喉蹼患儿哭声弱而发声嘶,后两者正常,直接喉镜检查可鉴别。

先天性喉蹼还应与产钳引起的杓状软骨脱位或声带麻痹相鉴别,除根据病史外,喉镜检查时应仔细检查杓状软骨的位置及声带运动情况。

较大儿童或成人喉蹼应根据病史鉴别是先天性还是后天性,后天性喉蹼多因患白喉、结核、狼疮、喉软骨膜炎等病或喉外伤、喉手术、气管插管引起。

四、治疗

婴幼儿喉蹼属结缔组织,治疗后多不再形成,而且早日治疗对喉腔正常发育有裨益,并可减少呼吸道感染,因此,不论有无症状,均宜尽早治疗。此种患儿喉蹼可在喉镜下剪开,或用 CO_2 激光切除;喉闭锁患儿应立即在直接喉镜下插入支气管镜将隔膜穿破,吸除气管、支气管内分泌物,人工呼吸,可救活患儿。据报道,隔膜有时可为骨性,此时应立即行气管切开术。

较大儿童或成人喉蹼因炎症反应多较厚,并已发生纤维化,治疗不易成功,易于复发,无明显症状者可不予治疗,声嘶明显或影响呼吸者须行手术治疗。手术治疗有下述几种方法。

(1)喉显微镜下切除或激光切除喉蹼:有时需置扩张管。

(2)沿一侧声带边缘将喉蹼切开,切开的蹼修剪后将游离缘缝于对侧,以免重新粘连。

(3)喉裂开术切除喉蹼:主要适用于完全性喉蹼和靠后部的喉蹼。为防止粘连,可取下唇黏膜移植于声带两侧之黏膜缺损区,若术前有呼吸困难,须放置扩张管。

杓间蹼目前尚无公认的好的治疗方案,治疗包括长期插管、切除或激光切除喉蹼、气管切开、杓状软骨切除等。

因呼吸困难行气管切开术,但未处理喉蹼,经戴管数年,患儿喉发育不良,气管上端梗阻,应按喉和气管梗阻处理。可用硅胶喉内模扩张法。模塞大小、位置要合适,使喉和气管扩张,但不可太紧。每 2 周换一次模塞,共 3~4 个月,直到形成足够大喉腔后,再换小一号模塞,再维持 2~3 个月,以促进上皮生长。

（王慧丽）

第二节　婴幼儿喉喘鸣

婴幼儿喉喘鸣是指从新生儿到幼小儿童的喉部喘鸣性疾病而言的。成人喉部疾病突出的症状为声嘶,婴幼儿喉部病变突出的症状为喘鸣。喘鸣是一种刺耳的高声调呼吸声,喉部病变常引起吸气性喘鸣;其机制可从流体物理学的伯努利原理得到解释。该原理指明:气体(或液体)压力随着流速增加而减小。这种流体动力学现象最常见到的例子就是机翼(图 7-3),其上面的弯曲度即曲率较下面大,沿翼顶流过的气流速度快而压力较小,沿翼底流过的气流流速较慢而压力较大,由于上下面的压力差,机翼得以上升。

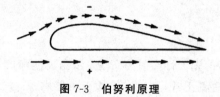

图 7-3　伯努利原理

一、喘鸣发生的部位及其特征

喘鸣可以是从声门上、喉或气管发出的呼吸声。喘鸣的特征随着阻塞部位和程度的不同而有异,在呼吸周期中喘鸣的时相和特点有助于确定阻塞的部位。

(一)声门上病变引起的喘鸣

声门上病变引起的喘鸣,可称为声门上喘鸣,因其常发生在吸气期,故又称吸气性喘鸣。究其原因,可从上述的伯努利原理中得知:当气体在呼吸道流动时施加于气道壁的压力随气流速度的加快而减小,如图 7-4 所示,若阻塞的部位是在无坚实组织固定或支撑的声门上或喉部(婴幼儿喉部组织更柔软),当吸入的空气流速加大通过喉腔时,就会产生相应的负压,牵拽杓会厌蹼和楔状软骨凹陷入气道,因而造成气道变窄或关闭,产生吸气性喘鸣或吸气性呼吸困难。患儿呼吸越费力,吸入气流速度就越快,产生的负压也就愈大,其净效应就是气道进一步减少,呼吸困难加重。在吸气期产生的负压还引起锁骨上窝、胸骨上窝和肋间隙凹陷以及鼻翼翕动。

(二)声门病变引起的喘鸣

声门病变引起的喘鸣称声门性喘鸣,可为吸气性或呼气性,视具体病变而定。喉蹼原发于声门前部,而且较为固定,喘鸣一般呈双相性,但吸气性喘鸣较显著,因为吸气期气流速度较大。而喉膨出或喉囊肿所引起的阻塞可能是间歇性的,主要表现为吸气期喘鸣。

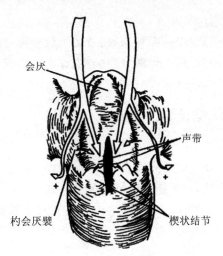

会厌

声带

杓会厌襞

楔状结节

图 7-4　吸入性喉喘鸣产生的机制

(三)声门下病变引起的喘鸣

声门下的病变常常是固定的,出现双相性喘鸣。但吸气性喘鸣常较明显,因为吸气相的气流速度较大。由于呼气相气流速度较小,呼气性喘鸣不够响亮;若以听诊器置于喉部进行听诊,便可听到并证实呼气性喘鸣声。

(四)胸段气管管腔内病变引起的喘鸣

胸段气管管腔内的病变,则以呼气性喘鸣为主,因为在呼气期产生的正压可使气道变窄。

二、引起婴幼儿喘鸣的相关性疾病

引起婴幼儿喘鸣的疾病较多,且大多都在有关章节中分别作了阐述,此处仅按先天性和后天性两类疾病陈述病名。引起婴幼儿喘鸣者则以先天性疾病为主因。

(一)先天性疾病

可按喘鸣发生于喉部的内在性喘鸣性疾病和喘鸣发生于喉以外部位的外在性喘鸣性疾病分为两类。

1.内在性喘鸣性疾病

喉软骨软化、喉蹼、两歧会厌、会厌过度发育、喉膨出、喉囊肿、声带麻痹、喉裂、声门下狭窄如声门下血管瘤等。

2.外在性喘鸣性疾病

先天性甲状腺肿、气管软骨软化、气管食管瘘、食管受压性咽下困难(降主动脉发出的异常右锁骨下动脉在食管后方通过,压迫食管,引起咽下困难,亦可影响气道)、小颌、舌下垂、舌肌软弱、巨舌及甲状舌管囊肿等。

(二)后天性疾病

后天性疾病亦可分为内在性喘鸣性疾病和外在性喘鸣性疾病两类。

1.内在性喘鸣性疾病

内在性喘鸣性疾病主要有喉乳头状瘤、急性喉炎、急性喉气管支气管炎、喉痉挛、急性会厌炎、血管神经性水肿、白喉、假膜性声门下喉炎、喉结核、疹热病(麻疹、百日咳)、声门下或气管活动性异物、分娩引起的喉外伤、产后外伤(如气管插管引起的声带水肿或肉芽肿)等。

2.外在性喘鸣性疾病

外在性喘鸣性疾病主要有咽后脓肿、咽侧脓肿、食管上段异物、胸腺肥大、水囊瘤、舌甲状腺、甲状腺肿所引起的喉和气管外部受压、气管狭窄或痂皮、分泌物堵塞及阻塞性睡眠呼吸暂停综合征等。

三、婴幼儿喘鸣性疾病的检查和诊断要点

(一)病史采集

首先要了解患儿发病年龄,如出生后立即发生喘鸣,大多可能为声带麻痹或后鼻孔闭锁;而出生后最初的4~6周发生的喘鸣,则可能为喉软化所致。在1~3个月之间出现的呼吸困难或喘鸣可能为声门下良性病变,如血管瘤。在半岁以内未必会发生假膜性喉炎。异物所致的气道阻塞大都发生于1~3岁,应注意询问有无吸入或咽下异物的病史。腺样体、扁桃体肥大一般多在3~8岁出现。

喘鸣程度的变化对阻塞部位的探寻提供了很好的线索。如当哭叫、激动或喂养等增加气道的需要量时喘鸣就加重,这可能是喉软化或声门下血管瘤引起的。若在睡眠时喘鸣加重,大多可能为腺样体、扁桃体肥大或喉软化。如在张口或哭叫时喘鸣减轻,阻塞部位大多可能为腺样体肥大、后鼻孔闭锁或鼻旁窦炎。

母亲妊娠、分娩的情况亦应询问了解。是否为早产婴儿,分娩时有无出现呼吸困难,若有插管抢救的历史尤为重要。拔管后出现的喘鸣可能为声门下水肿或黏液性分泌物阻塞所致。若在拔管后2~3周出现喘鸣与呼吸困难,则可能为声带肉芽肿形成或声门下狭窄的早期表现。出生后头3周内的气道阻塞就要想到喉软化或先天性声门狭窄。

(二)体格检查

注意喘鸣声在呼吸周期出现的时相,以确定为吸气性喘鸣亦为呼气性喘鸣,或双相性喘鸣。必要时可在喉部进行听诊,以检查声音较弱小的呼气性喘鸣声或气管内活动性异物对喉部的撞击声。患儿若有烦躁不安,是低氧症的表现,应注意及时给氧和设法改善气道通气状况。发绀一般出现较晚,若等待发绀发生后才作处理,将会贻误抢救时机。

在患儿安静状态下测量呼吸频率。小儿呼吸频率的特点是年龄愈小,频率愈快。据中国医科大学对1 579名健康小儿检查的结果,我国新生儿(1个月以内者)的呼吸频率一般为40~44次/分,1个月至1岁(婴儿)呼吸频率平均为30次/分,1~3岁(幼儿)为24次/分,3~6岁(学龄前期)为22次/分。如患儿的呼吸频率比上述相应年龄组明显增快,即为呼吸急促。这可见于烦躁不安、高热、严重贫血、代谢性酸中毒或呼吸性碱中毒等情况;亦可见于肺炎、胸膜积液、哮喘或肺水肿等病变。若患儿的呼吸频率与相应年龄组正常儿童者相比明显减慢,即为呼吸徐缓,可发生于代谢性碱中毒、呼吸性酸中毒及某些中枢神经系统疾病。患有喘鸣性疾病的婴幼儿若出现或伴有以上某些症征或病变,必须注意检查与鉴别。

胸部听诊,以了解两侧呼吸音是否对称,有无增强或减弱区域,有无喘鸣声,并确定最大强度的部位。

如患儿能合作,可将其下颌骨轻轻地向前推移,此时若喘鸣声减轻,则可能表明病变是在口腔或喉咽部。将患儿置于俯卧位,使咽喉部松软组织向前坠移,有助于减轻喉软化的喘鸣。

用棉花纤维分别置于左右前鼻孔,观察有无空气出入,以排除后鼻孔闭锁或鼻腔病变。用压舌板压舌根以检查口咽部,但对怀疑为会厌水肿或有明显呼吸困难的患儿应特别小心或避免作

此检查。

（三）辅助检查

对病情比较稳定的患儿可考虑做进一步的检查，以较全面地掌握病情，明确诊断。

1.影像学检查

颈部正、侧位 X 线透视和拍片。如会厌和杓状软骨突处水肿是声门上炎的特征，在颈部侧位 X 线片上，可显示水肿性肿胀的会厌及杓状软骨突向后肿起。声门下狭窄在颈部正位和侧位 X 线片上均可显示出来。一侧声带麻痹在颈部前、后位 X 线片上的显示，如同该侧声门下肿块。喉膨出、气管管腔内增生性病变、咽后脓肿或肿物等均可经 X 线拍片显示出来。CT 扫描可更清晰显现上述病变。

2.实验室检查

如血液常规分析包括红细胞计数、血红蛋白测定、白细胞计数及分类计数和血细胞比容等检测，血气分析及血氧饱和率测定等，以了解有无贫血、感染、酸碱平衡状态或呼吸性酸碱平衡失常及低氧血症等。

3.喉镜检查

必要时可采用坐位（即让家长或助手抱着）或仰卧位行小儿直接喉镜检查，察看喉咽和喉部情况，以利于明确诊断。但必须做好充分准备，谨慎操作；对适应证亦应从严掌握，不可麻痹大意，匆忙行事，以免加重呼吸困难，危及生命。

四、婴幼儿喉喘鸣的治疗

前已述及，引起婴幼儿喉喘鸣的疾病较多，症与征不尽相同，但轻重不一的喘鸣声与程度不等的呼吸困难则是共有的症状，也是必须处理的主要问题。

一般而言，患儿若症状较轻，无明显呼吸困难者，可不必急于处理，但需密切观察病情，给予充足而合理的营养，待其逐步发育成长达 2 岁左右，症状多可自行消除而自愈。

若患儿症状明显，呼吸困难较重，首先应设法减少患儿哭闹，适当给氧，情况允许时，应做相关部位的影像学检查，或立即进行直接喉镜（包括纤维喉镜或电子喉镜）检查，以探寻和发现病因，以便治疗。如发现为喉囊肿，即应穿刺抽液后，咬去部分囊壁。如为会厌过大或过软，可行会厌部分切除术。如为喉蹼，可在直接喉镜下予以剪开或切除。严重喉软骨软化者，可在喉内镜下切除杓会厌襞，以缓解呼吸困难和吞咽困难。

个别患儿呼吸困难严重，而病因一时难以明确，或病因虽已明确，但短期内难以解除者，应考虑施行气管切开术，以避免发生窒息，挽救患儿生命。随后积极诊治病因。

（王慧丽）

第三节　急性会厌炎

急性会厌炎是由细菌或病毒引起急性会厌感染，亦称急性声门上喉炎。主要表现为会厌黏膜水肿、充血，重者可形成脓肿或溃疡；有时发病甚急，短时间内发生窒息，如不及时治疗，可危及生命。此病全年都可以发生，但以秋天多见；成人儿童都可发生。本病属于中医学"急喉风""紧喉风"或"缠喉风"的范畴。

一、病因病机

中医认为本病的发生多因外感风热之邪,风热传里,引动内热,或因饮食不节,肺胃积热,循经上扰,邪热搏结于会厌,致气滞血瘀,壅聚作肿;若热毒较甚,熏灼血肉,终致肉腐成痈。临床上,病之初期为外邪侵袭,热毒搏结;中期则热毒困结,肉腐成脓或热入营血;后期多为疳溃脓出,热毒外泄的病机。

现代医学认为本病的发生与病毒、细菌或细菌病毒联合感染有关。多数学者倾向于病毒性原发感染和细菌性续发感染的理论。细菌感染多由乙型流行性感冒杆菌致病,也可为链球菌、葡萄球菌、肺炎链球菌、卡他球菌混合感染。亦有人认为以局部的变态反应为基础,会厌易受吞咽食物的摩擦创伤,因而容易引起继发感染而骤然发病。受凉、过劳、咽外伤、吸入热气或化学药品、会厌囊肿或新生物继发感染、邻近组织的急性感染等,可能为其诱因。

二、病理

炎症始发于会厌,渐延及杓状软骨、喉室带,声带及声门下区则少有侵及者。因会厌的静脉血流均通过会厌根部,故会厌根部如受到炎性浸润的压迫,使静脉回流受阻,会厌将迅速发生剧烈水肿,且不易消退。会厌软骨舌面黏膜下组织疏松,因此该处肿胀最明显,会厌部可增厚至正常五六倍左右,黏膜充血水肿,并有白细胞浸润。炎症剧烈者局部可形成水肿。

三、临床表现与诊断

对急性喉痛、吞咽时疼痛加重,口咽部检查无特殊病变,或口咽部虽有炎症但不足以解释其症状者,应考虑到急性会厌炎,并做间接喉镜检查。

(一)症状

1.局部症状

突然咽痛,吞咽时咽痛更甚,吞咽困难和呼吸困难,说话语言含糊不清,犹如口中含物,但无声嘶。

2.全身症状

多有发热、畏寒、体温可高达40 ℃,儿童及老年患者,症状多较严重。病情进展迅速,甚至很快衰竭,四肢发凉,面色苍白,脉细弱,血压下降,发生昏厥、休克。

(二)体征

患者呈急性病容,常有呼吸困难表现。唾液不能下咽,多向外溢。咽部检查可无病变。间接喉镜下见会厌明显充血、水肿,或水肿如球状,多以一侧为重。有时可伴有溃疡,如已形成会厌脓肿,则见局部隆起,其上有黄色脓点。炎症累及构会厌襞和杓状软骨,可见该处充血、肿胀,加上会厌肿胀不能上举,往往不易窥清声带。双颌下淋巴结肿大并有压痛。

(三)实验室和其他检查

(1)为细菌感染,血常规检查血白细胞总数升高,核左移。

(2)喉部侧位 X 线片或 CT 扫描检查可见肿大的会厌和喉腔变窄,有一定诊断价值。

(3)自咽部或会厌部做拭子细菌培养及血培养检查可为阳性,其药物敏感试验可指导用药。

(四)鉴别诊断

临床上需要与以下疾病鉴别。

1.喉水肿

由于某种刺激而至喉水肿,可见声音嘶哑,呼吸困难。但咽喉疼痛,全身症状较轻。

2.儿童急性喉炎

发热、呼吸困难、声音嘶哑、"空空"样咳嗽,喉部检查会厌正常。

3.白喉

发病缓慢,体温不高,全身症状重。喉假膜涂片或培养可发现白喉杆菌。

急性会厌炎病情严重发展迅速者,可引起急性喉梗阻,危及生命。

四、治疗

急性会厌炎较危险,可迅速发生急性喉梗死,应密切观察和治疗,必要时行气管切开或气管插管。治疗以抗感染及保持呼吸道通畅为原则。

(一)西医治疗

1.一般治疗

密切观察呼吸及支持疗法。保持患者安静,吸入氧气,补充液体,注意口腔清洁。

2.药物治疗

静脉滴注有效足量的抗生素,如青霉素类、头孢菌素类静脉滴注;应用糖皮质激素静脉滴注,如地塞米松。

3.局部治疗

目的是保持气道湿润,稀化痰液及抗炎消肿。常用药物组合:庆大霉素 8 万单位,地塞米松 2 mg,加生理盐水 10 mL,或再加糜蛋白酶 4 000 U,用喷雾器或超声雾化吸入,每天 2～4 次。

4.切开排脓

如急性会厌炎已演变成脓肿,可采用平卧头低位,在直接喉镜下用活检钳将脓肿咬破,并用吸引器吸除,使脓肿得到充分引流。

5.气管切开术

起病急骤,进展迅速,且有Ⅱ度以上吸气性呼吸困难者应考虑行气管切开术,以防止窒息;出现烦躁不安,发绀,三凹征、肺呼吸音消失,发生昏厥、休克等严重并发症者应立即进行紧急气管切开术。

(二)辨证论治

本病为实热之证,临床上按病情发展分为三期。初期风热在表,宜疏风清热,解毒消肿;中期热毒壅盛,应泻火解毒,散结消肿;后期脓毒外泄,予清热排脓,养阴解毒。本病辨别痈肿有无成脓,对指导治疗有重要意义。

1.风热在表

突然咽痛,进食吞咽加重,喉部堵塞感,发音含糊。伴发热、恶寒、鼻塞流涕,口干欲饮,咳嗽痰黏。舌边尖红,苔薄黄,脉浮数。局部检查见咽部正常或黏膜稍充血,间接喉镜下见会厌充血,轻度肿胀。治宜疏风清热,解毒消肿。方选银翘瓜蒌散加减。

2.热毒壅盛

咽喉疼痛剧烈,吞咽困难,汤水难下,语言含糊不清,喉部堵塞感,甚则呼吸困难。伴有高热,时流口涎,或烦躁大汗出,四肢厥冷,唇甲发绀等。舌质红,苔黄腻,脉洪大或细数无力。局部检查见咽部黏膜正常或稍充血,会厌充血肿胀明显或会厌呈半球形,红里透白,表面有黄色脓点。治宜泻火解毒,散结消肿。方选仙方活命饮合清咽利膈汤加减。

3.脓毒外泄

咽喉疼痛减轻,吞咽困难好转,发热减轻或消失,呼吸转顺,语言较清晰。伴体倦乏力,汗出,口干欲饮,胃食欲缺乏,舌质红,苔少,脉细数。局部检查见会厌脓肿已溃破,见脓液渗出,可带血丝,会厌仍充血稍肿。治宜清热排脓,养阴解毒。方选银花解毒汤合养阴清肺汤加减。

五、预防与调护

积极锻炼身体,增强体质,防治外感;饮食清淡,忌辛辣燥热之品;密切观察病情变化,做好充分准备,随时进行抢救;戒烟酒,避免刺激咽喉,加重病情。

六、预后与转归

本病病情较急重,变化迅速,严重可瞬间引起窒息死亡。若治疗恰当,抢救及时,则可转危为安。

七、古籍精选

《诸病源候论·卷三十》:"马喉痹者,谓热毒之气结于喉间,肿连颊而壮热,烦满而数吐气,呼之为马喉痹。"

《外科正宗·卷二》:"咽喉肿闭,牙关紧急,语言不清,痰壅气急,声小者险,预后骤闭,痰涎壅塞,口噤不开,探吐不出,声喘者死。"

(孙俊凯)

第四节　急性喉炎

急性喉炎是病毒和细菌感染所致的喉黏膜急性炎症,常为急性上呼吸道感染的一部分,占耳鼻喉科疾病的 $1\%\sim2\%$。此病常继发于急性鼻炎及急性咽炎,男性发病率较高,发生于儿童则病情较严重。此病多发于冬春二季。根据其起病较急,卒然声嘶失声的特点,属于中医"急喉喑""暴喑""卒喑"等症的范畴。

一、病因病机

中医认为本病多由风寒外袭,肺气壅遏,气机不利,风寒之邪凝聚于喉,或风热邪毒由口鼻而入,内伤于肺,肺气不宣,邪热上蒸,壅结于喉,声门开合不利而致。若邪热较盛,灼津为痰,或素有痰热,邪毒结聚于喉咙,气道壅塞,可演变成"急喉风"。

现代医学认为本病发病主要与以下因素有关。①感染多发于感冒后,先有病毒入侵,继发细菌感染。常见细菌有乙型流行性感冒杆菌、金黄色葡萄球菌、溶血性链球菌、肺炎链球菌、奈瑟卡他球菌等。②职业因素:过多吸入生产性粉尘,有害气体(如氯、氨、硫酸、硝酸、一氧化氮、二氧化硫、毒气、烟熏)等。使用嗓音较多的教师、演员、售票员等,如发声不当或用声过度,发病率较高。③外伤异物、检查器械等损伤喉部黏膜,剧烈咳嗽和呕吐等,均可继发本病。④烟酒过多、受凉、疲劳致机体抵抗力降低时,易诱发本病。此外,本病也常为麻疹、百日咳、流感、猩红热等急性传染病的并发症。

二、病理

初期为喉黏膜血管充血,有多形核白细胞及淋巴细胞浸润,组织内渗出液积聚形成水肿。晚期由于炎症继续发展,渗出液可变成脓性分泌物或结成假膜。上皮有损伤和脱落,也可形成溃疡。若未得到及时治疗,则有圆形细胞浸润,逐渐形成纤维样变性,成为永久性病变,且其范围不仅限于黏膜层,也能侵及喉内肌层。

三、临床表现与诊断

(一)症状

急性喉炎多继发于上呼吸道感染,也可为急性鼻炎或急性咽炎的下行感染,故多有鼻部及咽部的炎性症状。起病时有发热、畏寒及全身不适等。

1.声嘶

声嘶是急性喉炎的主要症状,轻者发音时音质失去圆润、清亮,音调变低、变粗,重者发音嘶哑,严重者只能耳语,甚至完全失声。

2.喉痛

患者感喉部发痒不适、干燥、灼热、异物感,喉部及气管前有疼痛,发声时喉痛加重,但不妨碍吞咽。

3.咳嗽多痰

因喉黏膜炎症时分泌物增多,常有咳嗽,初起干咳无痰,至晚期则有黏脓性分泌物,因较稠厚,常不易咳出,黏附于声带表面而加重声嘶。

(二)体征

喉镜检查可见喉部黏膜急性弥漫性充血肿胀,声带呈粉红或深红,间或可见有点状或条状出血,其上可有黏稠分泌物附着。声带边缘肿胀,发音时声带闭合不全,声门下黏膜亦可充血肿胀,鼻及咽部黏膜亦常有急性充血表现。

根据患者症状结合喉镜所见,诊断不难。但诊断时须注意与特异性感染如梅毒、喉结核、白喉、喉异物及恶性肿瘤初起相鉴别。

四、治疗

急性喉炎的治疗以中医治疗为主,若病情严重,可配合西医抗生素治疗。

(一)辨证治疗

1.风寒袭肺

受凉后,卒然声音不扬,甚至嘶哑失声,咽喉微痛、微痒,吞咽不利,咳嗽声重。全身可伴低热、恶寒,头痛,鼻塞流涕,无汗,口不渴。舌淡红,苔薄白,脉浮紧。局部检查见声带淡红而肿胀,喉部黏膜微红肿,声门闭合不全。治宜疏风散寒,宣肺开音。方选六味汤加减。若咳嗽痰多者,可加北杏仁、法半夏以宣肺化痰止咳;伴鼻塞流涕者,可加苍耳子、辛夷以疏风通窍散邪。

2.风热犯肺

声音嘶哑,甚或失声,喉部灼热感,干咳无痰,或痰少难咯,咽喉干燥微痛。全身可伴有发热、微恶寒、头痛、鼻塞等症。舌边微红,苔薄白或薄黄,脉浮数。局部检查可见喉部及声带充血水肿,表面或有黄白色痰涎,声带活动尚好,但发音时声带闭合不全。治宜疏风清热、利喉开音。方选疏风清热汤加减。若痰多难咯者,可加北杏仁、瓜蒌皮、天竺黄以清化痰热,宣肺止咳;若咽干明显者,可加天花粉、玄参以生津利喉。中成药用金嗓清音丸、黄氏响声丸,亦可含服健民咽喉片、草珊瑚含片、西瓜霜含片、六神丸、铁笛丸等。

(二)西医治疗

西医治疗原则是噤声休息,可使用抗生素控制感染。禁烟酒及祛除致病因素。

1.抗生素治疗

可选用如青霉素类、红霉素、头孢拉定等以控制感染。声带红肿显著者加用类固醇激素,如泼尼松或地塞米松等。

2.局部治疗

可将10%的薄荷乙醇加入蒸气吸入器中,进行喉蒸气吸入,或将糜蛋白酶、庆大霉素、地塞米松、蒸馏水加至适量,行喉部超声雾化吸入。

(三)其他中医治疗

1.蒸气或雾化吸入

风热者,用野菊花、金银花、薄荷、蝉衣水煎,行蒸气吸入。或用鱼腥草注射液加生理盐水以超声雾化吸入。风寒者,用苏叶、佩兰、藿香、葱白适量,水煎,行蒸气吸入。

2.针刺

取合谷(手阳明所过为原,主治喉痹、喉喑等症)、尺泽(手太阴所入为合,肺实泻之,主治喉痹)、天突(主治喉痹、咽喉暴喑等症),用泻法,以泻肺利喉开音。

3.耳针

耳针以神门、咽喉、肺为主穴,耳屏下部外侧缘为配穴,每次取穴2~3穴,针刺留针15~20分钟。

五、预防与调护

由于急性喉炎的发病与各种因素有关,因而要增强身体抗病能力,避免各种致病因素对身体的侵袭,注意饮食调理,勿过食辛辣厚昧,戒除烟酒等不良嗜好。勿滥用嗓音,注意声带的休息,并采用正确的发声方法。

六、预后与转归

急性喉炎预后良好。但若治疗不当,可以转变为慢性,缠绵难愈,甚而形成声带小结或息肉。体质虚弱或过敏者,邪毒易于壅盛而发展为急喉风,故临证应注意。

七、古籍精选

《素问玄机原病式》:"暴瘖,猝哑也,金,肺之声,故五行唯金响。所谓物寒则能鸣者,水实制火,火不克金也;其或火旺水衰,热乘金肺,而神浊气郁,则暴瘖无声也。"

《诸病源候论》:"风冷失音者,由风冷之气客于会厌,伤于悬雍垂之所为也。声之通发,事因关户,会厌是音声之户,悬雍垂是音声之关。风冷客于关户之间,所以失声也。"

《医学入门》:"风寒失音者,甘桔汤(桔梗、甘草、荆芥、生姜)加诃子,木通,或诃子散。"

（孙俊凯）

第五节 慢 性 喉 炎

慢性喉炎是指喉部黏膜的慢性非特异性炎症,临床常见,多发于成人。因病变程度的不同,可分为慢性单纯性喉炎、肥厚性喉炎和萎缩性喉炎 3 种。根据其反复难愈的声嘶特点,本病属于中医学"慢喉喑""久喑"的范畴。

一、病因病机

中医认为本病常由急喉喑迁延不愈或反复发作而成。素体虚弱,或劳累太过,或久病失养,以致肺肾阴亏,肺金清肃不行,肾阴无以上乘,又因阴虚生内热,虚火上炎,蒸灼于喉,声门失健而成喑;或咽喉病后余邪未清,结聚于喉;或过度发声,耗伤气阴,喉咙脉络受损,皆可致气滞血瘀痰凝,致声带肿胀不消,或形成小结、息肉,妨碍发音而致;或过度发音,耗伤肺气,或久病失调,肺脾气虚,气虚则无以鼓动声门,以致少气而成;或饮食不节或劳损伤脾,脾失健运,聚湿成痰,久蕴化热,或邪热犯肺,肺失宣肃,痰热困结,声门开合不利而喑声嘶哑。

现代医学认为本病病因甚为复杂,未完全明确,多认为系持续性喉部受刺激所致:①急性喉炎反复发作或迁延不愈的结果。②用声过度,发声不当,常见于教师、演员、歌唱家、售货员,或过强或过多用声,长期持续演讲,过高、过长时间的演唱。③吸入有害气体如工业气体、吸烟、化学粉尘或烟酒过度,均可使声带增厚。④鼻炎、鼻窦炎、慢性扁桃体炎、慢性咽炎的感染也是喉部慢性刺激的来源。⑤下呼吸道感染的脓性分泌物与喉长期接触,亦易发生慢性喉炎。⑥全身疾病,如糖尿病、肝硬化、心脏病、内分泌紊乱等波及喉部,并使全身抵抗力下降。

二、病理

喉黏膜慢性充血和血管扩张,淋巴细胞浸润,间质性水肿及炎性渗出物,黏膜上皮部分脱落,黏液腺的分泌增多。日久病变部位有成纤维细胞侵入,致有纤维组织增生和黏膜肥厚,黏液腺的分泌变为稠厚,长期病变可呈萎缩。

三、临床表现与诊断

(一)症状

1.声音嘶哑

声音嘶哑是最主要的症状。声音变低沉、粗糙,晨起症状较重,以后随活动增加,咳出喉部分泌物而逐渐好转,次晨又变差;嚓声后声嘶减轻,多讲话又使症状加重,呈间歇性。日久演变为持续性。

2.喉部分泌物增加

喉部常觉有痰液黏附,异物感。每当说话时,须咳嗽以清除黏稠痰液。

3.喉部干燥

说话时喉痛感、紧缩感。

(二)体征

喉镜检查,按病变的程度,有以下 3 种类型的改变。

1.慢性单纯性喉炎

喉黏膜弥漫性充血、红肿,声带失去原有的珠白色,呈粉红色。边缘变钝、黏膜表面可见有稠厚黏液,常在声门间连成黏液丝。

2.肥厚性喉炎

喉黏膜肥厚,以杓间区较明显。声带也肥厚,不能向中线靠紧而闭合不良。室带常肥厚而遮盖部分声带。杓状会厌襞亦可增厚。

3.萎缩性喉炎

喉黏膜干燥、变薄而发亮。杓间区、声门下常有黄绿色或黑褐色干痂,如将痂皮咳清,可见黏膜表面有少量渗血,声带变薄,其张力减弱。

(三)实验室和其他辅助检查

1.电声门图(electroglottography,简称 EGG)

声带慢性充血时可见闭相延长,开相缩短。

2.动态喉镜

在声带水肿时振幅、黏膜波、振动关闭相可增强,对称性和周期性不定。根据患者除声音嘶哑外,无其他全身症状,病程缓慢,声带的病变常两侧对称,不难做出诊断。但临床上可引起声嘶的病种较多,可参见表 7-1 予以鉴别。

表 7-1　声嘶的鉴别诊断

病名	病史特点	检查
急性喉炎	起病较急,常有上感症状。声嘶,喉痛,咳嗽,痰多	喉黏膜、声带弥漫性充血、肿胀,常附有黏痰
小儿急性喉炎、急性喉气管支气管炎	起病急,发热,声嘶,"空空"样咳嗽,呼吸困难	有喉阻塞感,肺部呼吸音粗糙,有啰音
喉异物	有异物吸入史,声嘶,剧咳,呼吸困难	颈侧位 X 线片,直接喉镜检查可见异物
白喉	起病较缓,发热不高,常有脸色苍白,精神萎靡等全身中毒症状	咽、喉部黏膜表面有灰白色假膜,分泌物涂片、培养找到白喉杆菌
慢性喉炎	起病缓慢,声嘶初为间歇性,后呈持续性,有黏痰	声带慢性充血、肥厚或萎缩,有时闭合不全
声带小结	声嘶,持续性	双侧声带前、中 1/3 边缘处有对称的小突起
声带息肉	声嘶,持续性	声带边缘有带蒂的淡红色、表面光滑的息肉样组织,多为单侧性
癔症性失声	突然失声,但咳嗽,哭笑声仍正常	声带的形态、色泽并无异常,发"衣"声时不能向中线合拢
喉外伤	有外伤史。声嘶,出血,皮下气肿,呼吸困难,喉痛	早期喉黏膜充血肿胀,喉腔变形,后期狭窄,声带运动障碍

病名	病史特点	检查
喉返神经麻痹	单侧：声嘶,后因健侧代偿,发声接近正常；双侧不完全性：有吸气期呼吸困难；完全性：食物易误吞	单侧不完全性：病侧声带居近正中位。完全性者属于旁中位；双侧不完全性：双侧声带居于近正中位。完全性者居于旁中位
喉结核	低热,咳嗽,咽喉疼痛,吞咽时加剧,声嘶无力	喉黏膜苍白水肿,有边缘不整齐的浅溃疡,或 X 线肺部检查有结核灶
喉梅毒	声嘶粗而有力	喉黏膜暗红色,边缘锐利的溃疡,有会厌缺损和瘢痕收缩,血清学反应阳性
喉乳头状瘤	病程缓慢,声嘶逐渐加重	可见灰白色乳头样肿瘤,常见于声带或室带处
喉癌	进行性声嘶,喉痛,血痰,有时引起呼吸困难	菜花样或结节状肿物,多发生于声带、室带或会厌处,有时声带固定,可有转移性颈淋巴结肿大

四、治疗

本病以中医治疗为主；但对声带局限性肥厚病变、小结及息肉经保守治疗无效时,可行西医手术切除并积极治疗病因。

(一)辨证论治

1.肺肾阴虚

声音嘶哑,时轻时重,低沉费力,讲话不能持久,每因劳累或多言后声嘶加重。常有清嗓习惯,干咳少痰,喉部微痛或干痒不适。全身症状可伴腰膝酸软,头晕耳鸣,心烦少寐,口渴咽干,午后颧红。舌红,少苔,脉细数。局部检查见声带微红或暗红,边缘增厚,常有黏痰黏附,或声带干燥变薄,声门闭合不全。治宜滋养肺肾,降火开音。方选百合固金汤加减。若虚火明显者,可加黄柏、知母以滋阴降火；若声嘶明显,可加人参叶、胖大海以利喉开音。中成药可含服铁笛丸、金嗓子喉宝,或口服金嗓清音丸、黄氏响声丸等。

2.气滞血瘀痰凝

声嘶日重,持续无减,讲话费力,喉内不适,有异物感,喉中有痰,常"吭喀"以清嗓。全身症状可伴胸闷不舒,咽干不欲多饮。舌暗红或有瘀点,苔薄白,脉涩。局部检查见喉部黏膜暗红肿胀,声带暗红肿胀如棒状,常有痰液黏附,或可见有小结或息肉,声门闭合不全。治宜行气活血,化痰开音。方选会厌逐瘀汤加减。若血瘀明显,声带肥厚暗滞者,可加莪术、鳖甲以祛瘀攻坚；若声带肥厚淡白,呈水肿样变者,可加昆布、海藻以化痰散结开音。中成药可口服金嗓散结丸。

3.肺脾气虚

声嘶日久,劳则加重,上午明显,语音低微,讲话费力。全身症状可伴少气懒言,倦怠乏力,纳呆便溏,唇舌淡红。舌质淡红,苔薄白,脉虚弱。局部检查见咽喉黏膜色淡,声带松弛无力,闭合不良。治宜补益肺脾,益气开音。方选补中益气汤加减。若痰多咳嗽者,可加法半夏、胆南星、北杏仁以化痰止咳开音。中成药可用补中益气丸。

4.痰热蕴结

声嘶时轻时重,说话费力,常"咳咯"清嗓,喉中不适。全身症状可伴胸闷,痰多黄稠,时有咳嗽,或咽痛时作,咽干欲饮。舌红,苔黄腻或厚,脉弦滑。局部检查见喉黏膜充血,声带暗红或淡红,水肿肥厚明显,边缘厚钝,或见广基息肉或声带水肿息肉样变,声门闭合不全。治宜清热化痰,利喉开音。方选清金化痰汤加减。若热象明显,口干者,可加天花粉、射干以清热生津;若咳嗽痰多,可加北杏仁、天竺黄以宣肺化痰止咳。

(二)西医治疗

找出致病因素,针对病因治疗是关键,如戒烟,忌酒,避免物理、化学物质刺激,改善环境污染,治疗邻近器官疾病,如鼻炎、鼻窦炎、咽炎及肺炎等全身疾病。

(1)声带休息:注意少说话,避免大声喊叫,注意嗓音保健。

(2)物理治疗:如超短波理疗、碘离子导入、激光、微波治疗等。

(3)蒸气或雾化吸入:①将 10%薄荷乙醇加入蒸气吸入器中,进行蒸气吸入,每天 2 次。②于生理盐水 20 mL 中加入庆大霉素 8 万单位,地塞米松 2 mL 或糜蛋白酶 4 000 U 进行喉部超声雾化吸入,每天 1～2 次。

(4)发声矫治:在声学专业者指导下进行,纠正发音不良习惯。

(5)对萎缩性喉炎患者,可给碘化钾或氯化铵口服,以刺激喉黏膜分泌,减轻喉部干燥。亦可配合大量维生素 A、维生素 E 或维生素 B_2 等内服。

(6)手术治疗。①对较大的息肉或小结,经噤声休息和药物治疗无效并影响发声者,可在间接喉镜、直接喉镜、喉纤维镜下切除。②对室带肥厚和超越者,宜行室带部分切除术。③对增生性喉炎过度增生的组织,可在喉镜下以杯形钳仔细从声带边缘与表面切除,或行激光烧灼。杓间隙的肥厚组织可涂用腐蚀剂(硝酸银、蛋白银等)。④环杓关节拨动术:用以治疗杓状软骨运受限,声门闭合不全等。

(三)其他中医治疗

1.雾化或蒸气吸入

用双黄连 0.3 g 或鱼腥草液 2 mL 加入 20 mL 生理盐水作蒸气或雾化吸入,每天 1～2 次,有清热消炎消肿之功。

2.中药喉离子导入

用丹参注射液 4 mL 作喉局部直流电离子导入治疗,每次 20 分钟,每天 1 次。有活血消肿开音之功。

3.针灸治疗

(1)体针:取合谷、曲池、足三里、天突等穴,每天 1 次,中等强度刺激或弱刺激,留针20～30 分钟。

(2)耳针:取咽喉、肺、肾上腺,每次取两穴,埋针 7 天,轮换取穴,有消肿利喉开音的作用。

4.穴位注射

(1)丹参注射液双喉返神经注射:在颈前双甲状软骨下角与环状软骨交界旁开 0.5 cm 处常规消毒后,用 5 号短针头抽取丹参注射液 2 mL,垂直刺入 0.3 cm,回抽无血后再将药液徐徐注入。每侧 1 mL,隔天 1 次,10 次为 1 个疗程。有清热活血消肿之功,用于喉明显充血伴黏膜肥厚者。

(2)人参注射液双喉返神经注射:用 5 号短针头抽取人参注射液 2 mL,注射部位及方法与丹参相同。有益气补肺之功,用于声嘶日久,多言更甚,检查见声带活动乏力,开合不利者。

五、预防与调护

由于慢性喉炎的发病与各种因素有关,因而要积极治疗急性喉炎,减少复发;采用正确的发声方法,避免过度用嗓;避免粉尘、有害气体等的刺激;戒除烟、酒等不良嗜好,注意饮食调理;生活起居有节,增强身体抗病能力,对预防本病有积极意义。

六、预后与转归

慢性喉炎声休后有自愈倾向,再用声时,若发声不当,仍可复发。大多数患者经正确发声指导和治疗后,都能获痊愈。对喉部鳞状上皮增生的患者应密切随访。

七、古籍精选

《诸病源候论·风病诸候下》:"中冷声嘶者,风冷伤于肺之所为也。肺主气,五脏同受气于肺,而五脏有五声,皆禀气而通之。气为阳,若温暖则阳气和宣,其声通畅。风冷为阴,阴邪搏于阳气,使气道不调流,所以声嘶也。"

《景岳全书》:"声暗出于脏气,凡脏实则声宏,脏虚则声怯,故凡五脏之病,皆能为暗。""暗哑之病,当知虚实。实者,其病在标,因窍闭而暗也;虚者,其病在本,因内夺而暗也。"

《张氏医通》:"至若久病失音,必是气虚挟痰之故,宜滋肺肾之化源,非生脉散下都气丸不可。"

《类证治裁·卷之二》:"咽干声槁,润肺为主,生脉散加玉竹。""火邪伤肺,咽痛声暗,生脉散合六味丸。"

(孙俊凯)

第六节　急性喉气管支气管炎

急性喉气管支气管炎为喉、气管、支气管黏膜的急性弥漫性炎症,多见于5岁以下儿童,2岁左右发病率最高。男性多于女性,男性约占70%。冬、春季发病较多,病情发展急骤,病死率较高。按其主要病理变化,分为急性阻塞性喉气管炎和急性纤维蛋白性喉气管支气管炎,二者之间的过渡形式较为常见。

一、急性阻塞性喉气管炎

急性阻塞性喉气管炎,又名假性哮吼,流感性哮吼,传染性急性喉气管支气管炎。

(一)病因

急性阻塞性喉气管炎病因尚不清楚,有以下几种学说。

(1)感染:病毒感染是最主要的病因。本病多发生于流感流行期,故许多学者认为与流感病毒有关,与甲型、乙型和亚洲甲型流感病毒以及Ⅴ型腺病毒关系较密切。除流感外,本病也可发生于麻疹、猩红热、百日咳及天花流行之时。病变的继续发展,与继发性细菌感染有密切关系。

常见细菌为溶血性链球菌、金黄色葡萄球菌、肺炎双球菌、嗜血流感杆菌等。

（2）气候变化：本病多发生于干冷季节，尤其是气候发生突变时，故有些学者认为与气候变化有关。因呼吸道纤毛的运动和肺泡的气体交换均须在一定的湿度和温度下进行，干冷空气不利于保持喉气管和支气管正常生理功能，易罹患呼吸道感染。

（3）胃食管咽反流：胃食管咽胃酸反流也是常见的病因。检测全时相咽部 pH 常低于 6。

（4）局部抵抗力降低：呼吸道异物取出术、支气管镜检查术以及呼吸道腐蚀伤后也易发生急性喉气管支气管炎。

（5）体质状况：体质较差者，如患有胸肺疾病（如肺门或气管旁淋巴结肿大），即所谓渗出性淋巴性体质的儿童易患本病。

（6）C_1-酯酶抑制剂（C_1-INH）缺乏或功能缺陷，为染色体显性遗传性疾病。

（二）病理

本病炎症常开始于声门下区的疏松组织，由此向下呼吸道发展。自声带起始，喉、气管、支气管黏膜呈急性弥漫性充血、肿胀，重症病例黏膜上皮糜烂，或大面积脱落而形成溃疡。黏膜下层发生蜂窝织炎性或坏死性变。初起时分泌物为浆液性，量多，以后转为黏液性、黏脓性甚至脓性，有时为血性，由稀而稠，如糊状或黏胶状，极难咳出或吸出。

基于小儿喉部及下呼吸道的解剖学特点，当喉、气管及支气管同时罹病时，症状较成人更为严重。气管的直径在新生儿为 4.0～5.5 mm（成人为 15～20 mm），幼儿每千克体重的呼吸区面积仅为成人的 1/3，当气管、支气管黏膜稍有肿胀，管腔为炎性渗出物或肿胀的黏膜所阻塞时，即可发生严重的呼吸困难。

（三）临床表现

一般将其分为三型。

1.轻型

轻型多为喉气管黏膜的一般炎性水肿性病变。起病较缓，常在夜间熟睡中突然惊醒，出现吸气性呼吸困难及喘鸣，伴有发绀、烦躁不安等喉痉挛症状，经安慰或拍背等一般处理后，症状逐渐消失，每至夜间又再发。此型若及时治疗，易获痊愈。

2.重型

重型可由轻型发展而来，也可以起病为重型，表现为高热，咳嗽不畅，有时如犬吠声，声音稍嘶哑，持续性渐进的吸气性呼吸困难及喘鸣，可出现发绀。病变向下发展，呼吸困难及喘鸣逐渐呈现为吸气与呼气均困难的混合型呼吸困难及喘鸣。呼吸由慢深渐至浅快。病儿因缺氧烦躁不安。病情发展，可出现明显全身中毒症状及循环系统受损症状，肺部并发症也多见。

3.暴发型

暴发型少见，发展极快，除呼吸困难外，早期出现中毒症状，如面色灰白，咳嗽反射消失，失水，虚脱以及呼吸循环衰竭或中枢神经系统症状，可于数小时或一天内死亡。

局部纤维喉镜或纤维支气管镜检查，可见自声门以下，黏膜弥漫性充血、肿胀，以声门下腔最明显，正常的气管软骨环显示不清楚。气管支气管内可见黏稠分泌物。喉内镜检查不仅可使呼吸困难加重，还有反射性引起呼吸心搏骤停的危险，因此，最好在诊断确有困难并做好抢救准备时使用。对反复发作的急性喉气管炎可行 pH 计监测胃食管咽反流。肺部 CR 片或 CT 扫描有时可见因下呼吸道阻塞引起的肺不张或肺气肿，易误诊为支气管肺炎。

(四)诊断和鉴别诊断

根据上述症状,尤其当患儿高热后又出现喉梗阻症状,结合检查可明确诊断。须与气管支气管异物、急性细支气管炎、支气管哮喘、百日咳、流行性腮腺炎、猩红热等相鉴别,与白喉、急性感染性会厌炎的鉴别参见表7-2。

表 7-2 急性喉气管支气管炎与急性会厌炎和白喉的鉴别

	急性喉气管支气管炎	急性感染性会厌炎	白喉
发病率	较常见	稀少	非常稀少
发病年龄	6个月至3岁	2～6岁	6个月至10岁
起病	较急,1～2天	突然,6～12小时	较缓,2～4天
病因	病毒,尤其是副流感病毒Ⅰ型	B型嗜血流感杆菌	白喉杆菌
病理	声门下肿胀为主,黏膜的渗出物阻塞气管树	声门上区严重肿胀可发生菌血症	喉假膜形成可发生毒血症
发热	中度发热	高热	发热不明显
临床主要特点	慢性进行上呼吸道梗阻、喉鸣、哮吼性咳嗽	严重的喉痛、吞咽困难声音低沉、迅速进行性喉梗阻	慢性发作性头痛、喉痛、哮吼性咳嗽、声嘶、喘鸣
预后	如果呼吸能维持数天内可自行消退	如不及时建立人工气道可发生严重的呼吸循环衰竭	可发生窒息、中毒性心肌炎循环衰竭

(五)治疗

对轻型者,治疗同小儿急性喉炎,但须密切观察;对重症病例,治疗重点为保持呼吸道通畅。

(1)给氧、解痉、化痰、解除呼吸道阻塞,对喉梗阻或下呼吸道阻塞严重者须行气管切开术,并通过气管切开口滴药及吸引,清除下呼吸道黏稠的分泌物。中毒症状明显者,须考虑早行气管切开术。

(2)立即静脉滴注足量敏感的抗生素及糖皮质激素。开始剂量宜大,呼吸困难改善后逐渐减量,至症状消失后停药。

(3)抗病毒治疗。

(4)室内保持一定湿度和温度(湿度70%以上,温度18～20 ℃为宜)。

(5)忌用呼吸中枢抑制剂(如吗啡)和阿托品类药物,以免分泌物更干燥,加重呼吸道阻塞。

(6)胃食管咽反流在新生儿和婴幼儿时期是一种生理现象,出生1年后随括约肌功能及胃-食管角的发育成熟,食物由稀变稠而逐渐消退。治疗措施:①睡眠时可抬高床头,减少胃酸反流。②低脂饮食,避免睡前进食。③必要时加用降低壁细胞酸分泌的药物、H_2受体阻滞剂(西咪替丁)、氢离子泵抑制剂(奥美拉唑)、胃肠蠕动促进剂(西沙必利)。④重者甚至可手术治疗。

二、急性纤维蛋白性喉气管支气管炎

急性纤维蛋白性喉气管支气管炎,也称纤维蛋白样-出血性气管支气管炎,纤维蛋白性化脓性气管支气管炎,流感性(或恶性、超急性)纤维蛋白性喉气管支气管炎,急性膜性喉气管支气管炎,急性假膜性坏死性喉气管支气管炎等。多见于幼儿,与急性阻塞性喉气管炎虽同为喉以下呼吸道的化脓性感染,但病情更为险恶,病死率很高。

(一)病因

(1)阻塞性喉气管炎的进一步发展。

（2）流感病毒感染后继发细菌感染。

（3）其他：创伤、异物致局部抵抗力下降，长时间气管内插管，呼吸道烧伤后等。

（二）病理

与急性阻塞性喉气管炎相似，但病变更深。主要特点是喉、气管、支气管内有大块或筒状痂皮、黏液脓栓和假膜。呼吸道黏膜有严重炎性病变，但无水肿，黏膜层及黏膜下层大片脱落或深度溃疡，甚至软骨暴露或发生软化。因黏膜损伤严重，自组织中逸出的血浆、纤维蛋白与细胞成分凝聚成干痂及假膜，大多易于剥离。

（三）症状

类似急性阻塞性喉气管炎，但发病更急，呼吸困难及全身中毒症状更为明显。

（1）突发严重的混合性呼吸困难。呼吸时呈干性阻塞性噪响，可伴有严重的双重性喘鸣。咳嗽有痰声，但痰液无法咳出。如假膜脱落，可出现阵发性呼吸困难加重，气管内有异物拍击声，哭闹时加剧。

（2）高热，烦躁不安，面色发绀或灰白，可迅速出现循环衰竭或中枢神经系统症状，如抽搐、惊厥、呕吐。发生酸中毒及水电解质失衡者也多见。

（四）检查及诊断

检查参见急性阻塞性喉气管炎，常有混合性呼吸困难，胸骨上窝、肋间隙、上腹部等处有吸气性凹陷，伴以锁骨上窝处呼气性膨出。呼吸音减弱或有笛音，甚至可闻及异物拍击声。用力可咳出大量黏稠的纤维蛋白性脓痰及痂皮，咳出后呼吸困难可明显改善。如行支气管镜检查，可见杓状软骨间切迹、气管及支气管内有硬性痂皮及假膜。结合症状可确定诊断。

（五）治疗

同急性阻塞性喉气管炎，应及早进行血氧饱和度监测和心电监护。较严重者，需行气管切开术，但术后通过气管套管口滴药消炎稀释，必要时须反复施行支气管镜检查，将痂皮及假膜钳出和吸出，以缓解呼吸困难。

（六）并发症

常见的并发症为败血症或菌血症，其次是心包炎、弥漫性支气管肺炎、脑膜炎、脑炎等。

（七）预后

一般预后良好，如并发麻疹和支气管肺炎者预后较差。

（王慧丽）

第七节　环杓关节炎

喉关节炎中因环甲关节炎发生较少，且症状不明显，以下主要介绍常见的环杓关节炎。

一、病因

（1）全身性关节疾病的局部表现，如风湿性或类风湿性关节炎、痛风、强直性脊柱炎、系统性红斑狼疮和其他胶原病，甚至可能是青少年风湿性关节炎早期唯一的表现，临床 $25\%\sim33\%$ 的类风湿关节炎累及环杓关节。

(2)喉炎、喉软骨炎等喉部急性或慢性炎性疾病直接侵及关节,多见于链球菌感染,也可发生于特殊性传染病,如结核或梅毒性溃疡等。

(3)喉内及喉外部创伤可引起一侧或双侧关节炎,如内镜、麻醉插管、置管时间过长、管径过粗、长期鼻饲等。受到颈前部钝性撞击、挤压时,常易损伤环杓关节。

(4)继发于急性传染病,如伤寒、流感之后。

(5)放疗后。

二、病理

喉关节炎的病理为炎性改变过程。对于风湿性及类风湿性环杓关节炎病理改变:初期关节滑液层及软骨炎症,包括关节渗出、滑膜增生及炎性细胞浸润。后期滑膜增厚,血管翳形成,并沿关节面蔓延,释放酶及其他软骨破坏介质,关节软骨发生破坏、吸收,纤维组织增生可代替消融的软骨,产生关节腔纤维强直,最终发生骨强直及关节变形。

三、临床表现

(一)急性期

急性期常见声嘶和喉痛,早期在吞咽和发声时喉部异物感,以后喉痛可逐渐加重,并常向耳部放射。声嘶及呼吸困难视炎症、红肿程度和声带固定的位置而定。声带固定于外展位可出现声嘶或失声,红肿较剧或声带固定于内收位者,可出现呼吸困难、喘鸣。原发病的症状,如伴有风湿性或类风湿性关节炎症状等。喉镜检查可见杓状软骨处黏膜充血、肿胀,可累及杓间区、杓会厌襞的后段及室带。声带可固定于内收或外展位。在喉结两侧或一侧甲状软骨后缘中央或环状软骨后部有压痛。

(二)慢性期

慢性期或称僵直期。多见于反复急性发作后,一次急性发作也可转为慢性。其症状决定于关节固定的位置,可出现声嘶或呼吸困难,喉部症状多不明显。若为一侧病变,患侧声带较健侧高,发声时健侧杓状软骨可接近患侧杓状软骨。有时可见环杓关节区黏膜增厚、溃疡,形成肉芽瘢痕等。

四、诊断与鉴别诊断

急性环杓关节炎较易诊断,喉痛、声嘶、杓状软骨区充血肿胀,发声时声门呈三角形裂缝是急性环杓关节炎诊断的主要依据,尤其是杓状软骨区的充血肿胀。要识别是否为风湿性,应注意其他关节酸痛史,行血沉,抗"O"检测及抗风湿治疗是否有效。慢性环杓关节炎极似喉返神经麻痹,可根据病史、频闪内镜、拨动杓状软骨是否活动及喉肌电图等与喉返神经麻痹鉴别。

五、治疗

针对病因积极治疗,外伤或一般炎症引起者,可予局部理疗如透热疗法,药物离子(水杨酸)透入。急性发作期以声带休息为主,全身使用糖皮质激素及抗生素,亦可关节腔内注射。风湿或类风湿性患者,可口服水杨酸制剂。待炎症消退后行喉镜检查,可在支撑喉镜下用喉钳推动患侧杓状软骨,试行杓状软骨拨动术,术后适时发声和深呼吸,以防关节僵硬。

(王慧丽)

第八节 喉软骨膜炎

喉软骨膜炎为喉软骨膜及其下隙的炎性病变。急性及原发性者较少,慢性及继发性者居多,常使软骨坏死形成脓肿。

一、病因

喉软骨膜炎的原因很多,可概括为如下 3 类。

(一)喉部外伤

喉部各种外伤如切伤、刺伤、裂伤、烧伤和挫伤等均极易伤及喉软骨膜和软骨。喉裂开术或其他喉部手术,如过多分离甲状软骨膜时,可发生甲状软骨膜炎;高位气管切开术常损伤环状软骨,麻醉插管及喉部内镜检查,如损伤杓状软骨,或插管时间太久,压迫杓状软骨,均可引起杓状软骨膜炎;喉部吸入较大而硬的异物直接损伤喉软骨亦可引起本病。

(二)放射线损伤

喉部软骨对各种放射线的耐受性极低,在颈部用深度 X 线、镭锭、放射性核素或其他高能量放疗和进行治疗时,常出现一些放射性喉软骨反应,引起喉软骨膜炎及软骨坏死等并发症。并发症发生的时间与放射剂量的关系,并非完全一致。有些患者在放疗期间或结束时发生反应,多数患者为延迟反应,常在放疗后 3~6 个月,甚至 1 年至数年之后才发生,故应详细追问病史。

(三)全身疾病

罹患上呼吸道感染、伤寒、白喉、猩红热、麻疹、天花、结核、梅毒及糖尿病等疾病时,病菌或毒素可累及喉部各软骨,引起喉软骨膜炎;或因病菌感染,损害喉黏膜形成溃疡,溃疡深达喉软骨膜而致病。

(四)喉部恶性肿瘤

喉部恶性肿瘤晚期发生深部溃疡,继发感染,也可引起喉软骨膜炎及软骨坏死。

二、病理

喉软骨膜炎多发生于杓状软骨,环状软骨及甲状软骨次之,会厌软骨膜感染者最少。外伤性喉软骨膜炎,常累及多个喉软骨。软骨膜发生炎症后,渗出液积留于软骨膜下隙,渐成脓液,使软骨膜与软骨分离,软骨缺血而坏死。病变之初,喉内部显现水肿或红肿,有时喉外部亦有肿胀。喉软骨膜炎亦有不化脓者,愈后瘢痕生成较多,明显增厚。喉结核最易侵及杓状软骨,并常波及环状软骨,使其强直。喉部梅毒病变,则多侵及甲状软骨。

三、症状

(一)疼痛

吞咽痛及喉部压痛为此病的主要症状。当颈部运动或压迫喉部时均发生疼痛或钝痛,吞咽时疼痛加剧,有时疼痛放射到耳部或肩部。

（二）声嘶

早期发声易疲劳,进一步发展,声调变低变粗,言语厚涩,渐至声音嘶哑。

（三）吞咽困难

杓状软骨及环状软骨发生软骨膜炎时,杓状软骨高度肿胀,梨状窝亦肿胀,引起吞咽困难。

（四）呼吸困难

若喉内黏膜高度充血水肿,使声门窄小,严重者发生吸入性呼吸困难,并可发生窒息。

（五）全身症状

体温多正常或低热,急性病例及混合感染,其体温可高达 40 ℃,少数患者有乏力、畏寒等不适。如因全身疾病引起者,则有明显的全身原发病症状。

四、检查

（一）颈部检查

甲状软骨膜炎患者,颈前部多有肿胀发硬,并有明显的压痛,有时颈部出现红肿,淋巴结也常肿大。

（二）喉镜检查

检查所见视病变位置和范围不同而异。如病变限于一侧杓状软骨,则患侧杓状突明显肿胀,表面光滑发亮。甲状软骨喉腔面软骨膜发炎时,喉室带、声带、杓状突均发生肿胀。如病变在环状软骨板时,常于梨状窝处发生肿胀,环杓关节多被侵及发生强直,致患侧声带固定。

五、诊断

根据病史及检查所见,一般诊断较易,但宜查出其原因,以便确定治疗方法。喉软骨膜炎与喉脓肿有时不易辨别。喉软骨膜炎极易演变为喉脓肿,必要时可进行穿刺检查,以便确诊。

六、治疗

治疗原则:防止炎症的扩散及喉软骨坏死化脓。因为喉部软骨为各自的软骨膜所包绕,互相分隔。如果病变蔓延发展,或处理不当(如切开或穿刺),可使炎症迅速扩散。如没有明显的喉脓肿形成,一般不主张施行探查性穿刺或切开。

(1)早期应用足量的抗生素及激素治疗。

(2)局部理疗或热敷,有减轻疼痛,促使感染局限化的功效。

(3)患者尽量少说话,进流质饮食。

(4)针对病因,积极治疗,如有异物,应尽早取出。

(5)严密观察病员的呼吸情况,如有明显的呼吸困难,应行气管切开术。

(6)喉软骨坏死化脓,则按喉脓肿治疗。

（王慧丽）

第九节　喉　息　肉

喉息肉是喉部的慢性疾病,发生于声带者称为声带息肉,其原因不明,有时可因用声不当所造成,亦可继发于上呼吸道感染。有人将它归为喉的良性肿瘤,实际上是假性肿瘤,其发病率占喉部良性肿瘤的20%以上。多见于中青年。本病属于中医"慢喉喑"范畴。

一、病因病机

中医认为素体肺脾虚弱或脏腑功能失调,水液输布失司,喉间痰浊凝聚,发为本病;或久病脏虚运化失职,或用声过度,伤及脉络,气血失和,痰浊瘀血阻于喉间肌膜之中,渐发本病。现代医学认为本病的发病有以下几种原因:①用声不当与用声过度;②上呼吸道病变如感冒、急慢性喉炎、鼻炎、鼻窦炎等;③吸烟可刺激声带,使血浆渗入任克(Reinke)间隙;④声带息肉样变多见于更年期妇女,故有学者认为与内分泌紊乱有关;⑤据声带息肉给予类固醇皮质激素治疗好转和声带息肉的光镜及电镜组织学所见,有学者认为与变态反应有关。

二、病理

初起时,声带边缘上皮下潜在的间隙中组织液积聚,因而出现局部水肿、出血、小血管扩张。水肿逐渐增大,突出于声带边缘呈灰白色或乳白色,半透明样,继而纤维组织增生,形成圆形或椭圆形块状物,表面光滑,有的基底广,多发;有的基底小,单发。本病多发生于一侧声带的前中1/3交界处,亦有一侧或两侧发生全声带弥漫性息肉样变。此外,由于创伤,声带黏膜出血,机化后形成出血型红色息肉。

三、临床表现与诊断

(一)症状

声音嘶哑是本病的主要特征,开始为间歇性,后为持续性,时轻时重,发声费力或感喉间有物;息肉垂于声门下腔者常伴有咳嗽;巨大息肉位于两侧声带之间者,可完全失声,甚至导致呼吸困难和喉喘鸣。

(二)体征

典型的息肉多发生于声带的前中1/3交界处,大多是带蒂的淡红色或半透明的肿物,自声带边缘长出,有时可悬垂于声门下,发音时可被闭合的声带遮住,检查不易发现,在呼气时才能看见;或在声带边缘上,呈小粟粒状突起;亦有在声带游离缘呈基底较宽的梭形息肉样变,或呈弥漫性肿胀遍及整个声带者,声带息肉一般单侧多见,亦可两侧同时发生。

(三)实验室和其他辅助检查

1.纤维喉镜或直接喉镜检查

对间接喉镜检查不满意患者,可行纤维喉镜或直接喉镜检查以了解喉部情况。

2.电脑嗓音分析

临床采用嗓音分析软件Dr.Speech对嗓音障碍患者声嘶做出客观评价,并为治疗提供有效的帮助。通过该软件可进行声学分析、言语训练和电声门图的定量评估,也可做声带手术前后嗓音康复的比较。

3.喉部组织病理检查

可通过对喉部肿物活检以明确性质,除外恶性肿瘤。

(四)鉴别诊断

临床上需要与以下疾病鉴别。

1.喉乳头状瘤

喉乳头状瘤为喉部较常见的良性肿瘤,多见于中年以上的患者。本病的临床表现为声音嘶哑或失声,重者可引起呼吸困难及喘鸣等症。喉镜检查发现声带、假声带或前连合等处有苍白色或淡红色肿物,表面粗糙不平,呈乳头状、桑葚状。病理活检可确诊。

2.声带癌

常见于 50～70 岁以上男性。本病早期的症状为声音嘶哑,晚期则见呼吸困难与吞咽障碍。全身症状可见咳嗽、咯血、口中发臭、贫血、消瘦、颈淋巴结肿大等。局部检查可见喉部肿物呈灰白色或红色,表面不光滑可呈溃疡状,或菜花状。喉部 CT 或 MRI 有助于诊断,但最终确诊必须依靠病理活检。

四、治疗

息肉小者以中医治疗,并注意声带休息,纠正发声方法;若息肉较大,则多考虑手术摘除息肉。

(一)辨证治疗

1.肺脾虚弱

声音嘶哑、低沉或失声,晨轻暮重,常伴有清嗓,兼见语久乏力,食欲缺乏,局部检查见声带边缘息肉灰白水肿,带蒂或广基。舌质淡,苔薄白或腻,脉滑。治宜健脾益气,利湿散结。方选四君子汤合五苓散加减。若痰湿重者,可加瓜蒌皮、枳实以化痰祛湿散结;若声嘶明显者,可加人叶、诃子肉以利喉开音。

2.痰瘀困结

声嘶日久难愈,音色晦暗或发音困难,多伴有咽喉疼痛,口干。局部检查见息肉带蒂或息肉样变,色灰白或暗红。舌质紫暗或有瘀点,脉涩。治宜化痰祛瘀,散结开音,方选会厌逐瘀汤加减。若兼气阴不足,可加麦冬、五味子、太子参以益气养阴。

(二)西医治疗

息肉小者可考虑保守治疗,若息肉较大,则应考虑手术摘除息肉。

1.一般治疗

找出致病因素,针对病因治疗;注意声带休息,纠正发声方法,噤声或轻声发音。

2.物理治疗

如超短波理疗、碘离子导入等。

3.雾化吸入

于生理盐水 20 mL 中加入庆大霉素 8 万单位,地塞米松 2 mg 行喉部雾化吸入,每天1～2次。

4.手术治疗

较小的息肉可在纤维喉镜下切除;大的息肉可在间接喉镜或支撑喉镜下切除;对于广基又为双侧者,应分次手术,以免粘连;特别巨大者,需行喉裂开术切除。

(三)其他中医治疗

1.蒸气或雾化吸入

以双黄连 0.3 g 或鱼腥草液 2 mL 加入 20 mL 生理盐水作蒸气或雾化吸入,每天 1 次,10 次为1个疗程。

2.喉离子导入

用丹参注射液 4 mL 作喉局部直流电离子导入治疗,每天 1 次,每次 20 分钟,10 次为 1 个疗程。

3.针灸治疗

体针,取人迎、天突、丰隆、扶突,每次选配 2～3 穴,平补平泻,每天针 1 次,7 次为 1 个疗程。

五、预防与调护

注意发声的方法,避免大声喊叫以及长时间持续性的讲话,少吃辛辣炙煿之品,戒烟戒酒,注意休息。

六、预后与转归

经适当的治疗及合理的发声训练,预后良好。

(尹　君)

第十节　喉　脓　肿

喉部脓肿简称喉脓肿,较咽部脓肿少见,男性较女性多,多发于 20～60 岁。

一、病因

(一)继发于喉部疾病

(1)急性会厌炎,急性喉炎,喉部水肿等。病菌可侵及喉黏膜下层,形成局部脓肿。

(2)喉结核、梅毒等,如继发感染形成溃疡,喉软骨也容易坏死化脓而形成喉脓肿。

(3)喉软骨膜炎,可演变为脓肿。

(二)外伤

任何机械性、物理性和化学性刺激都可以伤及喉黏膜及喉软骨,感染后可形成脓肿。手术外伤如喉裂开术、气管切开术、喉内插管及喉内镜检查等,可损伤喉黏膜,继发感染,则可形成脓肿。

(三)邻近器官疾病的蔓延

(1)口腔龋齿、牙槽脓肿、急性化脓性扁桃体炎,咽部脓肿等,炎症均可直接向下扩散和蔓延至喉部,或经淋巴和血行播散至喉部引起喉脓肿。

(2)颈部急性蜂窝织炎,炎症局限形成脓肿,脓液直接腐蚀甲状软骨而继发喉脓肿。

(四)放射线损伤

喉部放疗如照射野太广,短期内所用剂量较大,可并发喉软骨膜炎,软骨坏死及化脓。

(五)深部真菌感染

深部真菌感染原发者少见。常在喉部慢性特种传染病及喉部恶性肿瘤等长期应用广谱抗生素、肾上腺皮质激素及抗肿瘤药物或放疗之后发生。致病真菌多为隐球菌、念珠菌、放线菌等。

喉脓肿常为混合性感染,致病菌为溶血性链球菌、葡萄球菌、肺炎链球菌、铜绿假单胞菌、大肠埃希菌等。由烧伤、放射线所引起的喉脓肿则以铜绿假单胞菌、金黄色葡萄球菌多见。

二、症状

(一)全身中毒症状

大多数患者起病急骤,常有寒战、发热、全身不适、食欲缺乏,脉搏、呼吸快速。

(二)局部症状

视脓肿的位置,范围及性质,有不同程度的喉痛、吞咽痛、声嘶及呼吸困难等症状。脓肿未形成前,局部充血水肿较明显,常有声嘶,呼吸困难,喘鸣。如脓肿已形成,因疼痛较局限而明显,有时可发生反射性耳痛,体温下降正常或为低热。

喉脓肿如发生在喉后部,则有吞咽疼痛及吞咽困难,或至少有喉部梗阻感。喉脓肿如发生在杓状软骨,可早期引起杓状软骨坏死,继而发生环杓关节固定。喉脓肿如发生在环状软骨,常致一侧或双侧环杓关节固定,呼吸困难,吞咽困难较明显。喉脓肿如发生在甲状软骨,常引起声带、室带、喉室、声门下区同时肿胀。喉脓肿向颈部穿破,或喉脓肿由颈部感染引起者,在颈部有时可出现坚硬木板样浸润块。若脓肿较大,可压迫整个喉体向一侧移位,并可压迫颈交感神经节,出现 Horner 综合征。

三、检查

(一)喉外部及颈部检查

颈部常有压痛,活动喉体则疼痛加剧。脓肿可引起甲状软骨坏死,炎症扩散蔓延至颈部,使颈部红肿发硬,以后逐渐软化有波动感,穿刺可抽出脓液。脓肿穿破颈前皮肤,可形成瘘管,瘘口周围有肉芽组织增生。颈部及颌下可触及肿大的淋巴结。

(二)喉镜检查

应注意观察喉腔黏膜有无充血、水肿,环杓关节是否固定,梨状窝有无积液及瘘管形成等。

浅而小的脓肿多局限于会厌舌面、杓会厌襞及杓状突等处;范围较大的脓肿,表示喉深部已受感染。

(三)X 线检查

应常规行胸部透视检查,注意有无纵隔影增宽及肺结核。摄颈部侧位片,以检查有无异物存留及喉软骨软化或骨化等;亦可观察会厌,喉室及梨状窝有无变形。CT 扫描、MRI 更有助于诊断。

四、诊断

一般诊断喉脓肿不困难。但在早期,喉黏膜常呈弥漫性充血、水肿,喉部压痛亦不明显,易误诊、漏诊。必须严密观察病情的发展,必要时可行穿刺抽脓,以便确诊。

五、并发症

(一)窒息

喉脓肿破裂或喉内黏膜高度肿胀均可引起窒息,需立即进行气管切开术。

(二)炎症

向下蔓延扩展可致喉气管支气管炎,炎症向下直接侵入纵隔,可引起纵隔炎及纵隔脓肿,脓液如被吸入肺部可发生肺脓肿。

（三）感染

可向上循颈动脉鞘传入颅内发生脑膜炎、脑脓肿或引起颈内静脉栓塞及颅内血栓性静脉炎。

（四）喉狭窄

脓肿如破坏喉软骨及喉内组织，治愈后常有瘢痕收缩及粘连，引起喉狭窄。

六、治疗

（1）切开引流术：喉内脓肿多在直接喉镜下进行切开排脓。脓肿切开前，先用无菌技术穿刺抽取脓液，留作细菌培养及药物敏感试验。在脓肿最突出处切开，脓液排除后，用吸引器头或用闭合之异物钳细心探触脓腔，注意有无异物存留或坏死软骨，如有发现，应立即取除。

喉外部肿胀者，可于颈部施行手术引流脓液。要注意保护颈部重要血管、神经、喉部肌肉及正常的喉软骨膜，以防止后遗瘢痕狭窄。切口置橡皮引流条，每天检查伤口引流情况。喉脓肿消退后，如有喉狭窄可能时，应及时行喉扩张术。

（2）应用足量的抗生素：脓肿切开引流后，仍需应用足量的抗生素治疗。

（3）全身支持疗法：对体温较高者，可应用药物或物理降温；呼吸困难者，应予输氧，及时纠正酸中毒，并做好气管切开术的准备，必要时进行气管切开术；病情较重者，应进食高热量易消化的饮食，及时输液，必要时可少量输血。

（4）因放射线引起的喉软骨广泛坏死，并形成多发性喉脓肿者，还须考虑施行喉全切除术；但术后并发症较多，医师、患者及其家属都必须有充分的思想准备，相互配合，以期取得最佳的疗效。

（尹　君）

第十一节　喉　梗　阻

喉梗阻是由于喉部或其邻近组织的病变，使喉部通道狭窄或阻塞，引起严重的吸气性呼吸困难，亦称喉阻塞，是耳鼻喉科急重症之一。它是许多疾病所引起的一个严重症状，如不速治，可引起窒息死亡。喉阻塞临床上以吸气性呼吸困难伴喉鸣、声嘶，甚至发绀为特点。由于幼儿声门狭小，喉黏膜下组织松弛，喉部神经易受刺激而引起痉挛，喉部气流途径弯曲，故发生喉阻塞之机会较成人为多。本病属于中医学的"急喉风"范畴。

一、病因病机

中医认为本病可由咽喉痈及各种急性咽喉病发展而致，一般多并发于小儿急喉喑、喉白喉等，风、痰、火毒为其病因，以实证为主。痰涎火毒或疫疠之邪炽盛，结聚于喉，而致气血凝结，脉络瘀阻，痰涎壅盛，阻塞气道而致病。若风热邪毒外袭，内传肺胃，引动内热，火热邪毒壅盛，火动痰生，痰火互结，上攻咽喉，气血壅滞，使喉窍肿塞不通；或素有肺胃积热，过食辛辣炙煿醇酒，饮食停聚，湿热内酿，上蒸咽喉，致咽喉充血肿胀，阻塞气道。此外，尚有因喉外伤而致气血凝聚于喉；或肝郁气滞，血凝痰聚而成喉菌；或异物阻塞于喉腔等，均可导致气道阻塞或狭窄而为病。

现代医学认为喉阻塞主要由喉部急性炎性疾病、喉外伤、异物、喉肿瘤、畸形等引起。①喉部急性炎性疾病是引起喉阻塞常见的原因。小儿急性喉炎,急性会厌炎,急性喉气管支气管炎等引起喉阻塞者较常见,邻近组织的急性炎症如咽后脓肿,下颌下淋巴结炎,下颌下脓肿及口底蜂窝组织炎等,向里蔓延,也可发生喉阻塞。喉部特种感染,如喉梅毒、结核、麻风等,如发生肉芽肿或继发感染,亦常出现急性喉阻塞症状。②喉外伤:包括来自喉外和喉内部的外伤,如挫伤、挤压伤、切割伤或烧灼伤等。③喉水肿:如血管神经性水肿、药物变态反应、支气管镜检查或麻醉插管时间过长、或手术操作不当,损伤喉部黏膜,可使喉黏膜水肿,声门狭窄。④喉痉挛:喉异物或下呼吸道非嵌顿性异物随呼气气流冲至声门下腔时,或破伤风感染、儿童佝偻病时血钙过低引起的手足搐搦症均可引起阵发性喉痉挛。⑤喉肿瘤以喉癌、喉乳头状瘤等较为常见。早期,肿瘤虽小,因易引起反射性喉痉挛,也能产生喉阻塞;肿瘤长至一定大小,阻塞喉腔或继发感染,将引起持续性喉阻塞。⑥先天性喉畸形较少见。如巨大喉蹼、先天性喉喘鸣等可致喉阻塞。⑦声带麻痹:各种原因引起的双侧声带外展麻痹,声带固定于中线,不能外展,可发生严重的喉阻塞。

二、临床表现与诊断

根据病史,临床表现,体征及咽喉、胸部情况,不难诊断。呼吸困难Ⅰ度、Ⅱ度可作喉镜或X线片检查,以寻找病因,明确诊断,Ⅲ度和Ⅳ度则应解除呼吸困难症状或行气管切开术后,再查找病因。

(一)症状

1.吸气性呼吸困难

吸气性呼吸困难是喉阻塞的主要特征,客观表现为吸气运动加强,时间延长,吸气深而慢,费力。

2.吸气性喘鸣

吸气性喘鸣是喉阻塞的一个重要症状,此时触诊喉或气管,可有颤动感。患者在咳嗽时有哮吼声。喘鸣声的大小与阻塞程度有关,阻塞愈重,喘鸣声愈响。

3.吸气性软组织凹陷

因吸气时空气不易通过声门进入肺部,出现胸骨上窝,锁骨上、下窝,胸骨剑突下或上腹部,肋间隙的吸气性凹陷,常称为"三凹征"或"四凹征"。凹陷的程度常随呼吸困难的程度而异,儿童的肌张力较弱,凹陷征象更为明显。

4.声音嘶哑

声音嘶哑为一常见而非必有的症状。视病变的部位和程度不同而轻重不一,如病变发生于室带或声门下腔者,声嘶出现较晚或不出现,但在呼吸时可能发生哮吼音或笛鸣音;病变首先侵犯声门裂或其附近者,则声嘶常为首发症状。

5.缺氧症状

呼吸困难为时稍久,患者因缺氧而坐卧不安,烦躁,吸气时头后仰,以便加强呼吸辅助肌的运动,希望能多吸入一些空气。倦极则转而思睡,但片刻后又因缺氧窒息感而突然惊醒。尚可出现四肢发冷,面色苍白或发绀,额部出冷汗,血压升高等。

6.心力衰竭

喉阻塞时虽有呼吸困难,但呼吸频率一般不加快,有时反而变慢至10~15次/分,脉搏有力而疾速。若发现脉搏微弱,快速或不规则,呼吸快而浅表,口唇及指甲发绀,或口、鼻附近出现青紫色,肝大(小儿),则为心力衰竭、循环不良的表现,重者迅速昏迷死亡,在死亡前呼吸频率变慢,则已入晚期。

为了区别病情的轻重,准确地掌握治疗原则及手术时机,徐荫祥将喉阻塞引起的呼吸困难分为四度。此种分度方法,目前国内尚在普遍应用。

Ⅰ度:安静时无呼吸困难表现,活动或哭闹时,有轻度呼吸困难。稍有吸气性喘鸣及吸气性胸廓周围软组织凹陷。

Ⅱ度:安静时也有轻度吸气性呼吸困难,吸气性喘鸣和吸气性胸廓周围组织凹陷。活动时上述症状加重,但饮食、睡眠好,无烦躁不安表现。脉搏尚正常。

Ⅲ度:吸气性呼吸困难明显,喘鸣声较响,胸骨上窝、锁骨上窝等处软组织凹陷显著。出现烦躁不安、汗湿满身、不易入睡、不愿进食等现象。

Ⅳ度:患者有更为严重的Ⅲ度呼吸困难的各种症状。出现坐卧不安。手足乱动,出冷汗,面色苍白或发绀等明显缺氧征象,最后昏迷,大小便失禁,窒息从而呼吸心跳停止。

(二)体征

患者出现吸气延长,吸气时有"三凹征"或"四凹征",局部检查可见咽喉红肿剧烈,或咽部不红肿,但喉部、声带红肿胀明显,喉腔变窄,并有痰涎或腐物。

(三)实验室和其他检查

1.纤维喉镜检查

可见喉部充血肿胀明显,病变在会厌时可见会厌红肿如球状,喉腔变窄;病变在声门区,可见室带、声带充血肿胀,吸气时声门裂明显狭窄,呼气时声门裂变宽。

2.血气分析

当出现缺氧时,动脉血氧分压(PaO_2)下降,二氧化碳分压($PaCO_2$)增高。

(四)鉴别诊断

临床上需要与以下疾病鉴别。

(1)支气管哮喘:有反复发作史,以阵发性、呼气性呼吸困难为主,肺部可听到哮鸣音,无吸气性三凹征,应用支气管扩张剂可缓解症状。

(2)肺炎:高热,重者有呼吸困难,并非吸气性,鼻翼翕动,呼吸频率增快,肺部可听到湿啰音,胸透易与之鉴别。

(3)此外要注意阻塞性呼吸困难的呼气性、吸气性和混合性呼吸困难三种相鉴别。

喉阻塞常见并发症为心力衰竭、昏迷甚至死亡。

三、治疗

治疗上第一要务是解除呼吸困难,采用中西医结合治疗,如属Ⅰ度、Ⅱ度呼吸困难者,可给予汤剂辨证选方,以泻火解毒,祛痰开窍为治法,如出现第Ⅲ度、第Ⅳ度呼吸困难者,应立即行气管切开,以便通过气管吸除痰涎,保持呼吸道的通畅,维持呼吸的进行。

(一)西医治疗

对急性喉阻塞患者必须尽快设法解除其呼吸困难,严重者须争分夺秒使患者尽早脱离缺氧状态,以挽救其生命。治疗方法须根据病因,呼吸困难程度,患者一般情况,耐受缺氧的能力(儿童、老人、孕妇一般耐缺氧的耐受能力较差)和客观条件等全面考虑,当机立断。

Ⅰ度:明确病因,积极治疗。如由炎症引起者,应积极使用足量抗生素和肾上腺激素,控制炎性肿胀,解除喉阻塞,一般可不作气管切开术。

Ⅱ度:积极治疗病因,炎症引起者,及时使用抗生素和肾上腺激素等药物治疗,大多可避免作气管切开术,但应酌情做好气管切开术的准备。若为呼吸道异物,应立即予手术取出。若为喉部肿瘤时,可考虑做气管切开术。

Ⅲ度:较短时间的炎性病变,可做好气管切开的准备,在严密观察下,先用足量抗生素和激素、给氧治疗,若经保守治疗2~4小时仍无缓解,患者情况较差者,应及时行气管切开术,以免造成窒息或心力衰竭。

Ⅳ度:立即行气管切开术,若情况十分紧急时,可立即先行环甲膜切开术或行喉插管术。

具体治疗方法如下。

1.病因治疗

(1)因炎症所致,及时使用抗生素和激素治疗。可选用青霉素、地塞米松静脉滴注,并用庆大霉素、地塞米松雾化吸入。

(2)喉水肿者,静脉点滴氢化可的松或地塞米松;因变态反应或血管神经性水肿,可皮下注射肾上腺素,并以1:2 000肾上腺素喉头喷雾,1次/小时。

(3)咽后脓肿者,应切开排脓后,给予大量抗生素及激素静脉滴注。

(4)喉异物者,立即行手术取除。

2.氧气吸入

一般对喉阻塞,先给予氧气吸入是完全必要的,但只能作为辅助治疗措施。在喉阻塞较重,特别是已出现发绀时,单纯给氧宜慎重。

3.手术治疗

经上述处理后,症状仍不能缓解,呼吸困难进入第Ⅲ度、第Ⅳ度者,可行喉插管术或气管切开术。特别应警惕小儿喉源性呼吸困难发展甚速,安全和危险的分界极小,若在观察中出现烦躁不安,身出大汗,脉搏加快,血压升高等,应立即施行气管切开术。

(二)辨证论治

1.风热外袭,痰热内蕴

多见于急性热性咽喉病,咽喉疼痛剧烈,迅速出现喉部紧缩感,呼吸困难,三凹征,痰鸣气急,呛咳,声音嘶哑或失声,声如拽锯,痰涎壅盛,伴有发热,恶寒,头痛,体倦,舌红,苔黄或黄厚,脉浮数。局部检查见咽喉红肿剧烈,或喉部、声带红肿明显,痰涎多或有腐物。治宜疏风清热,化痰消肿利咽。方选疏风清热汤加减。痰涎壅盛者,可用涤痰汤送服苏合香丸,若兼气血瘀阻者,予会厌逐瘀汤加僵蚕、地龙干以行气活血开窍。若属风寒外袭,痰浊凝聚咽喉,予以六味汤加苏叶、桂枝、法半夏、天南星、蝉蜕、茯苓等以祛风散寒,化痰消肿。

2.肺胃热盛,湿热熏蒸

咽喉疼痛剧烈,汤水难下,呼吸急促,喉中痰鸣,声如拽锯,甚或呼吸困难,三凹征明显,痰涎壅盛,口渴引饮,口臭,大便秘结,舌红,苔黄腻,脉滑数。局部检查见咽喉红肿剧烈,喉部、声带红肿明显,痰涎多或有腐物,喉腔变窄。治宜清热消肿,利湿化浊。方选甘露消毒丹加减。若痰闭者,加服礞石散;如出现阳气暴脱之象,除紧急疏通气道之外,予参附汤以回阳救逆。

3.火毒结聚,痰涎壅盛

咽喉疼痛,吞咽不利,喉部紧塞感,出现喉性呼吸困难,表现为吸气费力,深吸气时出现三凹症(胸骨上窝、锁骨上窝、肋间等处凹陷,有时胸骨剑突下或上腹部亦凹陷),并出现喉鸣;咳时可闻哮吼音;声音嘶哑或语言难出,痰涎壅盛,声如拽锯。全身可有憎寒壮热,或高热神烦,汗出如雨,口干欲饮,大便秘结,小便短赤,舌质红或绛,舌苔黄或腻,脉数或沉微欲绝。局部检查见咽喉红肿剧烈,或虽喉关、咽部不红肿,但喉部、声带红肿明显,喉腔狭窄,痰涎多或有腐物。治宜泻热解毒,祛痰开窍。方选清瘟败毒散加减。若痰涎壅盛者加大黄、瓜蒌、贝母、葶苈子等清热化痰之药。并配合六神丸、紫雪丹、至宝丹等清热解毒,祛痰开窍。

(三)其他中医治疗

1.吹药

以冰硼散、珠黄散或喉风散等频频吹喉,以清热解毒,消肿祛痰,止痛开闭。适用于Ⅰ度、Ⅱ度的呼吸困难。

2.蒸气吸入

选用金银花、菊花、薄荷、藿香、佩兰、葱白、紫苏,适量煎煮,令患者吸入其蒸气,以祛风清热,消肿通窍。

3.含漱

咽部有红肿者,用漱口方,或蒲公英、金银花煎水含漱,以清洁局部,并有消肿解毒之功。

4.雾化吸入

用双黄连粉或鱼腥草液加入生理盐水中,超声雾化吸入,每天2次,以解毒消肿开窍。

5.针刺治疗

取合谷、少商、尚阳、尺泽、少泽、曲池、天鼎、扶突、丰隆等穴,每次2～3穴,用泻法,不留针。或取少商、尚阳、耳垂处三棱针点刺放血泻热。或在咽喉红肿处浅刺3～5处,放出败血,以泄热清肺开闭,适于咽喉红肿疼痛,吞咽、呼吸困难者。

6.其他

根据病情,可配合擒拿法及提刮法。

四、预防与调护

加强锻炼身体,增强体质,积极防治外感,注意及早防止和处理各种咽喉疾病,减少喉阻塞的发生。密切观察病情的变化,做好充分的准备,随时进行抢救。为了避免加重呼吸困难症状,应多休息,少活动。痰涎较多,采取半卧位。饮食物忌燥热及甜腻,以免助长火势及滋生痰湿,加重病情。

五、预后与转归

喉阻塞患者若治疗及时得当,则可痊愈;若得不到及时的治疗,患者出现唇青面黑,四肢厥冷,身汗如雨,神志昏迷,脉沉微欲绝等阴阳离决之危候,易因窒息而亡。

六、古籍精选

《喉科心法》:"乃实火为患,脏腑积热,热甚生风。风火迅速,鼓激痰涎,堵塞咽喉隘也"。

《医宗金鉴·卷六十六》:"紧喉风,此证由膏粱厚味太过,致肺胃积热,复受邪风,风热相搏,上壅咽喉肿痛,声音难出,汤水不下,痰涎壅塞之声,颇似拽锯。初发暴速,急刺手大指内侧少商穴,出紫黑血,以泻其热。痰盛者,以桐油饯导吐之,吐痰后随用甘草汤漱之,以解桐油之气,内服雄黄解毒丸下之。喉中吹白降雪散,俟关开之后,宜内服清咽利膈汤。按法调治,随手应效者顺;若面青唇黑,鼻流冷涕者逆。"

《外科正宗·卷六》:"实火之症,由于过饮醇酒,纵食膏粱,叠褥重衾,铺餐辛烈,多致热积于中,久则火动痰生,发为咽肿。甚者风痰上壅,咽门闭塞,少顷汤水不入,声音不出,此为喉闭,即紧喉风是也"。

《增删喉科心法·缠喉风》:"走马喉风,乃实热为患,脏腑积热,热甚生风,风火迅速,鼓液痰涎,堵塞咽喉狭地,呼吸难通,缓治则死,速治刺少商穴出血,以泄其真热,极细磁锋亦可刺,内服雄黄解毒丸,醋泡七丸,杵烂灌之,患者或吐或泻,其喉即松"。

(王亚楠)

第十二节 喉感觉神经性疾病

喉部单纯的感觉神经性障碍较少见,常伴有运动性障碍。喉感觉神经性疾病有感觉过敏及感觉异常和感觉减退、麻痹两种。

一、喉感觉过敏及感觉异常

喉感觉过敏为喉黏膜对普通刺激特别敏感,平时的食物与唾液等触及喉部时,常引起呛咳及喉痉挛。喉感觉异常是喉部发生不正常感觉,如刺痛、瘙痒、烧灼、干燥或异物感等异常感觉。多因急、慢性喉炎,长期嗜烟酒,耳、鼻、咽、齿部疾病通过迷走神经的反射作用所致。也常见于神经衰弱、癔症、更年期等患者,亦可发于多用喉的歌唱家、教师、售票员等。

(一)临床表现

患者自觉喉内不适、灼痛、蚁走、发痒、异物感,好做咳嗽、吐痰或吞咽动作企图清除分泌物,易发生反射性呛咳。

(二)检查

喉镜检查无明显异常发现。应注意梨状窝有无积液,环状软骨后方有无病变,排除环后区、喉咽部肿瘤。

(三)治疗

进行认真的检查,详细解释,消除患者的顾虑。局部可酌情进行感应电理疗,作为精神治疗,转移其注意力。

二、喉感觉麻痹

喉感觉麻痹为喉上神经病变,按轻重分单侧性、双侧性,部分感觉麻痹或完全感觉麻痹,常伴有喉肌瘫痪。

(一)病因

影响到喉感觉神经中枢、通路及末梢感受器的疾病均可引起喉黏膜感觉障碍,包括以下几点。

1.中枢神经性疾病

颅内肿瘤、颅脑外伤、脑出血、脑血栓、癫痫、延髓型脊髓灰质炎、多发性硬化症、意识丧失等。

2.外周神经损伤

喉外伤及手术、头颈部手术及创伤、颅底肿瘤、急性感染性神经炎等。其中以甲状腺手术误伤喉上神经及喉返神经为多见,常伴有喉运动神经麻痹症状。

3.其他因素

食管反流、喉插管黏膜损伤、头颈部放射线治疗损伤、喉原发性肿瘤,以及缺氧、遗传、年龄因素等。

(二)临床表现

单侧喉感觉麻痹可无症状。两侧者,饮食时因失去反射作用,而易误呛入下呼吸道,故有吞咽障碍,进食时发作性呛咳;气管切开的患者气管分泌物中含有大量的唾液和食物。唾液或食物的颜色标记亦有助于明确诊断。

(三)检查

喉镜检查如以探针触及喉黏膜,可发现喉黏膜反射减退或消失。胸部 X 线片有时可发现吸入性肺炎和肺不张。目前空气脉冲刺激喉上神经分布区黏膜来进行喉感觉功能评估的方法最为客观,空气脉冲刺激经前端有孔的纤维喉镜释放,对梨状窝和杓会厌襞黏膜进行刺激,测定喉咽感觉阈值。

(四)治疗

轻症患者于饮食、吞咽时,宜少用流质,采用糊状黏稠食物,进行吞咽锻炼。重症者行鼻饲法。同时查出病因,予以治疗,以促使喉部感觉的恢复。抗病毒类药物的应用,如维生素 B_1、维生素 B_{12} 等神经营养剂、三磷酸腺苷及改善血管微循环障碍药物的临床应用也有一定意义。目前,喉感觉神经的重建,包括耳大神经与喉上神经吻合术等取得了一定的进展。

(蔡　兰)

第十三节　喉运动神经性疾病

喉麻痹是指喉肌的运动神经损害所引起的声带运动障碍;喉内肌除环甲肌外均由喉返神经支配,当喉返神经受压或损害时,外展肌最早出现麻痹,其次为声带张肌,内收肌麻痹最晚。喉上神经分布到环甲肌,单独发生麻痹少见。

一、病因

按病变部位分中枢性、周围性两种,周围性多见,两者比例约为 1:10。由于左侧迷走神经与喉返神经行径长,故左侧发病者较右侧约多一倍。

(一)中枢性

每侧大脑皮层之喉运动中枢有神经束与两侧疑核相联系,故每侧喉部运动接受两侧皮层的冲动,因此皮层引起喉麻痹者极罕见。常见的中枢性病因如脑血管出血、血栓形成、脑肿瘤、脑脓肿、脑外伤、脑脊髓空洞症、延髓肿瘤、小脑后下动脉血栓栓塞、脊髓痨等。迷走神经颅内段位于颅后窝,可因肿瘤、出血、外伤、炎症等引起喉麻痹。

(二)周围性

因喉返神经以及迷走神经离开颈静脉孔至分出喉返神经前的部位发生病变,所引起的喉麻痹。按病因性质可分为以下几种。

1.外伤

外伤包括颅底骨折、颈部外伤、甲状腺手术等。

2.肿瘤

鼻咽癌向颅底侵犯时,可压迫颈静脉孔处的迷走神经而致喉麻痹;颈部转移性淋巴结肿大、甲状腺肿瘤、霍奇金氏病、颈动脉瘤等亦可压迫喉返神经而发生喉麻痹;胸腔段喉返神经可由主动脉瘤、肺癌、肺结核、食管癌、心包炎等压迫而发生麻痹。

3.炎症

白喉、流行性感冒等传染病,铅等化学物的中毒。急性风湿病、麻疹、梅毒等可发生喉返神经周围神经炎而致喉麻痹。

二、临床表现

由于神经受损伤程度不同,可出现 4 型麻痹(图 7-5,图 7-6)。

(一)喉返神经不完全麻痹

单侧者症状不显著,常在体检中发现。曾有短时期的声嘶,随即恢复。除在剧烈运动才可出现气促外,常无呼吸困难。间接喉镜检查,在吸气时,患侧声带居旁正中位不能外展,而健侧声带外展正常。发音时声门仍能闭合。

双侧喉返神经不完全麻痹,因两侧声带均不能外展,可引起喉阻塞,呼吸困难为其主要症状,如不及时处理,可引起窒息。间接喉镜检查见两侧声带均居旁正中位,其间仅留小裂缝。发音时,声门仍可闭合。

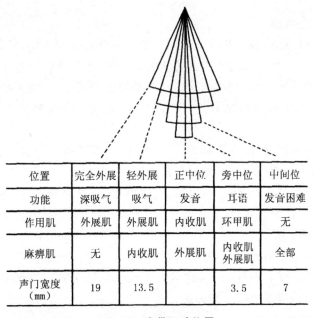

位置	完全外展	轻外展	正中位	旁中位	中间位
功能	深吸气	吸气	发音	耳语	发音困难
作用肌	外展肌	外展肌	内收肌	环甲肌	无
麻痹肌	无	内收肌	外展肌	内收肌 外展肌	全部
声门宽度（mm）	19	13.5		3.5	7

图 7-5　声带运动位置

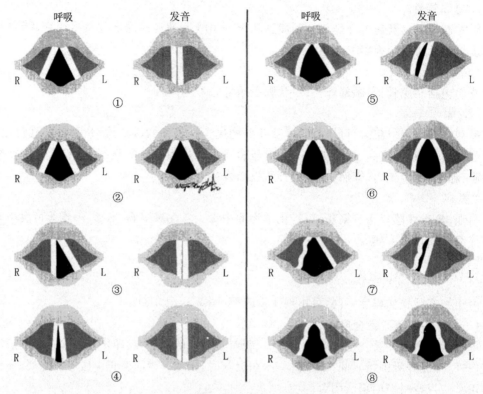

图 7-6   间接喉镜下所见各型声带瘫痪

注:①正常喉部;②两侧内收肌瘫痪;③单侧外展肌瘫痪;④单侧喉返
神经全瘫;⑤两侧喉返神经全瘫;⑥两侧喉返神经全瘫;⑦单侧喉返
神经及喉上神经瘫痪;⑧两侧喉返神经及喉上神经瘫痪

(二)喉返神经完全麻痹

单侧者发音嘶哑,易疲劳,说话和咳嗽有漏气感。后期有代偿作用,发音好转。间接喉镜检查,因患侧除环甲肌以外的外展及内收肌的功能完全丧失,患侧声带固定于旁正中位,即介于中间位与正中位(发声位)之间。初期发音时,健侧声带闭合到正中位,两声带间有裂隙,后期出现代偿,健侧声带内收超越中线向患侧靠拢,发音好转。呼吸时因健侧声带运动正常,故无呼吸困难。

两侧喉返神经完全麻痹时,发音嘶哑无力,音频单调,说话费力,犹如耳语声,不能持久。自觉气促,但无呼吸困难。因声门失去正常的保护性反射,不能关闭,易引起误吸和呛咳,气管内常积有分泌物,且排痰困难,呼吸有喘鸣声。间接喉镜检查,双侧声带固定于旁正中位,边缘松弛,不能闭合,也不能外展。起病急者,双侧声带呈正中位,以致发生呼吸困难,但较少见。

(三)喉上神经麻痹

喉上神经麻痹后声带张力丧失,不能发高音,声音粗而弱。间接喉镜检查,声带皱缩,边缘呈波浪形,但外展、内收仍正常。单侧者,对侧喉黏膜的感觉仍存在。两侧者因喉黏膜全麻木,饮食、唾液误吸入下呼吸道,可发生吸入性肺炎。

(四)混合性喉神经麻痹

混合性喉神经麻痹是喉返神经及喉上神经全部麻痹,单侧者常见于颈部外伤、手术损伤。发音嘶哑更为显著。喉镜检查见患侧声带固定于中间位。以后因健侧声带代偿,发音稍好转。双侧者两侧声带均呈中间位。

三、治疗

(一)病因治疗

对有明确病因者,给予相应的治疗,积极解除病因。

(二)气管切开术

双侧声带麻痹引起呼吸困难者,要及早行气管切开术,以改善患者呼吸状况。

(三)喉返神经恢复治疗

1.药物治疗

局部及全身应用神经营养药、糖皮质激素及扩张血管的药物,对神经功能恢复有一定辅助作用。

2.手术治疗

对有手术适应证的患者可行喉返神经探查,神经吻合术、神经肌蒂移植术、舌下神经喉返神经吻合术、膈神经喉返神经吻合术治疗,是恢复声带自主运动、治疗喉返神经麻痹最为理想的方法。

(四)恢复和改善喉功能的治疗

对半年以上,神经功能无恢复可能性者可行以下治疗方法。

(1)对双侧喉返神经麻痹,可行一侧杓状软骨切除术或声带外展移位固定术,使声门后部开大,改善呼吸功能。

(2)对单侧喉返神经麻痹的患者,可行声带黏膜下脂肪组织充填术、甲状软骨成形术,使声带向内移位,改善发音。

(赵亚娟)

第八章 耳鼻咽喉疾病的护理

第一节 外耳疾病

一、外耳道炎

外耳道炎是外耳道皮肤或皮下组织广泛的急、慢性炎症。由于在潮湿的热带地区发病率高，因而又被称为"热耳病"。根据病程可分为急性弥漫性外耳道炎和慢性外耳道炎，较常见的是急性弥漫性外耳道炎。

(一)病因

1.温度与湿度

温度升高，空气湿度大，影响腺体分泌，降低局部防御能力。

2.外耳道局部环境改变

外耳道局部环境的改变，如游泳、洗头或沐浴时水进入外耳道，浸泡皮肤，角质层被破坏，微生物侵入。同时改变了外耳道酸性环境使外耳道抵抗力下降。

3.外耳道皮肤损伤

挖耳时损伤外耳道皮肤，引起感染。

4.中耳炎

中耳炎分泌物的持续刺激使皮肤损伤感染。

5.全身性疾病

全身性疾病使身体抵抗力下降，引起外耳道感染，如糖尿病、慢性肾炎、内分泌紊乱、贫血等。

(二)治疗原则

清洁外耳道，使局部干燥和引流通畅，并使外耳道处于酸性环境；合理使用敏感抗生素；外耳道红肿严重时，可用消炎消肿纱条置于外耳道；耳痛剧烈时可适当予以止痛剂。

(三)护理评估

1.健康史

(1)评估患者耳部不适及疼痛、分泌物流出发生和持续的时间。

(2)有无明显诱因如挖耳损伤皮肤，游泳、洗头时污水进入外耳道等。

（3）有无全身性疾病史，如糖尿病、慢性肾炎、内分泌紊乱、贫血等。

2.身体状况

（1）急性外耳道炎：①发病初期耳内有灼热感，随后疼痛剧烈，甚至坐卧不宁，咀嚼、说话、牵拉耳郭、按压耳屏时加重，伴有外耳道分泌物。②外耳道皮肤弥漫性肿胀、充血。③可伴发热，耳周淋巴结肿大。

（2）慢性外耳道炎：①自觉耳痒不适，可有少量分泌物流出。游泳、洗头或耳道损伤可使之转为急性。②检查可见外耳道皮肤增厚，有痂皮附着，去除后皮肤呈渗血状。耳道内可有少量稠厚或豆腐渣样分泌物。

3.辅助检查

（1）耳窥镜检查，了解外耳道皮肤肿胀及鼓膜情况。

（2）分泌物细菌培养和药敏试验。

4.心理-社会状况

评估患者的文化层次、职业、卫生习惯、居住环境等。

（四）护理措施

1.心理护理

向患者简单说明发病的原因和治疗的情况，并告知患者不要担心，密切配合医师治疗，使病情得到控制。

2.用药护理

根据医嘱使用敏感抗生素，全身或局部使用，控制炎症。外耳道红肿可根据医嘱局部覆用鱼石脂甘油，消炎消肿。耳痛剧烈影响睡眠时，按医嘱给予止痛药和镇静剂。进食流质或半流质食物，减少咀嚼引起的疼痛。

3.耳道清洁

仔细清除耳道内分泌物，可用无菌棉签蘸生理盐水擦拭，并教会患者或家属正确擦拭的方法，以保持局部清洁干燥，减少刺激，又不会损伤外耳道。

4.健康指导

（1）教会患者或家属正确滴耳药的方法。

（2）用药后如有耳部症状加重，应及时就医，确定是否局部药物过敏。

（3）无论慢性或急性外耳道炎，均应坚持治疗至完全治愈，防止复发或迁延不愈。

（4）加强个人卫生，经常修剪指甲，避免挖耳损伤皮肤。

（5）炎症期间不要从事水上运动。

（6）游泳、洗头、沐浴时不要让水进入外耳道，如有水进入外耳道内，可用无菌棉签或柔软纸巾放在外耳道口将水吸出。或患耳向下，蹦跳几下，让水流出后擦干。保持外耳道清洁干燥。

（7）如有中耳疾病，应积极治疗。

（8）积极治疗全身性疾病。

二、外耳湿疹

外耳湿疹是发生在外耳道、耳郭、耳周皮肤的变态反应性皮炎。

（一）病因

病因不清，可能与变态反应因素、神经功能障碍、内分泌功能失调、代谢障碍、消化不良等因素有关。引起变态反应的因素可为食物（如牛奶、海鲜等）、吸入物（如花粉、动物的皮毛、油漆等）、接触物（如药物、化妆品、化纤织物、助听器的塑料外壳、眼镜架、肥皂、化学物质等）等，也可从头面部和颈部皮炎蔓延而来，潮湿和高温常是诱因。外耳道湿疹还可由化脓性中耳炎的脓性分泌物持续刺激引起。

（二）治疗原则

去除变应原，口服抗过敏药，局部对症治疗。有继发感染加用抗生素。

（三）护理评估

1.健康史

（1）评估患者外耳不适和出现红斑、丘疹、水疱等症状的时间，发作的频次。

（2）了解患者有无上述诱因或过敏体质等。

2.身体状况

急性期主要表现为外耳奇痒、灼热感、有渗液。外耳皮肤红肿、红斑、粟粒状丘疹、小水疱等，慢性期患处皮肤增厚、粗糙、皲裂、有脱屑和色素沉着。易反复发作。

3.心理-社会状况

评估患者的年龄、性别、文化层次、职业、生活习惯、饮食习惯、生活和工作环境等。

（四）护理措施

1.用药护理

根据医嘱指导患者服用抗过敏药和抗生素，减轻不适反应。

2.局部用药

根据医嘱指导患者局部用药的方法，如下。

（1）急性期渗液较多时，用炉甘石剂清洗渗液和痂皮后，用3％硼酸溶液湿敷1～2天。干燥后可用10％氧化锌软膏涂擦。

（2）亚急性湿疹渗液不多时局部涂擦2％甲紫溶液。

（3）慢性湿疹局部干燥时，局部涂擦10％氧化锌软膏、抗生素激素软膏或艾洛松软膏等。干痂较多时先用过氧化氢清洗局部后再用上述膏剂。皮肤增厚者可用3％水杨酸软膏。

3.饮食护理

进清淡饮食，禁忌食用辛辣、刺激或有较强变应原食物，如牛奶、海鲜类等。

4.心理护理

向患者讲解发病的原因和治疗的方法、效果等预防再次发作的措施，使患者情绪稳定，密切配合医师治疗。

5.耳道清洁

对慢性化脓性中耳炎患者尤应注意清除外耳道脓液，减少刺激。保持耳郭清洁干燥。

6.健康指导

（1）嘱患者不要搔抓挖耳，不用热水肥皂擦洗患处。

（2）根据医嘱坚持用药和复诊，积极治疗慢性化脓性中耳炎、头颈面部湿疹。

（3）加强个人卫生，经常修剪指甲，避免挖耳损伤皮肤。

（4）不进行水上运动，洗头洗澡时注意保护耳郭。

（5）避免食用鱼、虾、海鲜类、牛奶等易过敏食物，不吃辛辣、刺激性食物。

（6）避免接触变应原物质，如化妆品、耳环、油漆和化纤织物等。

(7)锻炼身体,均衡营养,充足睡眠,提高机体抵抗力。

三、外耳道异物

外耳道异物多见于小儿,以学龄前儿童为最多。

(一)病因

(1)儿童将豆类、小珠粒等塞入外耳道。

(2)成人挖耳时将纸条、棉花球等不慎留在外耳道内。

(3)工作中因意外事故发生,将小石块、铁屑、木屑等飞入耳内。

(4)医师在对患者治疗时误留棉花或纱条在耳内。

(5)小飞虫等误入耳内。

(二)治疗原则

据异物大小、形状、性质和部位,采用不同的取出方法,并以不造成感染和损伤为原则。

(三)护理评估

1.健康史

(1)评估患者耳内不适和疼痛发生的时间,有无异物进入及何种异物,它的形状和性质等。

(2)询问患者有无挖耳习惯或耳外伤史。

2.身体状况

(1)小的非生物性异物可无症状,也可引起轻度耳内不适。

(2)遇水膨胀的异物在耳道内会很快引起胀痛或感染,疼痛剧烈,小儿会哭闹不停,并常以手抓挠患耳。

(3)昆虫等进入耳道,可引起疼痛、奇痒、噪声,甚至损伤鼓膜。

(4)异物刺激外耳道和鼓膜会引起反射性咳嗽或眩晕。

3.辅助检查

耳镜检查了解异物的大小、性质、形状和位置。

4.心理-社会状况

评估患者的年龄、性别、文化层次、职业、生活习惯、生活环境、卫生习惯、对疾病的认知等。

(四)护理措施

1.心理护理

向患者或小孩家属简单说明取异物的过程,可能出现的不适及如何与医师密切配合,对儿童应采取鼓励亲切的语言,减轻其恐惧感。

2.异物取出

协助医师用合适的器械和正确的方法取出异物。如对活动的昆虫类异物,可先用油类滴入耳道内,将其杀死,再行取出或冲出。对较大或嵌顿的异物,需在全麻下取出。取异物的过程尽量避免损伤外耳道,如损伤无法避免,根据医嘱局部使用抗生素。

3.健康指导

(1)指导家长不要把容易误塞入耳内的小玩具或小球类物品放在小孩容易拿得到的地方。

(2)因工作场所容易飞入铁屑或木屑者,应有保护意识,戴防护帽。

(3)如有小飞虫飞入耳内,应及时到专科医院取出,不要自行挖耳,防止残体遗留耳内引起感染。

（4）成人挖耳时不要将棉签等放入外耳道过深。

四、耵聍栓塞

由于耵聍在外耳道内积聚较多，形成较硬的团块，阻塞外耳道，称为耵聍栓塞。

（一）病因

（1）尘土杂物进入外耳道构成耵聍的核心。

（2）习惯性挖耳，反复将耵聍块推向外耳道深部。

（3）外耳因各种刺激如炎症等致耵聍腺分泌过多。

（4）外耳道畸形、狭窄、肿瘤、异物等妨碍耵聍向外脱落。

（5）老年人肌肉松弛，下颌关节运动无力，外耳道口塌陷影响耵聍向外脱落。

（6）油性耵聍或耵聍变质。

（二）治疗原则

根据耵聍阻塞的部位、大小及性质采取不同的取出方法，并以保护外耳道和鼓膜为原则。常用方法：①耵聍钩取出法；②外耳道冲洗法；③吸引法。

（三）护理评估

1.健康史

（1）评估患者耳部不适、闷胀感持续的时间。

（2）了解患者有无挖耳、异物飞入耳内、外耳道畸形、狭窄、外伤史等。

2.身体状况

（1）耳内不适，局部瘙痒感。

（2）耵聍完全阻塞外耳道，引起耳闷胀不适，伴听力下降，可有与脉搏一致的搏动性耳鸣。

（3）耳道内进水后，耵聍膨胀引起耳道胀痛。

（4）耳镜检查可见外耳道内棕黑色团块，质地不一。

3.辅助检查

听力检查示传导性听力损失。

4.心理-社会状况

评估患者的年龄、文化层次、卫生习惯、饮食习惯、对疾病的认知状况等。

（四）护理措施

1.耵聍取出

向患者解释耳部不适的原因及处理方法，配合医师采用正确方法将耵聍取出，取出过程预防外耳道和鼓膜损伤。

2.滴耳指导

对需先用滴耳剂软化耵聍的患者，应教会患者或家属正确滴耳的方法，并告知患者，滴软化剂后，耳部胀痛感会加重，是正常反应，不必紧张。

3.外耳道冲洗

耵聍软化后按外耳道冲洗法将耵聍冲洗干净。患者取坐位，解释操作目的和注意事项，取得配合。检查耵聍的位置、大小，确定耳膜完整，中耳无炎症，可以冲洗。将弯盘置于患耳耳垂下方，紧贴皮肤，头稍向患侧倾斜，协助医师固定弯盘。左手向后上方牵拉耳郭（小儿向后下方），右手将吸满温生理盐水、装有塑料管的橡皮球对准外耳道后上壁方向冲洗，使水沿外耳道后上壁进入耳道深部,借回流力量冲出耵聍。用纱布擦干耳郭,用铁棉签擦净耳道内残留的水,检查外耳道内是否清洁,如有耵聍残留,可再次冲洗至彻底冲净为止。

4.健康指导

(1)养成良好的卫生习惯,避免用手挖耳。

(2)耵聍聚积较多,不易脱落时,应及时到专科医院取出,防止外耳道堆积过多,形成胆脂瘤。

(3)耵聍取出之后的短时期内,如有声响过高时,可用无菌棉花松松塞在外耳道口,半天到一天后取出。

(4)对皮脂腺分泌旺盛的患者,建议其减少食物中油脂的摄入。

(5)外耳道炎症患者积极治疗。

(武艳艳)

第二节 中 耳 疾 病

一、分泌性中耳炎

分泌性中耳炎是以中耳积液(包括浆液、黏液或浆黏液)及听力下降为主要特征的中耳非化脓性炎性疾病,可分为急性和慢性两种。急性中耳炎症未愈、病程大于8周者称为慢性分泌性中耳炎。

(一)病因

尚不完全明了,可能与咽鼓管功能障碍、感染、免疫反应等有关。

(二)治疗原则

清除中耳积液(鼓膜穿刺抽液、鼓膜切开、鼓室置管术等);控制感染,改善咽鼓管通气引流,病因治疗。

(三)护理评估

1.健康史

了解病程,询问患者发病前有无感冒、腺样体肥大、鼻炎、鼻窦炎、中耳感染等,近期有无乘坐飞机。

2.身体状况

(1)听力下降:急性发病者大多于感冒后有听力减退,听力可因头位不同而改变;慢性者起病隐匿。

(2)耳痛:急性者可有隐隐耳痛,慢性者耳痛不明显。

(3)耳鸣:有“噼啪”声、“嗡嗡”声及流水声等。当头部震动时耳内可有气过水声。

(4)耳内闭塞感:本病尚有耳内闭塞或闷胀感,按压耳屏后可暂时减轻。

3.辅助检查

(1)耳镜检查:急性期可见鼓膜充血、内陷;鼓室积液时可见液平面或鼓膜呈淡黄、橙红或琥珀色。慢性者鼓膜可呈灰蓝或乳白色。

(2)听力测试:示传导性聋。

(3)声阻抗测定:鼓室压曲线常呈平坦型或高负压型。

(4)乳突 X 线检查:多发现乳突气房模糊,密度增加。

(5)鼓膜穿刺:可抽出积液。

4.心理-社会状况

评估患者年龄、性别、文化层次、对疾病的认知、家庭功能状况、情绪反应等。

(四)护理措施

1.心理护理

向患者及其家人介绍本病的致病原因和各种治疗方法,增强患者信心,使其积极配合治疗。

2.用药护理

遵医嘱给予抗生素类、类固醇激素类药物以控制感染,减轻炎性渗出和机化。注意观察用药效果和不良反应。

3.滴鼻指导

教会患者正确的滴鼻药方法,遵医嘱给予 1‰ 的麻黄碱滴鼻,保持鼻腔及咽鼓管通畅。

4.操作配合

行咽鼓管吹张时,应先清除鼻腔分泌物。行鼓膜穿刺抽液时,严格按操作规程执行。行鼓膜切开或鼓室置管术者,向其解释目的及注意事项,以利其配合。

5.健康指导

(1)加强体育锻炼,增强体质,防止感冒。乘飞机起飞或降落时,做吞咽或张口说话动作,使咽鼓管两侧压力平衡。

(2)嘱患者积极治疗鼻咽部疾病,如腺样体肥大、鼻窦炎、扁桃体炎等。

(3)对 10 岁以下儿童告知家长定期行筛选性声阻抗检测。

(4)掌握正确的擤鼻方法,压一侧鼻翼擤出或吸至咽部吐出。

(5)行鼓室置管术后,勿自行用棉棒擦拭外耳道,以防小管脱出。通气管取出前或鼓膜切开者,禁止游泳及淋浴,以防耳内进水,导致中耳感染。

(6)本病急性期,应尽早、彻底治愈,以免迁延成慢性。

二、急性化脓性中耳炎

急性化脓性中耳炎是中耳黏膜的急性化脓性炎症。

(一)病因

主要致病菌为肺炎链球菌、流感嗜血杆菌、乙型溶血性链球菌、葡萄球菌及铜绿假单胞菌等。感染途径以咽鼓管途径为最常见,也可经外耳道鼓膜途径感染,血行感染者极少见。

(二)治疗原则

控制感染、通畅引流、祛除病因。

(三)护理评估

1.健康史

评估患者是否有上呼吸道感染和传染病史。近期是否接受过鼓膜穿刺或置管、咽鼓管吹张等治疗。了解擤鼻习惯、婴幼儿吮乳姿势,以及是否有污水入耳等情况。

2.身体状况

(1)耳痛:早期患者感耳深部锐痛或搏动性跳痛,疼痛可向同侧头部或牙齿放射。鼓膜穿孔流脓后疼痛减轻。

(2)耳鸣及听力减退:患耳可有搏动性耳鸣,听力逐渐下降。耳痛剧烈者,轻度的耳聋可不被察觉。鼓膜穿孔后听力反而提高。

(3)耳漏:鼓膜穿孔后耳内有液体流出,初为血水脓样,以后变为脓性分泌物。

(4)全身症状:轻重不一,可有畏寒、发热、怠倦、食欲减退。小儿症状较成人严重,可有高热、惊厥,常伴有呕吐,腹泻等消化道症状。鼓膜穿孔后,体温逐渐下降,全身症状亦明显减轻。

3.辅助检查

(1)耳镜检查:可见鼓膜充血、肿胀,鼓膜穿孔后可见穿孔处有搏动亮点,为脓液从该处涌出。

(2)耳部触诊:乳突部可有轻压痛,鼓窦区较明显。

(3)听力检查:多为传导性聋。

(4)血常规检查:显示白细胞总数和多形核白细胞数量增加,鼓膜穿孔后血常规结果恢复正常。

(5)乳突 X 线检查:乳突部呈云雾状模糊,但无骨质破坏。

4.心理-社会状况

注意评估患者的年龄、文化层次、生活习惯、心理状态及对疾病的认知程度。

(四)护理措施

1.用药护理

(1)遵医嘱给予足量广谱抗生素控制感染,同时观察药物的疗效及不良反应。

(2)耳痛剧烈者,遵医嘱酌情应用镇静、止痛药物。

(3)观察体温变化,高热者给予物理降温或遵医嘱使用退热药。

2.滴耳护理

正确使用滴耳药。禁止使用粉剂滴耳,以免其与脓液结块而影响引流。

3.滴鼻护理

并发上呼吸道感染或有鼻炎鼻窦炎者给予血管收缩药滴鼻,以利咽鼓管引流通畅。

4.病情观察

注意观察耳道分泌物性质、量和伴随症状,注意耳后是否有红肿、压痛。如出现恶心、呕吐、剧烈头痛、烦躁不安等症状时,应警惕并发症的发生。必要时配合医师做鼓膜切开术,以利排脓。

5.饮食护理

注意休息,多饮水,进食易消化营养丰富的软食,保持大便通畅。

6.健康教育

(1)告知正确的擤鼻方法,指导母亲采取正确的哺乳姿势。

(2)及时清理外耳道脓液,指导正确的滴耳药方法。嘱患者坚持治疗,按期随访。

(3)有鼓膜穿孔或鼓室置管者避免游泳等可能导致鼓室进水的活动。禁滴酚甘油。

(4)加强体育锻炼,增强抗病能力,做好各种传染病的预防接种工作。患上呼吸道感染等疾病时积极治疗。

三、急性坏死性中耳炎

急性坏死性中耳炎是中耳黏膜、鼓膜和听小骨急性的严重破坏,炎症深达骨质。

（一）病因

常为小儿流感、麻疹尤其是猩红热的并发症。

（二）治疗原则

全身应用大剂量抗生素控制感染，手术引流、清除病灶。

（三）护理评估

1.健康史

评估近期有无患流感或猩红热、麻疹等传染病等。

2.身体状况

与急性化脓性中耳炎类似，但程度更严重。听力下降明显，鼓膜穿孔较大，鼓室内常伴有肉芽形成，脓液稀，有臭味。

3.辅助检查

（1）耳镜检查：可见鼓膜穿孔较大，多呈肾形。

（2）听力检查：常为较严重的传导性耳聋。

（3）乳突 X 线或颞骨 CT 检查：显示听骨链、乳突气房、鼓室和乳突天盖及乙状窦骨质破坏。

4.心理-社会状况

评估患者的年龄、文化层次、生活习惯和心理状况及家属的支持情况等。

（四）护理措施

1.心理护理

耐心倾听患者主诉，向患者和家属讲解疾病发生的原因和治疗方法，消除其紧张焦虑情绪，鼓励患者积极配合治疗。

2.用药护理

遵医嘱给予大剂量广谱抗生素控制感染，注意药物的疗效及不良反应。

3.疼痛护理

评估患者疼痛程度，给予精神安慰，分散注意力，必要时按医嘱给予镇痛剂。

4.滴鼻、滴耳护理

正确使用滴鼻药和滴耳药。鼓膜穿孔、持续流脓者可局部滴用无耳毒性抗生素，如泰利必妥滴耳液，滴前先用 3% 过氧化氢溶液清洗外耳道脓液。

5.病情观察

注意观察病情变化，注意有无恶心、呕吐、头痛、表情淡漠或耳后红肿、明显压痛等症状，防止发生颅内、外并发症。

6.健康教育

（1）向患者及家属讲解疾病的危害，嘱患者积极治疗，按期随访，病情变化时及时就医。

（2）告知鼓膜穿孔或鼓室成形术后不宜游泳，洗头和沐浴时可用干棉球塞于外耳道口，谨防污水流入耳内。

（3）忌用氨基糖苷类抗生素滴耳液（如新霉素、庆大霉素等）滴耳，以防耳中毒。

（4）行鼓室成形术患者术后 2~3 个月内不要乘坐飞机，以防气压突然变化影响手术效果。并告知其术后 3 个月耳内会有少量渗出，此为正常现象，注意保持外耳道清洁，防止感染。

（5）加强锻炼，增强机体抵抗力，认真做好各种传染病的预防接种工作。

四、慢性化脓性中耳炎

急性化脓性中耳炎病程超过 6 周时,病变侵犯中耳黏膜、骨膜或深达骨质,造成不可逆损伤,常合并存在慢性乳突炎,此谓慢性化脓性中耳炎。

(一)病因

与急性化脓性中耳炎治疗不及时或用药不当,全身或局部抵抗力下降,致病菌毒力过强,鼻、咽部存在慢性病灶致中耳炎反复发作等有关。

(二)治疗原则

祛除病因、控制感染、通畅引流、消除病灶、提高听力。

(三)护理评估

1.健康史

认真评估患者是否曾患急性化脓性中耳炎,是否有鼻咽部慢性疾病,是否有免疫力低下等情况。

2.身体状况

可分为三型,即单纯型、骨疡型、胆脂瘤型。

(1)单纯型:间歇性耳流脓,量多少不等。脓液呈黏液性或黏脓性,一般不臭,鼓膜穿孔常呈中央性。听觉损伤为轻度传导性耳聋。

(2)骨疡型:耳持续性流脓,脓液黏稠,常有臭味,可有血丝或耳内出血。鼓膜边缘性穿孔、紧张部大穿孔或完全缺失。患者多有较重的传导性耳聋。

(3)胆脂瘤型:长期耳流脓,脓量多少不等,有特殊臭味。鼓膜松弛部穿孔或紧张部后上方边缘性穿孔。听力检查一般为不同程度的传导性耳聋。

(4)颅内并发症:患者可有头痛、恶心、呕吐、发热等症状,表示炎症已由骨质破坏向颅内扩散。胆脂瘤型慢性化脓性中耳炎最易出现颅内并发症。

3.辅助检查

(1)耳镜检查:可见鼓膜穿孔大小不等,可分为中央性和边缘性两种。穿孔处可见鼓室内壁黏膜充血、肿胀或有肉芽、息肉循穿孔伸展于外耳道。鼓室内或肉芽周围及外耳道有脓性分泌物。

(2)听力检查:显示传导性或混合性耳聋,程度轻重不一,少数可为重度感音性听力丧失。

(3)乳突 X 线或颞骨 CT 检查:单纯型无骨质破坏征,骨疡型有骨质破坏征象,胆脂瘤型可见圆形或椭圆形透亮区。

4.心理-社会状况

注意评估患者的文化层次、性格特征、对疾病的认知程度等。

(四)护理措施

1.滴耳、滴鼻护理

按医嘱指导患者正确使用滴耳液,用药前先用 3% 过氧化氢溶液彻底清洗外耳道内脓液,然后再滴用抗生素耳剂。正确使用 1% 麻黄碱液滴鼻,保持咽鼓管通畅。

2.病情观察

密切观察病情变化,注意有无头痛、恶心、呕吐、发热及耳后红肿、明显压痛等症状,防止发生颅内、外并发症。对疑有颅内并发症者,禁止使用止痛、镇静类药物,以免掩盖症状。应密切观察生命体征变化,及时、准确使用降压药物,全身使用足量抗生素,保持大便通畅,以防止发生脑疝。

3.健康教育

(1)向患者及家属讲解慢性化脓性中耳炎的危害,特别是引起颅内、外并发症的严重性,引起患者对疾病治疗的重视。嘱患者积极配合治疗,按期随访,病情变化时及时就医。

(2)教会患者正确的滴耳和洗耳方法及注意事项。忌用氨基糖苷类抗生素滴耳液(如新霉素、庆大霉素等)滴耳,以防耳中毒。脓液多或穿孔小者,忌用粉剂,以免影响引流。

(3)加强锻炼,增强机体抵抗力,积极治疗鼻咽部慢性疾病。

(武艳艳)

第三节　内耳疾病

一、耳硬化症

耳硬化症是内耳骨迷路发生反复的局灶性吸收并被富含血管和细胞的海绵状新骨所代替,继而血管减少,骨质沉着,形成骨质硬化病灶而产生的疾病。好发于前庭窗前区和圆窗边缘。好发年龄为 20~40 岁,女性多于男性。

(一)病因

尚无定论,可能与遗传、种族、代谢紊乱及内分泌障碍等因素有关。

(二)治疗原则

各期镫骨硬化患者以手术治疗为主,可采用镫骨部分或全部切除、人工镫骨术等。另可选配助听器和采用药物治疗。据报道氟化钠肠衣片、硫酸软骨素片等药物对本病有一定的防治作用。

(三)护理评估

1.健康史

仔细询问患者是否有代谢紊乱、内分泌障碍等疾病,家族中是否有类似病例,女性患者是否怀孕。

2.身体状况

(1)缓慢进行性听力下降:可因妊娠、分娩、外伤、过劳及烟酒过度等而致听力减退加剧。

(2)耳鸣:一般以"轰轰"或"嗡嗡"低音调为主,可为持续性或间歇性。

(3)韦氏错听(闹境返聪):在嘈杂环境中,患者的听觉反较在安静环境中为佳,此现象称为韦氏错听。

(4)眩晕:少数患者在头部活动时出现轻度短暂眩晕。

3.辅助检查

(1)耳镜检查:可见外耳道宽大,皮肤菲薄,鼓膜完整,标志清楚,可见 Schwartze 征。

(2)听力检查:可表现为单纯传导性聋或伴有不同程度耳蜗功能损失之混合性聋。

(3)声导抗测试:显示 A 型鼓室导抗图。

(4)颞骨 CT 扫描:明确病变部位。

4.心理-社会状况

注意评估患者的性别、年龄、文化层次、对疾病的认知程度,以及压力应对方式等。

(四)护理措施

1.心理护理

多与患者接触,了解患者焦虑的原因、程度,让家人经常探望和陪伴患者。告知其治疗方法和目的,鼓励患者勇敢面对疾病,积极配合治疗。

2.安全护理

注意患者安全,避免车辆等物体的撞击。外出检查和活动要有人陪伴。在可能出现危险的地方安置警示牌。

3.佩戴助听器

不宜手术或不愿意接受手术的患者,可佩戴助听器。应告知患者助听器的类型、适配对象和佩戴效果,协助患者选配合适的助听器。

4.健康教育

(1)佩戴助听器的患者应每天清洗耳模和套管,耳部感染时不可佩戴。不用时关闭助听器,准备备用电池,夜间将电池盖打开,以免漏电。

(2)口服氟化钠肠衣片等药物者应注意饭后服用。

(3)手术后注意休息,避免剧烈活动,尤其是头部过度晃动和撞击。

(4)伤口未愈不可洗头,以防污水流入耳内。

(5)注意保暖,防止感冒,防止致病菌进入鼓室。

二、梅尼埃病

梅尼埃病是一种原因不明的以膜迷路积水为主要病理特征,以发作性眩晕、波动性耳聋、耳鸣、耳内胀满感为临床特征的内耳疾病。多见于 50 岁以下的中青年。

(一)病因

病因未明,主要学说有耳蜗微循环障碍,内淋巴液生成、吸收平衡障碍,变态反应与自身免疫异常,另外可能与遗传、病毒感染等有关。

(二)治疗原则

采用以调节自主神经功能、改善内耳微循环,以及解除迷路积水为主的药物综合治疗或手术治疗。手术有保存听力的颈交感神经节普鲁卡因封闭术、内淋巴分流术、前庭神经切除术及非听力保存的迷路切除术等。

(三)护理评估

1.健康史

评估患者是否患过各种耳病,有无其他自身免疫性疾病,有无家族遗传史,有无反复发作的眩晕、耳鸣和听力障碍等情况。

2.身体状况

(1)眩晕:多为无先兆突发旋转性眩晕,伴有恶心、呕吐、面色苍白、出冷汗、脉迟缓、血压下降等症状。

(2)耳鸣:多出现在眩晕发作之前,眩晕发作时加剧,间歇期自然缓解,但常不消失。

(3)耳聋:一般为单侧,多次发作后明显。发作期加重,间歇期减轻,呈明显波动性听力下降,耳聋随发作次数增加而加重。

(4)耳胀满感:发作期患侧头部或耳内有胀满、沉重或压迫感,有时感耳内灼热或钝痛。

3.辅助检查

(1)耳镜检查:鼓膜多正常,咽鼓管功能良好。

(2)听力检查:呈感音性聋,多年长期发作者可能呈感音神经性聋。

(3)前庭功能试验:早期患者前庭功能正常或轻度减退。发作期可见自发性水平型或水平旋转型眼震,发作过后,眼震逐渐消失。多次发作后,可出现向健侧的优势偏向。晚期出现半规管轻瘫或功能丧失。

(4)甘油试验:阳性反应提示耳聋系膜迷路积水引起。

(5)颞骨 CT 扫描:偶显前庭导水管周围气化差,导水管短而直。

4.心理-社会状况

注意评估患者的年龄、文化层次、心理状况及对本病的认知程度。

(四)护理措施

1.心理护理

向患者讲解本病的有关知识,使其主动配合治疗和护理,消除其紧张、恐惧心理,使之心情愉快、精神放松。对久病、频繁发作、伴神经衰弱者要多做耐心解释,消除其思想负担。心理精神治疗的作用不容忽视。

2.病情观察

观察眩晕发作的次数、持续时间、患者的自我感觉,以及神志、面色等情况。眩晕发作前,可有耳鸣为先发症状。

3.用药护理

按医嘱给予镇静药、改善微循环药及减轻膜迷路积水等药物,同时观察药物疗效和不良反应,如长期使用利尿剂者,应注意补钾。

4.饮食护理

给予高蛋白、高维生素、低脂肪、低盐饮食,适当减少饮水量。

5.休息护理

急性发作时应卧床休息,避免意外损伤。休养环境宜暗并保持安静舒适。对症状重或服用镇静药者,起床时动作要慢,下床活动时有人搀扶,防止跌倒。

6.手术护理

对发作频繁、症状重、保守治疗无效而选择手术治疗者,应告知其手术目的和注意事项,做好各项术前准备,围术期护理按耳科手术患者护理常规。

7.健康教育

(1)指导患者在治疗的同时配合适当的体育运动,如做呼吸操、散步、做静功等助气血运行的运动,增强体质。

(2)指导患者保持健康的心理状态和良好的生活习惯,起居规律、睡眠充足。戒除烟酒,禁用耳毒性药物。

(3)对眩晕发作频繁者,告知其不要骑车、登高等,以免发生危险。

(4)积极治疗因病毒引起的呼吸道感染及全身性疾病。

(武艳艳)

第四节 耳 外 伤

一、化脓性软骨膜炎患者的护理

化脓性软骨膜炎是一种比较严重的外耳疾病,多由耳郭外伤、手术、耳郭血肿等继发感染所致,也可为邻近组织感染扩散所引起,如外耳道疖、外耳道炎及外耳湿疹、皮炎的继发感染,由于炎症渗出液压迫可使软骨缺血,细菌毒素侵入引起坏死,病情发展较快,可致耳郭瘢痕挛缩畸形,影响外观和外耳生理功能。常见致病菌为铜绿假单胞菌和金黄色葡萄球菌,其主要病变为软骨膜感染,在软骨膜与软骨间形成脓液,进而引起软骨的缺血缺氧坏死,愈后引起耳郭畸形。

(一)临床表现

1.全身症状

患者可有烦躁,坐卧不安,喜用手护耳部唯恐被触及,可伴有体温升高、食欲减退等全身中毒症状。

2.局部症状

起病初觉耳郭肿胀及灼热感。检查时可见耳郭红肿、增厚、坚实,弹性消失,触痛明显。继之红肿加重,持续性剧烈疼痛不断加剧。耳郭表面呈暗红色,有脓肿形成者可见局限性隆起,触之有波动感,皮肤溃破后,溃破处有脓液溢出。

(二)护理评估

1.健康史

(1)评估患者耳部有无手术、外伤病史。

(2)评估耳郭邻近组织有无感染并扩散,如外耳道疖、外耳道炎及外耳湿疹、皮炎等。

(3)评估患者有无糖尿病病史。

2.身体状况

观察患者耳郭局部有无红肿、增厚,触之有无疼痛,有无脓肿形成。既往身体状况、类似情况的发病史。

3.心理-社会状况

评估患者和家属心理状况,评估不同年龄、文化程度的患者对疾病认知程度。

(三)护理问题

1.疼痛

疼痛与化脓性软骨膜炎感染有关。

2.组织完整性受损

组织完整性受损与软骨的缺血、缺氧、坏死有关。

3.体温过高

体温过高与化脓性软骨膜炎炎症反应有关。

4.知识缺乏

缺乏有关本疾病相关的预防和保健知识。

5.自我形象紊乱

自我形象紊乱与可能导致耳郭畸形有关。

6.焦虑

焦虑与担心疾病预后有关。

(四)护理措施

1.控制感染

(1)协助医师每天换药,先用过氧化氢及生理盐水冲洗术腔,再用 0.5％碘伏溶液冲洗,最后用庆大霉素冲洗术腔。脓液黏稠者在行庆大霉素冲洗前可加用糜蛋白酶冲洗,耳郭前后垫无菌纱布稍加压包扎。

(2)脓肿形成后,位置局限者行切开引流,局部放置引流管,此方法可以防止术腔闭合且脓液可顺利通过管腔引流。

2.用药护理

遵医嘱做脓液的细菌培养及药敏试验,全身静脉应用足量敏感抗生素,观察感染部位有无好转。如培养为真菌感染,则需抗真菌治疗;如为结核杆菌,则需抗结核治疗。

3.病情观察

(1)疼痛护理:患者炎症主要表现为疼痛,应按规定对患者进行疼痛评估,并及时报告医师,给予相应处理,疼痛严重者遵医嘱给予镇痛药物治疗。

(2)观察患者体温变化:调节室内温度和湿度,保持空气流通,体温升高时遵医嘱给予物理降温或根据医嘱使用药物降温。及时发现和处理高热,多饮水,增加液体摄入,维持体液平衡。

4.饮食指导

指导患者进食高维生素、高蛋白饮食,食物不宜过硬、过辣,以免用力咀嚼动作引起炎症部位疼痛加重。

5.心理护理

由于化脓性软骨膜炎导致耳郭发生不同程度的外观改变,严重者可致耳郭畸形,因此患者心理压力较大,易产生焦虑情绪,应提高患者换药的依从性,鼓励患者树立信心,积极配合治疗与护理,保持情绪稳定,以取得最佳的治疗效果。

6.生活护理

做好患者基础护理,因疼痛影响患者生活时应给予相应帮助。

(五)健康指导

1.生活指导

合理安排日常生活、劳逸结合,建议患者戒烟酒,预防感冒,疼痛剧烈时适当应用镇痛药,保证良好睡眠,避免精神紧张或过度疲劳,保持心情舒畅。加强锻炼,增强机体抵抗力。

2.疾病知识指导

(1)积极治疗外耳感染性疾病,控制感染。保持外耳郭清洁,定期复查,提高患者换药的依从性。如出现炎症反应加重应及时就诊。

(2)出院后遵医嘱继续应用口服抗生素治疗。

(3)糖尿病患者要注意控制血糖。

二、脑脊液耳漏患者的护理

脑脊液耳漏是各种原因使脑脊液循环系统,特别是蛛网膜下腔与中耳相通,造成脑脊液流入中耳。脑脊液大多经外耳道流出,少数经咽鼓管流至鼻咽部,并经前鼻孔流出,故又称为脑脊液耳鼻漏。脑脊液耳漏的原因多为颅底骨折,尤其是颞骨纵行骨折,合并硬脑膜撕裂者,少数颅前窝或颅后窝骨折而骨折线向岩部延伸,并撕裂硬脑膜时,亦可发生本病。也见于手术外伤,如内淋巴囊手术、听神经瘤切除术以及面神经减压术等,如手术不慎,误伤硬脑膜,均可发生本病。如患者有内耳的先天畸形,如先天性前庭水管扩大、Mondini 畸形等,或有慢性化脓性中耳炎,特别是胆脂瘤,破坏、侵蚀中耳骨壁,以及其他颞骨的破坏性病变等,也会出现脑脊液耳漏。

(一)临床表现

1.全身症状

患者脑脊液流失过多时,可出现颅内低压综合征。此时头痛多为钝痛性质,可为全头痛,平卧时减轻。少数可伴有恶心、呕吐,但无脑膜刺激征。

2.局部症状

(1)耳内流水:从外耳道流出的液体,典型者为无色、清亮、无任何黏性的液体,无臭味。耳内溢液的量多少不等,大多为持续性,间断性加重。如漏口被血块或膨出的脑组织所堵塞,耳溢液可减少或停止,而当咳嗽、低头、喷嚏、大便时耳内流水增多,或又复现。如发生于伴有颅内感染者,液体中常混有絮状物,此时须与浅表的脑脓肿或硬脑膜下脓肿相鉴别,因为后者病期较长时,脓肿沉淀后也可出现类似现象。

(2)耳鸣、听力下降、耳内闭塞感等:如鼓膜完整,脑脊液不能立即从咽鼓管排出而聚集于鼓室时,可产生耳鸣、耳内闭塞感、听力下降及自听增强等症状,少数可出现眩晕,平衡失调,易误诊为分泌性中耳炎。

(3)颅内感染:颅内继发感染时,可出现或反复出现化脓性脑膜炎。

3.鼻咽部检查

疑为脑脊液耳鼻漏者,可用纤维鼻咽镜或鼻窦内镜检查鼻咽部,如见咽鼓管咽口有清澈的液体流出,可收集标本送实验室检查。

4.脑脊液定性检查

如实验室检查所收集的标本中含糖,则为脑脊液。但应注意所送标本应新鲜,不含泪液等含糖液体。

5.颅脑 CT

颅脑高分辨率 CT(含轴位和冠状位)可显示颅骨缺损的位置、大小。CT 脑池造影可显示漏口位置。头部 X 线检查中尚可见空气。

(二)护理评估

1.健康史

(1)评估患者有无先天性畸形、外伤、炎症、肿瘤等。

(2)评估患者有无耳闷、耳道或前鼻孔间断流出清亮液体,有无反复发作性化脓性脑膜炎病史。

(3)评估患者生命体征、瞳孔、意识及四肢活动情况,有无头痛、呕吐、颈项强直、意识淡漠、尿量减少等。

(4)评估患者有无高血压病史。

2.身体状况

观察患者有无经口鼻内流出清亮液体,且低头、用力时加重,夜间睡眠时有无液体流入咽部引起咳嗽及呛咳。

3.心理-社会状况

评估患者和家属心理状况,评估不同年龄、文化程度的患者对疾病的认知程度。

(三)护理问题

1.有感染的危险

感染与颅内通过耳鼻与外界相通有关。

2.体温过高

体温过高与并发颅内感染有关。

3.疼痛

疼痛与颅内压过高或过低引起头痛有关。

4.知识缺乏

缺乏与脑脊液漏相关疾病知识。

5.恐惧

恐惧与不了解疾病临床表现有关。

(四)护理措施

1.保持合理体位

脑脊液漏患者可借助重力作用使脑组织移向颅底,贴敷于硬脑膜漏孔区,促使漏出液减轻或自行封闭而愈合。应指导患者绝对卧床休息,保持特定体位,减少脑脊液漏出。清醒患者取半坐卧位或坐位;昏迷患者抬高床头 15°~30°,头偏向患侧,避免脑脊液逆流,特定体位一般持续至脑脊液漏停止后 3~4 天。

2.预防颅内感染

(1)保持头面部、鼻腔与外耳道清洁、通畅,严禁用纱条、棉球填塞耳、鼻部,及时用生理盐水棉球轻轻擦洗血渍,用碘伏消毒周围皮肤,以防引起颅内逆行性感染。

(2)清洁消毒后,头部垫无菌小巾或棉垫,鼻前庭或外耳道口放置无菌干棉球,以吸附漏出液,应注意棉球浸湿后及时更换。

(3)严禁从鼻腔吸痰或留置胃管,禁止耳、鼻滴药和冲洗。

(4)禁做腰椎穿刺,防止颅内压降低使污染的脑脊液逆流,引起颅内感染。

(5)嘱患者勿挖耳、抠鼻,勿用力排便、咳嗽、擤鼻或打喷嚏,以免鼻窦或乳突气房内空气被压入或吸入颅内,导致气颅和感染。

3.用药护理

遵医嘱采用抗生素治疗,并观察患者有无体温升高及脑脊液浑浊等现象。

4.病情观察

(1)当大量脑脊液外漏时,可导致低颅压,患者表现为意识淡漠、头痛、头晕、视物模糊、尿量减少等症状。当发生低颅压时,应取平卧位,以减少脑脊液漏流失,同时静脉补液。

(2)注意观察患者体温变化,调节室内温度和湿度,保持空气流通,以防发生颅内感染。

5.饮食指导

饮食以高蛋白、高热量、高维生素为宜,忌辛辣刺激性食物,多吃蔬菜、水果,防止便秘,必要时应用开塞露。

6.心理护理

患者发现耳道内有脑脊液流出时,易处于紧张、恐惧状态,患者及其家属恐惧感加重,迫切要求救治。护士应积极主动参与治疗,向患者说明头痛、呕吐及脑脊液漏发生的原因、持续时间及预后,稳定患者及家属情绪。积极协助医师进行各种处置,做到有条不紊、忙而不乱,进行每项处置前简要地向患者说明目的、意义及注意事项,操作中注意动作准确、轻柔,做好生活护理,帮助患者树立战胜疾病的信心,使其积极配合治疗。

7.生活护理

口腔护理每天 2 次,操作时要注意观察口腔黏膜是否完整,舌苔情况以及有无口臭。头部下方垫无菌治疗巾,并定期给予更换。纠正患者不良生活习惯,防止掏耳或抠鼻引起感染。

(五)健康指导

1.生活指导

(1)合理安排日常生活,戒烟酒。预防感冒,保证良好睡眠。勿做剧烈运动,勿做用力咳嗽、打喷嚏、提举重物等易引起脑脊液漏的动作,保持大便通畅。

(2)避免挖耳、抠鼻等,保持口腔清洁。

(3)加强营养,提高免疫力。

2.疾病知识指导

(1)注意观察是否仍有脑脊液经鼻流出,平卧时是否有液体流至咽部,如再次发生脑脊液漏应尽量卧床,床头抬高,避免过多活动,保持大便通畅。

(2)如发生脑脊液漏注意观察脑脊液的颜色、性质及量,注意监测体温,有颅内感染征兆时应及时就诊。

(武艳艳)

第五节 鼻 炎

一、急性鼻炎

急性鼻炎是由病毒感染引起的鼻黏膜急性炎症性疾病。

(一)病因

主要为病毒感染,继之合并细菌感染。最常见的是鼻病毒,其次是流感和副流感病毒、腺病毒等。病毒主要经飞沫传播,其次是通过被污染的物体或食物进入鼻腔或咽部而传播。病毒常于人体处在某种不利的因素下侵犯鼻黏膜。

1.全身因素

受凉、过劳、烟酒过度、维生素缺乏、内分泌失调或其他全身性慢性疾病等。

2.局部因素

鼻中隔偏曲、慢性鼻炎等鼻腔慢性疾病,邻近的感染灶如慢性化脓性鼻窦炎、慢性扁桃体炎,以及小儿腺样体肥大或腺样体炎等。

(二)治疗原则

以支持和对症治疗为主,同时注意预防并发症。全身应用抗生素和抗病毒药物,局部使用血管收缩剂滴鼻。

(三)护理评估

1.健康史

(1)评估患者有无与感冒患者密切接触史。

(2)了解患者最近有无受凉、过劳、烟酒过度等诱因。

(3)了解患者有无全身慢性病或鼻咽部慢性疾病。

2.身体状况

(1)发病初期鼻内有灼热感、喷嚏,接着出现鼻塞、水样鼻涕、嗅觉减退及闭塞性鼻音。

(2)继发细菌感染后鼻涕变为黏液性、黏脓性,进而脓性。

(3)大多有全身不适、倦怠、发热(37~40 ℃)和头痛等。小儿全身症状较成人重,多有高热(39 ℃以上),甚至惊厥,常出现消化道症状,如呕吐、腹泻等。

(4)鼻腔检查可见鼻黏膜充血、肿胀、总鼻道或鼻底有较多分泌物。

3.辅助检查

实验室检查可见合并细菌感染者可出现白细胞数升高。

4.心理-社会评估

评估患者(家属)对疾病的认知程度、文化层次、卫生习惯、饮食习惯、有无不良嗜好、情绪反应等。

(四)护理措施

1.饮食护理

嘱患者多饮水,清淡饮食,疏通大便,注意休息。可用生姜、红糖、葱白煎水热服。

2.用药护理

指导患者正确使用解热镇痛药、抗生素和抗病毒药物。

3.滴鼻护理

指导患者正确滴鼻,改善不适,也可按摩迎香、鼻通穴,减轻鼻塞。告知患者注意血管收缩剂的连续使用不宜超过7天。

4.健康指导

(1)告知患者急性鼻炎易传播给他人,指导其咳嗽、打喷嚏时用纸巾遮住口鼻,急性炎症期间餐具与家人分开。室内经常通风换气,不与他人共用毛巾,不到人多的公共场合,与他人接触时尽量戴口罩等,防止传播给他人。

(2)嘱患者平时养成良好的生活习惯,注意保暖,不过度熬夜和烟酒,不挑食,保证营养均衡,适当锻炼身体,讲卫生,积极治疗局部和全身其他疾病,提高机体抵抗力。

(3)指导患者锻炼对寒冷的适应能力,提倡冷水洗脸,冬季增加户外活动。

二、慢性鼻炎

慢性鼻炎是发生在鼻腔黏膜和黏膜下层的慢性炎症,可分为慢性单纯性鼻炎和慢性肥厚性鼻炎。

（一）病因

1.局部因素

（1）急性鼻炎反复发作或未获彻底治愈。

（2）鼻腔解剖变异及鼻窦慢性疾病。

（3）邻近感染病灶如慢性扁桃体炎、腺样体肥大或腺样体炎。

（4）鼻腔用药不当或过久等。

2.职业及环境因素

长期或反复吸入粉尘（如水泥、石灰、煤尘、面粉等）或有害化学气体，生活或生产环境中温度和湿度的急剧等。

3.全身因素

全身因素包括全身慢性疾病如贫血、糖尿病、风湿病、慢性便秘等，营养不良如维生素 A、维生素 C 缺乏，内分泌疾病或失调等。

4.其他因素

烟酒嗜好、长期过度疲劳、先天或后天性免疫功能障碍。

（二）治疗原则

根除病因，合理应用鼻腔减充血剂，恢复鼻腔通气功能。慢性肥厚性鼻炎可行下鼻甲激光、射频消融术或部分切除术。

（三）护理评估

1.健康史

（1）评估患者有无鼻咽部的慢性炎症性疾病，有无鼻部长期不当用药等。

（2）了解患者有无贫血、风湿病、慢性便秘等慢性疾病。

（3）评估患者有无长期过劳等诱因。

2.身体状况

（1）慢性单纯性鼻炎表现为间歇性或交替性鼻塞，较多黏液性鼻涕，继发性感染时有脓涕。鼻黏膜充血、下鼻甲肿胀，表面光滑、柔软而富有弹性，探针轻压可现凹陷，但移开探针则凹陷很快复原，对血管收缩剂敏感。

（2）慢性肥厚性鼻炎呈单侧或双侧持续性鼻塞，通常无交替性。鼻涕呈黏液性或黏脓性，不易擤出。有闭塞性鼻音、耳鸣和耳堵塞感，并伴有头痛、头昏沉、咽干、咽痛。少数患者可能有嗅觉减退。下鼻甲黏膜肥厚、充血，严重者黏膜呈紫红色，黏膜表面不平，探针轻压凹陷不明显，触之有硬实感。对血管收缩剂不敏感。

3.心理-社会评估

评估患者的性别、年龄、文化程度、对疾病的认知程度，患者的心理状况、职业、工作环境及生活习惯等。

（四）护理措施

（1）指导患者正确用药，改善鼻塞、头痛等不适。

（2）嘱患者及时治疗原发病，如全身慢性疾病、鼻窦炎、邻近感染病灶和鼻中隔偏曲等。

（3）增加营养、补充维生素，禁烟、酒，锻炼身体，增强机体的抵抗力。

（4）注意休息，勿过度劳累，远离粉尘或有害化学气体。

（武艳艳）

第六节 鼻 窦 炎

鼻窦炎是鼻窦黏膜的炎症性疾病,多与鼻炎同时存在,所以也称为鼻-鼻窦炎,发病率15%左右,是鼻科最常见的疾病之一。

一、急性鼻窦炎

(一)病因

1.局部因素

鼻腔疾病(如急或慢性鼻炎、鼻中隔偏曲、异物及肿瘤等)、邻近器官的感染病灶(如扁桃体炎、上列第2双前磨牙和第1、2磨牙的根尖感染、拔牙损伤上颌窦等)、直接感染(鼻窦外伤骨折、异物进入窦腔、跳水不当或游泳后用力擤鼻导致污水进入窦腔)、鼻腔填塞物留置过久、气压骤变(航空性鼻窦炎)等。

2.全身因素

全身因素如过度疲劳、营养不良、维生素缺乏、变应性体质、贫血及糖尿病、内分泌疾病(甲状腺、脑垂体或性腺功能不足)等。

(二)治疗原则

消除病因,清除鼻腔、鼻窦分泌物,促进鼻腔和鼻窦的通气引流,控制感染,防止并发症或病变迁延成慢性鼻窦炎。

1.全身治疗

全身治疗包括对症处理、抗感染治疗、中医治疗等。

2.局部治疗

局部治疗包括鼻内用药、上颌窦穿刺冲洗、物理疗法等。

(三)护理评估

1.健康史

(1)评估患者有无上呼吸道感染史,有无鼻部疾病。

(2)了解患者以往健康状况,有无全身其他疾病。

(3)了解患者最近有无乘坐飞机、潜水或跳水等。

2.身体状况

(1)全身症状:畏寒、发热、食欲减退、周身不适等,儿童可出现咳嗽、呕吐、腹泻等。

(2)局部症状:①持续性鼻塞,常有闭塞性鼻音。②大量黏液脓性或脓性涕,牙源性上颌窦炎有恶臭脓涕。③涕中带血或自觉有腥臭味。④局部疼痛和头痛。不同鼻窦炎疼痛的程度、位置和规律不同。急性上颌窦炎疼痛部位在颌面部或上列牙,晨起时不明显,后逐渐加重,至午后最明显;急性额窦炎为前额部疼痛,晨起后明显,渐加重,中午最明显,午后渐减轻;筛窦炎为内眦或鼻根处疼痛,程度较轻,晨起明显,午后减轻;蝶窦炎表现为枕后痛或眼深部痛,晨起轻,午后重。

(3)体征:鼻镜检查可见鼻黏膜充血肿胀,中鼻道或嗅裂有脓性分泌物。局部压痛,额窦炎压痛点在眶内上壁,筛窦压痛点在内眦,上颌窦压痛点在犬齿窝。

3.辅助检查

(1)实验室检查。

(2)鼻内镜检查、鼻窦 X 线或 CT 检查了解炎症程度和范围。

4.心理-社会评估

评估患者的年龄、性别、文化层次、对疾病认知程度、职业、情绪状态、生活方式、饮食习惯等。

(四)护理措施

1.用药护理

向患者解释疼痛的原因和缓解方法,遵医嘱指导患者正确用药,尤其是抗生素使用要及时、足量、足够时间,不可随意停药,并教会患者正确的点鼻和擤鼻的方法,同时告知患者不宜长期使用鼻内血管收缩剂类药物。

2.饮食护理

嘱患者注意休息,多饮水,多食柔软易消化、富含维生素的食物,避免辛辣刺激性食物。

3.健康指导

(1)嘱患者注意生活环境的卫生,保持适宜的温度和湿度,要多开窗通风。

(2)治疗期间要定期随访至痊愈。

(3)对于抵抗力低下或者年老、体弱、婴幼儿,应当注意预防上呼吸道感染,增强体质。

(4)养成良好的生活和饮食习惯,不熬夜,不过度疲劳,饮食均衡,保证营养全面摄入。

(5)对于有鼻部或全身疾病的患者,应嘱其积极治疗原发病。

(6)飞行员、乘务员、潜水员应指导其及时保持鼻窦内外压力平衡的方法。

二、慢性鼻窦炎

急性鼻窦炎反复发作或急性鼻窦炎、鼻炎治疗不当,病程超过 2 个月,即为慢性鼻窦炎,以筛窦和上颌窦最为多见。

(一)病因

主要发病因素有细菌感染、变态反应、鼻腔和鼻窦的解剖变异、全身抵抗力差、鼻外伤、异物、肿瘤等。

(二)治疗原则

控制感染和变态反应导致的鼻腔鼻窦黏膜炎症。改善鼻腔鼻窦的通气、引流。病变轻者及不伴有解剖畸形者,采用药物治疗(包括全身和局部药物治疗)即可取得较好疗效;否则应采取综合治疗手段,包括内科和外科治疗。

1.全身用药

抗生素、糖皮质激素、黏液稀释及改善黏膜纤毛活性药、抗组胺药物。

2.局部用药

鼻腔减充血剂、局部糖皮质激素、生理盐水冲洗。

3.局部治疗

上颌窦穿刺冲洗、额窦环钻引流、鼻窦置换治疗、鼻内镜下吸引。

4.手术治疗

手术治疗以解除鼻腔鼻窦解剖学异常造成的机械性阻塞、结构重建、通畅鼻窦的通气和引流、黏膜保留为主要原则。

(三)护理评估

1.健康史

(1)了解患者有无急性鼻窦炎反复发作史,了解其治疗过程。

(2)了解患者有无鼻部其他疾病或全身病。

2.身体状况

(1)全身症状:可有头昏、易倦、精神抑郁、记忆力减退、注意力不集中等现象。

(2)局部症状:鼻塞;流脓涕,牙源性鼻窦炎时,脓涕多带腐臭味;嗅觉障碍;局部疼痛及头痛,多在低头、咳嗽、用力或情绪激动时症状加重。

(3)后组筛窦炎和蝶窦炎偶可引起视力减退、视野缺损或复视等。

(4)检查可见鼻黏膜充血、肿胀,中鼻道、嗅裂及鼻咽部有脓。

3.辅助检查

(1)鼻内镜检查和鼻窦 CT 扫描可帮助了解鼻腔解剖学结构异常、病变累积的位置和范围。

(2)细菌培养或免疫学检查可进一步确定鼻窦炎的主要致病因素和特征。

4.心理-社会评估

评估患者年龄、性别、文化层次、对疾病的认知程度、职业、性格特点、生活方式、情绪反应等。

(四)护理措施

1.鼻腔冲洗指导

向患者解释鼻腔冲洗的目的及操作方法,协助并指导患者进行鼻腔冲洗,使患者熟练掌握正确的冲洗方法。

2.病情观察

注意观察患者体温变化,有无剧烈头痛、恶性、呕吐等,鼻腔内有无清水样分泌物流出,如发现应及时报告医师处理。

3.饮食护理

饮食要清淡易消化,禁烟酒,禁辛辣刺激性食物。

4.健康指导

(1)告知患者尽量克制打喷嚏,如果克制不住,打喷嚏时一定把嘴张大。

(2)告知患者不用手挖鼻,防止损伤鼻黏膜。

(3)防止感冒,避免与患感冒的人接触。冬春季外出时应戴口罩,减少花粉、冷空气对鼻黏膜的刺激。

(4)保持大便通畅,勿用力排便。

(5)定期门诊随访鼻腔黏膜情况,清理痂皮。

(武艳艳)

第七节 鼻 息 肉

鼻息肉是鼻、鼻窦黏膜的慢性炎性疾病,以极度水肿的鼻黏膜在中鼻道形成息肉为临床特征。

一、病因

病因尚未完全清楚。由鼻部黏膜长期水肿所致,以变态反应和慢性炎症为主要原因。

二、治疗原则

现多主张以手术为主的综合治疗,使用糖皮质激素及功能性鼻内镜手术。

三、护理评估

(一)健康史

评估患者以往健康状况,是否有过敏性鼻炎、慢性鼻炎、哮喘史。有无慢性炎症刺激及诱发因素。

(二)身体状况

(1)进行性鼻塞,逐渐转为持续性鼻塞、流涕。有鼻塞性鼻音。

(2)嗅觉障碍及头痛。

(3)外鼻可形成"蛙鼻"。

(4)前鼻镜检查可见鼻腔内有一个或多个表面光滑呈灰白色或淡红色、半透明的新生物,触之柔软,可移动,不易出血,不感疼痛。

(三)辅助检查

(1)鼻内镜检查。

(2)X线鼻窦摄片,明确病变的部位和范围。

(3)病理学检查。

(四)心理-社会评估

评估患者的年龄、性别、对疾病的认知程度、文化层次、生活习惯、饮食习惯等。观察患者对疾病的情绪反应。

四、护理措施

(一)心理护理

向患者及家属介绍疾病的特点,治疗方法和一般预后情况,如何预防复发等,使患者增加对疾病的认识,树立战胜疾病的信心。

(二)用药护理

鼓励患者多喝水,口唇干燥时涂以润唇膏。根据医嘱使用糖皮质激素,减轻鼻塞症状,缓解不适。

(三)术前护理

1.一般准备

(1)术前检查各项检验报告是否正常,包括血尿常规、出凝血试验、肝肾功能、胸片、心电图等,了解患者是否有糖尿病、高血压、心脏病或其他全身疾病,有无手术禁忌证,以保证手术安全。

(2)准备好鼻部 CT 或 X 线片。

(3)根据需要完成药物皮肤敏感试验。

(4)预计术中可能输血者,应做好定血型和交叉配血试验。

（5）术前一天沐浴、剪指（趾）甲，做好个人卫生工作。

（6）术前晚可服镇静剂，以便安静休息。

（7）按医嘱予术前用药，并做好宣教工作。

（8）局麻患者术晨可进少量干食。全麻者术前6小时开始禁食、禁水。

（9）术前有上呼吸道感染者、女患者月经来潮者，暂缓手术。

（10）术前禁烟酒及刺激性食物。

2.鼻部准备

（1）剪去术侧鼻毛，男患者需理发，剃净胡须。如果息肉或肿块过大，已长至鼻前庭，则不宜再剪鼻毛。

（2）检查患者有无感冒、鼻黏膜肿胀等急性炎症，如有应待其消失后手术。

（四）术后护理

1.麻醉护理

局麻患者术后给予半卧位，利于鼻腔分泌物渗出物引流，同时减轻头部充血。全麻按全麻护理常规至患者清醒后，改为半卧位。

2.用药护理

按医嘱及时使用抗生素，预防感染。注意保暖，防止感冒。

3.病情观察

注意观察鼻腔渗血情况，嘱患者如后鼻孔有血液流下，一定要吐出，以便观察出血量，并防止血液进入胃内，刺激胃黏膜引起恶心呕吐。24小时内可用冰袋冷敷鼻部和额部。如出血较多，及时通知医师处理，必要时按医嘱使用止血药，床旁备好鼻止血包和插灯。

4.饮食护理

局麻患者术后2小时、全麻患者术后3小时可进温、凉的流质或半流质饮食，可少量多餐，保证营养，避免辛辣刺激性食物。

5.口腔护理

因鼻腔不能通气，患者需张口呼吸，口唇易干裂，所以要做好口腔护理，保持口腔清洁无异味，防止口腔感染，促进食欲。

6.病情指导

（1）因鼻腔内有填塞物，患者会感觉非常不舒适，如鼻部疼痛、头痛、头胀、流泪、咽痛、咽干等，向患者解释不舒适的原因、可能持续的时间、适当吸氧、雾花吸入等方法减轻不舒适症状。

（2）叮嘱患者不要用力咳嗽或打喷嚏，以免鼻腔内纱条松动或脱出而引起出血。教会患者如果想打喷嚏，可用手指按人中、做深呼吸或用舌尖抵住硬腭以制止。

（3）鼻腔填塞纱条者，第二天开始滴液状石蜡以润滑纱条，便于抽取。纱条抽尽后改用呋麻滴鼻液，防止出血并利于通气。

（五）健康指导

（1）保持良好的心理状态，避免情绪激动，适当参加锻炼。

（2）选择含有丰富维生素、蛋白质的饮食增强机体抵抗力，促进疾病康复。

（3）避免挤压、挖鼻、大力擤鼻等不良习惯。

（4）冬春季外出时可戴口罩，减少花粉、冷空气对鼻黏膜的刺激。

（5）遵医嘱按时正确做鼻腔冲洗，定时服药、滴鼻。

(6)尽量避免上呼吸道感染,减少对鼻腔的强烈刺激。

(7)术后定期进行窥镜检查。

(8)2个月内避免游泳。

(武艳艳)

第八节 咽部炎症

一、急性咽炎

急性咽炎是咽黏膜、黏膜下组织及其淋巴组织的急性炎症。可为原发性,亦可继发于上呼吸道感染,春、秋与冬季交替之际多见。

(一)病因

病毒或细菌感染引起,以柯萨奇病毒、腺病毒、副流感病毒或链球菌、葡萄球菌及肺炎链球菌多见。理化刺激,如高温、粉尘、烟雾、刺激性气体等也可导致本病。

(二)治疗原则

感染较重,全身症状较明显者,选用抗病毒药和抗生素等治疗,并给予对症支持处理。全身症状较轻者,可采用漱口液含漱或口服含片等局部治疗。另外,可辅以中医中药治疗。

(三)护理评估

1.健康史

(1)询问患者发病前有无感冒、劳累或烟酒过度。

(2)了解有无与上呼吸道感染患者的接触史。

(3)询问咽痛的时间和程度,有无发热、头痛、食欲缺乏和四肢酸痛等全身症状。

2.身体状况

起病较急,起初患者有咽部干燥、灼热、粗糙感,继有咽痛,吞咽时加重,疼痛可放射至耳部。全身症状一般较轻,但因年龄、免疫力以及病毒、细菌毒力不同而表现不一,严重者可有发热、头痛、食欲缺乏和四肢酸痛等症状。

3.辅助检查

(1)鼻咽镜检查:可观察口咽及鼻咽黏膜的急性炎症反应。

(2)血常规检查:可见白细胞总数和中性粒细胞数增多。

(3)咽部细菌培养以及血抗体测定:可明确病因。

4.心理-社会状况

患者可能对该病危害性认识不足,不及时就医或治疗不彻底,因此,要注意评估患者对疾病的认知程度,另外,应注意评估患者的职业和生活环境。

(四)护理措施

1.饮食护理

嘱患者注意休息,多饮水。饮食以清淡易消化的流质或半流质为宜,并注意补充维生素,保持大便通畅。

2.口腔护理

保持口腔清洁,遵医嘱给予含漱剂漱口、超声雾化吸入以及含片含服,以利局部清洁消炎。

3.病情观察

观察患者体温的变化以及局部疼痛、红肿情况,注意有无关节疼痛、浮肿、蛋白尿等症状出现。体温升高者可给予物理降温。注意观察患者呼吸,必要时吸氧。对合并会厌炎呼吸困难者,应做好气管切开术的准备,以防发生窒息。

4.用药护理

遵医嘱给予抗病毒药和抗生素等治疗,并观察药物疗效及可能出现的不良反应。

5.健康教育

(1)指导患者正确的含漱方法,用含漱液含漱时头后仰、张口发"啊"音,使含漱液能清洁咽后壁,但注意勿将药液吞下。

(2)注意锻炼身体,增强体质。

(3)防止与有害气体接触,季节交替时注意预防上呼吸道感染。

(4)发病期间,注意适当隔离,戴口罩,勤洗手,防止传播给他人。

(5)告诫患者抗生素疗程要足够,不宜过早停药,以免产生并发症。

二、慢性咽炎

慢性咽炎为咽部黏膜、黏膜下及淋巴组织的慢性炎症,常为上呼吸道慢性炎症的一部分。按病理可分为慢性单纯性咽炎和慢性肥厚性咽炎。

(一)病因

大多由急性咽炎反复发作转为慢性,其他与上呼吸道慢性炎症刺激和烟酒、粉尘、有害气体刺激以及全身性慢性疾病所致的身体抵抗力下降有关。

(二)治疗原则

病因治疗为主,如戒烟酒、治疗鼻炎、气管支气管炎等其他慢性疾病,辅以局部治疗,如单纯性咽炎用漱口液含漱,肥厚性咽炎可用冷冻或激光治疗。

(三)护理评估

1.健康史

(1)询问患者发病前是否有反复的急性咽炎发作及各种慢性疾病史,如牙病、鼻病、全身慢性疾病等。

(2)了解有无烟酒嗜好。

2.身体状况

一般无明显全身症状,咽部可有异物感、痒感、灼热感、干燥感或微痛感等。常在晨起出现刺激性干咳,严重时伴恶心。用嗓过度、受凉或疲劳时加重。

3.辅助检查

以鼻咽镜检查为主。

4.心理-社会状况

若该病长期迁延不愈,容易造成患者心理上的压力,引起紧张、烦躁等,应注意评估患者的心理状况。另外,注意评估患者的职业、工作环境和职业防护等。

(四)护理措施

1.心理护理

耐心向患者介绍疾病的发生、发展及转归过程,帮助患者树立信心,坚持治疗,减轻烦躁焦虑心理,促进康复。

2.口腔护理

坚持局部用药,保持口腔清洁,遵医嘱给予含漱剂漱口、超声雾化吸入以及含片含服,以利局部清洁消炎。

3.用药护理

遵医嘱给予抗生素治疗,并注意观察药物的不良反应。

4.饮食护理

进食清淡、富含蛋白质、维生素的饮食,以补充营养。多饮水,适当休息。

5.健康教育

(1)积极治疗全身及邻近组织的慢性炎症,戒烟酒,少食辛辣、油煎等刺激性食物。

(2)改善生活环境,保持室内空气清新;注意职业防护,避免接触有害气体。

(3)坚持户外锻炼,以增强体质,提高抗病能力。

三、急性扁桃体炎

急性扁桃体炎为腭扁桃体的急性非特异性炎症,伴有程度不等的咽黏膜和淋巴组织炎症。临床将急性腭扁桃体炎分为两类,即急性卡他性扁桃体炎和急性化脓性扁桃体炎,后者包括急性滤泡性扁桃体炎和急性隐窝性扁桃体炎。

(一)病因

主要致病菌为乙型溶血性链球菌。受凉、潮湿、过度劳累、烟酒过度等可诱发本病。

(二)治疗原则

首选青霉素治疗,局部可用口泰漱口液或1:5 000呋喃西林液漱口。反复发作或伴有并发症者,应在急性炎症消退后行扁桃体切除术。

(三)护理评估

1.健康史

(1)询问患者发病前是否有上呼吸道感染史,有无受凉、劳累、过度烟酒、有害气体刺激等。

(2)询问咽痛的时间及程度,有无发热、头痛、食欲下降等全身症状。

2.身体状况

急性化脓性扁桃体炎起病急,全身可有畏寒、高热、头痛、食欲下降等不适,小儿可因高热而引起抽搐、呕吐及昏睡。局部咽痛剧烈,吞咽困难,通常放射至耳部。可有下颌角淋巴结肿大,转头不便。幼儿还可引起呼吸困难。急性卡他性扁桃体炎的全身及局部症状均较轻。

3.辅助检查

(1)咽部检查:可见腭扁桃体的急性炎症反应。

(2)触诊:下颌角淋巴结肿大。

(3)实验室检查:涂片多为链球菌,血液中白细胞数明显增多。

4.心理-社会状况

注意评估患者年龄、职业、文化层次、对疾病的认知程度以及工作、居住环境。

(四)护理措施

1.咽部护理

局部可选用适当含漱液,教会正确方法,以保持咽部清洁,按医嘱全身使用抗生素,注意观察疗效。

2.疼痛护理

评估局部红肿及疼痛程度。注意倾听患者主诉,给予心理护理,尽量分散患者注意力以缓解疼痛。局部可选用各种含片含服,以消炎止痛。疼痛较重者可根据医嘱使用镇痛药。

3.饮食护理

注意休息,鼓励进食高营养、易消化的软食或冷流质饮食,少量多餐,进食前后漱口,多饮水,注意评估患者的摄入状况,若较差,及时通知医师给予液体补充。

4.体温护理

观察患者体温变化,体温过高者给予物理降温,如用25%～30%的乙醇擦浴、冰袋冷敷等,必要时遵医嘱予退热剂或静脉补液。

5.病情观察

注意观察患者有无一侧咽痛加剧、言语含糊、张口受限、一侧软腭及腭舌弓红肿膨隆、腭垂偏向对侧等扁桃体周围脓肿表现,还应注意尿液的变化,发现异常及时与医师联系,给予相应处理。

6.健康教育

(1)该病容易传染,患者应适当隔离。对频繁发作或有并发症的患者,建议在急性炎症消退2～3周后行扁桃体摘除手术。

(2)加强身体锻炼,提高机体抗病能力,避免过度劳累,预防感冒,保持大便通畅,减少急性扁桃体炎的诱发因素。

(3)戒除烟酒,少食辛辣刺激性食物,保持口腔卫生。

四、慢性扁桃体炎

慢性扁桃体炎是腭扁桃体的慢性炎症,多由急性扁桃体炎反复发作或扁桃体隐窝引流不畅演变而来。

(一)病因

链球菌和葡萄球菌为本病的主要致病菌。急性扁桃体炎反复发作可导致本病的发生,也可继发于鼻腔鼻窦感染及猩红热、白喉、流感、麻疹等急性传染病。

(二)治疗原则

应用有效的抗生素,可结合免疫疗法或抗变应性措施,同时辅以局部涂药和体育锻炼。当出现以下情况时,可施行扁桃体切除术。①慢性扁桃体炎反复发作或多次并发扁桃体周围脓肿。②扁桃体过度肥大,影响吞咽、呼吸及发声功能。③慢性扁桃体炎已成为引起邻近器官或其他脏器病变的病灶。

(三)护理评估

1.健康史

(1)询问患者发病前是否有急性扁桃体炎、呼吸道炎症反复发作病史。

(2)了解是否有风湿热、急性肾炎等全身性疾病的表现。

2.身体状况

患者常有咽痛,易感冒及急性扁桃体炎发作史,平时自觉症状少,可有咽内发干、发痒、异物感、刺激性咳嗽等轻微症状。若扁桃体隐窝内潴留干酪样腐败物或有大量厌氧菌感染,则出现口臭。小儿扁桃体过度肥大,可能出现呼吸不畅、睡时打鼾、吞咽或言语共鸣的障碍。有时可伴有全身反应,如消化不良、头痛、乏力、低热等。

3.辅助检查

(1)咽部检查:可见腭扁桃体慢性炎症表现。

(2)触诊:下颌角淋巴结肿大。

(3)实验室检查:检查尿液、抗链球菌溶血素"O"、血沉等,以观察有无并发症发生。

4.心理-社会状况

应注意评估患者及家属对疾病的认知程度和情绪,了解患者的年龄、饮食习惯、生活及工作环境,有无理化因素的刺激。

(四)护理措施

1.用药护理

指导患者按医嘱正确用药,注意观察药物的疗效和不良反应。

2.病情观察

注意观察有无发热、关节酸痛、尿液变化等,警惕风湿热、急性肾炎等并发症的发生。

3.术前护理

(1)安慰患者做好心理护理,向患者解释手术的目的及注意事项,以减轻患者紧张心理,争取配合。主动关心患者,听取患者主诉,为患者创建舒适的休息环境,减轻患者焦虑。

(2)协助医师进行必要的术前检查。询问患者有无急性炎症、造血系统疾病、凝血机制障碍及严重的全身性疾病等,有无手术禁忌证,妇女经期、妊娠期不宜手术。

(3)保持口腔清洁,术前三天开始用漱口液含漱,每天4~6次;如有病灶感染,术前应用抗生素治疗三天。

(4)术日晨禁食,遵医嘱术前用药。

4.术后护理

(1)防止出血:术后嘱患者注意休息,少说话,避免咳嗽。密切观察口中分泌物的色、质、量,全麻未醒者,注意有无频繁吞咽动作,清醒后及局麻者取半卧位,嘱轻轻吐出口腔分泌物,不要咽下。如有活动性出血,立即通知医师并协助止血;术后观察患者的生命体征、神志及面色的变化等,若出现神志淡漠、血压下降、出冷汗及面色苍白等休克早期症状时,应怀疑出血量大,须通知医师紧急处理。

(2)疼痛护理:安慰患者切口疼痛为术后正常现象,教会患者分散注意力减轻疼痛的有效方法,如听音乐、看电视等。也可行颈部冷敷,必要时遵医嘱给予止痛剂。

(3)饮食护理:局麻患者术后2小时、全麻患者术后3小时可进冷流质饮食,次日改为半流质饮食,两周内禁忌硬食及粗糙食物。患者因切口疼痛常进食较少,应加强宣教,鼓励进食,并注意评估患者的摄入情况,必要时遵医嘱给予液体补充。

(4)预防感染:观察患者的体温变化情况,以发现早期感染征象。术后次日起给予漱口液漱口,并告知患者注意口腔卫生。向患者解释次日创面会形成一层白膜,具有保护作用,勿触动之,以免出血和感染。遵医嘱应用抗生素控制及预防感染。

5.健康教育

(1)术后两周内避免进食硬的、粗糙食物,应进营养丰富的清淡软食。

(2)进食前后漱口,保持口腔清洁。

(3)注意休息和适当的锻炼,劳逸结合,提高机体抵抗力。

(4)告知患者,有白膜从口中脱出属正常现象,不必惊慌。

(5)避免感冒咳嗽等;若出现体温升高、咽部疼痛、口中有血性分泌物吐出等症状及时就诊。

(武艳艳)

第九节 喉 炎

一、急性喉炎

急性喉炎是喉黏膜的急性卡他性炎症,好发于冬春季,是一种常见的急性呼吸道感染性疾病。

(一)病因

主要为感染,常发生于感冒之后,先由病毒入侵,再继发细菌感染;用声过度也可引起急性喉炎;吸入有害气体、粉尘或烟酒过度等;烟酒过度、受凉、疲劳也可诱发。

(二)治疗原则

全身应用抗生素和激素治疗;使声带休息;超声雾化吸入治疗;结合中医治疗。

(三)护理评估

1.健康史

了解患者最近有无感冒史,有无用声过度、吸入有害气体、机体抵抗力下降等诱因。

2.身体状况

声嘶是急性喉炎的主要症状,患者可出现咳嗽、咳痰但不严重,喉部不适或疼痛,不影响吞咽。喉镜下可见喉部黏膜呈弥漫性红肿。

3.辅助检查

间接喉镜检查。

4.心理-社会状况

评估患者的年龄、性别、职业、工作环境、文化层次、有无不良生活习惯,评估患者的心理状态以及对疾病的认知程度。

(四)护理措施

1.心理护理

向患者解释引起声音嘶哑和疼痛的原因、治疗方法和预后,使患者理解并坚持治疗。

2.用药护理

根据医嘱指导患者及时用药或应用超声雾化吸入。

3.健康指导

(1)告知患者多饮水,避免刺激性食物,禁烟酒,保持大便通畅。

(2)保持室内温湿度适中。

(3)养成良好的生活习惯,均衡营养,劳逸结合,不熬夜,避免过度劳累。

(4)嘱尽量少说话或噤声,使声带休息。避免发声不当和过度用声等。

二、慢性喉炎

慢性喉炎是指喉部黏膜慢性非特异性炎症。

(一)病因

(1)继发于鼻、鼻窦、咽部感染、下呼吸道感染和脓性分泌物刺激。

(2)急性喉炎反复发作或迁延不愈。

(3)用声过度,发声不当。

(4)长期吸入有害气体,烟酒刺激。

(5)胃食管咽反流。

(6)全身性疾病,如糖尿病、心脏病、肝硬化等使血管收缩功能紊乱,喉部长期处于充血状态,可继发本病。

(二)治疗原则

祛除病因,积极治疗局部或全身疾病;避免过度用声,使用正确发声方法;避免在粉尘或有害气体环境中工作;局部用抗生素和糖皮质激素雾化吸入;中药治疗等。

(三)护理评估

1.健康史

(1)询问患者发病前是否有各种局部和全身慢性病史及长期接触有害气体等。

(2)了解喉部不适发生的时间。

2.身体状况

(1)声音嘶哑,喉部不适、干燥感或喉痛感。

(2)间接喉镜可见喉黏膜弥漫性充血,有黏稠分泌物附着。

3.辅助检查

喉镜检查。

4.心理-社会状况

评估患者的年龄、性别、性格特点,对疾病的认知程度,生活工作环境和职业,有无烟酒嗜好等情况。

(四)护理措施

1.心理护理

耐心向患者介绍疾病的发生、发展以及转归过程,坚持治疗,放松心情,促进康复。

2.用药护理

根据医嘱给予抗生素和糖皮质激素治疗,并注意观察患者的用药效果。

3.健康指导

(1)积极治疗全身及鼻、咽、喉部的慢性疾病,合理用声,避免疲劳。

(2)改善生活和工作环境,避免接触有害气体。

(3)避免辛辣饮食,禁烟酒,进食营养丰富的饮食,增强体质,提高免疫力。

（武艳艳）

第十节 喉 外 伤

一、概述

喉外伤分为喉外部外伤及喉内部外伤两类。喉外部外伤指喉部的皮肤、肌肉、黏膜、血管、神经等组织的损伤。损伤的种类包括钝挫伤、切割伤、刺伤及混合伤等。喉内部外伤包括喉内烫伤、烧灼伤及器械损伤,常见于麻醉插管、化学腐蚀剂及火灾时烟尘等误吞或吸入。引起咽喉部及呼吸道黏膜充血、水肿、糜烂、溃疡及坏死。严重喉外伤如急救不及时;治疗护理不当可发生喉阻塞、气管-食管瘘、瘢痕性上呼吸道狭窄,严重时可危及生命,治疗原则积极采取抢救措施,控制出血,解除呼吸困难、防止休克。手术治疗恢复喉功能。尽量避免出现喉狭窄。

二、临床护理

(一)术前护理

由于喉部血管丰富,多来自喉动脉、甲状腺动脉及甲状腺组织,出血较严重。易发生休克,应用力压住颈部大血管,减少出血并将伤口出血部位用血管钳夹住。快速建立静脉通道、遵医嘱给予输液输血、用药等抗休克抗感染治疗。保持呼吸道通畅,喉是呼吸的通道,上通咽腔下连气管。喉外伤造成组织移位、出血、分泌物阻塞呼吸道都会引起窒息。应迅速将伤口撑开恢复呼吸道通畅,及时清除口内分泌物、呕吐物,血液、唾液流入下呼吸道造成阻塞,必要时先行环甲膜切开或高位气管切开。患者保持头低位,同时高流量吸入氧气。常规做 TAT、普鲁卡因皮试、对局部皮肤进行清洗备皮,在抢救的同时将病情,手术有关事项、危险性、并发症向家属说明,取得患者家属的配合,详细记录抢救过程。以便在抢救的同时尽快施行手术。

(二)术后护理

全麻术后进病房监护室,因喉外伤施行喉整复术,需保持颈部伤口无张力,所以体位需平卧后头垫枕,使头前倾30°,禁止左右摆动,避免将吻合口撕裂。观察伤口有无出血、渗血、气管切开周围皮下气肿。保持呼吸道通畅:喉腔整复术的患者先行气管切开,整复后喉腔放置扩张子关闭伤口。呼吸改为颈部气管切开造瘘口,因此做好气管切开护理保持呼吸道通畅尤为重要。严密观察生命体征及血氧饱和度的动态变化,根据病情调节氧流量,及时吸除气管内分泌物,一般术后2周左右拔除扩张子。伤口愈合拔除气管套管。保持室内清洁、安静、定期进行空气消毒。及时换药,保持伤口干燥,密切观察有无感染,应用足量广谱抗生素,防止伤口感染引起喉狭窄,给患者痊愈后的生活及治疗带来困难。喉外伤患者术后均需插鼻饲胃管,减少喉部活动及伤口污染,保证伤口愈合。在鼻饲期间做好口腔护理,保持口腔清洁,预防口腔黏膜糜烂。食物种类多选用米汤、牛奶、果汁,2天后改为面食、骨头汤等,用食品加工机加工成为糊状,由胃管注入。每天注入4~5次,在鼻饲期间要观察患者的胃部反应,随时调整饮食种类。

三、康复护理

喉部手术伤口愈合后,嘱患者预防上呼吸道感染,避免咳嗽,禁止烟酒刺激,少说话,多做深呼吸运动锻炼喉功能,保持室内空气湿润、新鲜,适当锻炼身体,提高机体免疫力和抵抗力。如出现咳嗽给予庆大霉素 16 万单位加地塞米松 5 mg 雾化吸入,每天 1～2 次,5 天 1 个疗程。如果堵管后出现憋气,呼吸不畅,不能拔除气管套管,半年后再做喉整复术。

(武艳艳)

第十一节 喉 梗 阻

一、概述

喉梗阻亦称喉阻塞。小儿发生喉阻塞的机会较成人多。喉阻塞有小儿急性喉炎、咽后壁脓肿、呼吸道异物、喉癌、喉乳头状瘤、喉外伤、双侧声带麻痹及先天性喉畸形等。临床症状为:吸气性呼吸困难、吸气性喘鸣、吸气性三凹征(胸骨上凹、锁骨上凹、剑突下凹),根据喉阻塞的程度,引起呼吸困难分为四度,临床护理观察重点。

(一) Ⅰ 度呼吸困难

平静时无症状,活动或哭闹时有轻度的吸气性呼吸困难,喉喘鸣及三凹征因为呼吸困难不明显,要详细询问病史、检查,针对病因治疗。

(二) Ⅱ 度呼吸困难

安静时有轻微的吸气性呼吸困难,活动时加重,但不影响睡眠及进食。缺氧症状不明显,脉搏整齐有力。要密切观察病情变化、对症处理。给予氧气吸入,镇静药等。

(三) Ⅲ 度呼吸困难

吸气性呼吸困难明显,喉鸣较响,三凹征及缺氧症状明显,出现发绀及烦躁不安,并影响睡眠及进食,脉搏快而弱。因为呼吸困难严重,其病因不明确或短时间内不能除去者,应立即行气管切开术。

(四) Ⅳ 度呼吸困难

呼吸困难致极度缺氧及二氧化碳蓄积,患者手足乱动、面色苍白、口唇发绀、出汗、全身衰竭、脉搏细弱、心律不齐,可因窒息或心力衰竭而死亡。对于此类患者应快速气管切开,气管插管或插入气管镜,尽快使呼吸道通畅。

二、临床护理

(一) 术前护理

严密观察呼吸,对表现呼吸困难和缺氧的患者应给予高流量氧气吸入,并做好术前准备。卧床休息,去枕半卧位,使颈部舒展以利于呼吸和咳痰。密切观察患者的呼吸变化,患者情绪较紧张,应给予心理疏导。对需行气管切开术的患者,向其本人及家属说明手术的必要性及注意事项,以减轻患者焦虑情绪。气管切开护理用物准备:吸痰器、气管套管(按患者年龄准备不同型号套管)、气管切开护理盘(无菌换药碗、吸痰管、血管钳、棉球、纱布、通内管用的探针)、弯盘、60 mL 小滴瓶(装抗生素液)及外用盐水。

(二)术后护理

术后取平卧位或半卧位,设专人护理,严密观察生命体征、血氧饱和度的动态变化,根据病情调节吸氧流量。还要注意观察患者呼吸频率及幅度的变化。24 小时内尽量少活动,以防气管套管脱出。术后进流质或半流质饮食,进食时注意有无呛咳及吞咽困难。术后患者暂时不能说话,表现为烦躁不安,护理时应耐心仔细,及时领会患者的意图,可与患者进行书面交流,或让患者堵住气管套管口进行短时交流。保持病室内空气清洁、流通,温度在 18~20 ℃,湿度在 60%~80%,气管切开口处覆盖 1 层无菌湿纱布,以增加吸入空气的湿度,并防止异物误吸。保持呼吸道通畅,及时吸痰,吸痰时注意无菌操作,动作要轻柔,注意吸气管内分泌物的导管不得再用作吸口腔分泌物,以防止交叉感染。为预防套管内结痂形成和感染,每 30 分钟气管内滴入抗生素液 2~3 滴。痰液黏稠不易吸出,可行超声雾化吸入,1~2 次/天,必要时 1 次/2 小时,每天更换 1~2 次气管切开口纱布。气管切开 48 小时抽出伤口内填塞的纱条,1 周后拆除缝线。气管套管外管固定要牢固,系带的松紧度要适宜(系好后能容纳一指为宜),在颈后系死结。执行气管切开护理常规。内管保持通畅。每 4~6 小时清洗内管 1 次,每天消毒 1~2 次。清洗内管时棉球要适量,以防内管变形。注意棉球勿遗漏在内管中。严密观察有无并发症,如刀口出血、皮下气肿、纵隔气肿、气胸、气管食管瘘、肺部感染等。发现并发症应及时汇报医师处理。术后禁用吗啡、可待因、阿托品等镇咳止痛药,以免抑制咳嗽而使分泌物不易咳出。患者剧烈咳嗽时可酌情使用止咳剂,以防脱管。由于剧烈咳嗽或活动、气管套管系带过松导致气管套管脱出时,患者主诉呼吸困难,小儿突然发出啼哭声,吸痰时有阻力,痰液不能够吸出。应立即用止血钳迅速撑开气管切开口,将气管套管插入气管内,同时给予高流量氧气吸入。喉梗阻去除病因后应尽快拔除气管套管,拔管前应先将大号气管套管换成小号的套管,无明显呼吸困难行堵管 48 小时,堵管期间注意观察患者呼吸,平稳即可拔除套管。拔管后伤口用创可贴拉拢,不必缝合,一周左右可自愈。

三、康复护理

气管切开术后需长期带气管套管的患者或暂不能拔管的患者,做好出院指导:气管套管内管的取出与放入:左手按住外套管,右后旋转内管上开关后取出,手法要轻柔,以防将外套管拔出;气管套管的清洗与煮沸消毒法;敷料更换与气管内滴药法;外套管固定的重要性及脱管的急救处理方法等。

(武艳艳)

参 考 文 献

[1] 侯彬.常见耳鼻喉科疾病诊疗方法[M].开封:河南大学出版社,2021.

[2] 周军.耳鼻喉科诊治进展与应用[M].昆明:云南科技出版社,2019.

[3] 吴允刚.耳鼻喉疾病诊断与治疗[M].天津:天津科学技术出版社,2019.

[4] 吴革平.耳鼻咽喉与眼科疾病临床诊疗技术[M].济南:山东大学出版社,2021.

[5] 于佳远.临床常见疾病诊断及治疗要点[M].北京:中国纺织出版社,2021.

[6] 王慧.现代耳鼻喉诊疗进展[M].天津:天津科学技术出版社,2019.

[7] 姚鸿超,张佳蕊,苏虹.耳鼻喉疾病诊疗与实践研究[M].北京:中国纺织出版社,2022.

[8] 马瑞雪.眼耳鼻喉基础与临床[M].天津:天津科学技术出版社,2019.

[9] 刘蓬.实用中医耳鼻喉科学[M].北京:中国中医药出版社,2020.

[10] 王志成.实用耳鼻喉科疾病诊断与治疗[M].北京:科学技术文献出版社,2019.

[11] 钱迪,敬光怀,陈晖宽,等.现代耳鼻喉科疾病诊治学[M].开封:河南大学出版社,2021.

[12] 刘焕梅.耳鼻喉常见疾病诊疗[M].长春:吉林科学技术出版社,2019.

[13] 毛得宏,何中美.耳鼻喉常见疾病的中医预防调养[M].北京:中医古籍出版社,2021.

[14] 李满意.耳鼻喉疾病现代诊疗[M].北京:科学技术文献出版社,2019.

[15] 王静.新编耳鼻喉疾病临床治疗要点[M].开封:河南大学出版社,2020.

[16] 张治成.耳鼻喉疾病的中西医治疗技术[M].北京:科学技术文献出版社,2019.

[17] 李宁.现代耳鼻喉科疾病诊断与治疗[M].哈尔滨:黑龙江科学技术出版社,2019.

[18] 周旭峰.现代耳鼻喉学基础与实践[M].北京:中国纺织出版社,2021.

[19] 聂明荣.现代耳鼻喉科疾病临床诊疗[M].海口:海南出版社,2019.

[20] 宋镇.实用耳鼻喉疾病治疗学[M].沈阳:沈阳出版社,2020.

[21] 张守伟.临床耳鼻喉科诊治进展[M].长春:吉林科学技术出版社,2019.

[22] 冯宣付.耳鼻喉临床诊治精要[M].北京:科学技术文献出版社,2021.

[23] 田杰.现代五官科临床诊断与治疗[M].长春:吉林科学技术出版社,2019.

[24] 黄南.现代眼耳鼻喉疾病诊疗精粹[M].天津:天津科学技术出版社,2019.

[25] 秦良卿.实用耳鼻喉疾病诊治[M].哈尔滨:黑龙江科学技术出版社,2020.

[26] 段练.临床常见五官科疾病诊疗[M].北京:科学技术文献出版社,2019.

[27] 陈平.眼耳鼻喉口腔疾病临床诊治与病例解析[M].天津:天津科学技术出版社,2021.

[28] 牟基伟.实用耳鼻咽喉头颈外科学诊疗技术[M].北京:化学工业出版社,2019.

[29] 孟建国.耳鼻喉头颈外科[M].长春:吉林科学技术出版社,2018.

[30] 慈文学.耳鼻喉常见疾病诊疗[M].武汉:湖北科学技术出版社,2018.

[31] 皮士军,李永强.耳鼻喉疾病诊断与治疗[M].成都:四川大学出版社,2018.

[32] 呼明燕.眼耳鼻咽喉与口腔科疾病诊疗技术[M].长春:吉林科学技术出版社,2022.

[33] 刘君.现代耳鼻咽喉与眼科疾病诊疗精粹[M].济南:山东大学出版社,2022.

[34] 武箴.实用耳鼻喉口腔疾病诊疗对策[M].北京:科学技术文献出版社,2018.

[35] 王向云.实用耳鼻喉治疗精要[M].北京:科学技术文献出版社,2018.

[36] 刘广宇,霍岩,张剑宁,等.不同病程耳鸣患者的静息态功能磁共振成像研究[J].中华耳科学杂志,2023,21(4):486-492.

[37] 贾岩峰,杨相立.特发性突聋糖皮质激素治疗的研究进展[J].山东医药,2023,63(16):108-111.

[38] 殷家志,汤勇,丛林海.真菌球型鼻窦炎鼻内镜术后不同致病菌种类预后的临床观察[J].云南医药,2023,44(4):28-30.

[39] 赵亚玲.PCT、CRP、SAA联合检测对鉴别诊断小儿化脓性扁桃体炎的临床价值[J].中医眼耳鼻喉杂志,2023,13(3):157-159.

[40] 唐一蜜.甲泼尼龙联合布地奈德治疗小儿喉炎伴喉梗阻的临床价值分析[J].中国社区医师,2023,39(19):27-29.